包括歯科医療における歯内療法

監著 森 克栄

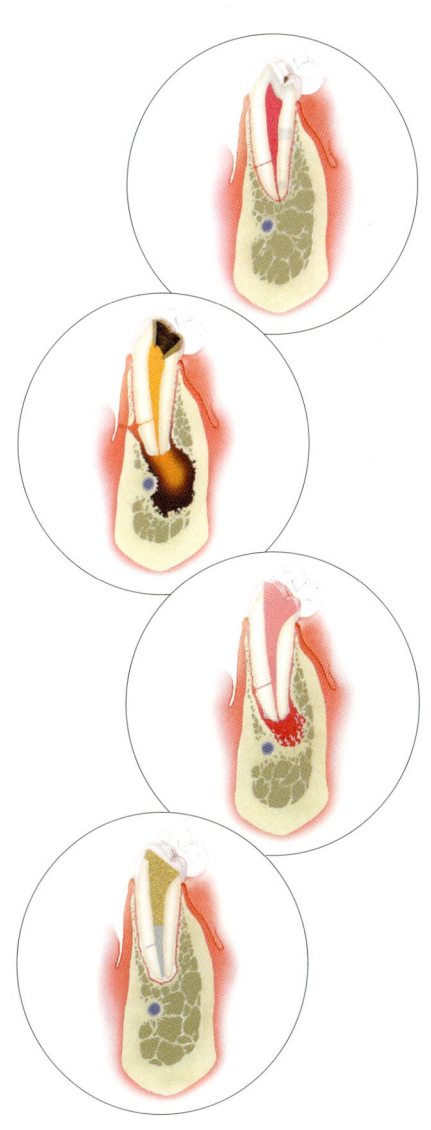

クインテッセンス出版株式会社 2006

Tokyo, Berlin, Chicago, London, Paris, Barcelona, Istanbul, Milano, São Paulo, Moscow, Prague, Warsaw, New Delhi, and Beijing

刊行にあたって

　一般歯科臨床において歯内療法は避けては通れない大切な分野である．包括医療の観点からいえばなおさらのことである．筆者の臨床における歯内療法を次のように分類している．

①生活歯髄の保存
　　いわゆる根管治療をシ・ナ・イ・歯内療法
　　　　a．直接歯髄保存法
　　　　b．間接歯髄保存法（戦略的抜歯と矯正応用）
　　　　c．基礎
　　　　　　・歯髄に対する基礎知識
　　　　　　・歯槽骨に関する知識のレビュー
　　　　　　・幼児期の突発事故

②従来の根管治療
　　　　a．治療の原則
　　　　b．治療中，治療後の合併症を予防するための心がけ
　　　　c．根管充填後の補綴設計
　　　　d．予後について

③外科的歯内療法
　　②の方法によっても解決しない症例を外科的手段を用いて患歯を保存する方法
　　　　a．根尖の搔爬
　　　　b．歯根端切除
　　　　c．逆根管充填
　　　　d．根の分割
　　　　e．エンド・ペリオの相関関係

④エンドドンティック・アドジャンクツ
　　患歯の末期的症状の保存，すなわち挺出，歯冠長延長術，再植，移植などを併用して，歯列弓のインテグリティを確保する方法など

⑤医療判断学
　　症例を翻って考えること
　　　　a．セカンドオピニオン
　　　　b．MI
　　　　c．認知療法　etc.

市井の一臨床医である筆者が遭遇した症例を通じて，また一部は朋友の症例をお借りして，Endodonticsに関する考え方と方法についてまとめてみたので，ご批判をいただきたく世に問う次第である．もとより未熟な点があるとすれば筆者の責任である．

　本書は前世紀の歯科の総合的な記録であり，決して新しいものでないことを初めに断っておきたい．近年，基礎医学の研究もすすみ，治療に用いる器具や材料の著しい進歩はわれわれの臨床を改善しつつあるが，病気の本態においては変わりはない．予防歯科方面も四半世紀前には想像もできぬほど進歩し，現実に応用され大変結構なことと喜んでいる．それゆえ本書に提示したAdvanced Caseの治療の必要はなくなることも望んでいるが，温故知新という諺もあるように，本書がこれからの臨床の礎になれば望外の喜びである．

2006年　春
森　克栄

学際山に登ろう
　　　　　　　　　　　　　　　宮田慶三郎　作（1991）

人生というその道に
学際山という険しい山がある
だから登るのだ

「哲科学」という登山兵法を身につけて
これから出会うあらゆる事象を
たゆまず　ゆるがず
精緻の方向に分類整理し
これに命名し概念とし
脈絡を発見し
兵法を身につけて
頂上を制するのが
まさに登山の兵法だ

監著者・執筆者一覧

監著者

森　克栄　　　東京都

執筆者

東　昌一　　　神奈川県・アズマ歯科医院

石田精司　　　東京都・石田歯科医院

伊東隆利　　　熊本県・(医)伊東会　伊東歯科医院

牛嶋眞徳　　　福岡県・牛嶋歯科医院

小川　純　　　愛知県・小川歯科医院

河野生司　　　熊本県・(医)河野歯科医院

菅原　隆　　　東京都・平和坂菅原歯科

高橋和人　　　神奈川県・神奈川歯科大学理事長

東郷達夫　　　大阪府・東郷歯科医院

七沢久子　　　山梨県・七沢歯科医院

西川義昌　　　東京都・代々木上原デンタルオフィス

藤井龍平　　　岡山県・藤井歯科診療所

松下理一　　　鳥取県・松下歯科医院

山内晧央　　　山梨県・山内歯科医院

横山　健・祐子　山形県・横山歯科医院

（敬称略・五十音順）

CONTENTS

第1部　歯髄を守る

第1章　歯髄の診断と処置
森　克栄
1. 歯髄の保存を配慮した治療 …………………… 11
2. 歯髄診断におけるRest Treatmentと再評価の意義を再検討する ………………………………… 12
3. 歯質と歯髄を守るための治療および修復オプション …………………………………………… 20
4. 鑑別診断の重要性 ……………………………… 23
5. まとめ …………………………………………… 25

第2章　7(位置異常)の戦略的抜歯と8利用の診断基準
森　克栄
1. 第三大臼歯の利用 ……………………………… 28
2. 治療方針決定にかかわる条件を考える ……… 28
3. 初期歯髄炎と伴う上顎第二大臼歯と第三大臼歯への対応のデシジョンツリーと基準 ………… 40
4. まとめ …………………………………………… 40

第3章　深在性う蝕を有する生活歯髄保存法
森　克栄
1. 長期経過から見る生活歯髄保存法 …………… 43
2. 直接および間接覆髄による歯髄の保存 ……… 43
3. 生活歯髄保存に関する考え方 ………………… 52
4. まとめ …………………………………………… 52

第4章　囊胞内に根尖が入っていないと診断できたため歯髄を守れた1例
東郷達夫
1. 歯髄を守れた例から …………………………… 55

第5章　下顎4歯にわたる根尖部透過像から減圧療法で3歯の生活歯髄を保存
森　克栄
1. 顎骨内の歯根周囲の病変 ……………………… 57
2. まとめ …………………………………………… 60

第6章　幼若脱臼歯の治療
牛嶋眞徳
1. 幼若永久歯の外傷 ……………………………… 61
2. 脱臼歯の分類および鑑別診断 ………………… 61
3. 脱臼歯の治療 …………………………………… 62
4. 脱臼歯の予後 …………………………………… 63
5. 歯根吸収 ………………………………………… 63
6. まとめ …………………………………………… 66

第7章　両側下顎第二小臼歯先天欠如に対する矯正治療
横山祐子・横山　健
1. 5|5の先天欠如と大臼歯の近心傾斜 ………… 67

第8章　緻密性骨炎(Condensing Osteitis)について
森　克栄
1. 緻密性骨炎の改善に関する考察 ……………… 70
2. 原因の除法と咬合の改善による緻密性骨炎に対する効果 ………………………………………… 78

第2部　抜髄と感染根管治療(Non-surgical Endodontics)

第1章　根管治療の要諦
森　克栄
1. 保存可能な範囲の拡大 ………………………… 81
2. 根管形成 ………………………………………… 81
3. 根管の拡大と清掃 ……………………………… 82
4. 根管充填法 ……………………………………… 86
5. 根管治療を成功させるために ………………… 89
6. 再治療 …………………………………………… 89
7. まとめ …………………………………………… 94

第2章　彎曲・副根管を見る目　シルバーポイントの時代から
森　克栄
1. 根管充填剤 ……………………………………… 95
2. 4根管性上顎第一大臼歯の診査について …… 101
3. 細かい彎曲根 …………………………………… 106

第3章　上顎小臼歯の根管再治療に関する検討
森　克栄
1. 根管再治療 ……………………………………… 107
2. 上顎小臼歯の根管治療時の留意点 …………… 112

CONTENTS

３．まとめ ……………………………………… 115

第4章　矯正治療で生じた歯根吸収への対応
森　克栄

１．矯正治療による歯根吸収 …………………… 116
２．まとめ ……………………………………… 120

第5章　歯根内部吸収の実像を把握し根尖部外科処置で対応した症例
森　克栄

１．水酸化カルシウム製剤 …………………… 124
２．根管内部吸収の治療 ………………………… 124
３．まとめ ……………………………………… 127

第6章　34年経過症例として発表したが37年目に根破折を発見した症例
森　克栄

１．保存療法 …………………………………… 129

第7章　外歯瘻の診断とその治療
松下理一

１．外歯瘻と根管治療 ………………………… 135
２．外歯瘻の臨床所見と診断方法 ……………… 135
３．まとめ ……………………………………… 142

第8章　レジンコア修復
西川義昌

１．メタルコアと歯根破折 …………………… 144
２．接着材料の進歩 …………………………… 144
３．レジンコアに必要な要件 …………………… 144

第9章　修復材料の選択とその臨床的応用
東　昌一

１．修復材 ……………………………………… 149
２．修復材に求められる条件 ………………… 155

第10章　根管再治療の術後経過　感染根管治療と生活歯髄の抜髄
森　克栄

１．根管再治療の成功率 ……………………… 157
２．歯根端切除術を手控えることができた症例 … 158
３．外科処置を予測しながら，前段の処置としての歯内療法で良好な結果を得た症例 ………… 160
４．オーバー・インスツルメンテーションに関する代表的文献 ………………………………… 167
５．囊胞の非外科的療法と排膿路の確保 ………… 168

第3部　外科的歯内療法

第1章　外科的歯内療法と非外科的歯内療法　31年経過症例
森　克栄

１．外科的歯内療法 …………………………… 173

第2章　根管治療における外科的歯内療法の役割
森　克栄

１．外科的歯内療法 …………………………… 180

２．患歯の保存における外科的歯内療法のタイミング ……………………………………… 187

第3章　最後臼歯の保存と長期予後の安定
森　克栄

１．歯例の長期予後安定の鍵 ………………… 189
２．臼歯を守ることの重要性 ………………… 194

第4部　エンド・ペリオの相関関係

第1章　エンド・ペリオの合併症
Part 1　鑑別診断を中心にして
東郷達夫

１．エンド・ペリオの鑑別診断 ………………… 197
２．成因と分類 ………………………………… 197
３．鑑別診断と症例分析 ……………………… 198
４．真の合併症と擬似合併症 ………………… 207
５．良好な予後を求めて ……………………… 210

第2章　エンド・ペリオの合併症
Part 2　症例を通した包括治療への指針
森　克栄

１．種類別エンド・ペリオの合併症 …………… 211

第3章　長期症例から歯根破折の臨床像を考える
森　克栄

１．歯根破折 …………………………………… 221

CONTENTS

 2．無髄歯の破折……………………… 227

第4章 歯周補綴における初期治療の重要性
森　克栄

 1．治療の第1ステップとしての初期治療……… 229
 2．初期治療の意味 …………………… 229
 3．初期治療の項目に症例で考える ………… 230
 4．初期治療の重要性 ………………… 236

第5章 歯牙移動後に歯肉歯槽粘膜形成術を行った2症例　31年経過症例
森　克栄

 1．前後の日本のペリオドンティックス ………… 240

 2．歯肉歯槽粘膜形成術の目的と種類 ………… 246

第6章 Distal Wedge法の臨床応用
森　克栄・東郷達夫

 1．最後方臼歯遠心の肥厚した歯肉・粘膜組織への対応 ……………………………… 247
 2．Distal Wedge法 …………………… 247
 3．各種Distal Wedge法の選択にあたって … 251

第7章 歯周補綴　治療の幅と限界
森　克栄

 1．オーバートリートメントを避けるために ……… 257
 2．歯周補綴におけるBone Fide Therapyとは … 263

第5部　エンドドンティック・アジャンクツ／矯正的挺出

第1章 切除的歯冠長延長術か矯正的挺出か
森　克栄

 1．臨床の視座 ………………………… 269
 2．エンドドンティック・アジャンクツ ………… 269

第2章 矯正的挺出についての再検討
森　克栄・東郷達夫

 1．矯正的挺出と歯の保存 ……………… 275
 2．まとめ …………………………… 281

第3章 重度の動揺歯をブリッジ支台として保存した27年経過症例
森　克栄

 1．臨床医の挑戦 ……………………… 283

第4章 有髄歯の意図的挺出
森　克栄

 1．歯冠崩壊した有髄歯の意図的挺出 ………… 289
 2．有髄歯の意図的挺出の有効性 …………… 289
 3．まとめ …………………………… 302

第5章 上顎智歯（埋伏）を積極的挺出後ブリッジの支台とした症例
森　克栄

 1．上顎智歯の挺出 …………………… 305

第6部　エンドドンティック・アジャンクツ／再植・移植

第1章 外傷性脱臼歯の再植と根管治療
七沢久子

 1．日常の外傷と臨床医 ………………… 313
 2．まとめ …………………………… 315

第2章 意図的再植
森　克栄・藤井龍平

 1．意図的再植例から …………………… 316
 2．感染根管治療経過例から …………… 319

第3章 自家歯牙移植の治療に確実な予後を求めて
石田精司

 1．自家歯牙移植 ……………………… 322
 2．考察 ……………………………… 325

第4章 根未完成埋伏智歯の移植
山内晧央

 1．移植例から ………………………… 329

第5章 自家歯牙移植支台歯ブリッジの臨床的価値
藤井龍平

 1．自家歯牙移植の利点 ………………… 332

CONTENTS

2．まとめ ……………………………… 338

第6章　片側の歯周病罹患歯 8̄ の 6̄ 部位への移植　森　克栄
1．歯周病罹患歯の移植例から ………… 340
2．歯根吸収 ……………………………… 344

第7章　包括的な倫理体系，倫理の実践　小川　純
1．意図的，戦略的な歯列弓の保全 …… 347

2．包括歯科の実践 ……………………… 349
3．自家歯牙移植の前処置 ……………… 350
4．自家歯牙移植の術式 ………………… 352
5．移植術後処置 ………………………… 355
6．症例6-6-1から自家歯牙移植を考える … 355
7．まとめ ………………………………… 362

第7部　医療判断学

第1章　医療判断学　Bona Fide Therapyを目指して　菅原　隆
1．歯科医療の目標 ……………………… 365
2．医療判断学 …………………………… 365

第2章　医療判断学　症例を通して考える　森　克栄
1．症例から ……………………………… 368

索引 …………………………………………… 375

コラム

コラム①	歯髄の経年変化の模式図　森　克栄 ………………………………………………	27
コラム②	血管系から見た歯髄の生命力　高橋和人 ……………………………………………	53
コラム③	膿瘍を生じた幼若永久歯で，歯根の成長と根尖の完成を認めた例　河野生司・伊東隆利 ……	54
コラム④	下顎前歯の模式図　2根の頻度　森　克栄 …………………………………………	60
コラム⑤	鑑別診断の重要性　森　克栄 …………………………………………………………	78
コラム⑥	Cracked Tooth Syndromeについて　小川　純 ………………………………………	106
コラム⑦	ブリッジ再作製　森　克栄 ……………………………………………………………	133
コラム⑧	歯周補綴について　森　克栄 …………………………………………………………	265
コラム⑨	歯科医学という科学，非科学の間をさまよい歩いた現代歯科医学　小川　純 ……	345

第1部
歯髄を守る

第1部　歯髄を守る

第1章
歯髄の診断と処置

森　克栄

1. 歯髄の保存を配慮した治療

　歯内療法学の発展に伴い，かつてのように感染根管処置や抜髄の術後経過を悲観視する考え方は影をひそめた．予後不良と見られる症例に対しても，比較的確実性の高い術後経過が期待できるようになってきている．

　しかし，これとは逆に従来からも一般に重んじられることの少なかった「歯髄診断」が，一段と軽んじられる傾向になったと思われてならない．できるだけ歯質の削除量を少なくするとともに，抜髄を避けるための努力を私達はどれほど払っているだろうか．毎年のように「確実で，能率的な歯内療法」を唱い文句に，新しい治療器材が発表されている．皮肉なことにこのような新しい治療法によって根管治療の省力化がすすむほど，私達は，行う必要のない歯内療法に駆り立てられるのである．

　筆者自身，より確実性の高い歯内療法の手技をわが国に紹介してきたひとりであるが，抜髄例の10年以上の経過を振り返ると，20例に約1例という高率で根尖にエックス線透過像を認めるのが実状である．一方，近年の病理，生理，解剖学的な研究は，歯髄がいかに修復能力に富んだ強い組織であるかを教えている．また，私達は臨床経験からもその事実を学ぶことができる．特に若年者の歯髄は，処置に際し侵襲を避ける努力をすればするほど，それに応じた反応を見せてくれる．それだけに，今一度，安易に根管治療に走るという誘惑に抵抗し抜髄の予後を冷静に評価し，歯髄組織の生命力を確認する必要があるのではないだろうか．

　本章では，歯髄の保存を配慮した適切な治療のあり方を考えるために，筆者自身教えられることの多かった症例を呈示し，考察を加えたい．

表1-1-1　臨床的な歯髄診断の手順（参考文献2より引用）

1．自覚症状の問診（History）
2．視診（歯の変色）（Visual Examination）
3．触診（Palpation）
4．打診（Percussion）
5．動揺の診査（Mobility）
6．エックス線診査（Roentgenograms）
7．電気歯髄診査（Electric Pulp Testing）
8．冷熱診査（Thermal Test）
9．窩洞形成診査（Test Cavity）
10．歯周診査（Periodontal Examination）
11．麻酔診査（Anesthetic Test）

2. 歯髄診断におけるRest Treatmentと再評価の意義を再検討する

「歯髄保存のための適切な治療」とは，果たしてどのようなものだろうか．

正確な歯髄診断のためには，本来，硬組織に囲まれた歯髄の病理学的検査が不可欠である．しかし，現実には病理組織検査のための組織を採取するわけにはいかない．では，それに代わる診断法を私達は持ちえているのだろうか？表1-1-1に歯髄の臨床的な診断法を示すが，過去から現在に至るまでさほど大きな進歩は見られていない．だからこそ，臨床医には歯髄診断に関する十分な知識と観察力が求められるのではないだろうか．換言すれば，現状の手段しか存在していないからこそ，より慎重で注意深い診断が必要とされるのである．歯髄炎は研究者により詳細に分類されることもあるが，臨床的には，急性，慢性の区別，可逆性か，非可逆性か，健康，変性，壊死を判別することができれば十分であろう．

筆者は，まずはRest Treatmentと十分な経過観察が不可欠であり，それなしに歯髄の見極めは困難との立場で臨床を実践してきた．それがむやみな抜髄を回避し，歯質と歯髄を守る＝最低限の侵襲で最大限の効果をあげるMinimal Interventionに直結すると考えるからである．特に若年者の場合はその価値は大きい．

以下，症例1-1-1，1-1-2に若年者の例を示す．

2-1 若年者へのRest Treatmentと経過観察から

症例1-1-1　Rest Treatment＋ケミカルサージェリー

患者：11歳，男児
主訴：下顎左側部が水にしみる．
臨床所見：6̄のう蝕（図1-1-1a）

[治療経過]

6̄のう蝕という診断に基づき露髄一歩手前で感染象牙質を残したままユージノールセメントで仮封し，経過を観察することとした．一般にいうRest Treatmentである．

このような若年者に対しては，Rest Treatmentのうえ，3週から6週の経過を観察し，臨床症状がおさまればケミカルサージェリーによって歯髄を生かし，臨床症状が現われれば抜髄というように，経過観察が歯髄診断の有効な方法である．

この症例では6̄の処置後も，しみるという訴えが続いたため再度精査したところ，5̄歯冠中央結節がかけており，プローブによる疼痛があった．そこで小さな窩洞を形成し，窩底部に少量のユージノールセメントで裏層のうえ，アマルガム充填を行った．

これにより臨床症状は消退し，後に5̄遠心部の緻密性骨炎が消失した（図1-1-1b）．側枝によるものと考えているが，想像の域をでない．ただ，このようなエックス線像のわずかな変化に日頃から注意をむけることが，歯髄診断の前提として重要と考えている．

[症例1-1-1] Rest Treatment ＋ ケミカルサージェリー

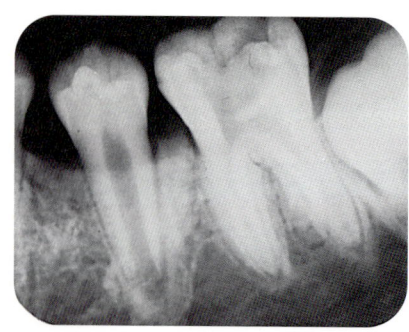 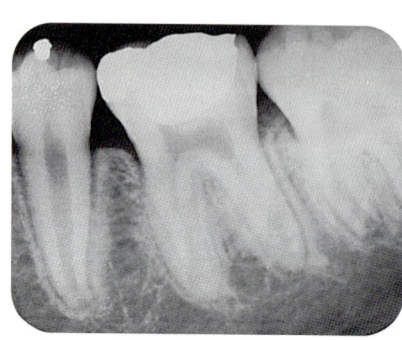

図1-1-1a　11歳，男児．初診時のエックス線所見．5̄ 6̄槽間中隔の緻密性骨炎像に注目．
図1-1-1b　6̄ Rest Treatmentのうえ，ケミカルサージェリーによって歯髄を保存する．臨床症状が続いたため，精査してみると5̄の歯冠中央結節が欠けていたため5̄間接覆髄を行った．2年後，5̄遠心の緻密性骨炎像は消失．

第1章 歯髄の診断と処置

症例1-1-2 Rest Treatmentで断髄，抜髄を回避した歯冠破折例

患者：10歳，女児
主訴：外傷による|1の歯冠破折
臨床所見：患者は体操の時間に|1の歯冠を破折し（図1-1-2a），急患で来院した．事故から約30分を経ており，歯冠部約4mmが破折，脱落している．このような症例に対して，一般にどのような処置が妥当とされているだろうか．断髄，それとも抜髄であろうか．直接覆髄を行なうならば，どのような消毒法が適当であろうか．残念ながら，私達は今日の最適な治療は何か，統一の見解を持っていない．

[治療経過]

外傷歯を簡単に水洗のうえ，オキシドール（健栄製薬）と3％次亜鉛素酸ナトリウム（ネオクリーナー「セモネ」，ネオ製薬工業）で交互に出血が止まるまで処置し（ケミカルサージェリー），静かに乾燥のうえ，水酸化カルシウムで覆髄し，ユージノールセメントで仮封した（図1-1-2b）．1週間後，歯髄反応（＋）を確認して，エナメルエッチングし，コンポジットレジンにより修復した．図1-1-2cは1年後，図1-1-2dは2年後である．

半年に1回，電気歯髄診査および冷熱反応の診査をしている．約1年後（図1-1-2c）の歯髄反応は（＋），約2年後（図1-1-2d）の歯髄反応も（＋）であり，約7年後（図1-1-2e）にも歯髄の生活反応を得ている．歯髄腔は次第に狭小化しており，将来的には石灰化がすすんで根尖に透過像が生じることも予想される．その時点で歯内療法を行えば，根尖も完成しているため事故当時よりは確実な根管充填ができ，良好な予後も予測できる．

[症例1-1-2] Rest Treatmentによって断髄，抜髄を回避した歯冠破折例

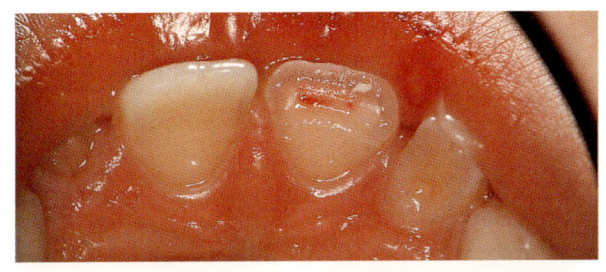

図1-1-2a 外傷により|1を歯冠破折した（1982.11.25）．

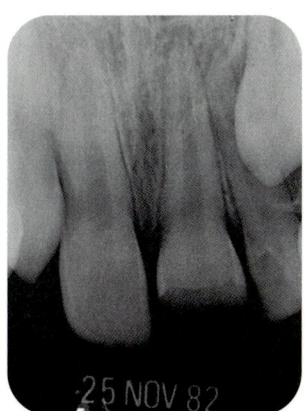

図1-1-2b 初診時．ケミカルサージェリーのうえ，水酸化カルシウムで覆髄，歯冠修復．

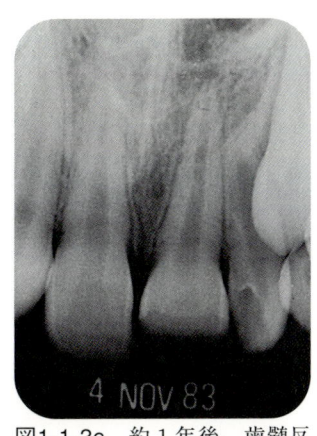

図1-1-2c 約1年後，歯髄反応（＋）．

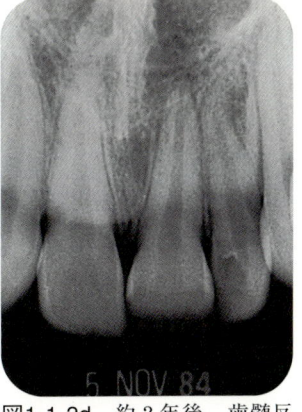

図1-1-2d 約2年後，歯髄反応（＋）．

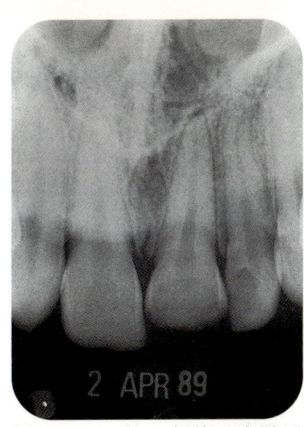

図1-1-2e 約7年後，歯髄反応（＋）．

第1部　歯髄を守る

[コメント]

　歯髄が大きく露出した場合，歯髄の表層の象牙芽細胞は失われているが，山村らによれば，歯髄細胞が分化し，いったん未分化間葉細胞となって新たに象牙芽細胞を生じ，創面が治癒されるという．歯髄は，このように歯冠形成期に象牙質を形成するのみならず，いったん象牙質が完成した後も損傷に対して象牙質を形成する能力を持っている（髙橋「血管系からみた歯髄の生命力・エピローグ」参照）．

　このような歯髄の反応を私達臨床医は，繊細な観察によって知る必要がある．それは臨床的にはエックス線上のみでしか観察できないがゆえに，そこにどのような変化が起きてくるかを認識しておかなければならない．

　図Aは，慢性う蝕による歯髄壊死を起こした感染根管のシェーマである．同図左に炎症状態にある歯髄を示す．根尖あるいは，大きな側枝が開口している部位に小さく半透過像が見られ（図中文字3），その周囲に破壊に抵抗する骨の緻密化した像（緻密性骨炎＝Condensing　Osteitis）（図中文字2）が観察される．

　一方，同図右は，慢性う蝕により歯髄壊死を起こした感染根管を示す．このような場合エックス線上では，さらに吸収した根尖部の周囲には完全な透過像（図中文字4），さらにそれを取り巻く組織がやや透過性のある像（図中文字3）として見えてくる．また，その外周には緻密性骨炎が観察されるはずである（図中文字2）．

　このようなエックス線像の特徴を経時的に観察することで歯髄の状態を推測することができよう．臨床医としては，こうした繊細な観察眼を持ちたいものである．

[エックス線診断のための模式図] Bender IB, Mori K原図

図A　慢性う蝕による歯髄壊死を起こした感染根管のシェーマ図

1．正常な骨組織
　（Normal Bone Dentistry・Thin Trabecular）
2．防御層（生理的反応層）
　（Zone of Stimulation・Incearsed Bone Density with Thicker Trabecular）
3．刺激層（Zone of Irritation）
4．汚染層（Zone of Contamination）
5．感染層（Zone of Infection）
6．露出創面（Exposure）

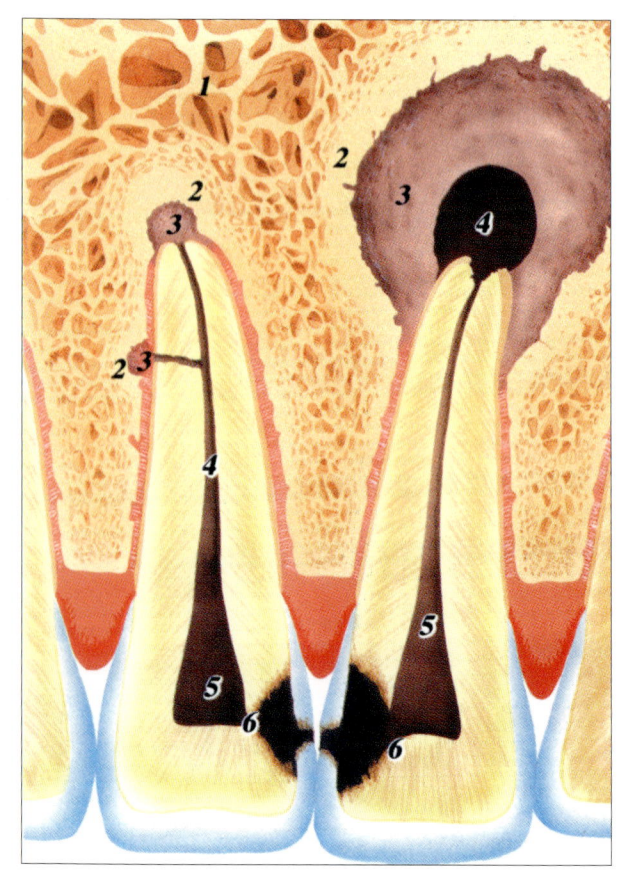

2-2 初期の歯髄炎に対する処置

歯内療法によってエックス線上の病的所見が回復すれば，それも正しい処置といえようが，抜髄以外の方法で同じ結果が得られるのであれば，やはり抜髄は避けたい．Rest Treatmentが推奨されるゆえんがそこにある．臨床症状がないのであれば，暫間的に控え目な処置をして，その結果を再評価し，結果が悪い場合にのみさらに一歩踏み込んだ処置をするという心構えが必要であろう．以下，症例1-1-3にその例を示す．

症例1-1-3　慢性歯髄炎による根尖病変の24年経過観察例

患者：12歳，男児
主訴：定期検診
臨床所見：アマルガム充填下に感染牙質があるために6⏌近心根の根尖周囲に黒い影とその周りに緻密性骨炎が見られる（図1-1-3a）．このエックス線像から，歯髄は慢性的な炎症状態にあると診断できる．

[治療経過]

Rest Treatmentとして，無麻酔下で感染象牙質を除去し，ZOE（亜鉛華ユージノールセメント）で仮封し歯髄の反応を見ることにした．

次回の来院時まで無症状に経過したのでユージノールセメントを除去し（図1-1-3b），麻酔下で残っている感染象牙質を除去しているうちに露髄してしまった（図1-1-3c）．そこでケミカルサージェリーのうえ，水酸化カルシウム製剤で覆髄し，経過を観察したところ（図1-1-3d），数カ月後には根尖周囲の緻密性骨炎は消失した．そこで歯冠修復（図1-1-3e）のうえ，経過を観察した．ほぼ1年後には，根尖部のエックス線像は理想的な状態になり，5年後（図1-1-3f）では歯髄腔はほとんど石灰化している．その後の経過は良好である（図1-1-3g-i）．

[コメント]

ここで述べたケミカルサージェリーについては，古くから報告があるが克明な臨床経過を倉持が報告している．石灰化した歯髄炎の評価に関しては議論の分かれるところだが，歯髄腔が石灰化した状態で安定している症例を私達は日常的に経験している．かつて根尖の病変は歯髄壊死によって生ずると考えられていたが，有髄歯でかつ臨床症状がなくても，このような根尖の病変の回復が見られるということを知っておきたい．特に幼若永久歯，外傷歯の根尖の病変に対しては，このような

［症例1-1-3］慢性歯髄炎による根尖病変の24年経過観察例

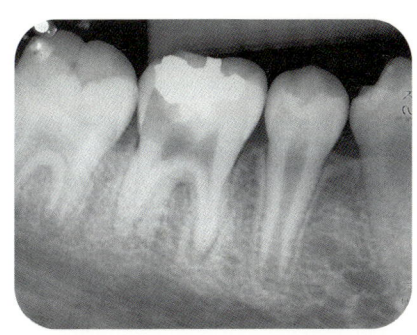

図1-1-3a　6⏌はアマルガム充填下に感染象牙質があり深在性う蝕だが，無症状．近心根根尖周囲は炎症のため緻密性骨炎が見られる．感染象牙質を除去し，ユージノールセメントで仮封し歯髄反応を見る（1979）．

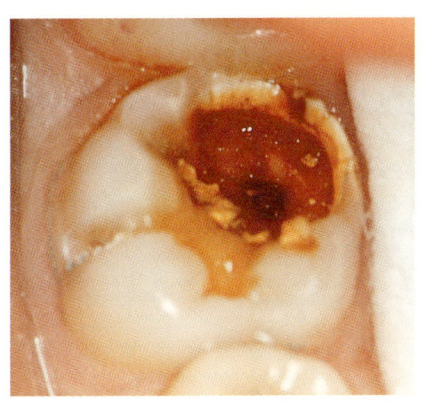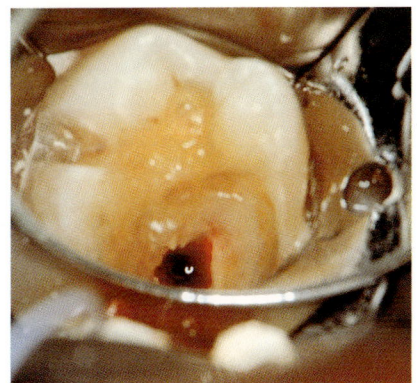

図1-1-3b,c　2回目の来院時まで無症状で経過したため，さらに感染象牙質を除去したところ露髄してしまった．そこでケミカルサージェリーのうえ，水酸化カルシウム製剤で覆髄した（1979.8.30）．

第1部　歯髄を守る

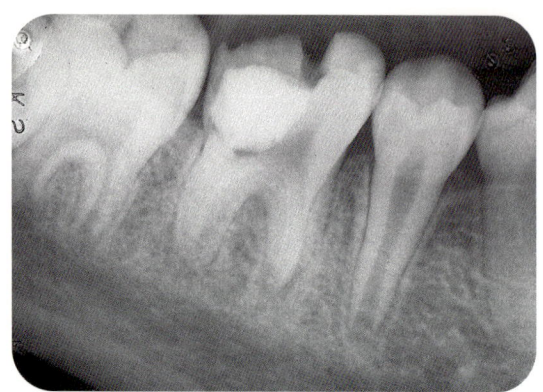

図1-1-3d　経過観察時のエックス線所見（1979.9.9）．

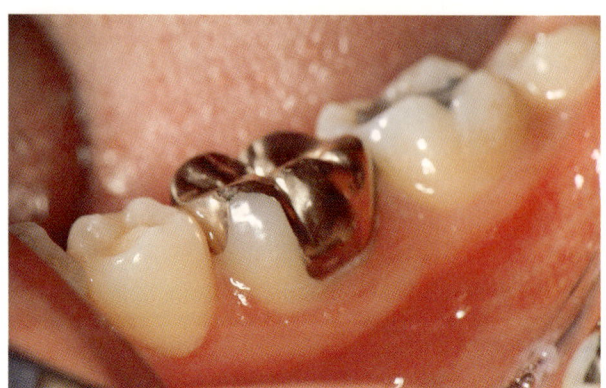

図1-1-3e　7/8冠により歯冠修復を行った．

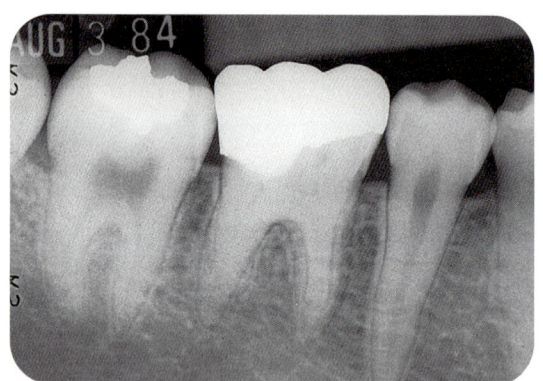

図1-1-3f　術後5年．歯髄腔は石灰化し，緻密性骨炎は消失した（1984.8.3）．

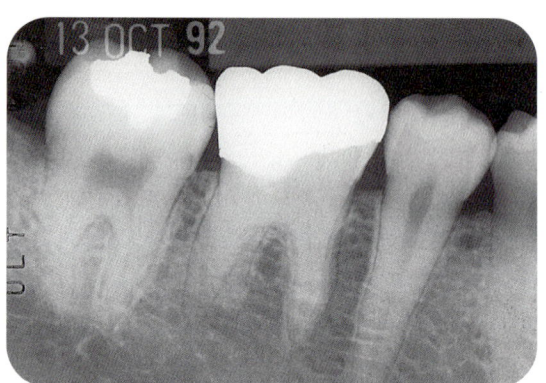

図1-1-3g　術後13年目のエックス線所見．

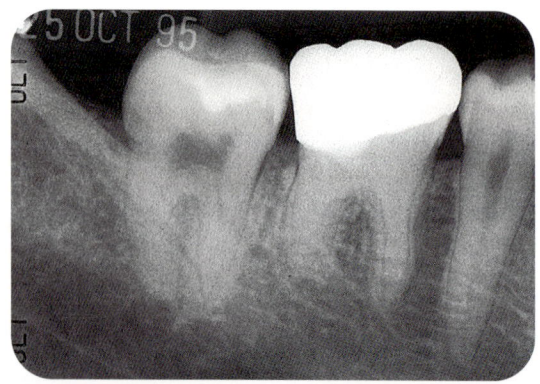

図1-1-3h　術後15年目のエックス線所見．

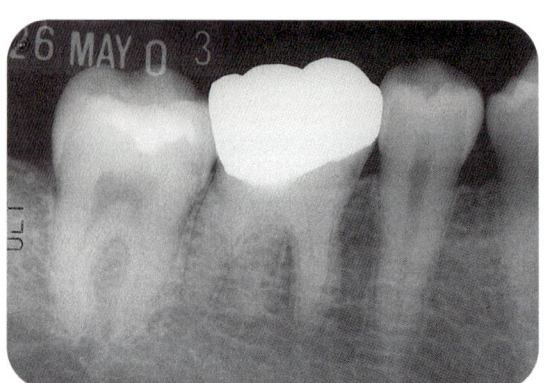

図1-1-3i　術後24年目のエックス線所見．経過は良好である（2003.5.26）．ただし 6| の根管内の石灰化が強まり，根尖が多少吸収してきているように思われる（同一患者の反対側の同名歯と比較したとき）．

処置が有効であろう．

2-3 深在性う蝕の処置法

歯髄の炎症の程度を実際は正確に知ることはできないので，あるケースに対して最も適切な処置は何かを論ずることは難しい．深在性のう蝕に対する処置に，大きく分けて3つの異なる考え方があるのもこのためである．

その1つの考え方は，深在性のう蝕に侵された歯の歯髄は常に感染しており，たとえ露髄する危険があっても感染象牙質を完全に除去すべきであるというものである（Waechter R 1966, Langeland K & Langeland LK 1968, Kroncke A 1970）．

これに対立する第2の考え方は，感染象牙質を完全に除去することによって露髄をさせるリスク（傷害）よりも，むしろ間接覆髄の方が望ましいとするグループである（Jordan RE & Suzuki K 1971, Jordan RE et al. 1978）．このような考え方は，感染象牙質の深層は無菌的であり歯髄は感染しておらず，実際に露髄するまでは炎症も起こしていないという考え方である（Reeves R & Stanley HR 1966, Massler M 1967, Schroeder A 1968, Shovelton DS 1968）．いずれの主張を支持する証拠も，それぞれ十分にある．

第3の考え方のSeltzer SとBender IBの見解は，折衷的なものである．臨床的な炎症の徴候がある場合には抜髄と歯内療法を治療方針とし，臨床的な検査によって炎症の徴候がない場合には間接覆髄による歯髄の保存療法が好ましいとする考え方である．慢性の歯髄炎のはっきりとした症状がない場合には，歯髄の生活力をできるだけ維持しようというのである．先にあげた症例1-1-3は第3の考え方で臨んだものである．

2-4 深在性のう蝕への処置の適否を見直す

症例1-1-4　あえて治療を行わなかった打撲歯の38年

患者：40歳，女性
主訴：幼少時に打撲した⌊1⌋の経過観察

[治療経過]

症例1-1-4（図1-1-4a,b）は，筆者が38年間観察している幼少時の打撲歯⌊1⌋である．歯髄腔は完全に石灰化し，歯質に変色はあるものの何らの問題も生じていない（図1-1-4c,d）．治療の手を加えなかったために，かえって歯が長持ちしているという皮肉な事実を謙虚に受け止める必要があるだろう．経過観察を行ってから33年後に歯根の動揺度が大きくなってきて抜歯に至った（図1-1-4e,f/1994.8.8）．歯質を削りたくなかったので，金属で舌面被覆した②①⌊1⌋②の接着ブリッジとした（図1-1-4g/1995.5.11）．接着ブリッジがとれてきたら再接着する予定でいるが，装着後4年まで経過が観察できている（図1-1-4h/1999.3.30）．

第1部　歯髄を守る

[症例1-1-4] あえて治療を行わなかった打撲歯の38年

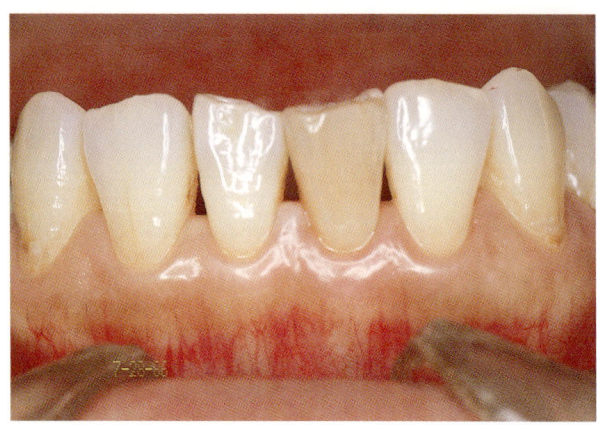

図1-1-4a　幼少時に1を打撲している．根尖部に破折線もあり経過観察する（1961.7.28）．

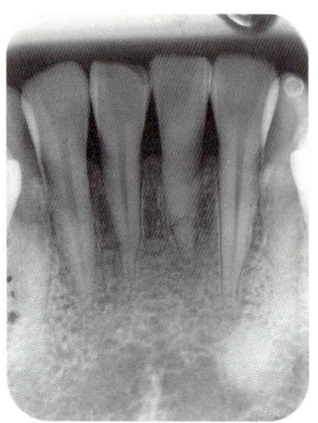

図1-1-4b　歯髄腔は完全に石灰化しており歯質も変色しているが，臨床的に問題は生じていない（1975.11.11）．

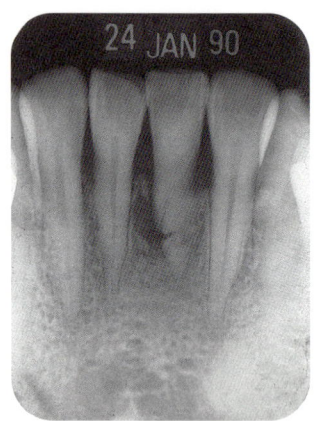

図1-1-4c　経過観察29年．破折線幅が大きくなり，歯槽骨にも影響してきているのがわかるが，このまま経過観察を続ける（1990.1.24）．

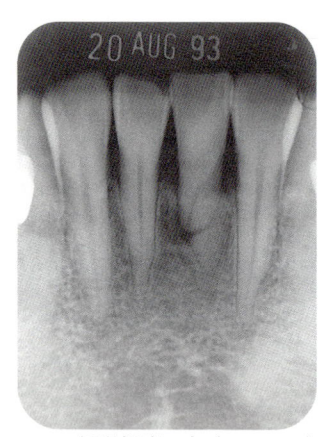

図1-1-4d　経過観察32年（1993.8.20）．

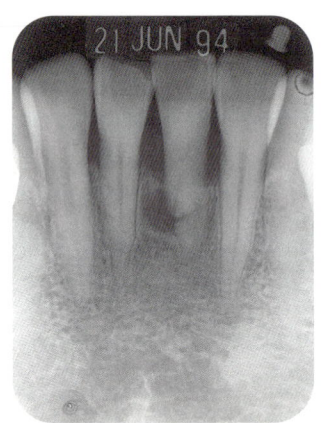

図1-1-4e　経過観察33年．動揺度が大きくなってきたため抜歯の時期を考えはじめる（1994.6.21）．

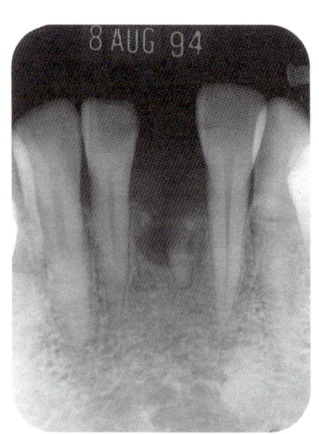

図1-1-4f　抜歯後のエックス線所見（1994.8.8）．

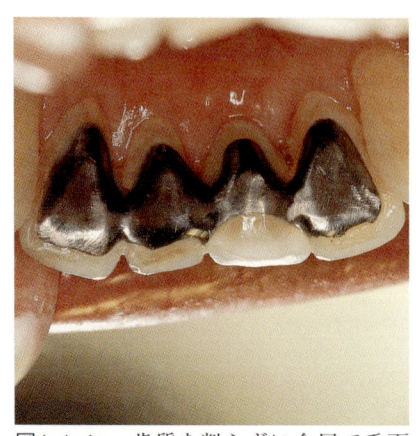

図1-1-4g　歯質を削らずに金属で舌面被覆した②①1②接着ブリッジとした（1995.5.11）．ミラー観．

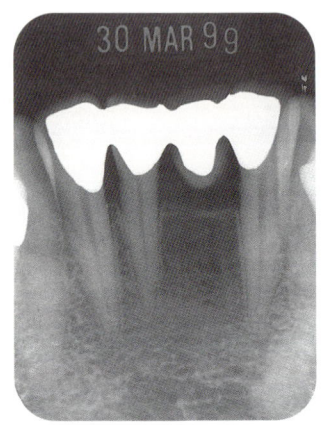

図1-1-4h　接着ブリッジ装着後4年目のエックス線所見．初診より38年目（1999.3.30）．

症例1-1-5 断髄歯の違和感

患者：59歳，女性
主訴：30年前の断髄歯4⏌の違和感

[治療経過]

4⏌は，約30年前，断髄の主唱者により処置を受けたものである．エックス線写真では明らかにデンチン・ブリッジを認め，かつ根尖にわずかな透過像とさらにその周囲に広汎な緻密性骨炎を認める（図1-1-5a）．

断髄によって形成されたデンチン・ブリッジの下の歯髄に対する評価は，その炎症像を呈した歯髄を正常と見るか，正常でないと見るかで今なお，結論の得られていない問題である．筆者自身は，デンチン・ブリッジができればよしとする考え方を批判してきた．

このケースでは歯髄は壊死しており，デンチン・ブリッジを通過するときにわずかな知覚があったものの，無麻酔でリーマーを根尖近くまで入れることができた（図1-1-5b）．図1-1-5cは根管充塡約5年後であるが緻密性骨炎は消失し，歯槽硬線がきれいにできている．機能的な咬合面の形態は変えていないので，咬合とはかかわりのない歯髄腔由来の病変であったと断言できよう．

[コメント]

断髄処置は，現在では幼若永久歯のアペキシフィケーションや乳歯の場合に限られ，根尖の形成が確認されれば，あらためて根管充塡をしておくことも不可欠であろう．この症例は臨床症状もなく病変も小さかったが，後に大きな病変となることも少なくないため注意が必要である．しかし，かつて筆者が報告したように，幼若永久歯の感染歯髄処置として断髄によるアペキシフィケーションが極めて重要な処置であることはいうまでもない．

炎症を起こした歯髄に対する処置は表1-1-2に示すように，間接覆髄，直接覆髄，断髄，抜髄，外科的な根尖切除や分割抜去，抜歯などに大別される．これらの処置は，日常の臨床において極めて頻繁に行われるものであるが，今一度，歯髄を守るという観点からその処置の適否を見直したいものである．

表1-1-2　歯髄炎に対するさまざまな処置

・間接覆髄（Indirect Pulp Capping）
・直接覆髄（Direct Pulp Capping）
・断髄（Pulpotomy（Apexification））
・抜髄（Pulpectomy）
・外科的処置（Surgical Intervention）
・根尖搔爬（Periapical Surgery）
・根尖切除（Root Amputation）
・抜歯（Extraction）

[症例1-1-5] 断髄歯の違和感

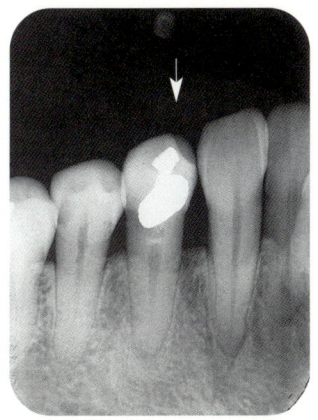

図1-1-5a　30年前に4⏌の断髄処置を受けている．

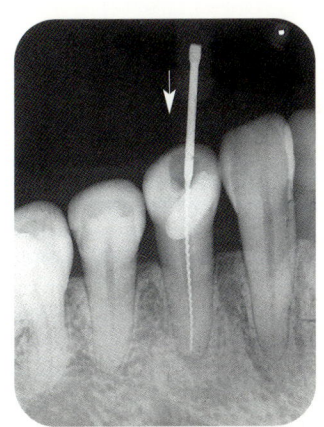

図1-1-5b　歯髄は壊死しており，デンチン・ブリッジを通過するときにわずかな知覚があったものの，無麻酔下で根尖までリーマーを入れることができた．

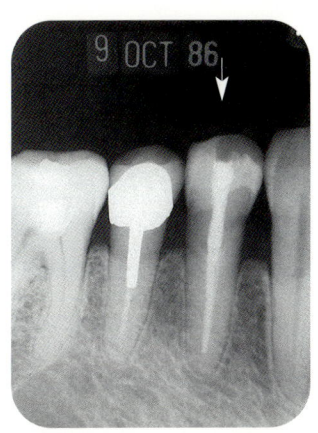

図1-1-5c　4⏌根管充塡後5年．機能的な歯冠の形態は変えていない．根尖の透過像とそれを取り巻く緻密性骨炎像は消失している（1986.10.9）．

3. 歯質と歯髄を守るための治療および修復オプション

　歯の切削にエンジンが導入された当時，Bodecker CF (1939) は「歯科医は歯髄の料理人になった」と揶揄したものだ．にもかかわらず，今日，わが国の歯科医師は世界一の料理人になってしまったという感を拭えない．

　歯質の削除が避けられず，あるいは抜髄が不可避になったときにも，私達は歯が歯髄という生命の通った生きものであり，多少の損傷を受けていても条件さえよければ回復する可能性があることを大切にすべきであろう．それにはう蝕の処置，欠損補綴の支台歯形成，残根，そして感染根管処置においても口腔全体の組織にできるだけ非可逆的な侵襲を加えない工夫が必要となる．

3-1　歯質の削除を極力回避するために

症例1-1-6　エナメル質を極力残す歯冠修復物の応用

患者：30歳，女性
主訴：ブリッジ再作製（図1-1-6a）

[治療経過]

　古典的な設計ではあるが，4/5冠，7/8冠などのように，できるだけエナメル質を残した歯冠修復は，歯冠を守るばかりでなく歯周疾患や二次う蝕を防ぐうえでも有効である（図1-1-6b,c）．

[症例1-1-6] エナメル質を極力残す歯冠修復物の応用

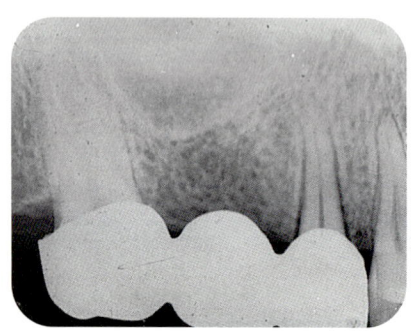 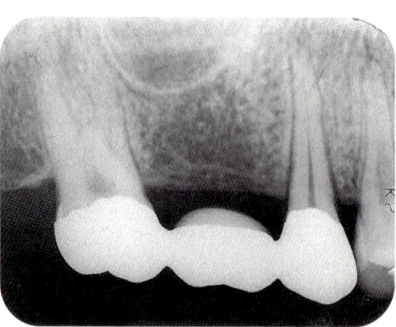

図1-1-6a 図1-1-6b

図1-1-6a　初診時エックス線所見．
図1-1-6b　ブリッジ再作製後13年目のエックス線所見．

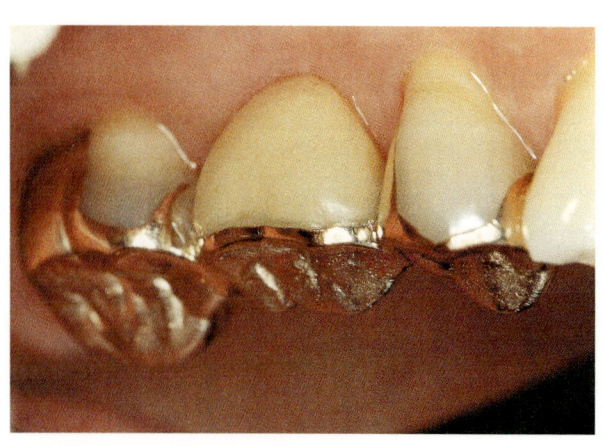

図1-1-6c　ブリッジ再作製後17年目の口腔内所見．歯髄を守るためにできるだけ歯質の削除量を減らす目的でパーシャルベニア・クラウンを設計している（1990.5.22）．

第1章 歯髄の診断と処置

症例1-1-7 傾斜歯の整直と歯質削除量の少ない修復物の応用

患者：38歳，女性
主訴：|6の傾斜

[治療経過]
歯軸を整直することによって歯質の切削を少なくすることはいうまでもないが，この症例では|4の歯質削除量を最少限にするためDOインレーにKey & Keywayを組み合わせた（図1-1-7a〜c）．図1-1-7d,eはそれぞれ補綴後17年，20年を経過している．前歯部の欠損補綴では，古くから行われているピンレッジが，審美的な問題さえ解決されれば，今日もなお適切な補綴法であると信ずる．

[症例1-1-7] 傾斜歯の整直と歯質削除量の少ない修復物の応用

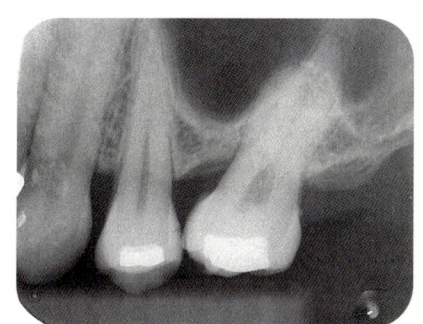
図1-1-7a 初診時のエックス線所見．|6が傾斜している（1984.6.22）．

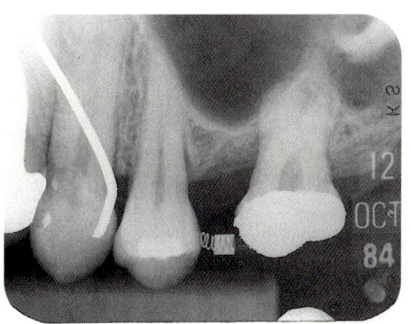
図1-1-7b コイルスプリングにより|4 6を整直させ，歯質の切削量を減らすとともに咬合力が歯軸に垂直にかかるようにする（1984.10.12）．

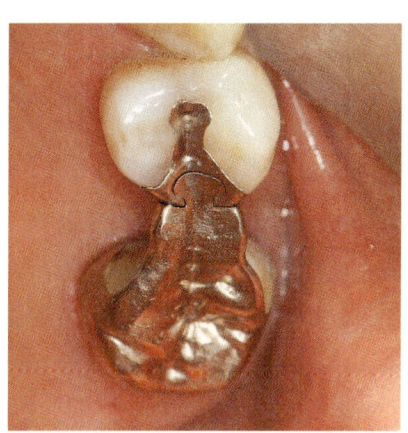
図1-1-7c |4の歯質削除量を最小限に抑えるためDOインレーにKey & Keywayを組み合わせ|6と連結した．

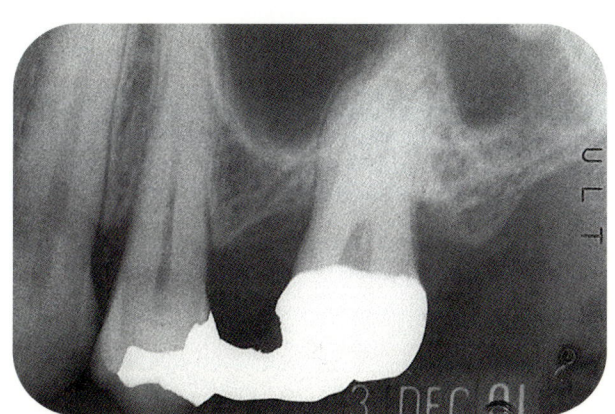
図1-1-7d ブリッジ装着後17年（2001.12.3）．

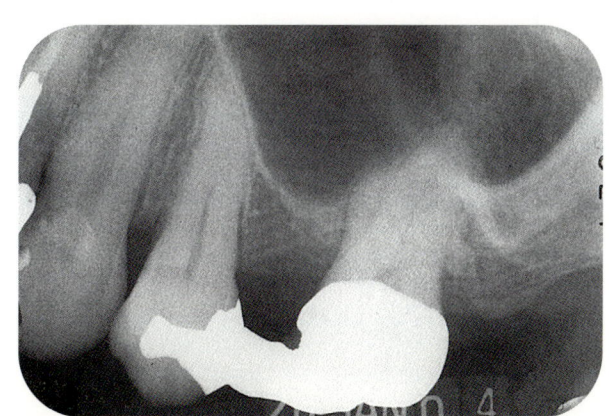
図1-1-7e ブリッジ装着後20年目のエックス線所見（2004.1.26）．

3-2 歯髄への損傷を極力回避するために

歯冠形成時に歯髄にできるだけ損傷を与えないための知見を整理しておきたい．

1つは，歯冠形成時の麻酔が歯髄に与える影響である．コロンビア大学のKim Sによれば，麻酔注射の直後，歯冠歯髄の末梢血管は著しい貧血状態に陥ることが明らかにされている．これは歯冠歯髄の末梢血管の手前で血液がバイパスを通って静脈に流れ，一時的に末梢が貧血状態になるためである．このような状態で切削の刺激を加えると，歯髄はいわば日照りの下で空腹のまま重労働を強いられていることになってしまう．そこで，麻酔下で歯冠形成をする場合には，注射をしてから10～15分経過した後に処置をはじめることが推奨されている．

また，歯根膜麻酔のためのピストル型シリンジが売られているが，Brännström Mは，歯根膜麻酔が歯髄に著明な損傷を与えることを報告している．

注水下で，振動のないよく切れるバーを使って切削することは当然だが，生活歯の予後を確実にするためには，麻酔や修復材の適切な操作にも注意が求められる．

症例1-1-8　戦略的抜歯と自然的挺出の応用

患者：17歳，男性
主訴：7|の急性歯髄炎

[治療経過]

7|7のう蝕の処置にあたって，エックス線診査をしたところ，非常にしっかりした根を持つ8|8が認められた．このケースでは，予知性の不確かな根管治療に挑戦する代わりに7|7を戦略的に抜歯した（図1-1-8a,b）．2年後には7|7の部位へ有髄歯の8|8が自然挺出してきている（図1-1-8c）（戦略的抜歯と挺出の詳細については，第1部2章P.28参照）．

[症例1-1-8] 戦略的抜歯と自然挺出の応用

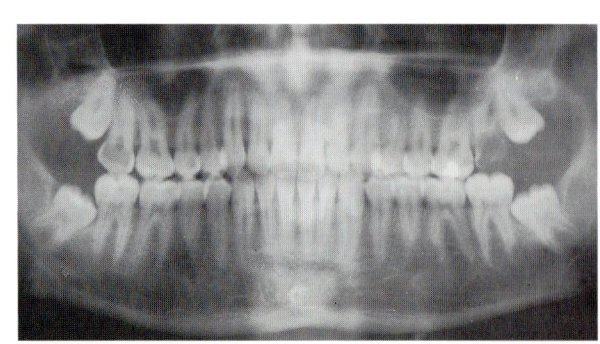
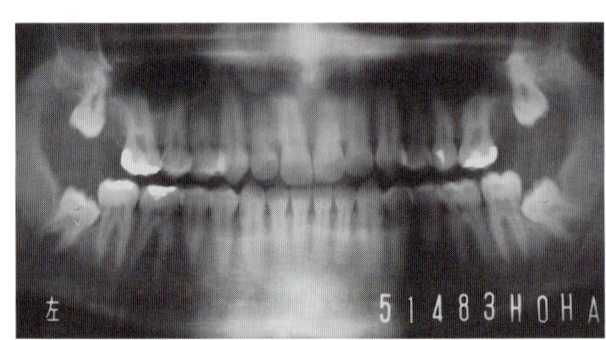
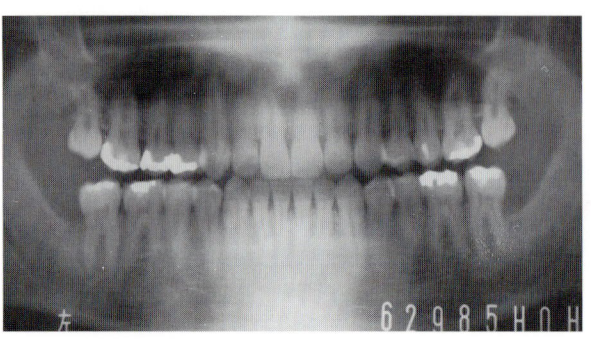

図1-1-8a｜図1-1-8b
　　　　 ｜図1-1-8c

図1-1-8a　7|急性歯髄炎を主訴に来院．全顎的な診断の下に7|7を戦略的に抜歯．
図1-1-8b　抜歯直後のパノラマエックス線写真．
図1-1-8c　抜歯後約2年．8|8は自然挺出により，7|7の部位におさまっている．

4. 鑑別診断の重要性

鑑別診断の重要性について，症例を通して述べたい．

4-1 歯髄壊死の原発部位の鑑別

症例1-1-9　|1 2 根尖部透過像の原発部位の鑑別

患者：16歳，女性
主訴：歯頸部の腫脹

[治療経過]

エックス線写真（図1-1-9a）によると|1 2 根尖部にまたがる透過像が認められる．ここで|1 2 いずれの歯髄が壊死したものか問題であったが，|2 は生活反応を示したので|1 のみを根管治療した（図1-1-9b）．図1-1-9cは，処置後3年を経過したエックス線像であるが，|1 2 にまたがる病変の治癒を確認できる．

4-2 咬合性外傷の鑑別

症例1-1-10　歯髄由来か咬合性外傷かの鑑別

患者：33歳，女性
主訴：下顎右側の咀嚼時の疼痛

[治療経過]

エックス線写真では6|の根尖に，かすかに緻密性骨炎が見られる（図1-1-10a）．この症例では咬合性外傷が疑われた．金冠を除去し，支台形成をしてプロビジョナル・クラウンで経過を観察したところ臨床症状が消退したので，歯冠修復を行った．図1-1-10bは7ヵ月後，緻密性骨炎は消えている．治療後3年で根尖の透過像は消失した（図1-1-10c）．

4-3 セメント腫の鑑別

症例1-1-11　セメント腫か歯髄由来かの鑑別

患者：36歳，女性

[治療経過]

2 1|根尖部に透過像を認める．症状もないので経過観察をする（図1-1-11a/1983.11.17）．約2年後のエックス線像でも透過像は消失しないが，症状も現れず歯髄の生活反応もあるため，セメント腫と診断する（図1-1-11b）．その後も経過観察を続けるが，19年も経過良好である（図1-1-11c/2002.5.14）．

[症例1-1-9] |1 2 根尖部透過像の原発部位の鑑別

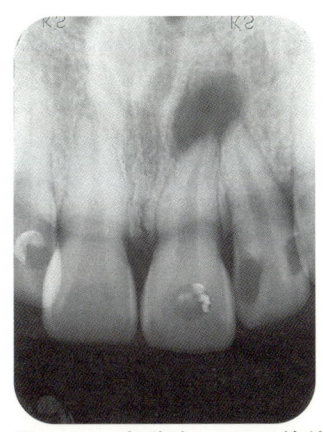

図1-1-9a　初診時エックス線所見．|1 2 にまたがる大きな透過像が見られる．原発部位の鑑別ができなければ2歯とも治療しなければならなくなる（1978.6.11）．

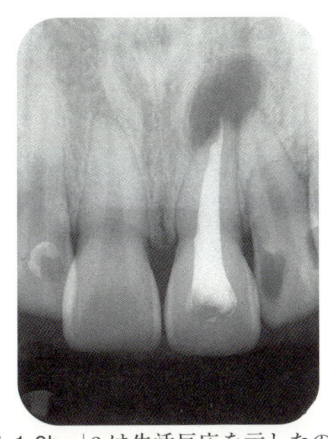

図1-1-9b　|2 は生活反応を示したので，|1 のみ歯内療法を行った（1978.11.13）．

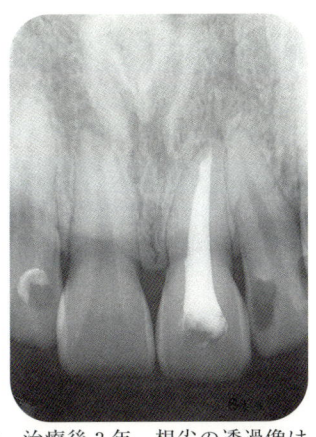

図1-1-9c　治療後3年．根尖の透過像は消失した（1981.9.18）．

第1部　歯髄を守る

[症例1-1-10] 歯髄由来か咬合性外傷かの鑑別

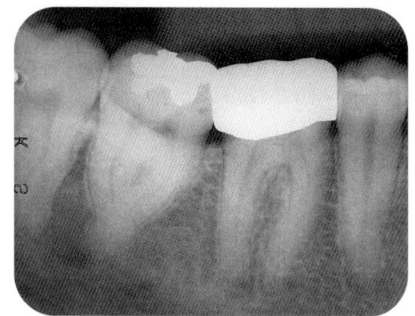

図1-1-10a　主訴は下顎右側の咀嚼時疼痛だが，6|根尖の緻密性骨炎像は歯髄由来だろうか咬合性外傷が原因だろうか，鑑別診断が治療を左右してくる．

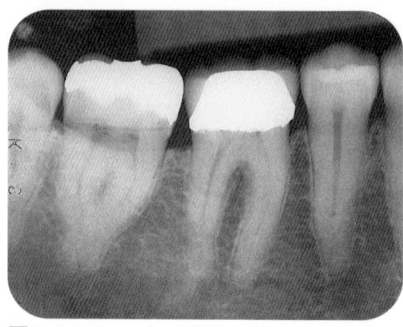

図1-1-10b　プロビジョナル・クラウンで経過観察してみると，臨床症状が消え緻密性骨炎像も消失した．咬合性外傷由来と思われた．

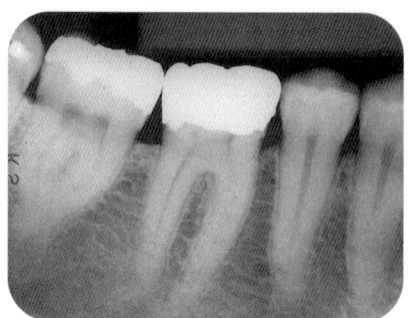

図1-1-10c　最終補綴物の装着後のエックス線所見．

[症例1-1-11] セメント腫か歯髄由来かの鑑別

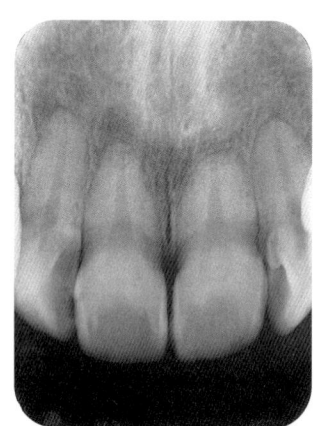

図1-1-11a　2 1|根尖に透過像を認める．歯髄由来のものであろうか鑑別が必要になる（1983.11.17）．

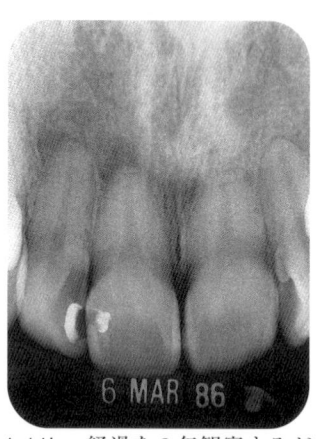

図1-1-11b　経過を2年観察するが，症状も現れずに歯髄の生活反応もあるためセメント腫と診断する（1986.3.6）．

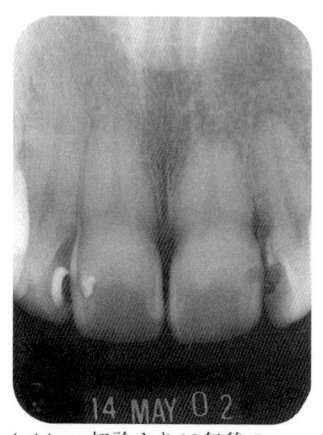

図1-1-11c　初診より19年後のエックス線所見（2002.5.14）．

4-4　歯周疾患との鑑別

　歯周疾患との相関について簡単にふれておきたい．進行した歯周炎が根尖付近まで達している場合，あるいは根尖付近まで達していなくても側枝から歯髄が感染してしまうことがある．しかし，根尖付近まで歯周炎が及んでいる場合でも，生活歯髄であることは多い．一般的に有髄歯の場合には歯周治療を先に行い，根管治療はその経過を観察してから着手すべきである．

症例1-1-12　エンド由来かペリオ由来かの鑑別

| 患者：63歳，男性 |
| 主訴：下顎前歯部の歯肉腫脹（図1-1-12a） |

[治療経過]

　エックス線所見（図1-1-12b）では，1|1の槽間中隔から根尖付近にかけて透過像を認め，歯髄由来の病変のようにも見受けられる．しかし，電気歯髄診査，冷熱反応および窩洞形成診査では生活反応を示したので，暫間固定の後，歯周外科処置を施した（図1-1-12c）．

　図1-1-12dは外科処置後1年，図1-1-12eは20年後のエックス線所見である．図1-1-12fは21年後の口腔内所見である．この症例は，エックス線像のみによって診断することの困難さを物語っており，鑑別診断の重要性を教えてくれる症例である．

5．まとめ

　歯髄の的確な診断と，その処置の経過を予知することは，正直なところ非常に難しい．そのため私達はその困難さから逃れるために，つい臨床症状（＋）＝即抜髄，根管充填という画一的な対処をしてしまいがちな傾向にあることは否めない．しかし，果してそれでよいのだろうか．

　特に幼若永久歯の慢性歯髄炎の場合には，慎重なRest Treatmentによって歯髄の機能をある程度蘇らせながら，歯髄本来の役割をまっとうさせることが可能である．そして，このような対応は，その後の歯の寿命を大きく左右することになる．

　本章では，この点を立証する症例を提示した．同時に，歯髄の病変とまぎらわしい擬似合併症の典型例と，鑑別診断のポイントを症例によって示した．

　歯髄を守るための臨床的な心得は，何よりも健康な歯質をできるだけ残すことであり，歯髄の機能を障害しないよう努めることである．

　そのためには，

①歯質の切削量を少なくするために，整直や挺出などの小矯正を利用すること

②切削時の物理的，化学的な刺激をできるだけ与えないこと

③充填・修復材の性状をよりよく理解し，その性状にふさわしい技術を用いること（特に近年マイクロリーケージと歯髄炎との関係が再び重視されつつある）

④いったん歯質を削除したら，組織的な再生はないことを肝に銘じて，控え目でかつ予後を十分に見通せる十分な処置を検討する

必要がある．

　こうした臨床的対応は，必ずしも容易ではないが，患者の立場に立って考えるならば，画一的な処置をもって事足れりとするわけにはいかない．十分な診断と予知性の高い処置をなしうることは，術者の喜びともなろう．

[症例1-1-12] エンド由来かペリオ由来かの鑑別

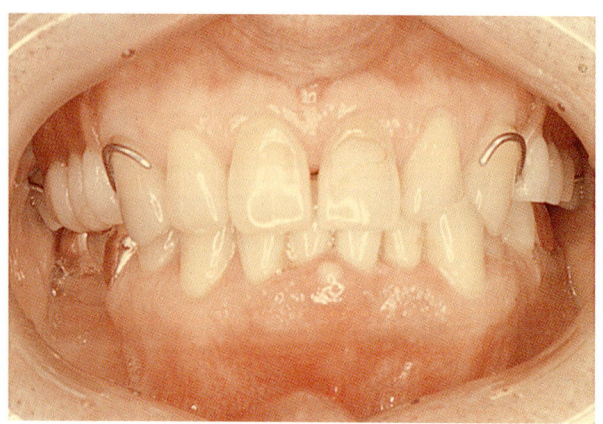

図1-1-12a　1|1に膿瘍を形成し来院した（1970.5）．

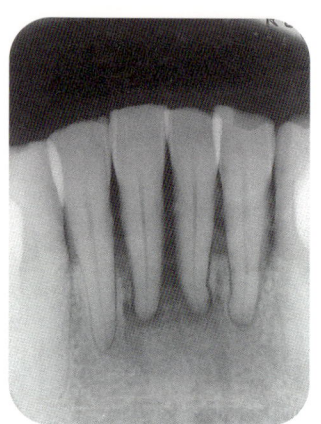

図1-1-12b　1|1槽間中隔から根尖に及ぶ骨吸収像を示す．

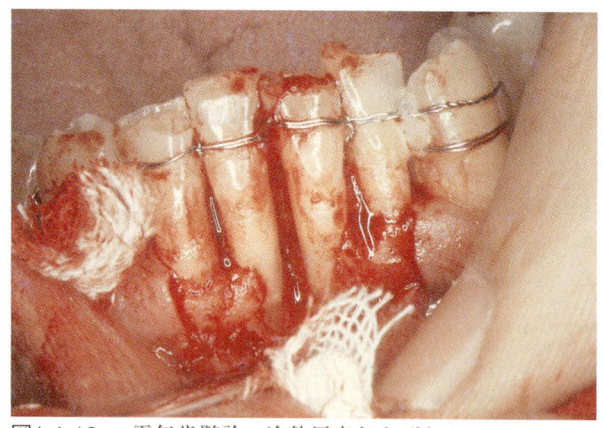

図1-1-12c　電気歯髄診，冷熱反応およびドリリングテストで生活反応を示したため，暫間固定の後に歯周外科を行った（1970.8.19）．

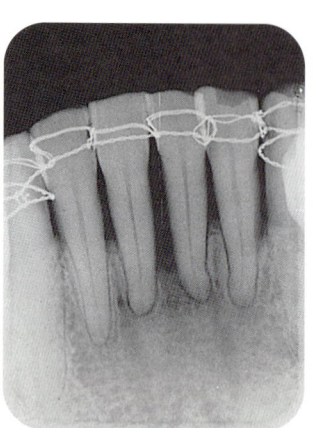

図1-1-12d　術後約1年のエックス線所見（1971.7）．

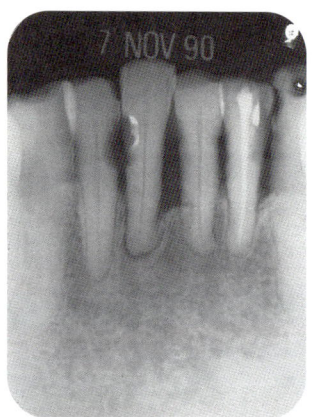

図1-1-12e　術後20年目のエックス線所見（1990.11.7）．

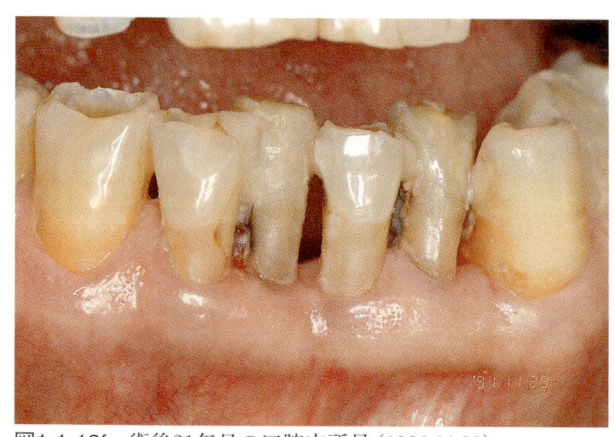

図1-1-12f　術後21年目の口腔内所見（1991.11.29）．

参考文献

1. Yamamura T. Differentiation of pulp cells and induction influences of various matrices with reference to pulpal wound healing. J Dent Res 1985；64（Special lssue）：530-540.
2. 高橋和人．血管系からみた歯髄の生命力，特集　歯髄をまもる，プライマリ・ケアの要．the Quintessense 1987；1（1）：23-42.
3. Seltzer S, Bender IB. The Dental pulp, 3rd ed. Philadelphia：JB Lippincott，1984.
4. Fish WE. Bone infection. JADA 1939；26：691-712.
5. Bender IB, Mori K. The radiopaque lesion：a diagnostic considerasion. Endod Dent Traumatol 1985；1：2-12.
6. Waechter R. Caries Profunda. Deutsche Zahnarztl Zeit 1966；21：601.
7. Langeland K, Langeland LK. Cutting procedures with minimized trauma. JADA 1968；76：991.
8. Kroncke A. Treatment of deep carious lesions. Internat Dent J 1970；20：238.
9. Jordan RE, Suzuki M. Conservative treatment of deep carious lesions. J Canad Dent A 1971；37：337.
10. Jordan RE, Suzuki M, Skinner DH. Indirect pulp-capping of carious teeth with periapical lesions. JADA 1987；97：37.
11. Reeves R, Stanley HR. The relationship of bacterial penetration and pulpal pathosis in carious teeth. OS, OM&OP 1996；22：59.
12. Massler M. Pulpal reactions to dental caries. Internat Dent J 1967；17：441.
13. Schroeder A. Indirect capping and treatment of deep carious lesions. Internat Dent J 1968；18：381.
14. Shovelton DS. A study of deep carious dentine. Internat Dent J 1968；18：392.
15. 倉持貞子．ケミカル・サージェリーを応用した直接歯髄覆罩法について．歯界展望 1984；63（6）：1285-1297.
16. 森　克栄ら．幼若永久歯の感染歯髄処置．歯界展望 1973；42（2）．
17. Kim S et al. Effects of dental procedures on pulpal blood flow in dogs. J Dent Res 1983；62：268.
18. Brännström M et al. Periodontal ligament anassthesia. Italy：Chinical Experience and Review of Recent Research Grafica Editoriale. 1984.
19. 堀口精一，森　克栄．Endodontic surgery．根管治療とその周辺，現代の歯科臨床3．東京：医歯薬出版，1980.
20. Browne RM, Tobias RS. Microbial microleakage and pulpal inflammation：a review. Endod Dent Traumatol 1986；2：177-183.
21. Kenneth M, Hargreaves, Goodis HE. Seltzer and Bender's dental pulp. Chicago：Quintessence Publishing，2002.

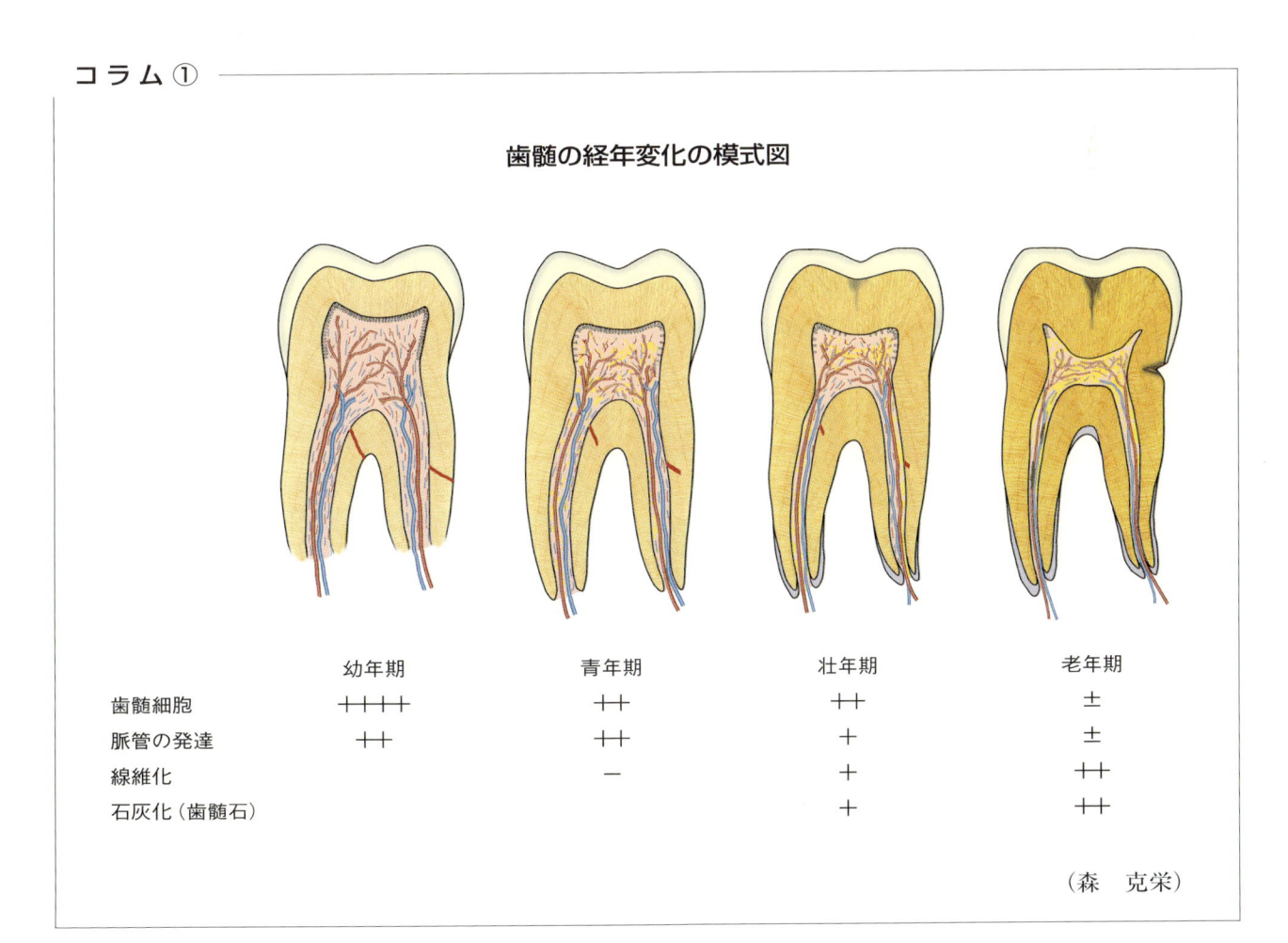

コラム①

歯髄の経年変化の模式図

	幼年期	青年期	壮年期	老年期
歯髄細胞	＋＋＋＋	＋＋	＋＋	±
脈管の発達	＋＋	＋＋	＋	±
線維化		－	＋	＋＋
石灰化（歯髄石）			＋	＋＋

（森　克栄）

第1部　歯髄を守る

第2章
7（位置異常）の戦略的抜歯と8利用の診断基準

森　克栄

1．第三大臼歯の利用

歯科一般臨床において遭遇する上顎第二大臼歯と第三大臼歯（智歯）の位置関係の異常については，いろいろと考えさせられることが多い．

前方歯部に咬合の不調和はなくても，上顎第二大臼歯の萌出異常，すなわち交叉咬合に気づくことがある．この環境では上顎第二大臼歯は咬合に関与が低く自浄作用に欠け，歯ブラシも届きにくいため，う蝕に罹患しやすい．特に第二大臼歯の位置異常の発見が遅れ，C_3になって来院した際に咬合の異常に気づくことがある．この際，患者，術者双方が同歯の保存にこだわりすぎて修復治療をはじめてしまうと，やみくもに通院回数を増やすだけで，費用と時間をかけたわりにはよい結果につながらないこともある（症例1-2-1，1-2-4参照）．

筆者は，第二大臼歯に歯内療法が必要でかつ位置異常，しかも第三大臼歯の未萌出が確認されたときには，第三大臼歯をおおいに利用してきた．すなわち，第二大臼歯を戦略的に抜歯し，第三大臼歯の自然萌出を待ち，第二大臼歯の位置へ自然に移させ，交叉咬合をほとんど手をかけずに解決したり，萌出異常を限局矯正で改善した．また，根管再治療の成功率と第二大臼歯の戦略的抜歯を天秤にかけ治療方針を決定した例もある．本章では，それらの症例を提示しながら，治療方針決定にかかわる条件（年齢，生活環境，遺伝的要因など）をどう考慮すればよいか予後を比較検討しながら考察してみたい．

2．治療方針決定にかかわる条件を考える

症例1-2-1　う蝕，歯周病の将来的リスクを回避する例

患者：20歳，男性
初診：1981年3月9日
主訴：下顎前突の矯正治療終了後，定期診査を希望して来院．上顎左側臼歯部に違和感が多少ある以外には積極的な主訴はなかった．
臨床所見：7|7の歯冠表面がプラークで覆われ，特に|7の歯軸は外側に傾き，いわゆる交叉の関係を認める（図1-2-1a,b）．

[治療経過]

治療方針を決めるためパノラマエックス線写真の撮影を昭和大学歯科病院放射線科に依頼した．特に|6 7 8の位置関係を詳しく知るため三崎教授（当時）に相談し，側頭骨と頬骨の間から|6 7 8を咬合法（オクルーザル）で撮影していただき（図1-2-1c,d），8|8の存在を確認することができた．現在ではCT

撮影など画像診断法が整ってきているため，ここまで苦心せずとも明確な診断ができると思われる．

 7|は歯列弓からはみだす位置異常のため清掃性も悪く，プラークで覆われている．将来のことを考えると，う蝕や歯周病の罹患もしやすいだろうと思われる．そこで戦略的に 7|を抜歯し 8|を 7|の位置へ自然萌出（Amsterdam MによればNatural Active Eruption）させるという治療方針を立てた（図1-2-1e,f）．

右側も |7はMOインレーがすでに装着されており（図1-2-1g～i），将来のことを考えると，左側と同じように |7を戦略的抜歯し， |8を自然萌出させた方がよいと考えた．患者には治療方針を説明し，十分なインフォームド・コンセントを行って治療に入っていった．1981年3月に |7を，1984年1月に 7|を抜歯した．

 8|は矯正力を加えずとも約1年半で 7|の位置へ自然萌出してきた（図1-2-1f）．|7については，患者は就職して広島へ行ってしまい，その後の追跡ができなくなってしまった．その後，この患者は仙台，ニューヨークと転勤10余年後に再来院した． 8|8は 7|7の位置へ許される程度におさまっていた．転勤の間に 7|7を戦略的抜歯を行っていることを勤務地の主治医に話したそうだが，信じてもらえなかったという（図1-2-1j～l）．

[コメント]

 7|のMOインレーには前医の努力が感じられ，戦略的抜歯をためらわずにいられなかった．また左側は首尾よく落ちついたものの，右側が意図した通りにいかなければ，小矯正が必要になる可能性を患者に説明し，戦略的抜歯に踏み切った．その後の経過を観察できなくなるとは思ってもいなかったが，10数年後の再来院時に 8|は自然萌出し許容範囲内に移動しているのを見れたことは幸いであった．戦略的抜歯後22年目の経過も安定している（図1-2-1m／2003.11.29）．

一方，この患者の姉も同様な臼歯部形態をしていた．たまたま口腔外科に下顎智歯（|8）を抜いてもらうついでに， 7|8についての診断をお願いしたところ，外科医の判断で 8|を抜歯されてしまった．そこで |7のクラウンをはずして根管再治療をし， 7|7

の交叉咬合の改善を図り，通院回数はかなり多くなったものの，一応問題は解決した．しかし，|7の根管再治療の予後には一抹の不安を感じている．この姉弟の咬合状態は家系的に下顎前突気味でともに 7|7は交叉咬合であったが，治療経過とその予後に大きな差が出る結果となった．

症例1-2-2　彎曲根に対する根管治療よりも， 8|の自然萌出を選択した例

患者：13歳，女児
初診：1978年12月27日
主訴： 7|がしみる．矯正医より 7|の保存治療を依頼される． 7|はC₃で歯髄を保存できるか抜髄か迷う症例である（図1-2-2a,b）．

[治療経過]

患者は遠方からの通院であることと， 7|が彎曲根のため根管治療は複雑にならざるを得ないと考えられた．そこで， 7|をあえて戦略的に抜歯し， 8|の歯胚を利用する方が予後もいいのではないかと矯正医と相談し，治療方針を決定した（図1-2-2c／1979.3.26）．

 7|を抜歯した（1979.8.28）． 8|の歯胚に矯正力をかけたわけではないが，2年半で 7|の位置に自然萌出してきた（図1-2-2d～f／1982.2.18～1982.12.20）． 8|の歯根は萌出後4年かかって大きく成長してきたが，う蝕リスクが高いために小窩裂溝にう蝕を作ってしまった（図1-2-2g）．

 7|部へ萌出してきた 8|は隣接面う蝕のため7/8冠を， 5|にはMODインレーを装着した（図1-2-2h／1997.7.5）． 7|抜歯後，22年経過観察しているが，良好である（図1-2-2i／2001.9.7）．

[コメント]

 8|は歯根の成長を待たずに萌出してきたため，歯根は短いままで終わると思ったが，十分な成長を見ることができた．歯というものは，年齢が若いときにはレールが敷かれたようにダイナミックに萌出してくる．また，頰の筋肉と舌圧とのバランスによってだろうか，スペースのある 7|の場所へ 8|が歯列弓内にきれいにおさまってくる．

第1部　歯髄を守る

[症例1-2-1] う蝕，歯周病の将来的リスクを回避する例

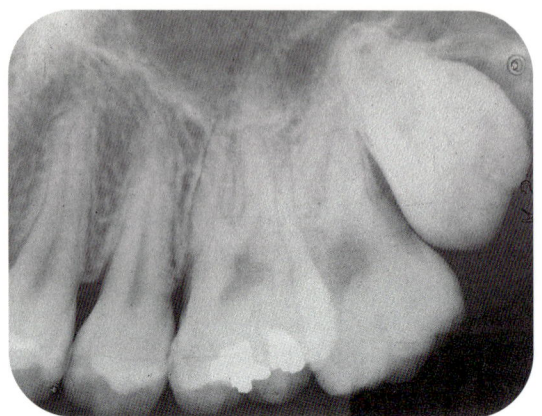

図1-2-1a　初診時エックス線所見（1981.3.9）．

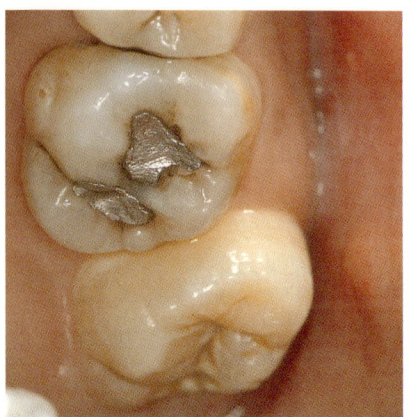

図1-2-1b　初診時口腔内写真．|7は歯列弓からはずれる位置異常を呈している．

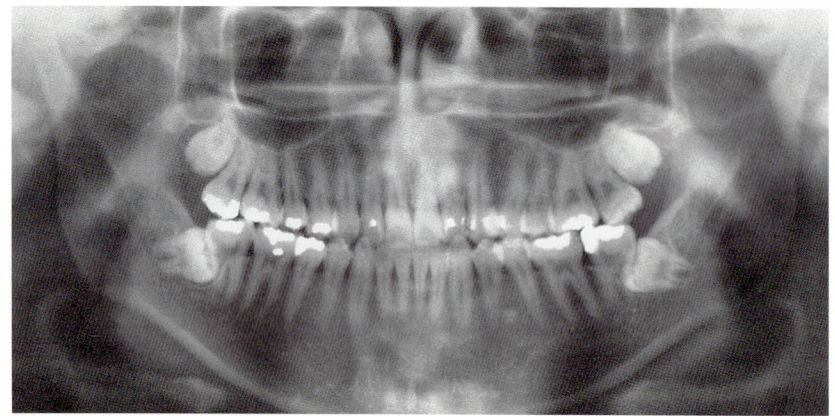

図1-2-1c　パノラマエックス線写真を撮影すると，8|8が認められた（1981.3.10）．オクルーザルサイズを縮小した．

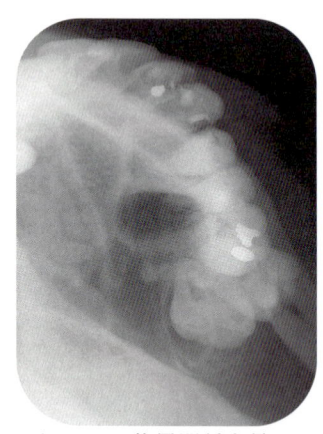

図1-2-1d　|6 7 8の位置関係を見るため，側頭骨と頬骨の間から咬合法にて撮影していただいた（1981.3.10）．

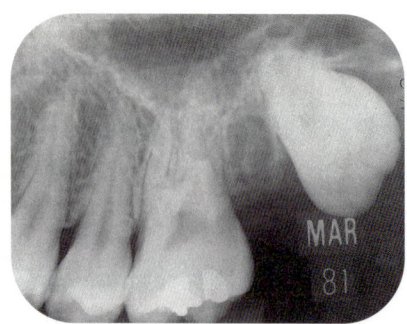

図1-2-1e　|7抜歯後4日目のエックス線所見（1981.3.24）．

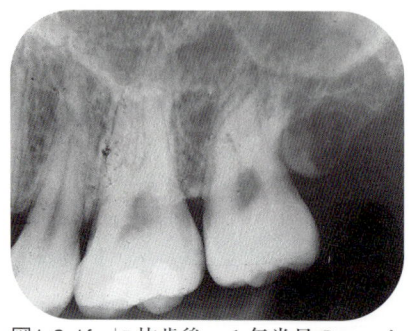

図1-2-1f　|7抜歯後，1年半目のエックス線所見．|8が|7の位置へ自然挺出しているのがわかる（1982.10.6）．

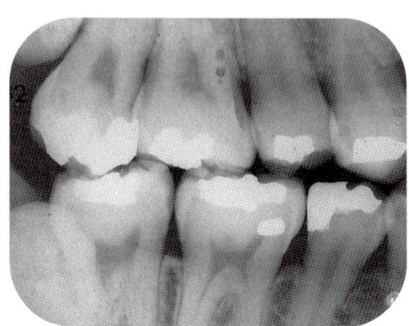

図1-2-1g　右側臼歯部のエックス線所見（1982.10.6）．

第2章　7（位置異常）の戦略的抜歯と8利用の診断基準

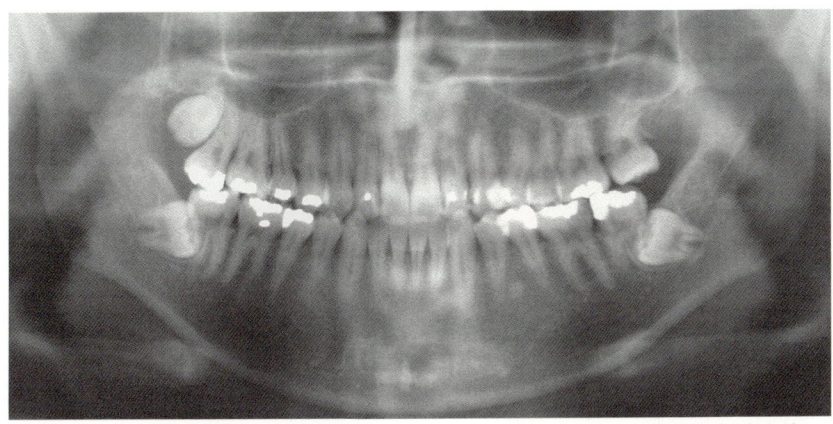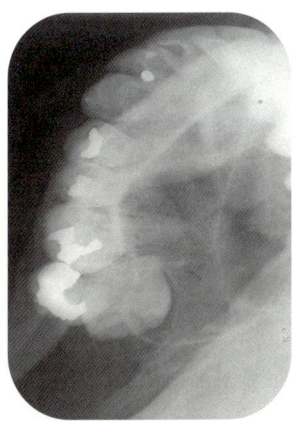

図1-2-1h,i　右側臼歯部の位置関係を見るためパノラマエックス線写真と咬合法にて撮影していただく．|8 の位置がよくわかる（1983.1.20）．

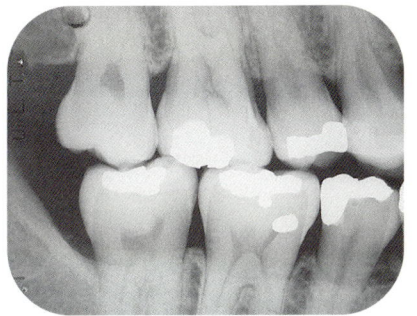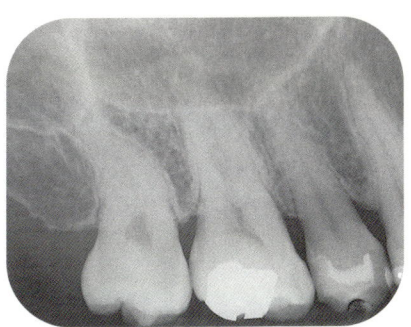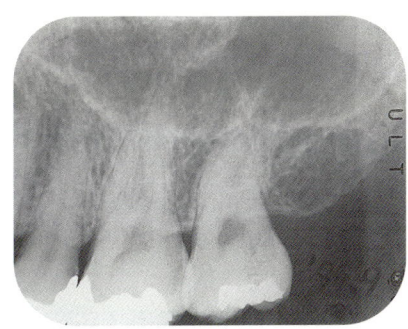

図1-2-1j〜l　7| 抜歯11年後，|7 抜歯後13年目のエックス線所見．8|8 が許容範囲内に自然挺出して 7|7 の位置に移動している（1994.9.8）．

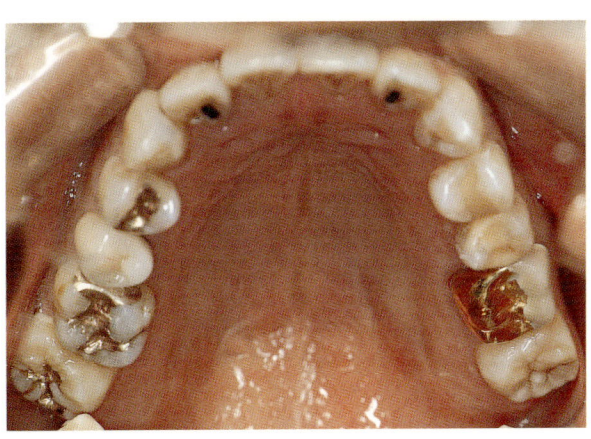

図1-2-1m　抜歯後22年目の上顎咬合面観（2003.11.29）．

第1部　歯髄を守る

[症例1-2-2] 彎曲根に対する根管治療よりも，8の自然挺出を選択した例

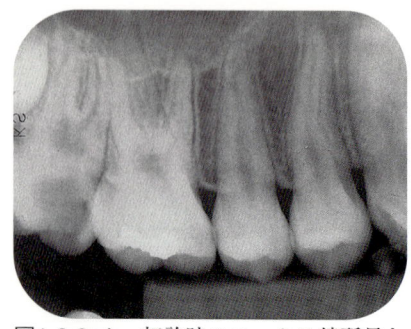
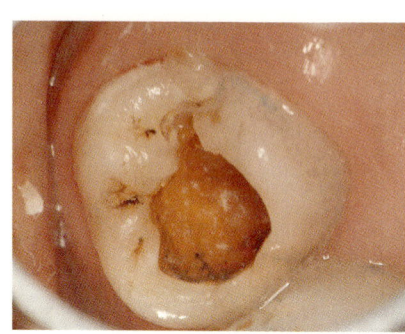
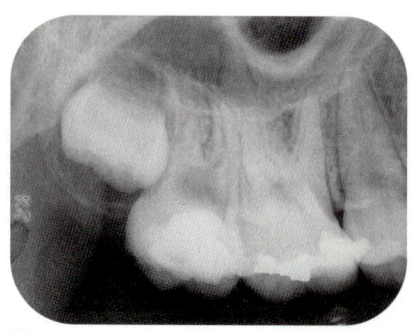

図1-2-2a,b　初診時のエックス線所見と，7|のC₃の状態を示す口腔内写真．年末のため様子を見ることにする（1978.12.27）．

図1-2-2c　8|の歯胚を確認する（1979.3.26）．

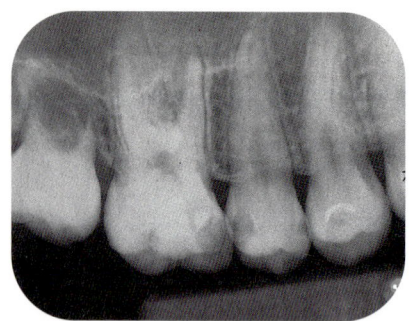
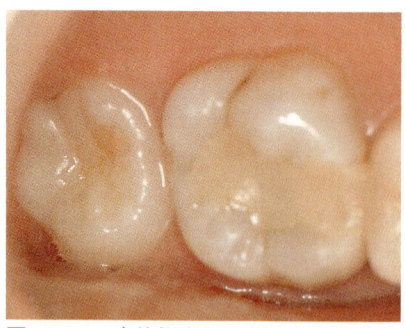
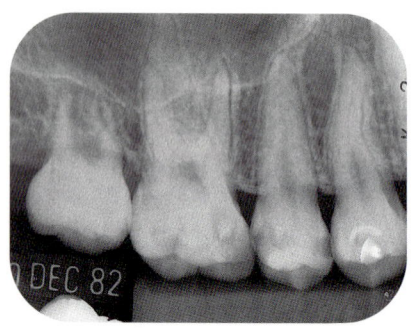

図1-2-2d　7|抜歯（1979.8.28）後2年半で8|が7|の位置へ自然挺出してきた（1982.2.18）．

図1-2-2e　自然挺出してきた頃の口腔内写真（1982.4.6）．

図1-2-2f　8|の歯根の成長が少し認められる（1982.12.20）．

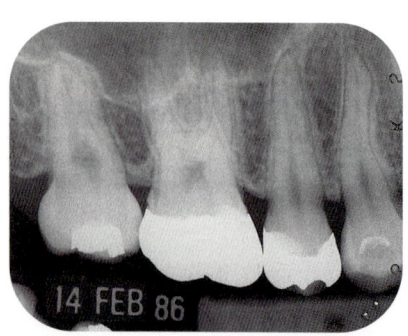
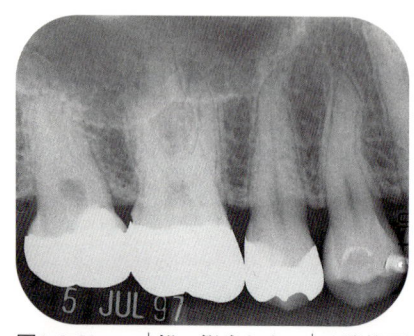
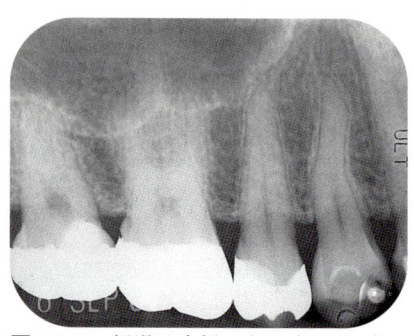

図1-2-2g　8|の歯根は挺出後4年かかって大きく成長してきた（1986.2.14）．しかしう蝕リスクの高い患歯であり，小窩裂溝にう蝕を作ってしまった．

図1-2-2h　7|部へ挺出した8|は隣接面う蝕のため，7/8冠として形を修正した（1997.7.5）．

図1-2-2i　経過は良好である（2001.9.7）．

自然萌出してきた8|は，小窩裂溝が深く，う蝕に罹患しやすい．にもかかわらず患児は甘味が好きでう蝕リスクが高く，隣接面う蝕ができてしまった．そこで形態的に小さかった8|を7/8冠にして形態修正を行った．

> 症例1-2-3　う蝕多発患者への戦略的抜歯と将来的矯正の回避例

患者：16歳，男性
初診：1992年3月26日
主訴：う蝕治療
臨床所見：う蝕多発，特に7|の歯冠の頬側にC₂および位置異常がある．

[治療経過]
　初期う蝕を含め10歯以上の治療を行ったほど，う蝕リスクの高い患者であった．7|には歯列弓からはみだす位置異常があり，C₂でもあった．そのため7|を治療していっても30代以降にう蝕や歯周病にかかりやすく，抜歯対象になりやすいと思われた．また将来，7|の欠損後に8|の矯正移動を行うのは，時間も患者の負担も大きくなる．この時点で，7|を抜歯しておけば8|は矯正力をかけなくても7|の位置に自然萌出してくることが予測できるため，7|の戦略的抜歯を治療方針とした．
　7|の抜歯後（図1-2-3a／1992.6.1），約3年かかって8|が7|の位置へ自然萌出してきた（図1-2-3b～e／1992.10.1～1995.3.15）．しかし，ここで来院が5年間とだえてしまった．う蝕リスクの高いこの患者はその間，8|遠心小窩にC₂～C₃のう蝕が進行していっていた（図1-2-3f）．幸いなことに，感染象牙質を削っていくと歯髄にまでは達していなかったため，生活歯として保存することができた．
　う蝕リスクの高さとメインテナンスの重要性を患者に説明し，定期的な来院の重要性を説明した（図1-2-3g／2001.5.15）．7|抜歯後10年，経過は良好である（図1-2-3h～j／2003.4.14～2004.11.27）．

[コメント]
　咬合関係は前歯の被蓋が浅く，アングルの分類ではⅢ級になる．自然萌出してきた8|は8/7|の歯冠遠心部が一致しない甘いところに降りてきており，8|の遠心小窩は咬合していない状態であることに気づかなかった．そのため，う蝕になりやすい状態になっていたのである．実質欠損が大きいため，今後クラウンの適応症となっていくことが考えられる．定期診査時の不注意を反省させられた症例である．

> 症例1-2-4　顎関節症，再根管治療の成功率を考慮に入れた例

患者：33歳，女性
初診：1990年5月15日
主訴：顎関節異常，咬合違和感，前歯部の審美性改善
臨床所見：顎関節異常に関する治療にかかる．咬合違和感があると訴えるため，7|の人工歯冠は頬側は長く，軸方向の異常が推察された．

[治療経過]
　7|の補綴物を除去してみると頬側傾斜しており，無髄歯であることがわかった．根管再治療の成功率は専門医でも70％くらいに落ちてしまう．また根管治療の際，開口時間が長くなると，顎関節症の再発の懸念も出てくる．
　そこで7|の戦略的抜歯を行い8|の7|への自然萌出を待つことにした．とはいえ，患者の年齢も考え自然萌出してこなければ矯正力をかけて移動させることもあることを説明しておいた（図1-2-4a,b）．
　抜歯後2年目に8|が萌出しはじめてきたことが確認できた（図1-2-4c／1994.9.20）．
　一方，下顎は8|を抜歯し，7|は根管再治療後に⑦⑥⑤④③のプロビジョナル・レストレーションを仮装着した．7|抜歯後8年目には7|部位へ8|が自然萌出してきた（図1-2-4d）．下顎には⑦⑥⑤④③の最終補綴物を装着した（図1-2-4e／2000.1.14）．経過は良好である（図1-2-4f／2005.12.7）．

第1部　歯髄を守る

［症例1-2-3］う蝕多発患者への戦略的抜歯と将来的矯正の回避例

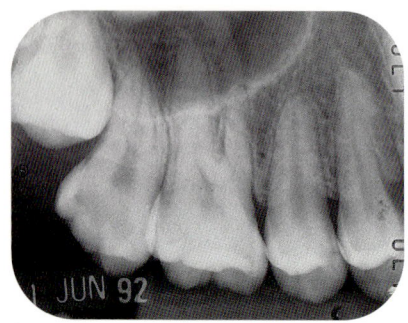

図1-2-3a　抜歯時のエックス線所見（1992.6.1）．7⏌の歯冠の頬側にC₂および位置異常が認められた．

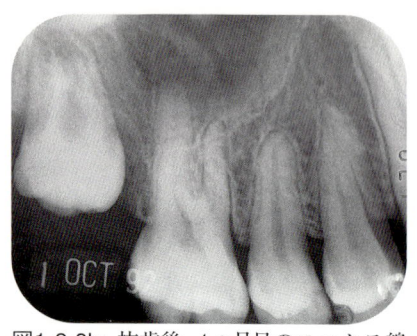

図1-2-3b　抜歯後，4ヵ月目のエックス線所見（1992.10.1）．ブラッシング指導を行う．

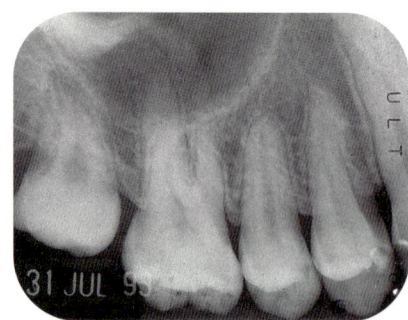

図1-2-3c　抜歯後1年目のエックス線所見（1993.7.31）．挺出してきているのが認められる．

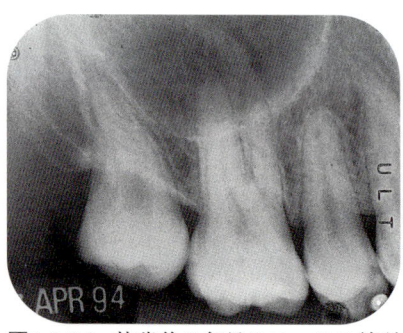

図1-2-3d　抜歯後2年目のエックス線所見（1994.4.27）．

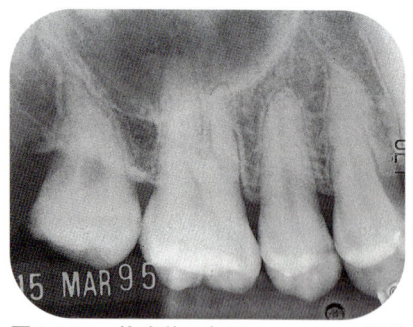

図1-2-3e　抜歯後3年目のエックス線所見（1995.3.15）．この後，来院が5年間とだえてしまう．

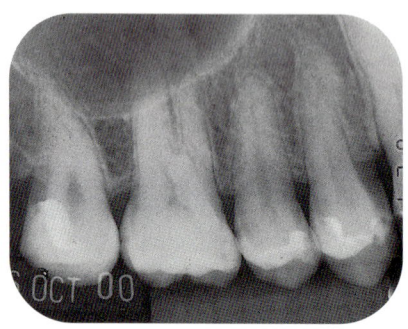

図1-2-3f　再来院時8⏌遠心小窩にC₂〜C₃のう蝕ができてしまっていた．処置直後のエックス線所見（2000.10.6）．

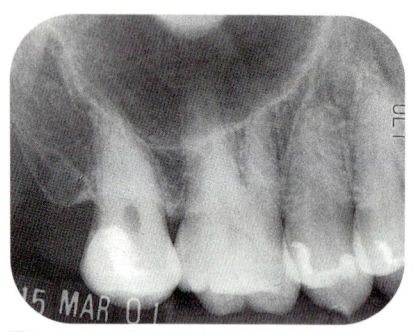

図1-2-3g　う蝕リスクの高さとメインテナンスの重要性を説明し，定期的に来院するよう患者に説いていった（2001.5.15）．

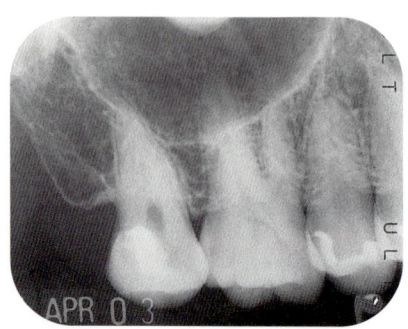

図1-2-3h,i　7⏌抜歯後10年，経過は良好である（2003.4.14）．

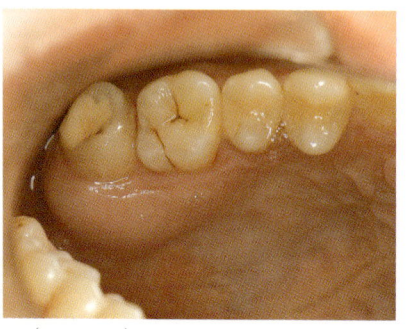

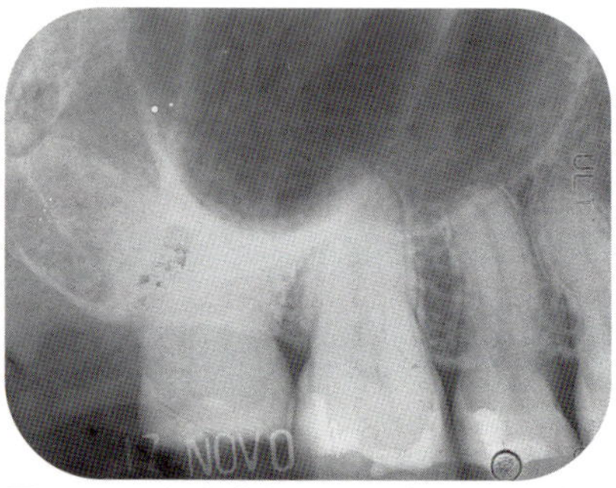

図1-2-3j　経過良好である（2004.11.27）．

第2章　7(位置異常)の戦略的抜歯と8利用の診断基準

[症例1-2-4] 顎関節症，再根管治療の成功率を考慮に入れた例

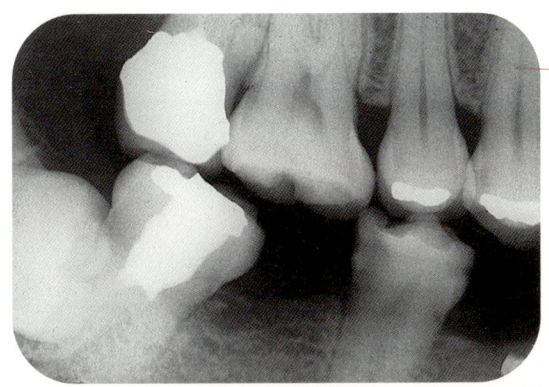

図1-2-4a　初診時のエックス線所見(1990.5.15)．補綴専門家が新しい咬合理論に基づいて，歯内療法と補綴修復を行ったが患者は苦痛のあまり精神異常にまで陥り，来院．

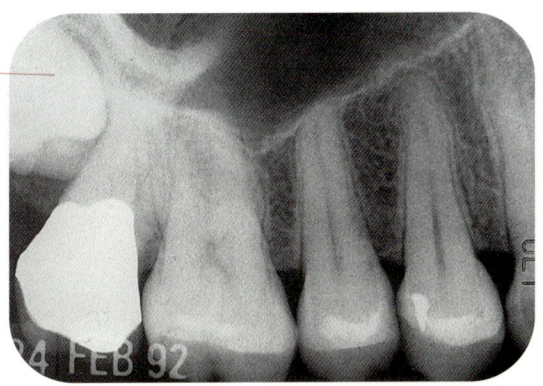

図1-2-4b　7│抜歯直前のエックス線所見(1992.2.24)．

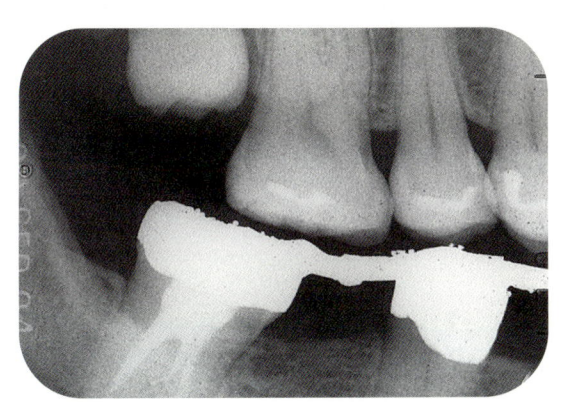

図1-2-4c　抜歯後2年目のエックス線所見(1994.9.20)．8│が挺出しはじめてきたことを確認できた．

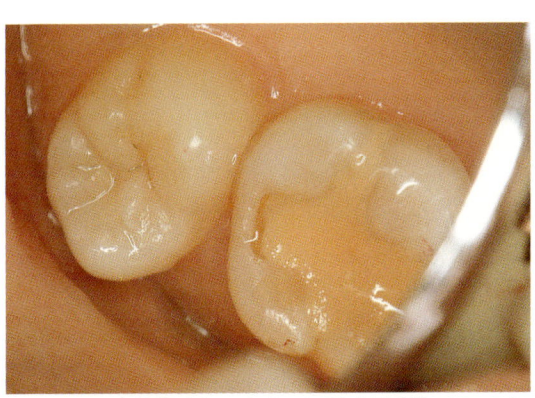

図1-2-4d　自然挺出してきた8│の咬合面観(1997.2.24)．

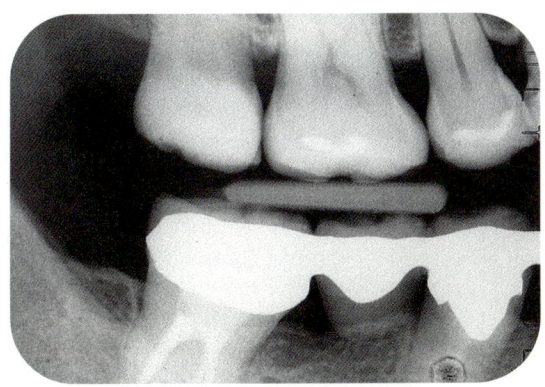

図1-2-4e　⑦⑥⑤④③の最終補綴物装着時のエックス線所見．7│部へ8│が自然挺出してきている(2000.1.14)．

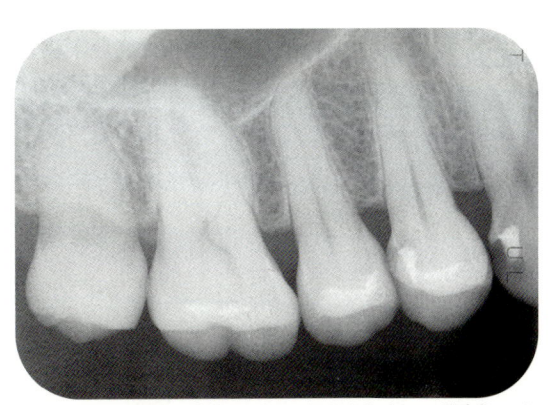

図1-2-4f　経過は良好である(西川先生のご厚意による／2005.12.7)．

第1部　歯髄を守る

症例1-2-5　自然萌出に加え，矯正で修正した例

患者：38歳，男性
初診：1997年4月26日
主訴：上顎右側 8 7 の激痛
臨床所見： 8 半水平埋伏． 7 には大きな充填物があり，歯髄生活反応（−），頬側に傾斜，歯列弓からはみだした位置異常を呈しており，しかもC₂の状態であった（図1-2-5a）．

[治療経過]

7 の抜歯を行った．その後，浸潤麻酔下で 6 5 の古いアマルガム充填を除去し，歯髄保存療法を行った． 6 はMOD， 5 はDOを接着レジン充填で処置した． 7 は臨床所見から根管治療しても予後は不確実である． 7 の根の遠心面は吸収しているかもしれない．それよりも有髄歯である 8 を用いた方が有利と考え， 7 の戦略的抜歯を行ったわけである（図1-2-5a,b／1997.4.26，1997.9.19）．

抜歯後3年目の定期検診では 8 の自然萌出が見られ，小窩をコンポジットレジンでう蝕の予防充填を行った．その後 8 の歯冠は 6 の歯頸部に密着し， 8 は 6 の歯頸部にはフロスも入らない．

8 6 の歯間にモジュールを挿入し印象採得し，模型上で 8 を誘導するための装置を技工室にて作った（図1-2-5d／DT. 中沢氏）． 8 の頬側にリンガルボタンを装着し， 6 5 の口蓋側を固定源とし 8 の遠心まで延ばしたワイヤーにパワーチェーンを装着して矯正に入った（図1-2-5e,f／2000.7.26，2000.7.29）．パワーチェーンの交換や，方向の変更をしながら 8 の位置を修正していった．

患者の夏季休暇の旅行のため口蓋側のワイヤーをはずし，自然挺出を待つことにした（図1-2-5g）．ボタンはつけたままにしておいた．2ヵ月後 8 の方向を確かめるため撮影したバイトウイング上では，このまま自然挺出させてもよさそうに思われたが，もう少し軸を修正する必要があると考えた（図1-2-5h,i）．そのため 6 の頬側にワイヤを接着し， 8 の舌側にもリンガルボタンを接着してパワーチェーンで 8 の挺出を促した（図1-2-5j,k）．戦略的抜歯後7年目のエックス線所見では経過良好である（図1-2-5l／2004.11.17）．

[コメント]

この症例では自然萌出させた 8 が，歯列弓からはずれ，頬側寄りに降りてきたため挺出方向を変えるための矯正の必要に迫られた．これは年齢による歯槽骨の成熟・硬化によるものと考えられる．また，エックス線上では 8 の近心には浅い3壁性の骨縁下ポケットが存在しているように見えるが，挺出が完了した時点では，歯槽骨の水平化が見られた．

症例1-2-6　不可逆性歯髄炎と患者の時間的制約を考慮した例

患者：20歳，女性
初診：1989年7月27日
主訴：結婚式の2週間前に来院． 7 はC₃で自覚症状もある．
臨床所見： 7 はすでに不可逆性歯髄炎と推察された（図1-2-6a／1989.7.27）．

[治療経過]

7 の抜髄から根管充填までの時間と結婚式前の気忙しい時期であること， 8 が存在することなどを考え合わせ，患者とのインフォームド・コンセントをとり 7 の戦略的抜歯をした（図1-2-6b,c／1989.7.27，1989.9.11）．

抜歯後5年目，里帰りの折に再来院してきた． 8 は 7 の位置へ自然萌出してきたが，中心窩が深いことからう蝕もC₂に進行していたものの（図1-2-6d,e），歯髄は保存することができた（図1-2-6f）．術後6年で 8 の咬合関係を確認する（図1-2-6g）．それから5年後にコンタクトを確かめた．歯列弓の中におさまっていると同時に，咬合面観も非常によい形態となった（図1-2-6h,i）．

[コメント]

将来， 8 の歯根が小さいため 7 との咬合に耐えられるのか．また，力のバランスが悪いため咬合性外傷を起こしてくるかもしれない．また隣接面の不調和からう蝕を促すかもしれない．今後，家庭医として見守っていきたい症例である．

［症例1-2-5］自然萌出に加え，矯正で修正した例

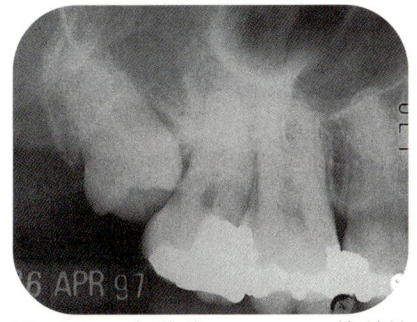

図1-2-5a 初診時のエックス線所見（1997.4.26）．7| には大きな充填物があり，歯髄反応は（−），歯列弓からはずれていた．

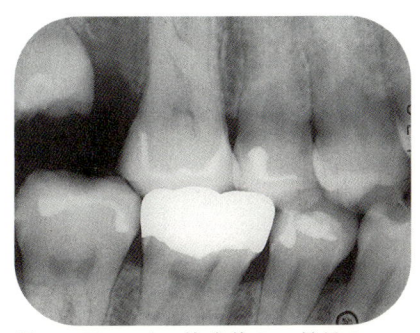

図1-2-5b 7| の抜歯後3ヵ月目のエックス線所見（1997.9.19）．

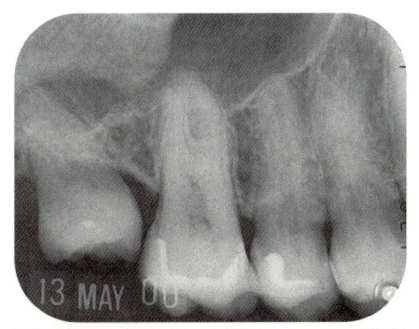

図1-2-5c 抜歯後3年目のエックス線所見（2000.5.13）．8| は 6| の遠心歯頸部でロックされているようでフロスも入らない．

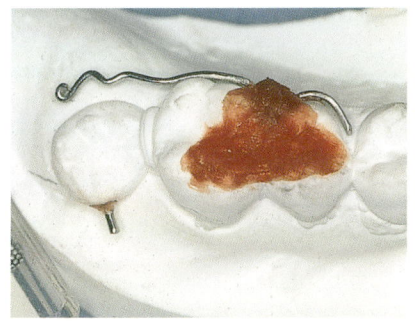

図1-2-5d 8| が歯列弓からはずれ頬側寄りに挺出してきたため，矯正装置を模型上で作製した（DT. 中沢氏）．

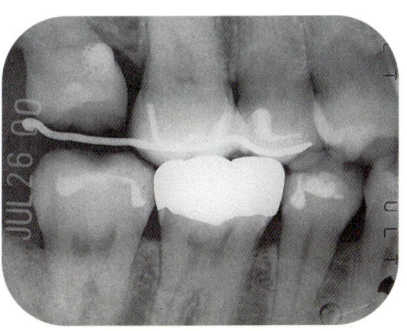

図1-2-5e 矯正中のバイトウイング（2000.7.26）．8| の近心頬側にはリンガルボタンを接着した．

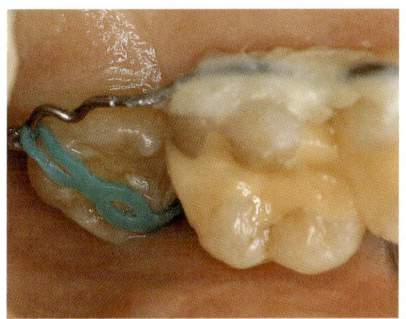

図1-2-5f 矯正中の口腔内写真（2000.7.29）．

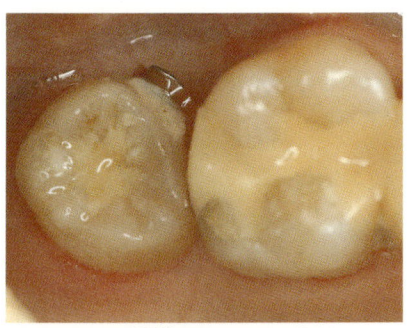

図1-2-5g 夏期休暇のため口蓋側のワイヤーをはずし，自然挺出を待つことにした（2000.8.17）．

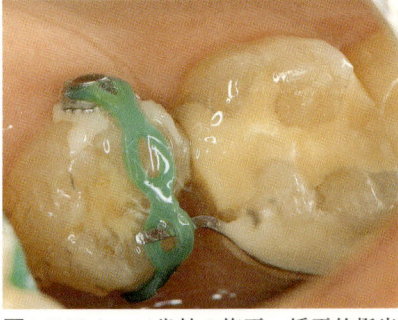

図1-2-5h,i 8| 歯軸の修正，矯正的挺出後の口腔内写真と，矯正装置除去後 8| の方向を確かめるバイトウイング（2000.10.7）．

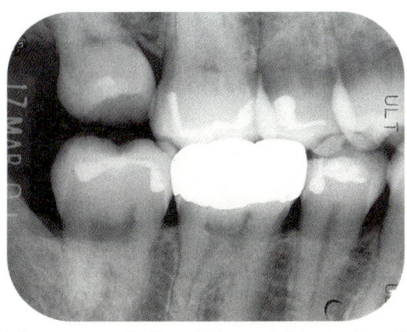

図1-2-5j,k 術後4年目のバイトウイング（2001.3.17）とエックス線所見（2001.9.15）．

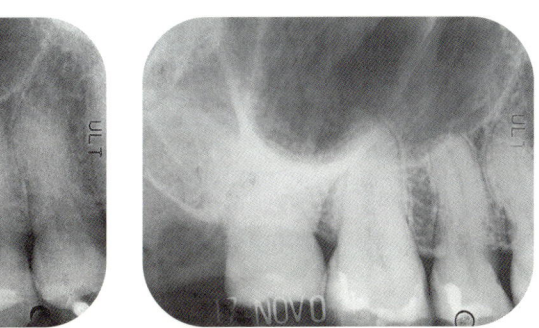

図1-2-5l 戦略的抜歯後7年目のエックス線所見（2004.11.17）．経過良好である．

第1部　歯髄を守る

[症例1-2-6] 不可逆性歯髄炎と患者の時間的制約を考慮した例

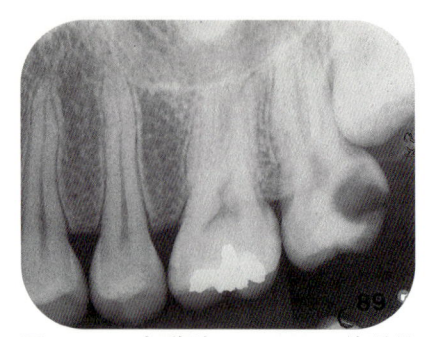

図1-2-6a　初診時のエックス線所見（1989.7.27）．7| は不可逆性歯髄炎が推察された．

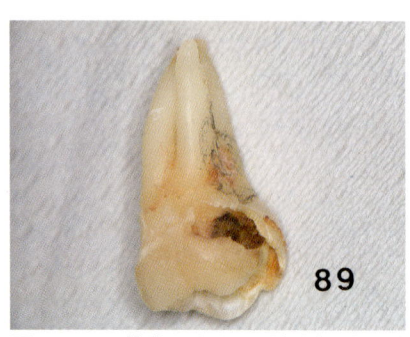

図1-2-6b　抜歯した 7|．遠心根面に吸収窩が認められる（1989.7.27）．

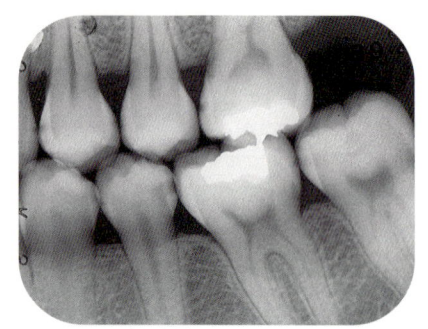

図1-2-6c　抜歯後2ヵ月目のエックス線所見（1989.9.11）．

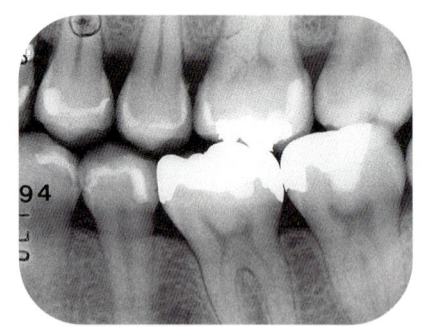

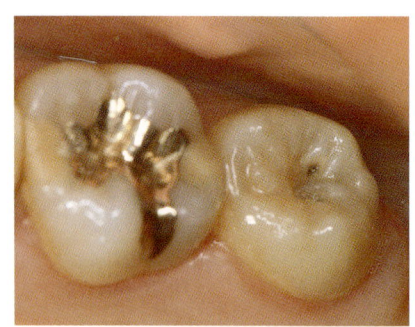

図1-2-6d,e　抜歯後5年目のエックス線所見と口腔内所見（1994.4.22）．8| は 7| の位置へ自然挺出しているが，8| の中央小窩が深いことからう蝕はC₂に進行していた．

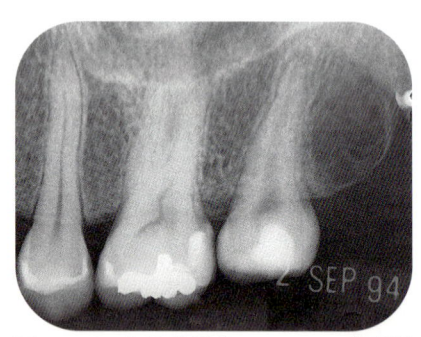

図1-2-6f　う蝕処置後のエックス線所見（1994.9.2）．

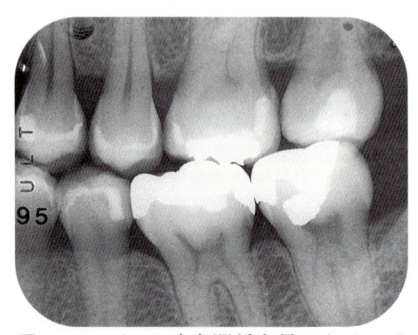

図1-2-6g　8| の咬合関係を見るためバイトウイングにて撮影した（1995.1.10）．

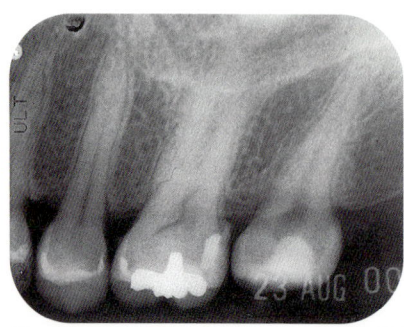

図1-2-6h,i　経過観察中のエックス線所見と口腔内所見（2000.8.23）．

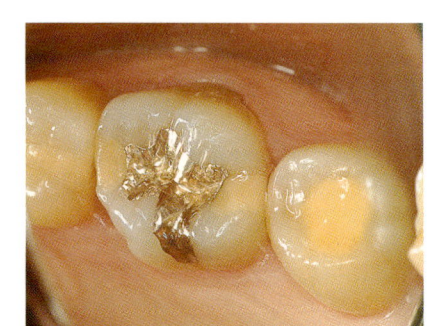

第2章　7(位置異常)の戦略的抜歯と8利用の診断基準

[症例1-2-7] 矯正治療中に保存不可能となった深在性う蝕罹患歯の例

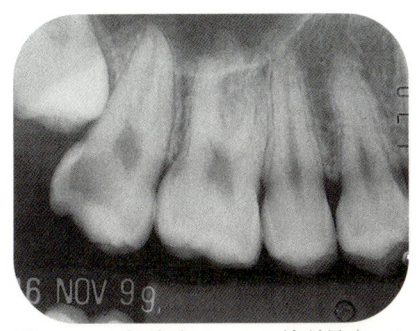

図1-2-7a　初診時エックス線所見(1999.11.16)．7|歯髄保存の目的で感染象牙質を除去し，ZOEで仮封した．同日夕方，急性症状発現のため，7|を戦略的抜歯する．

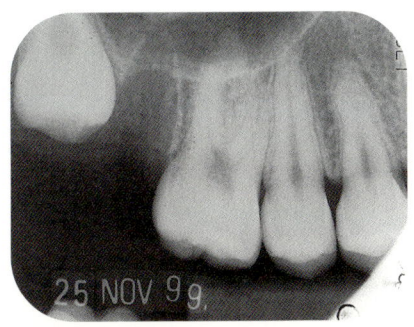

図1-2-7b　抜歯後10日目のエックス線所見(1999.11.25)．

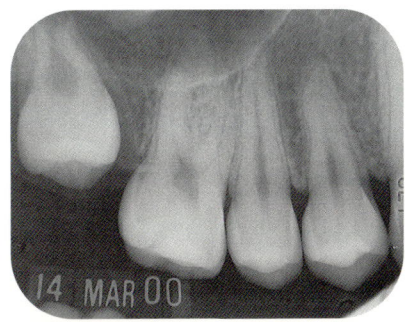

図1-2-7c　抜歯後4ヵ月目のエックス線所見(2000.3.14)．8|の挺出がはじまっているのを確認した．

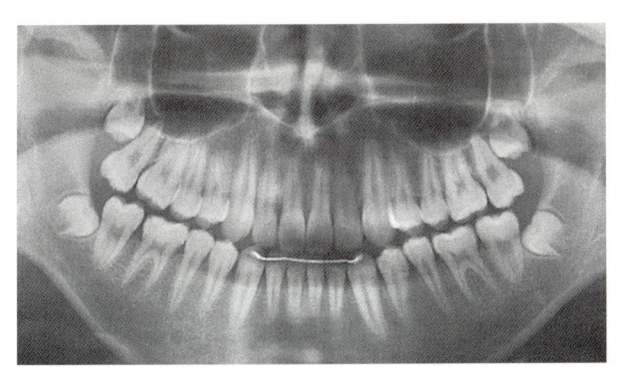

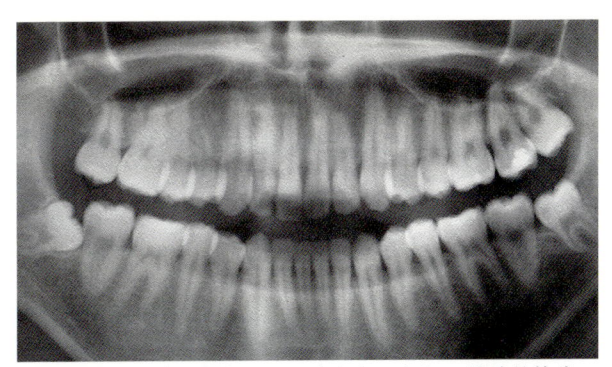

図1-2-7d,e　皮肉なことに|7の戦略的抜歯側の方が左側臼歯部の咬合関係はよいように思われる．今からでも|7の戦略的抜歯へ方針を持っていった方が効を奏するかもしれない(左/1998.8.10，右/2003.4.26)．

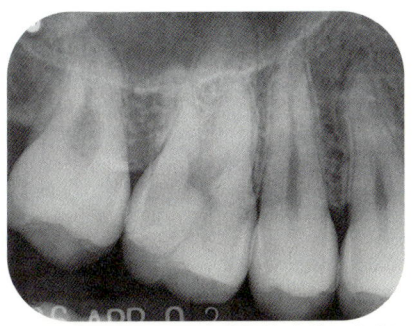

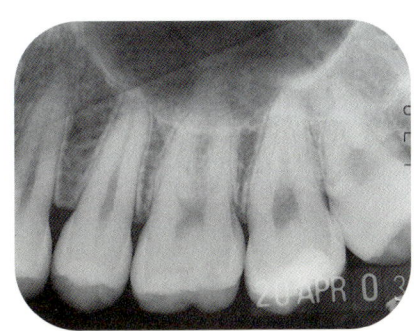

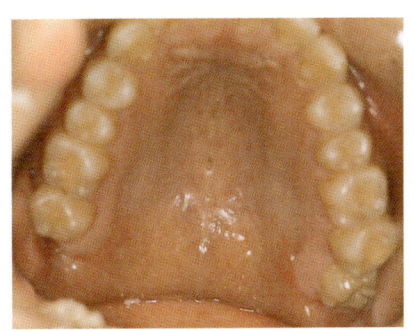

図1-2-7f〜h　7|の戦略的抜歯後3年目の右臼歯部のエックス線所見と非抜歯側|6 7 8 (2003.4.26)．|7を右側と同様に初めに戦略的抜歯をしていたらと考えている．しかし，本人と矯正医が抜歯をしたがらないので様子を見ている．

39

第1部 歯髄を守る

症例1-2-7 矯正治療中に保存不可能となった深在性う蝕罹患歯の例

患者：17歳，男性
初診：1999年11月16日
主訴：矯正治療後，7⏌の冷温水による知覚過敏．矯正医から根管治療の依頼を受けた．
臨床所見：咬合面遠心小窩より広がった深在性う蝕を発見．

[治療経過]

Ⅱ級1類の矯正治療を受けていた患者である．なんとか保存しようと考え，7⏌の歯髄保存の目的で感染象牙質を慎重に除去していき，ZOEで仮封し様子を見ることにした（図1-2-7a）．同日夕方，疼痛が発現し再来院した．

患者は受験勉強中であり，根管治療のための来院回数などを考えると，8⏌の有効利用をした方が本人のためになると説明し，7⏌の戦略的抜歯を行った（図1-2-7b）．

抜歯後4ヵ月，8⏌は7⏌の部位に自然萌出してきた（図1-2-7c／2000.3.14）．8⏌の歯冠は⏌6と調和のとれた形態をしているのだが，未だ根は未完成である．

[コメント]

8⏌の自然萌出時間は若いこともあって4ヵ月と早かった．今後，咬合・嵌合の調和をチェックしていきながら小窩裂溝の早期う蝕予防処置と，咬合調整後の表面を接着剤で保護し，見守っていきたいと思っている．

一方，反対側の⏌7は保存し，⏌8の抜歯を考えているのだが，⏌6 7の隣接面の歯槽堤に不調和の傾向が見られる．今からでも⏌7の戦略的抜歯へ方針を持っていった方が効を奏するかもしれない（図1-2-7d,e）．右側の方は咬合面観もよいように見える．戦略的抜歯が有効だったように思える症例である（図1-2-7f〜h）．

3．初期歯髄炎を伴う上顎第二大臼歯と第三大臼歯への対応のデシジョンツリーと基準

図Aに初期歯髄炎を伴う上顎第二大臼歯と第三大臼歯への対応のデシジョンツリーを示す．また，治療方針を決定する際には，以下の4つの点を考慮したい．

①上顎第二大臼歯の位置とう蝕罹患度
　a．正方線投影によるエックス線像で第一大臼歯と第二大臼歯の歯冠部エナメル質隣接面の重なり（エックス線上のエナメルキャップ）が著明である．
　b．上顎第二大臼歯の歯軸方向が異常で，下顎第二大臼歯との咬合関係がずれている（いわゆる交叉咬合）．
　c．う蝕がC_3で歯内療法（生活歯髄を守るか根管治療）を要する（または根管再治療のケース）．

②上顎第三大臼歯の存在
　歯冠の形態，大きさ，歯根の成長度と歯軸の萌出方向に注意．

③患者の年齢
　マスラーの発育表によれば第二大臼歯の萌出はおよそ12歳（±6ヵ月），根の完成は15歳（±6ヵ月），第三大臼歯は21歳としている．

④患者の理解と協力度
　万一，7⏌の戦略的抜歯後に第三大臼歯が適切な位置に自然萌出しない場合には，必要となる矯正治療に患者の協力が大切であることを納得させる（図A）．ただし，7⏌の根管治療の困難性と予後の不安や歯冠保護のための補綴製作費と照合する場合，7⏌の抜歯と8⏌の自然萌出を待ち，たとえ歯冠形態を変更することになっても，有髄歯であるという利点がある．

4．まとめ

治療方針の決定は何を基準にして決めるのか．患者側からいえば経済性，通院時間，苦痛などがあげられる．予後に責任を負う立場の術者側からいえば診断と技術力，さらに患者の協力度が問題となるだろう．

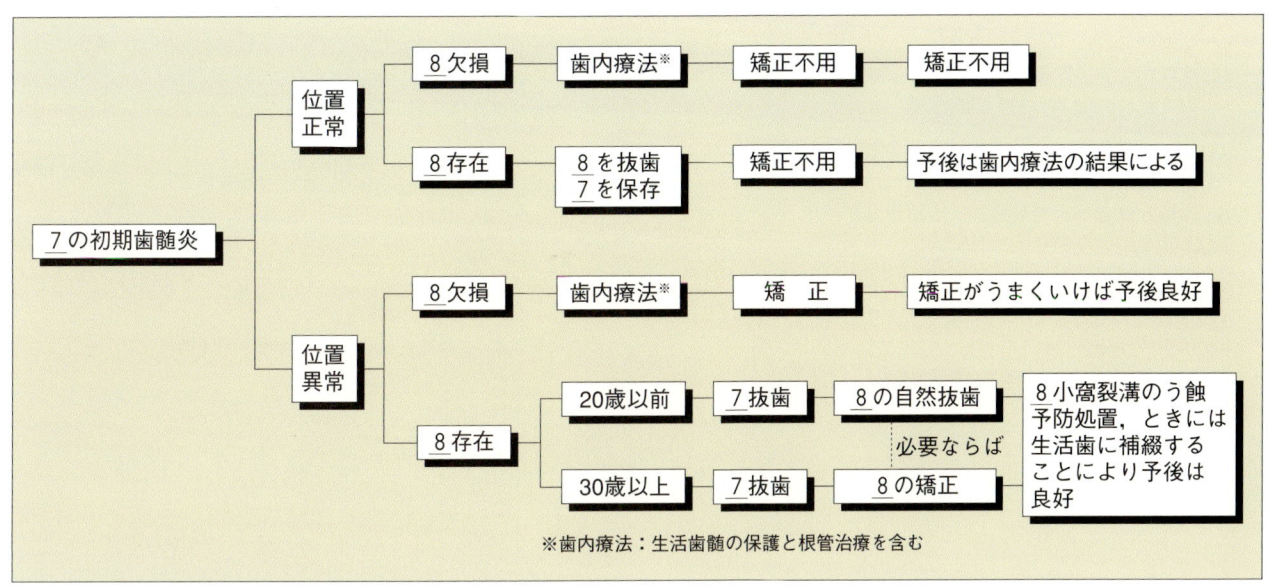

図A　初期歯髄炎を伴う上顎第二大臼歯と第三大臼歯への対応のデシジョンツリー

　7の萌出位置や方向の異常と8の存在から判断し，7の戦略的抜歯後8の自然挺出を促したとしよう．この場合の予後は，第三大臼歯（智歯）の歯冠形態や大きさ，下顎第二大臼歯との咬合関係に左右され，さらに定期検査による予防処置によっても，メインテナンスの良否が左右されるだろう．

　無抜歯矯正法においても「正常位置にある第二大臼歯が便宜的に抜去されることもある」との報告もある．私達一般臨床にかかわる者として7/7の位置異常に早期に気づき埋伏している智歯の利用を目論むことは，7の戦略的抜歯後8の意図的自然萌出を促すことであり，臨床的意義は高い．筆者の経験からいってもその抜歯窩に智歯を誘導し，早期萌出を促せば意図的自然萌出がうまくいき，多くの選択肢の中で最良の結果が得られると考えている．また，それは予防歯科的処置としても重要な臨床的意義があることになる．特に多感な青年期，受験など社会的な制約のある時期に不確かな根管治療をして無髄歯にするより，傷ついた7の代わりに8を有髄歯として積極的に利用する方が患者にとっても担当医にとっても，質のよい適切な医療と呼べるのではないだろうか．

　とはいえ，そこには患者の年齢制限があり，自然挺出のみでは第三大臼歯の萌出が首尾よくいかず，症例1-2-5のように限局矯正が必要な場合もある．また，8の咬合面の裂溝が複雑で対合歯と必ずしも咬頭嵌合しないこともある．このような場合，慎重に咬合を調整したり，初期う蝕の処置時には近年飛躍的に進歩した接着性コンポジットレジンで歯冠を修復する必要もあろう．しかしながら私達家庭医としては有髄歯を維持することの方が，困難な矯正や7の無髄歯より予後はよいと考えている．

　戦略的抜歯の時期は年齢が若いほど（17～20歳），手をかけずにすむような臨床的印象を持っている．Chipman MBは矯正医の立場から8の歯冠の咬頭頂が7の垂直的距離（長さ）のおよそ1/2のレベルに達したときに7を抜去するのが最もよいと報告している．またBasdra EKらはClass IIの矯正治療した32ケースの分析から，8の歯冠が7のCEJのレベルにあるとき，7を抜歯した場合にもっともよい結果が得られたと述べている．

　患者の年齢が若ければ，歯槽骨や歯根膜の成熟度が低いことから，8の萌出方向の自由度は高いと考えられる．それゆえ，自然に頬筋や舌の力により8は歯列弓内の適切な位置に誘導されると考えられる．

　一臨床家としては，その頻度について統計的処理ができるほどの症例数は持ちあわせていない．できれば歯科病院などの総合診療科にて追跡調査をお願いしたい．そうすればより確実な適応年齢域や診断基準も明瞭になってくるだろう．この問題に関する適応年齢や効果的な治療法の確立がよりよい成果につなげられればと願う次第である．

参考文献

1. 森　克栄，高橋和人（編）．Intentional extrusion, 意図的挺出の現在．東京：グノーシス出版, 1997.
2. 与五沢文夫．矯正臨床における咬合分類．東京：クインテッセンス出版, 2000.
3. 森　克栄．上顎智歯（埋伏）を積極的挺出後ブリッジの支台とした症例．the Quintessence 1998；17(8)：8, 47-51.
4. 森　克栄．深部う蝕を有する生活歯髄保存法について．the Quintessence 1999；18(12)：59-69.
5. Bender IB. Revensible and irreversible painful pulpides : diagnosis and treatment. Aust End J 2000；26(1) : 10-14.
6. Greenfield R. Non-extraction Orthodontics. The History Philesopy and clinical application.
7. 前田伸子，紅林尚樹，中野雅子．根管治療のやり直しは細菌にある．デンタルダイヤモンド 1999；24(8)：126-132.
8. 森　克栄，東郷達夫．Distal wedge法を臨床応用した症例．the Quintessence 1998；17(9)：55-63.
9. Amsterdam M. Natural active eruption. Personal Communication, 1995.
10. Chipman MB. Second and third molars : their role in orthodontic therapy. Am J Orthod 1961；47 : 498-520.
11. Basdra EK, Stellzig A, Komposch G. Extraction of maxillary second molars in the treatment of Class II malocclusion. Angle Orthod 1996；66(4) : 287-292.
12. 小林　馨ほか．顎関節領域の三次元画像表示の現状と未来．歯界展望　2001；98(4)：826.
13. 小林　馨．X線像からみた正常と異常．日本歯科評論 2001；705：83.

第1部 歯髄を守る

第3章
深在性う蝕を有する生活歯髄保存法

森　克栄

1．長期経過から見る生活歯髄保存法

　生活歯髄の保存に関しては，従来より数多くの研究がなされてきた．近年，基礎医学の進歩発展，長期観察による研究発表により，その科学的根拠がいっそう解明され，処置の意義が明確になってきた．一方，臨床では根管治療の手法が簡略化され，効率化，省力化が図られた結果，安易に根管治療を手がけがちである．しかしその前に「歯髄を守る」ことは歯科においてのプライマリ・ケアの導きの糸になるのではないだろうか．

　高橋は「歯髄は生ある限り，象牙質を作り続けるだろう．第一原生象牙質完成後の第二，第三象牙質の形成はAdaptation Product，つまり順応産物である．もしこの順応産物を作る歯髄が感染によって失われたり，不用意に除去されるとしたら生体にとって重大な損失であることは間違いない」と述べている．

　しかしながら，昨今この忠告には馬耳東風の傾向が見られる．大学教育の中ですら依然として補綴のための抜髄が施されていると仄聞する．一方，巷では審美という名の下に，未だ根管治療がしっかりした理念で行われていない傾向がある．保険制度下ではやむを得ないという風潮に押し流されてはいないだろうか．

2．直接および間接覆髄による歯髄の保存

　間接覆髄(Indirect Pulp Capping＝IPC)に関しては，その成績が向上していることはすでに誰もが知っている．しかし，深在性う蝕（露髄が予知される）で根尖部にわずかな異常像が認められる症例でも，慎重な診断と適切な対応によって歯髄を保存に導くことは可能である．そのために歯髄の病変の改善を待ち，確定的治療時にたとえ露髄しても歯髄の生活修復力を期待した保存療法を試み，直接覆髄(Direct Pulp Capping＝DPC)を成功に導くことは，患者にとっても術者にとっても喜びはひとしおであろう（図A）．

　本章では深在性う蝕を有する永久歯の間接覆髄（IPC）と直接覆髄（DPC）の問題点について臨床例を提示し，生活歯髄保存について考察してみたい．

症例1-3-1　深在性う蝕で，慢性歯髄炎が疑われた例への生活歯髄保存

患者：23歳，男性
初診：1986年2月13日
主訴：口腔診査とできれば咬合改善
臨床所見：7┘には咬合面から深部に及ぶう蝕が

第1部　歯髄を守る

[露髄ぎりぎりの深在性う蝕を有する生活歯髄保存法]

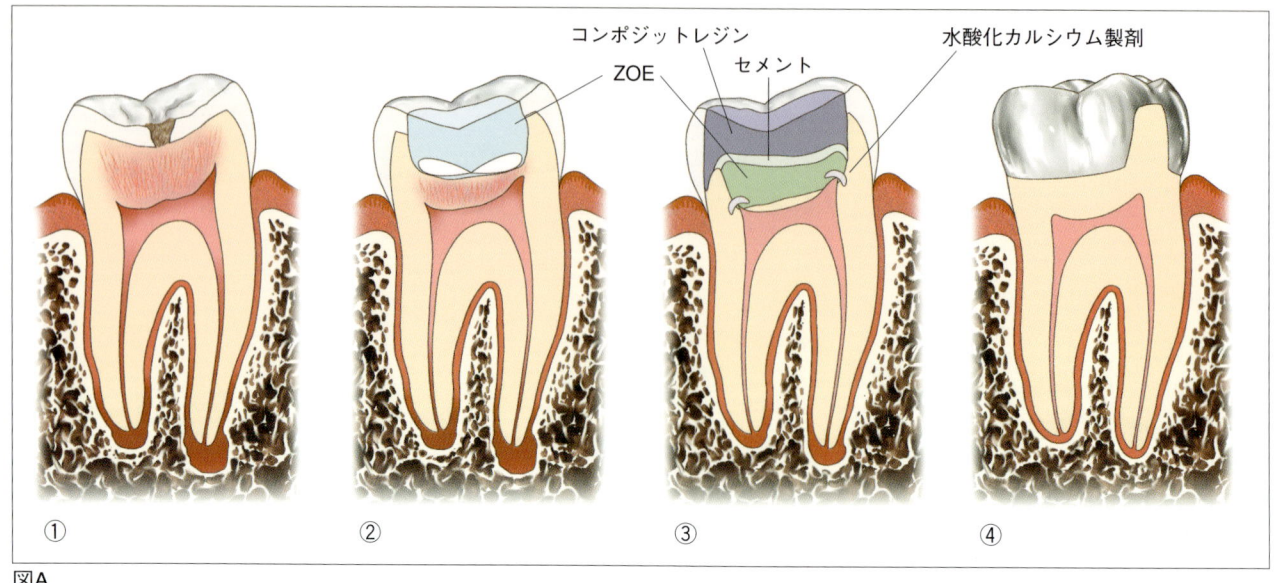

図A
①初診時：深層う蝕，生活歯髄，根尖部病変（＋）　②間接覆髄（IPC）　③直接覆髄（DPC）：露髄部にCa(OH)₂，その上からZOE．セメント裏層し，接着レジンで辺縁密封　④歯冠修復後には生活反応（＋），根尖部病変（－）

[象牙質の経年的分類]

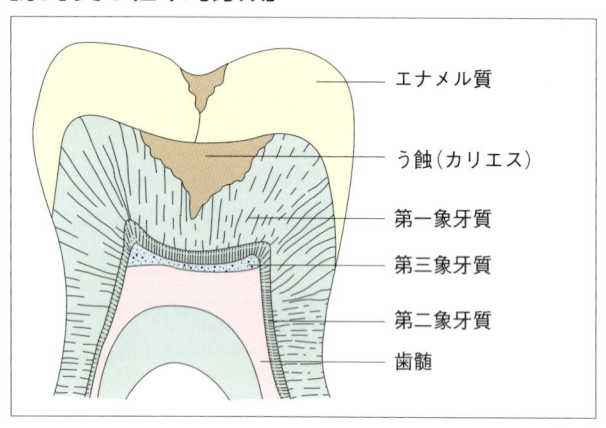

図B
第三象牙質は有害な刺激の順応産物であるが，一方では修復象牙質または刺激象牙質とも呼ばれる．生活歯髄に有利な修復にとどまるか，やがて変性に陥る場合もあり，ときには壊死に至ることもある．その方向を決めるものは，術者の診断力と技によるといえよう

存在しているが，特別に自覚症状は訴えていない．エックス線像ではう蝕が髄角に及んでいるようである．根尖にはわずかな透過像があり，その周囲骨に緻密性骨炎が見られる．歯髄は生活反応を示している．これらの所見とともに，慢性歯髄炎が疑える打診痛（±〜－）がある（図1-3-1a）．

[治療経過]

初診時，Rest Treatmentとして無麻酔下で感染象牙質を除去（知覚を感ずるところまでできるだけ除去）し，間接覆髄としてCPCP（Camphorated Parachlorophenol）を浸した綿球を絞っておき，その上からZOEで密封した（これは吸湿と殺菌，歯髄組織の消炎並びに象牙質細胞の蘇生を目的にしたものである／図B，図1-3-1b）．

次回来院時までに激しい炎症反応が出れば抜髄を行うことと，臨床症状がなければ歯髄保存の可能性があることを患者に話しておくことは大切である（インフォームド・コンセント）．本症例では3週間後まで炎症反応が起きなかったので，再度麻酔下で丁寧に感染象牙質を除去した．その際，髄角部が露髄して新鮮血の出血を来した．露髄面はそれほど大きくなかったため，オキシドールで止血を試みながら，8％次亜塩素酸ナトリウムで交互にケミカルサージェリー（洗浄）していくうちに，

露髄部が止血した．

ついで多少凹状になった窩洞部を水酸化カルシウム製剤で直接覆髄した．その上にZOEをのせ，プロテクトセメントでカバーし，接着性コンポジットレジンで密封した（図A③）．そして第三象牙質の形成を待った（図1-3-1c）．

経過観察4年後，根尖側病変の消失をエックス線上で確認でき，歯髄の生活反応も（＋）であった（図1-3-1d）．そこで7̄を支台としたブリッジを製作した（図1-3-1e／7̄は7/8冠，5̄は4/5冠の支台）．

その後，患者は就職し海外出張などのため連絡がとだえていたが，直接覆髄後13年目のパノラマエックス線とエックス線写真を送っていただいたが（図1-3-1f,g），問題はないようである．

[コメント]

わが国においても，山村らの間葉組織に関連した実験をはじめ，多分野にわたる多くの研究によって，歯髄の生活力の強いことが認識され，症例1-3-1のような臨床での歯髄の保存の努力はさらに報いられるようになった．

症例1-3-1は症状と視診から見て「可逆的歯髄炎」の範疇に入るが，エックス線上の根尖の病変像では「非可逆的歯髄炎」の範疇に入れられるべきものかもしれない．根尖病変がすぐには消失しないこのような症例に遭遇したとき，多くの臨床医は即抜髄し根管充填とするであろう．しかしながらその考え方に挑むような報告がある．1つはMoore DLにより8例中3例は3年経過を見て消失した報告．もう1つはJordan REらによって，24例中11例（46%）に間接覆髄しておき5～10年間の経過を見たというもので，いずれも根尖の病変が消失したことを報じている．また，Kimberly CLとByers MRは，神経生理学的立場で一連の動物実験から根尖部の歯根膜の肥厚は歯髄の炎症がNeuropeptidesの反応があり，これらの物質が血流に大きく関与して，免疫反応を呈するものではないかと報じている．

この根尖未完成歯である7̄は若い歯と考えられるのかどうか？　根尖未完成歯において，緩慢な歯髄炎による根尖周囲に及ぶ病変の修復はより期待できるといえよう．

第3章　深在性う蝕を有する生活歯髄保存法

症例1-3-2　近心の髄角にまで及ぶ隣接面う蝕への生活歯髄保存例

患者：18歳，女性
初診：1985年4月5日
臨床所見：咬翼法によるエックス線診断で，6̄近心隣接面にう蝕を発見した（図1-3-2a）．治療をすすめたのだが，自覚症状もないため放置することになった．

[治療経過]

氷水がしみるなどの臨床症状が現われて来院してきた．打診痛（－）（1987.4.5）．

エックス線診査ではう蝕が拡大し近心の髄角に及んでいるように見え，根尖部周辺には少し異常な像（±）が認められる．できるだけ感染象牙質を除去していき，近心髄角部付近の象牙質を一層残した．間接覆髄としてCPCP綿球とZOEをおき，その上にタフマイヤーバンドを使用して微小漏洩を防ぐためにリン酸亜鉛セメントで仮封した．

次回来院時（1987.6.5）まで炎症症状は起きなかった．そこで5̄には麻酔下でDOのアマルガム充填を行った．6̄にはう蝕検知液を使用して徹底的に感染象牙質を除去した．露髄したためケミカルサージェリー後に水酸化カルシウム製剤にて直接覆髄を施した（図1-3-2b,c）．電気歯髄診査で5̄は32，6̄は40，生活反応（＋）であった．接着性レジンでMOBの辺縁封鎖を図り，第三象牙質の形成を待つことにした（図1-3-2d～f）．

直接覆髄後11ヵ月（図1-3-2g／1988.4.11），仮充填剤，裏層剤，覆髄剤を除去して様子を見た．さらに経過観察し（図1-3-2h,i），支台築造して金属冠を装着した（図1-3-2j,k）．

1997年4月に患者の希望により6̄を金属冠から陶材とするため，患部を開放して見た．6̄の近心隅角部に第三象牙質の形成が認められた（図1-3-2m,n）．接着性レジンで築造し補綴部の辺縁が歯質を封鎖するよう心がけた．

初診より18年目の定期検診時のエックス線所見は良好で，根尖部は安定している（図1-3-2o／1999.10.22）．

45

第 1 部 歯髄を守る

[症例1-3-1] 深在性う蝕で，慢性歯髄炎が疑われた例への生活歯髄保存

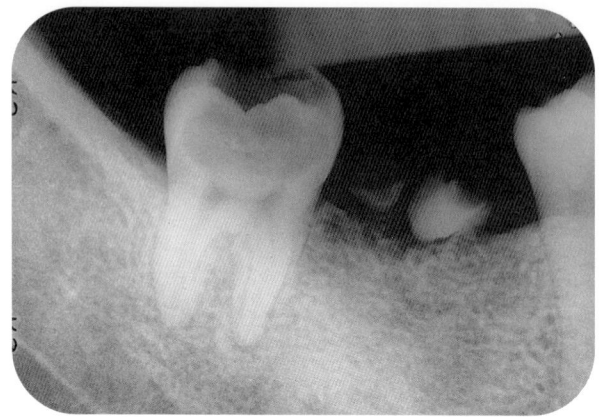

図1-3-1a ⑦の歯冠部はほとんど崩壊しているが生活反応を示した．近心根根尖部にわずかな骨透過像と周囲に慢性の緻密性骨炎が窺える（1986.2.13）．

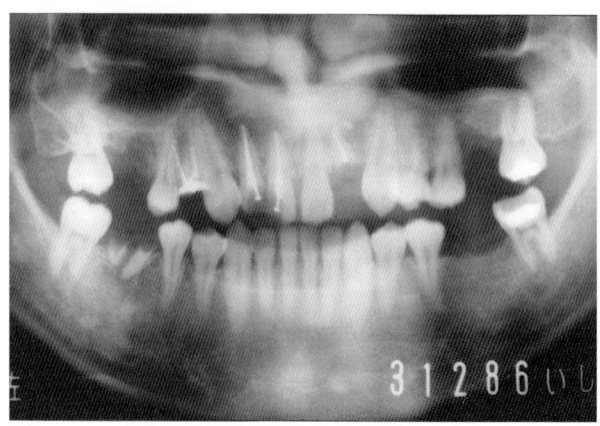

図1-3-1b 感染象牙質を除去し，間接覆髄を行う．

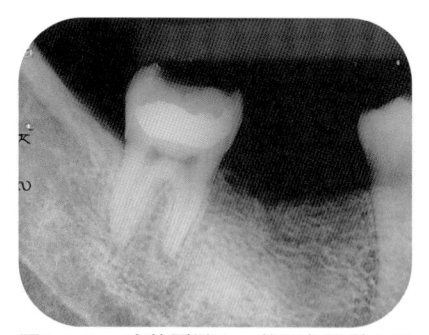

図1-3-1c 直接覆髄し，第三象牙質の形成を持つ（1986.3.4）．

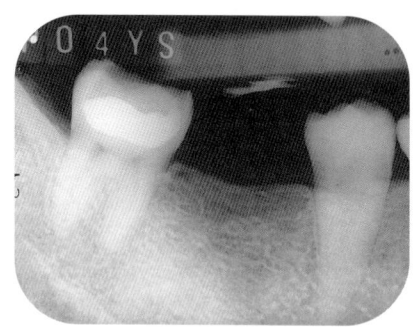

図1-3-1d 経過観察 4 年後，根尖部病変は消失し，生活反応も認められた（1990.1.18）．

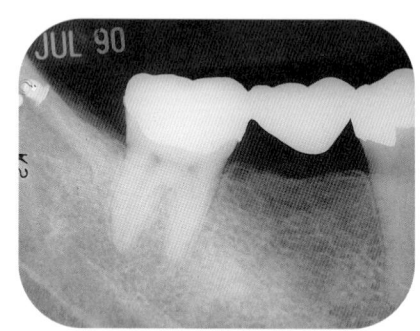

図1-3-1e 最終補綴物のブリッジを作製し装着した（1990.7.16）．

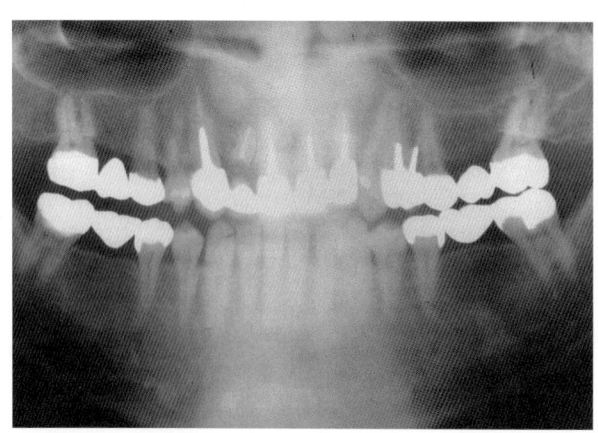

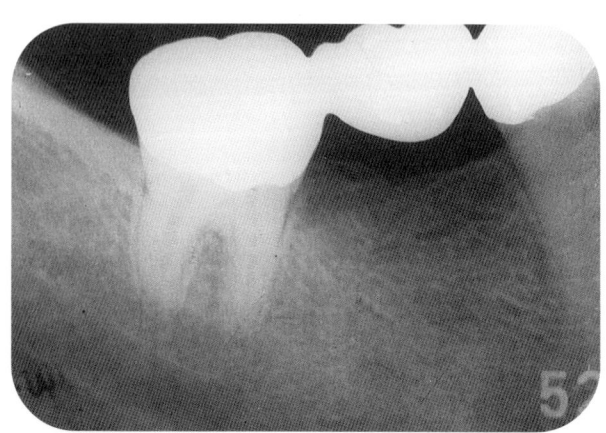

図1-3-1f,g 出張先から送っていただいたパノラマエックス線写真とエックス線写真（1999.9）．

第3章 深在性う蝕を有する生活歯髄保存法

[症例1-3-2] 近心の髄角にまで及ぶ隣接面う蝕への生活歯髄保存例

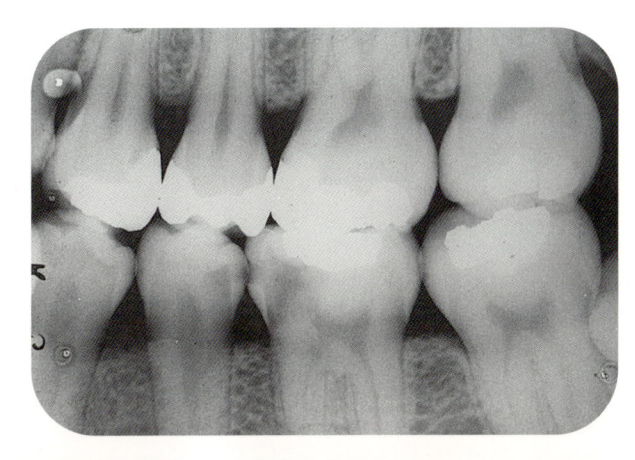

図1-3-2a 初診時での咬翼法エックス線所見（1985.4.5）．6｜近心隣接面にう蝕が認められる．う蝕を除去しZOEで仮封した．

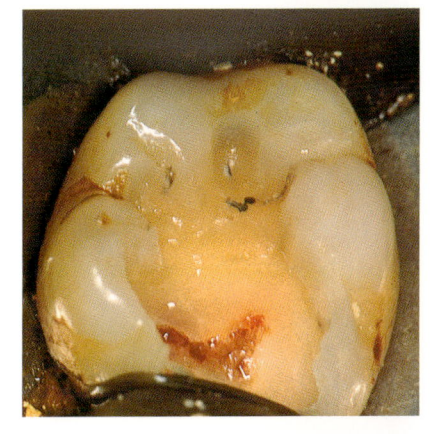

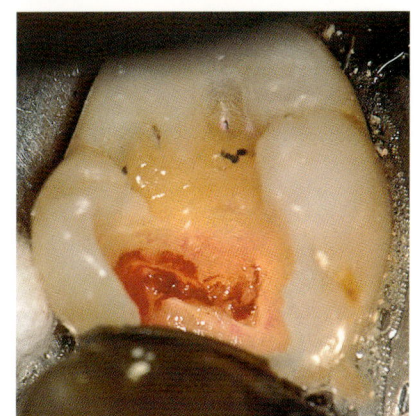

図1-3-2b,c 感染象牙質を徹底的に除去していくと露髄したため，ケミカルサージェリー後に水酸化カルシウム製剤にて直接覆髄する（1987.6.5）．

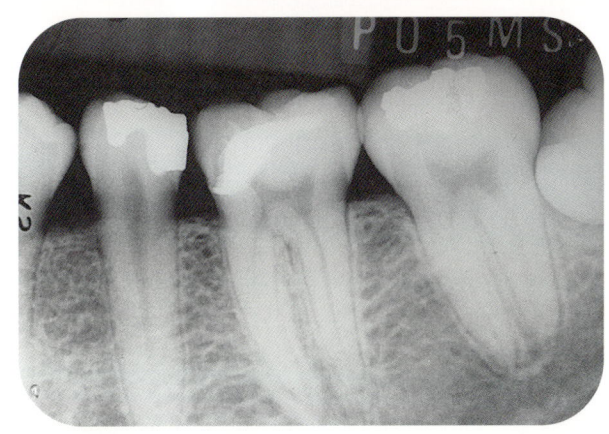

図1-3-2d 直接覆髄後5ヵ月（1987.11.11）．

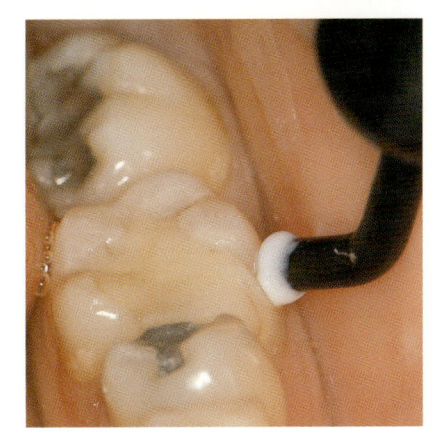

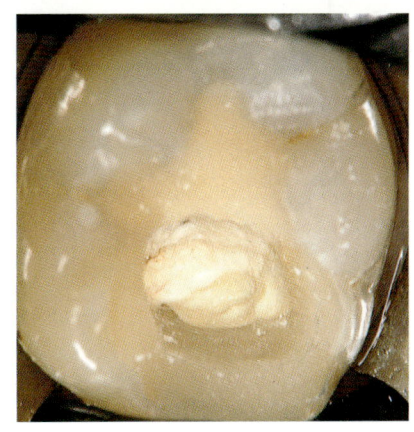

図1-3-2e 図1-3-2f

図1-3-2e 歯髄の生活反応は（＋）を示した（1987.11.13）．
図1-3-2f 外観修正のため，内部の様子を見る（1987.11.13）．

第1部　歯髄を守る

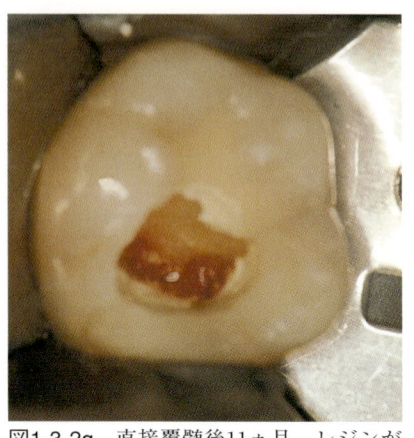

図1-3-2g　直接覆髄後11ヵ月，レジンが摩耗してきたので仮充塡剤，裏層剤，覆髄剤を除去して様子を見る（1988.4.11）．

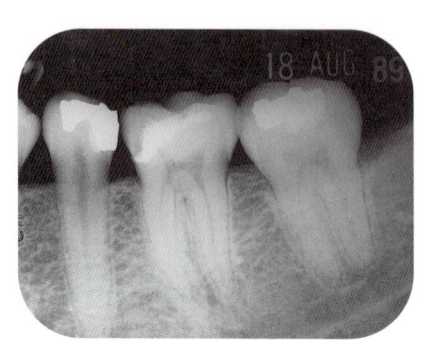

図1-3-2h　経過観察（1989.8.18）．

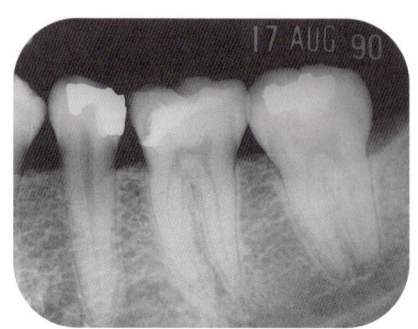

図1-3-2i　経過観察（1990.8.17）．

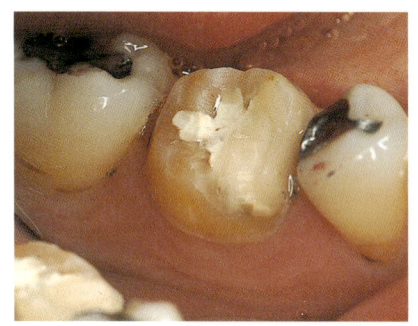

図1-3-2j,k　支台築造して金属冠を装着した（1991.2.28）．

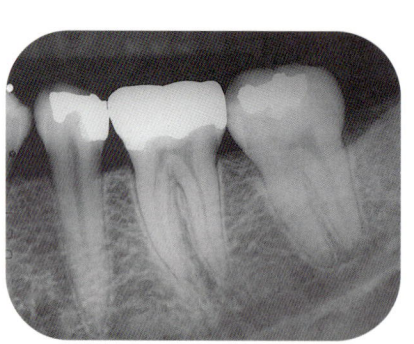

図1-3-2l　患者の希望により6⏋の金属冠をはずし，印象を採得する（1997.3.17）．

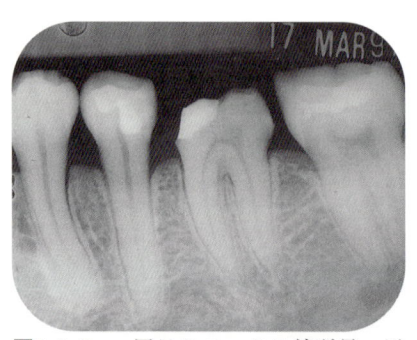

図1-3-2m　同日のエックス線所見，近心の髄角部には第三象牙質で修復されている．生活反応（＋）．

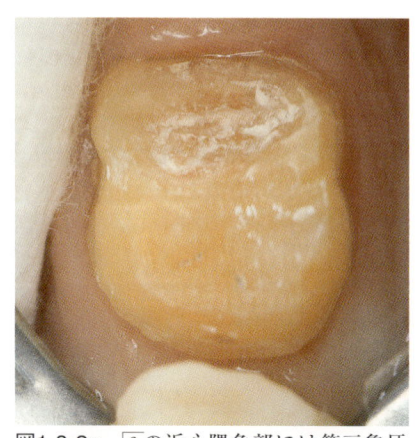

図1-3-2n　6⏋の近心隅角部には第三象牙質の形成が認められる（1997.4.9）．

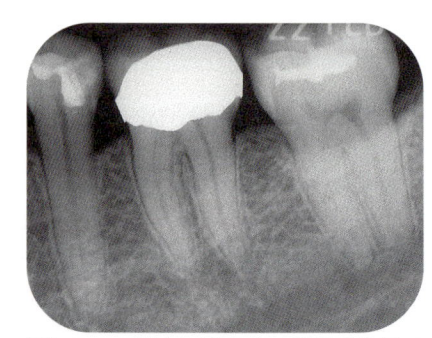

図1-3-2o　現在に至るまで経過は良好である．根尖部は安定している（1999.10.22）．

48

第3章 深在性う蝕を有する生活歯髄保存法

症例1-3-3　歯冠部象牙質の大半が脱灰したう蝕歯への生活歯髄保存例

患者：15歳，男性
初診：1990年11月9日
主訴：定期健診
臨床所見：この患者は下顎骨の発達がよく，切端咬合で臼歯部は1歯対1歯の咬み合わせで，咬頭嵌合位が安定していない．当然，上顎の小臼歯の小窩に下顎の咬頭頂が入っていない．4｜の裂溝にプローブが入る程度のう蝕を発見した．

[治療経過]

エックス線診査では4｜エナメル質の形態は維持されているが，歯冠部象牙質の大半は脱灰しているのがわかる（図1-3-3a）．しかし歯髄の電気歯髄診査では正常反応を示した．打診痛（－）．

4｜の咬合面からう窩を開け，知覚で我慢できるところまで感染象牙質を除去し，CPCPを浸した綿球をよく絞り，ZOEで閉鎖し経過をよく見ることにした（図1-3-3b,c）．

経過観察後2週間，炎症症状は見られなかったため麻酔下で徹底的に感染象牙質をとるうち鋭匙で露髄させてしまった．露髄面は大きくないのでH_2O_2とNaOCl液で交互にケミカルサージェリー（洗浄）を行った．露髄面はCa(OH)$_2$剤で直接覆髄し（図1-3-3d），ZOE，プロテクトセメントで充填し接着性レジンで咬合面を回復した（図1-3-3e／1990.11.22）．第三象牙質の形成を待つため経過観察に入る．歯髄の生活反応は認められた（図1-3-3f／1996.3.29）．

直接覆髄後7年半，再び開孔し，Ca(OH)$_2$下の修復象牙質の様子を見た（図1-3-3g／1998.5.13）．多少脆い組織を感じたため，その部位を鋭匙で削り取り，間接覆髄にて歯髄をより安全な状態に保護した（図1-3-3h,i／1998.5.13，1999.10.14）．直接覆髄後14年目のエックス線所見と口腔内所見を見ても経過良好に経過している（図1-3-3j,k／2004.4.13）．

[症例1-3-3] 歯冠部象牙質の大半が脱灰したう蝕歯への生活歯髄保存例

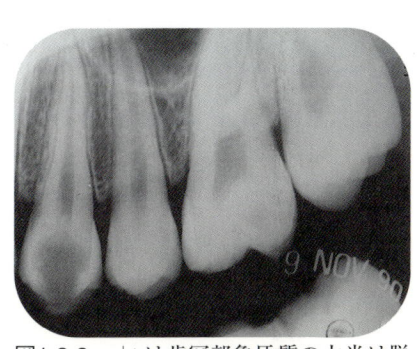

図1-3-3a　4｜は歯冠部象牙質の大半は脱灰しているが，歯髄は生活反応を示した（1990.11.9）．

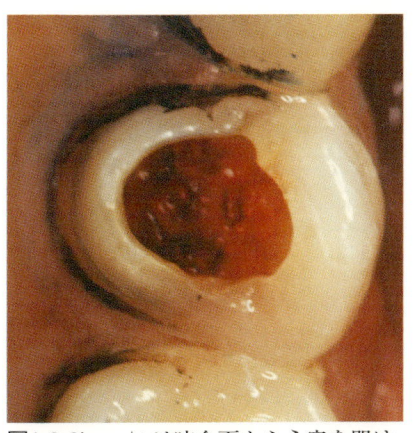

図1-3-3b,c　4｜は咬合面からう窩を開け，感染象牙質を除去し，ZOEで間接覆髄を行い経過観察する．

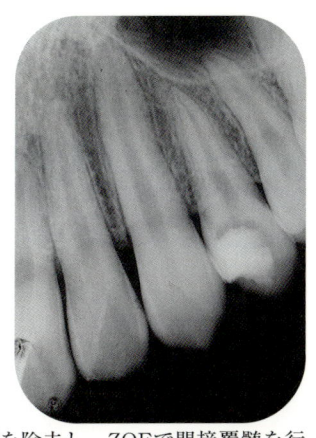

第1部　歯髄を守る

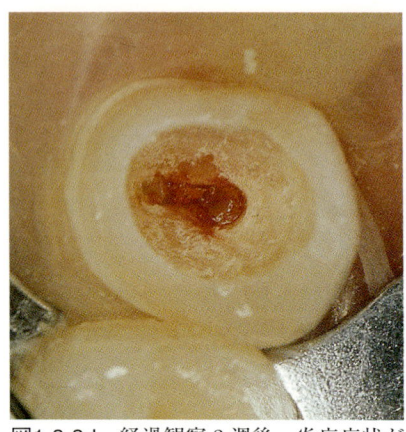

図1-3-3d　経過観察2週後，炎症症状がでなかったので，感染象牙質を徹底除去する．露髄したためケミカルサージェリー後，直接覆髄する（1990.11.22）．

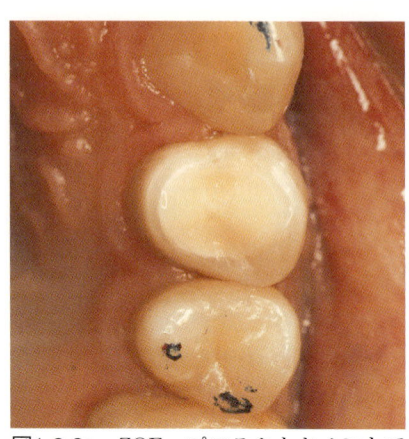

図1-3-3e　ZOE，プロテクトセメントで充填後，接着性レジンで咬合面を回復する（1990.11.22）．第三象牙質の形成を待ち経過観察に入る．

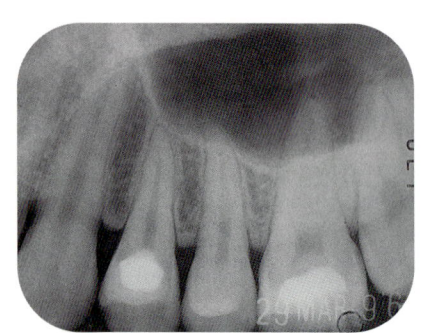

図1-3-3f　経過観察5年4ヵ月後．歯髄の生活反応は認められた（1996.3.29）．

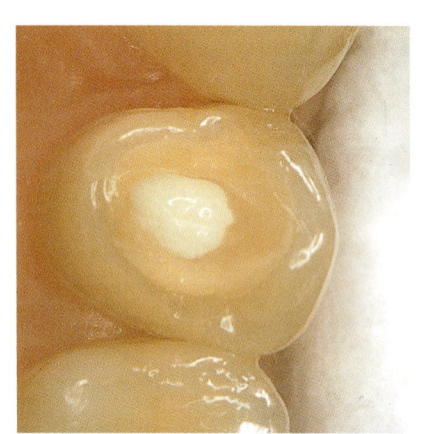

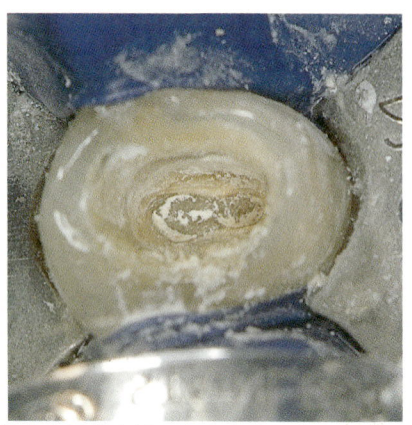

図1-3-3g,h　直接覆髄後7年半，開孔して修復象牙質を見ると多少脆い感じを受けたため，鋭匙で削り取り間接覆髄テクニックにて歯髄を保護した（1998.5.13）．

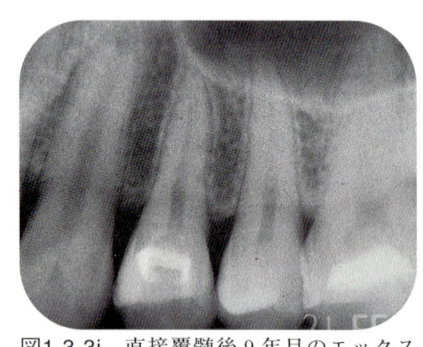

図1-3-3i　直接覆髄後9年目のエックス線所見．経過良好である（1999.10.15）．

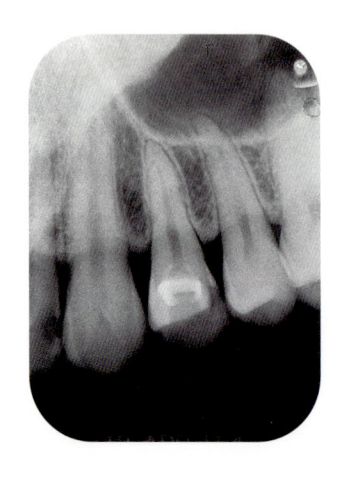

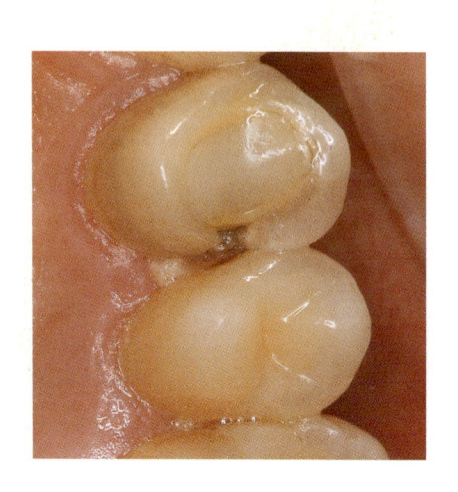

図1-3-3j,k　直接覆髄後14年目のエックス線所見と口腔内所見．経過良好である（|4の隣接面にう蝕発見／2004.4.13）．

第3章 深在性う蝕を有する生活歯髄保存法

症例1-3-4　間接覆髄で経過観察したが，抜髄に踏み切った例

患者：51歳，男性
初診：1993年5月31日（図1-3-4a）
主訴：スケーリングなど予防処置と右側の智歯や咬合調整などの処置を適時行ってきた．
臨床所見：7⏌のMODアンレー脱落で急患として来院（1995.11.12）．

[治療経過]

7⏌は生活反応（＋），電気歯髄診査は7⏌：42，6⏌：32，5⏌：23であった．7⏌の当該歯は閾値がやや高いが，一応生活歯として判断し，間接覆髄を行いコンポジットレジン（クリアフィル）にて歯冠形成した（図1-3-4b／1995.12.13）．約1ヵ月後の生活反応も7⏌は（＋）を示していた．そこで7⏌は麻酔下で形成し仮レジン冠を装着し，7/8金属冠を装着した（1996.5.30）．

間接覆髄から1年半後，7⏌の違和感を訴えて来院してきた．エックス線上では7⏌の遠心隅角部にう蝕状の透過像を認めたので，二次う蝕を疑い表面を診査したが見あたらなかった（図1-3-4c／1997.6.18）．歯髄反応が低下してきている感もあるため，退行性変性の可能性も考えた．また患者は非常にナイーブな性格で，多忙な実業家としての生活を送っているものの咬合の問題もなく一時的な過敏症かとも考えた．しかし常に歯の中に掻痒感とも何とも表現しがたい違和感があると訴えるため，麻酔下での抜髄に踏み切る．

結果，根管治療によって主訴の違和感は消失した．遠心歯頸部に内部吸収と思われる根管充填剤による像が認められた（図1-3-4d／1997.9.25）．この内部吸収が拡大して外部と交通したら厄介になるところだったと安堵している．

[症例1-3-4] 間接覆髄で経過観察したが，抜髄に踏み切った例

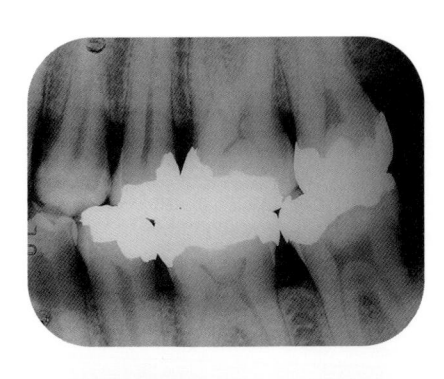

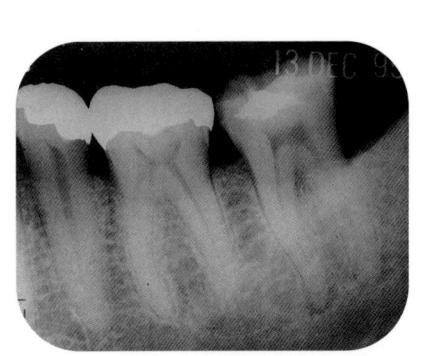

図1-3-4a　初診時での咬翼法エックス線所見（1993.5.31）．
図1-3-4b　7⏌は生活歯と判断できたため，間接覆髄を行った（1995.12.13）．
図1-3-4c　間接覆髄の1年半後．7⏌の違和感を訴えて来院してきた（1997.6.18）．
図1-3-4d　抜髄に踏み切ると違和感は消失した．遠心髄角部に内部吸収を思わせる像が認められる（1997.9.25）．

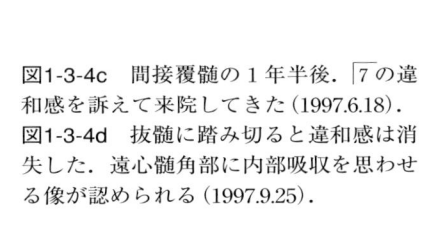

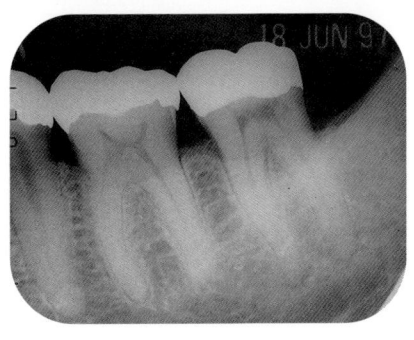

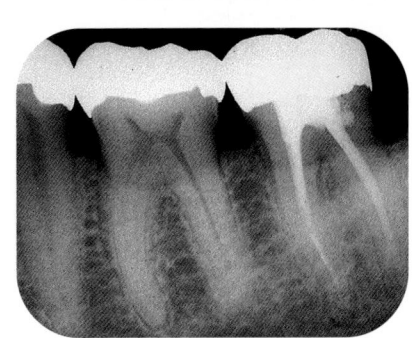

3. 生活歯髄保存に関する考え方

3-1 歯髄保存のための鑑別診断時の考え方

　う蝕から起因する歯髄炎には，病理組織学的にはいろいろな病名があり，患者の年齢に応じてその反応や対処法が変わってくる．本来，病理組織片を見なければ正しい診断をつけることはできないが，そこを何とか臨床診断に近づけるための知識を身につけたいものである．臨床的にはまず肉眼的にう窩の深さや大きさ，打診反応，冷温熱反応，電気歯髄診査，また問診からも重要な情報を得て，エックス線診査で総合的に治療方針を決定する．

　例えば幼若永久歯の根尖部にわずかながらの骨吸収が見られたとしよう．この場合には，う蝕象牙質の細菌に対する反応は歯髄におよび，炎症性細胞が血管系周囲にそって波及して根尖孔周囲におよび，骨吸収が起こることが当然考えられる．このような特に初期の歯髄炎は相応な治療によって歯髄を保存できるグループ（健康──非炎症性歯髄，炎症への移行期の歯髄，歯髄萎縮，急性歯髄炎，壊死を伴わない慢性一部性歯髄炎）として捉えられるようになった．しかし，その処置がうまくいかなかったときには，歯髄炎が進行しているか，または歯髄細胞が加齢的に分化しすぎて歯髄組織が対応しきれなくなり壊死に陥る場合がある．それを歯髄を保存できないグループ（歯髄の保存が不可能な一部壊死を伴う慢性一部性歯髄炎）とする範疇に入れようという考え方が，Seltzer S & Bender IBらによって提唱されてからすでに四半世紀以上になる．

3-2 直接覆髄の予後

　直接覆髄の予後性について経過のよいものとしては，
① 症状がない
② エックス線上で根尖の病変が（＋）→（−），（−）→（−）
③ 髄角の石灰化が認められる
などがあげられる．

　このうち③については露髄面が小さければ生活歯髄の防御反応が容易になる．露髄面が大きければ刺激（Irritational Dentin）と考えられ，退行性変性の1つとして頻度は少ないが内部吸収もありえよう．

　近年，岩久らはこのような深部う蝕に殺菌目的に抗菌薬剤を利用する研究をすすめている．第三象牙質を作り出せる環境を生活歯髄に与えることは好ましいことである．薬効期間（半減期）がすぎた後はZOEを代わりにつめて，第三象牙質の形成期間を長くみる試みも大切なことであろう．また辺縁からの漏洩を防ぐため接着材料を応用するなどして，慢性の初期歯髄炎の治療は時間をかけても間接覆髄のチャンスを得ることが望ましいと考える．

4. まとめ

　エックス線診査で根尖部の透過像とその周囲に緻密性骨炎を推定させる像を呈しながらも，疼痛の既往歴がなく，かつ臨床検査（打診，温冷反応，電気診，削合痛など）で生活反応を示す症例に対し，その歯髄の保存処置について報告し，若干の考察を加えた．

　一口に歯髄炎といっても，保存療法によって可逆的な結果をもたらす範疇に属するものと，非可逆的な結果をもたらす範疇に属するものがある．その鑑別診断は既往歴と生活反応を温度診，電気診，打診などの診査結果と慎重に対比し，総合的に判断することが大切である．そのうえで間接覆髄と直接覆髄を合理的に組み合わせて治療をすすめれば，予知性の高い成功をもたらすことができると考える．

　多忙な臨床の中で一見長々と時間を費やすように見えるが，即抜髄という手段をとる前の生活歯髄の保存は試みる価値があるものと思う．患者にとっても望ましいことではなかろうか？　よしんば歯髄壊死に陥ったとしても，その時点で抜髄→根管治療→充填という手段がより患者を救うことができよう．今後さらに基礎研究と臨床の研究が相携えて，この方面の鑑別診断の確立にむけてすすめば，いずれ治療法が体系づけられることも夢ではないだろう．

参考文献

1. 高橋和人．血管系からみた歯髄の生命力，特集 歯髄をまもる，プライマリ・ケアの要．the Quintessense 1987；1（1）：23-42.
2. Yamamura T. Differentiation of pulp cells and induction influences of various matrices with reference to pulpal wound healing. J Dent Res 1985；64（Special Issue）：530-540.
3. Seltzer S, Bender IB. The Dental pulp, 3rd ed. Philadelphia：JB Lippincott 1984.
4. Fish WE. Bone infection. JADA 1939；26：691-712.
5. Bender IB, Mori K. The radiopaque lesion：a diagnostic considerasion. Endod Dental Traumatol 1985；1：2-12.
6. Jordan RE. Suzuki M. Conservative treatment of deep carious lesions. J Canad Dental Assoc 1971；37：337-342.
7. Moore DL. Conervative treatment of teeth with vital pulps and periapical lesions：a preliminary report. J Prosthet Dent 1967；18：476.
8. Jordan RE, Suzuki M and Skinner DH. Indirect pulp-capping of carious teeth with periapical lesions. J Am Dent Assoc 1978；97：37-43.
9. Kimberly CL, Byers MR. Inflammation of rat molar pulp and periodontium causes increased calcitonin gene-related peptide and axonal sprouting. Anat Rec 1988；222：289-300.
10. Taintor JF, Biesterfeld RC, Langeland K. Irritational or reparative dentin, A challenge of nomenclature. Oral Sang 1981.
11. 倉持貞子．長期観察側から学ぶ歯髄の保存，ケミカルサージェリーとIPC法による歯髄保存．歯界展望 1998；92（1）：107-119.
12. Browne RM. Tobias RS. Microbial microleakage and pulpal inflammation：a review. Endod Dent Traumatol 1986；2：177-183.
13. Nakabayashi N, Nakamura M, Yasuda N. Hybrid layer as a dentin-bonding mechanism. J Esth Dent 1991；3（4）：133-138.
14. Nakabayashi N, Takarada K. Effect to HEMA on bonding to dentin. Dent Master 1992；8（2）：125-130.
15. 中林宣男．リン酸が象牙質に与える影響，象牙質創面の保護層としての樹脂含浸象牙質．QE 1985；4（12）：16-27.
16. 中林宣男，安田 登．超接着，人工エナメル質をめざして．QE 1995；14（1）：42-46.
17. 安田 登．超接着による齲蝕治療．the Quintessence別冊 YEAR BOOK'95 1995：61-69.
18. Proceedings of the International Conference on Dentin/Pulp Comlex 1995. Chicago：Quintessence Publishing, 1995.
19. 岩久正明，子田昇一，星野悦郎．抗菌薬剤による齲蝕病巣無菌化療法（その2・完），歯髄保存のための新しい試み．歯界展望 1990；76（1）：161-173.
20. Bender IB. Revensible and irreversible pulpides：diagnosis and treatoment. Aust Endod J 2000；26（1）：10-14.

推薦図書

1. 星野悦郎，宅重豊彦．3Mix-MP法とSTR療法—LSTR（病巣無菌化組織修復）療法 3Mix-MP法の治療成果—．東京：ヒョーロンパブリッシャース，2000.

コラム②

血管系から見た歯髄の生命力

　歯髄は生あるかぎり，象牙質を作りつづけるだろう．独断的ないい方を許していただけるならば，原生象牙質完成後の第二，第三象牙質の形成は，Adaptation Productつまり順応産物である．もし，この順応産物を作る歯髄が感染によって失われたり，不用意に除去されるとしたら生体にとって重大な損失であることは間違いない．

（高橋和人・神奈川歯科大学理事長）

コラム③

膿瘍を生じた幼若永久歯で，歯根の成長と根尖の完成を認めた例

患者：13歳，男子
初診：1982年3月
主訴：5̲ 冷痛

[臨床診断および治療経過]

中心結節の破折と診断し，直接歯髄覆罩の後，コンポジットレジンにより充塡した．

2ヵ月後，5̲部歯肉からの排膿により来院，5̲根尖部から近心の骨に透過像を認める．瘻孔からガッタパーチャポイントを挿入すると根尖に達した（図1）．電気歯髄反応は10V（－）であった．

初診より1年後，根の成長は認めるが，瘻孔は存在し，近心の骨の透過像に変化は認めない（図2）．

初診より2年後，瘻孔は閉鎖し，根の成長がさらにすすんだ（図3）．

1984年8月（初診より2年5ヵ月後），根尖の閉鎖を認めたので水酸化カルシウム製剤により根充．根管内には歯髄を認めず幼若な肉芽が髄腔を満たしていた．根充剤の溢出を認める（図4）．

根充後2ヵ月，根管外の根充剤は吸収され，歯質の増加，骨量の形成を認める（図5）．1985年6月．水酸化カルシウム製剤により再根充．根側の穿孔部は閉鎖されていた（図6）．

初診より4年3ヵ月を経過した現在，一段と骨梁の形成がすすんでいる（図7）．

[コメント]

中心結節の破折により来院し，直接歯髄覆罩を行ったが歯髄の壊死に至り，2ヵ月後に排膿を見た症例である．しかし，その後，歯根の成長は続き，根尖の閉鎖を完了した．28ヵ月後に開拡したが歯髄らしき組織は存在せず，幼若な肉芽が歯髄孔を満たしていた．この間，自覚症状の訴えはなかった．

この症例から，歯髄の生活反応はなくとも根の成長はありうるといえる．幼若永久歯は失活を理由に安易に根充することは避けるべきではないかと考えさせられる症例である．

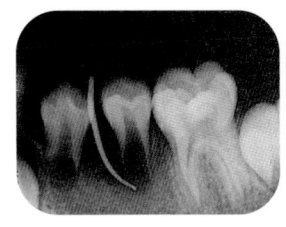

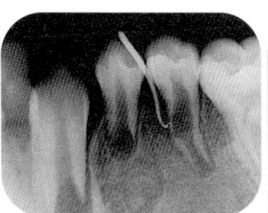

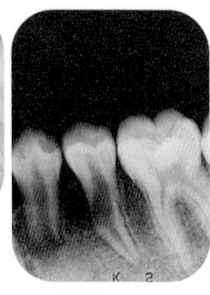

図1 ガッタパーチャポイントを瘻孔より挿入．EPT 10V（－）（1982.5）．
図2 ガッタパーチャポイントを瘻孔より挿入．根の成長を認める．近心の骨の透過性に変化はない（1983.3）．
図3 根尖の閉鎖を認めるが，近心の骨透過性に変化はない（1984.3）．

図1 図2 図3

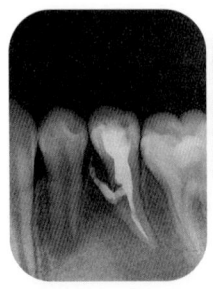

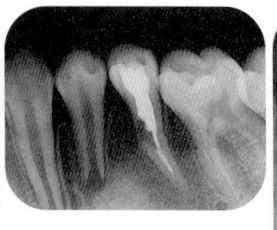

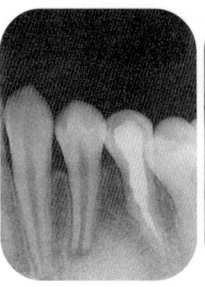

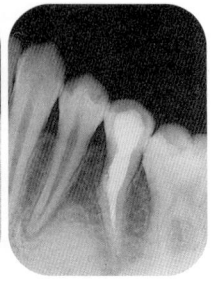

図4 根尖の閉鎖を認め，水酸化カルシウム製剤にて根充．近心に根充剤の溢出を認める．骨の透過性に変化を認めない．
図5 歯質の増加，近心の骨梁の増加を認める（1984.10）．
図6 1985.6．
図7 1986.7．

図4 図5 図6 図7

（河野生司，伊東隆利・熊本県開業）

第1部　歯髄を守る

第4章
嚢胞内に根尖が入っていないと診断できたため歯髄を守れた1例

東郷達夫

1. 歯髄を守れた例から

症例1-4-1　切歯管嚢胞の疑いがあった例

患者：23歳，女性
初診：1978年4月9日
主訴：口蓋正中腫脹
臨床所見：口蓋正中に腫脹があり，圧痛がある．1|1の色調は正常，電気歯髄診断では正常範囲，打診痛なし．
エックス線所見：|1根尖部付近に透過像が見られる．歯根膜腔は1|に比較してやや拡大の傾向が見られるが，連続性は保っているようである（図1-4-1a）．また病変の形状，拡大範囲，嚢胞壁による明瞭な境界などが観察される（図1-4-1b）．
臨床診断：この処置は開業医では限界があると思い，直ちに某大学口腔外科に診断と処置を依頼した．返書（図1-4-1c）には，「切歯管嚢胞の疑い．嚢胞摘出にあたり，両中切歯の根尖が嚢胞内に入っている可能性があるので，術前に抜髄，根管充塡を依頼」とある．
　当院においては図1-4-1a,bのエックス線像の歯根膜の連続性から考えて，根尖が嚢胞に入っている可能性は少ないと判断し，あえて嚢胞摘出前の抜髄は避けた．嚢胞摘出の折，根尖部を損傷したときには，その後に抜髄することもできると考えた．
　また嚢胞が根尖部を圧迫し，歯髄に異常があるときは摘出後の経過を観察し，異常が解決しなければ歯髄の処置を考えても遅くはないと考えた．さらに時間の経過とともに正常になることもある．しかし，1|1には臨床所見上異常は観察されなかった．

[治療経過]
　口腔外科医の指導と協力のもとで当院にて唇側より開窓し，嚢胞を摘出した．そのときの肉眼所見でも根尖部には異常が認められなかった（1978.4.25）．術後半年のエックス線所見では嚢胞の存在した部分は骨で満たされ改善してきている（図1-4-1d/1978.10）．術後約2年目のエックス線所見では病変部がほぼ改善したように思う．1|1には何ら異常は認められない（図1-4-1e,f/1980.2.12）．

[症例1-4-1] 切歯管嚢胞の疑いがあった例

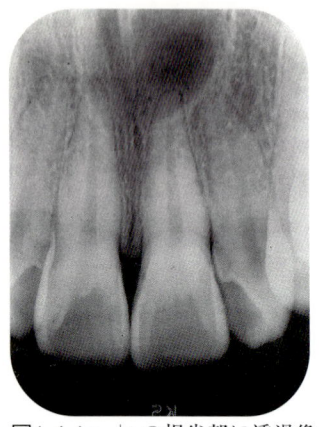

図1-4-1a　1|の根尖部に透過像が見られる．1|に比較して歯根膜腔はやや拡大しているように見えるが，連続性は保っているようである．

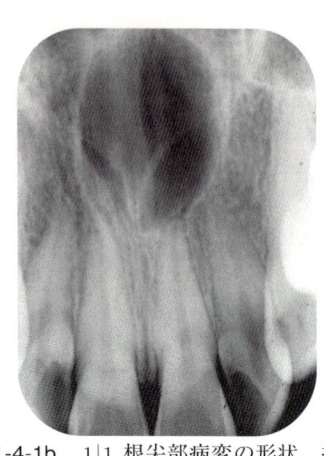

図1-4-1b　1|1 根尖部病変の形状，拡大範囲，嚢胞壁による明瞭な境界などが観察できる．

図1-4-1c　大学からの返書．

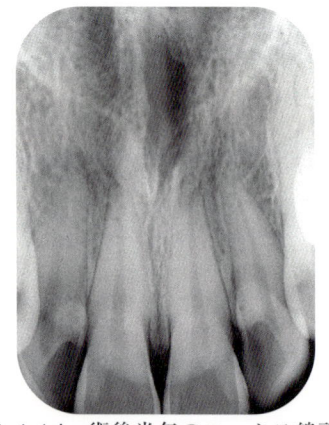

図1-4-1d　術後半年のエックス線所見（1978.10）．嚢胞のあった部分は骨で満たされ改善してきている．

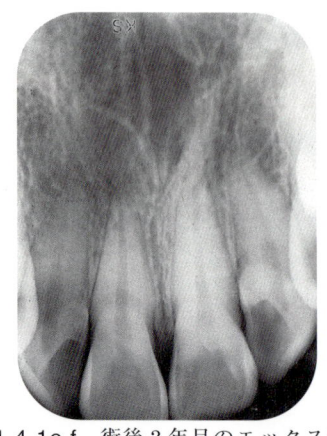

図1-4-1e,f　術後2年目のエックス線所見では病変部がほぼ改善したように思う．1|1 には何ら異常は認められない（1980.2.12）．

第1部　歯髄を守る

第5章
下顎4歯にわたる根尖部透過像から減圧療法で3歯の生活歯髄を保存

森　克栄

1. 顎骨内の歯根周囲の病変

　顎骨中に発現する根尖病変は多くの場合，歯髄の感染に対する反応の炎症性病変であるとされている．主なものが根尖周囲の根尖性肉芽腫か歯根嚢胞かの慢性の腫瘍である．しかしながら歯根の周囲の顎骨内には，歯性腫瘍，良性非歯性腫瘍，線維性骨病変，悪性の新生物，悪性のエナメル上皮腫などがあり，その鑑別診断が大切になる．

症例1-5-1　減圧療法により4歯の歯髄を保存した例

患者：42歳，男性
初診：1981年10月15日
主訴：口腔内診査
臨床所見：2̄は，約16年前に遠心隣接面う蝕のため修復，7年前に3̄の歯冠崩壊と位置異常のため抜歯している（図1-5-1a）．その16年後に2̄の根尖部に違和感を訴え来院．2̄1̄|1の歯髄生活反応は（+），2̄は（-）であった．エックス線診査では同部下に大きな暗影像が認められ，2̄|4̄の粘膜移行部には瘻孔を認めた（図1-5-1b〜d）．
　同部の像があまりにも大きいため，大学病院の口腔外科を紹介．その結果，歯根嚢胞と診断，治療方針として2̄1̄|1 2を抜髄，根管充填後に根尖病巣摘出のための外科手術を行うというものであった．（図1-5-1b,c）

[治療経過]
　2̄1̄|1 2を便宜抜髄することの過大な犠牲を考え，これより他の方法がないか再検討して，あえて2̄の治療に専念した．2̄が失活歯であることから，2̄の根管治療を行い（図1-5-1-e,f），また2̄|4̄部下に存在する嚢胞に対して，根管よりエックス線造影性のある水酸化カルシウム製剤のビタペックス®（ネオ製薬）を圧出することにより病変像を把握し，瘻孔より溢出してくることを確認して，ラバーダムドレーン（I Wick）で減圧療法を行って経過を観察した（図1-5-1g,h／1997.11.17）．
　2ヵ月後のエックス線診査では大きな透過像が縮小してきたのがわかる（図1-5-1i／1998.1.12）．そこで2回目の減圧療法を試みた（図1-5-1j,k／1998.3.27）．2回目の減圧療法6ヵ月後には透過像がほとんど消失してきた（図1-5-1l／1998.9.11）．減圧療法の6年後には透過像が完全に消失している（図1-5-1n,o／2004.1.28）．

[コメント]

　腫瘍となりやすいマラッセの上皮残が抜歯時掻爬をせず根尖に残したものが増大して，このように大きな腫瘍となったものといわれているが定かではない．仮定としてヨードホルムに触れた細胞が変化して，結合組織になり器質化していったものと考えられる．

　このような根尖部に大きな透過像を示す症例に対し，囊胞の診断の下，当該歯を抜髄し病変部を外科的に除去することがよく行われている．これは外科手術の際に根尖を傷つける可能性があるため，予防的に抜髄，根管充塡（ときにはオーバー根管充塡しておき，手術時に根尖切断，必要なら逆根管充塡をする）という積極作戦と理解できなくはない．しかし筆者には，あまりに便宜的な生体への侵襲と思えてならない．

　筆者が本症例に対して行った減圧療法とは，通常チューブなどを用いて腫瘍の組織液を外部に排出させ，同部の圧を低下させることで組織の回復能を期待する術式である．筆者は，根尖からの薬物の押し

[症例1-5-1] 減圧療法により4歯の歯髄を保存した例

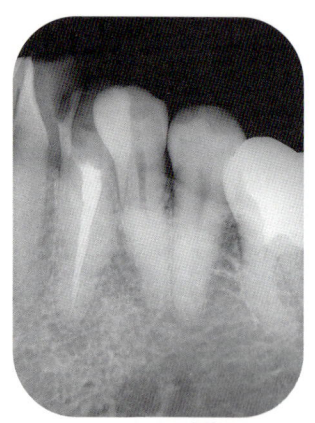

図1-5-1a　初診時3部エックス線診査（1981.10.15）．根尖部に小豆大の透過像が見える．

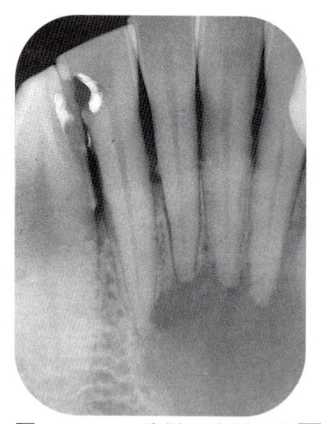

図1-5-1b,c　歯髄の生活反応 2 1|1（＋），|2（－）．2 1|1 2 根尖部にわたる大きな透過像が認められた（1997.10.21）．

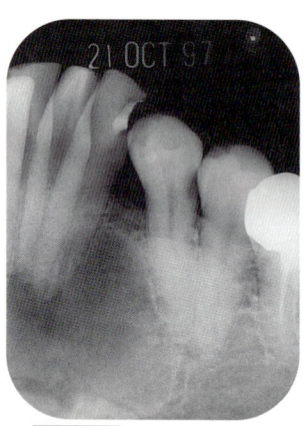

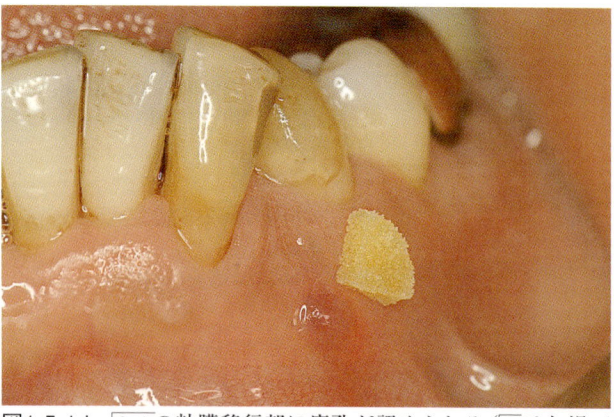

図1-5-1d　|2 4の粘膜移行部に瘻孔が認められる（|3 は欠損／1997.10.21）．

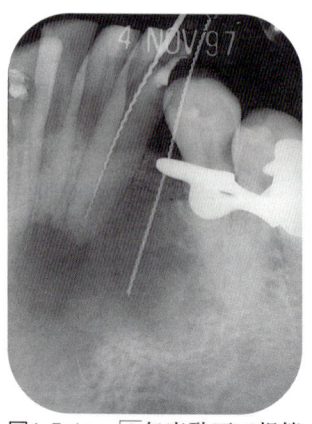

図1-5-1e　|2無麻酔下で根管拡大し，根管長測定中，瘻孔よりワイヤーを挿入してエックス線撮影を行った（1997.11.4）．

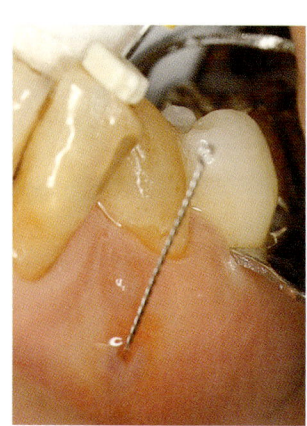

図1-5-1f　そのときの口腔内写真．

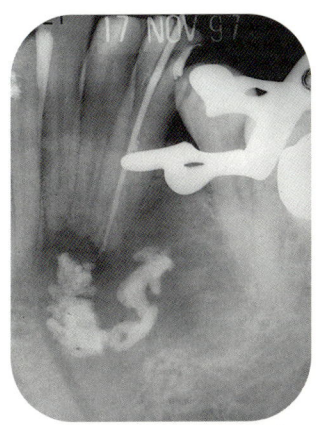

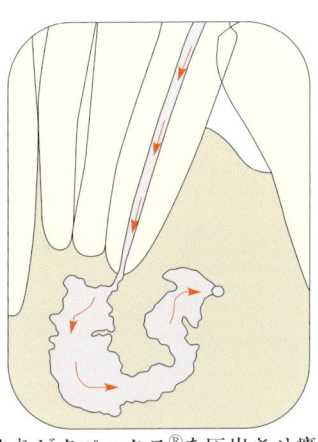

第5章　下顎4歯にわたる根尖部透過像から減圧療法で3歯の生活歯髄を保存

図1-5-1g,h　|2 3部下の囊胞に対し，2|の根管よりビタペックス®を圧出させ瘻孔より溢出してくるのを確認後，ラバーダムドレーンで減圧療法を行った（1997.11.17）．

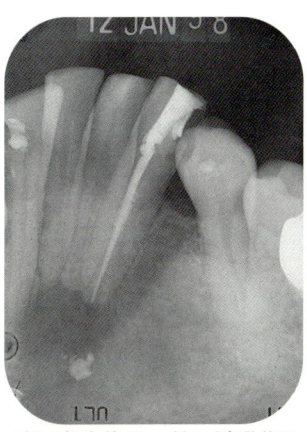

図1-5-1i　減圧療法後2ヵ月，透過像は縮小している（1998.1.12）．

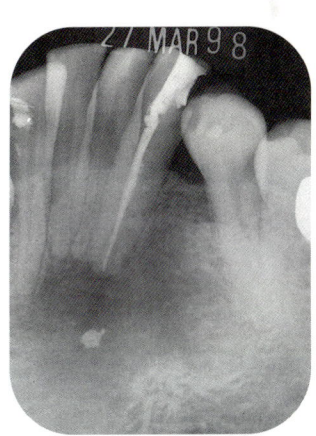

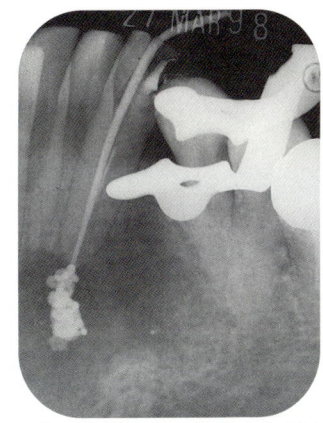

図1-5-1j,k　2回目の減圧療法を行った（1998.3.27）．根管を経て根尖よりビタペックス®を圧入しているところ．

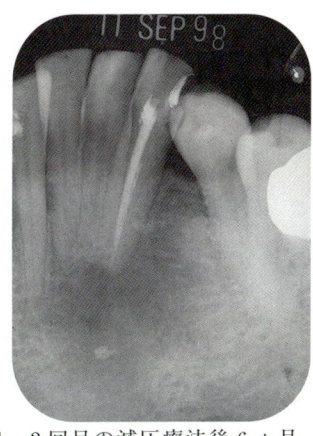

図1-5-1l　2回目の減圧療法後6ヵ月，透過像は消失している（1998.9.11）．

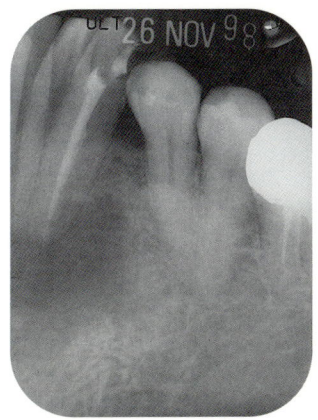

図1-5-1m　減圧療法後1年のエックス線所見（1998.11.26）．

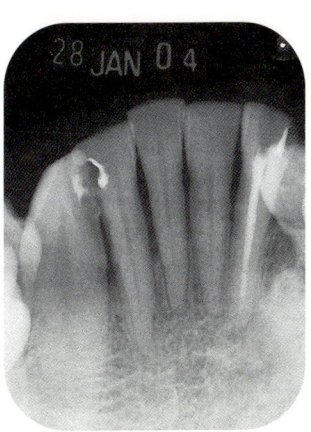

図1-5-1n,o　減圧療法6年後のエックス線所見には完全に透過像が消失している（2004.1.28）．

59

出しによって膿汁などを瘻孔から排出させることにより減圧と同じ効果が得られると考えている．カルシウム製剤ビタペックス®成分中のヨードフォルムには抗菌作用があり，強アルカリ性の水酸化カルシウムは組織の環境改善に寄与することが期待できると思われる．

で治療をすすめ経過観察していく方法には，時間がかかるとともに，いつ悪化し急性症状を訴えるかわからぬという不安もある．

またもし，$\overline{2\,1|1}$を便宜抜髄して後年，歯の着色，歯質の脆弱化などが起こる可能性を考えると，臨床家としては抜髄を回避できたらと願わざるを得ないところであろう．一考の価値ありと思い，あえて問題提起する次第である．

2．まとめ

本症例のように$\overline{2}$の失活状態を確認し，減圧療法

参考文献

1. Stewart JCB. Differential Diagnosis and Histopathology of Periradicular Lesions. Lecture on Academic Review of Endodontology. Bender IB. Division of Endodontics. Albert Einstein Medical Center 1998；Sept：25-27.
2. Seltzer S. Endodontology：biologic considerations in endodontic procedures, 2nd ed. Philadelphia：Lea Febiger, 1998：118-169.
3. 森田知生．Endodontic Surgeryに対する私見，経験症例を中心として．歯界展望 1973；42(3)．
4. Luebke RG et al. Indication and contraindication for endodontic Surgery. OS, OM&OP 1964；18：97-113.
5. 二宮順二ほか．水酸化カルシウム系根管充填剤"ビタペックス"の抗菌性について．日本歯科保存学雑誌 1980；23(3)：145-151.
6. Freedland JB. Conservative reduction of large periadicular lesions. OS, OM&OP 1970；29(3)：445.
7. Gutmann JL, Harrison JW. Decompression：reduction of large periadicular lesion（chap.13），Surgical endodontics. London：Blackwell Scientific Publications, 1991.

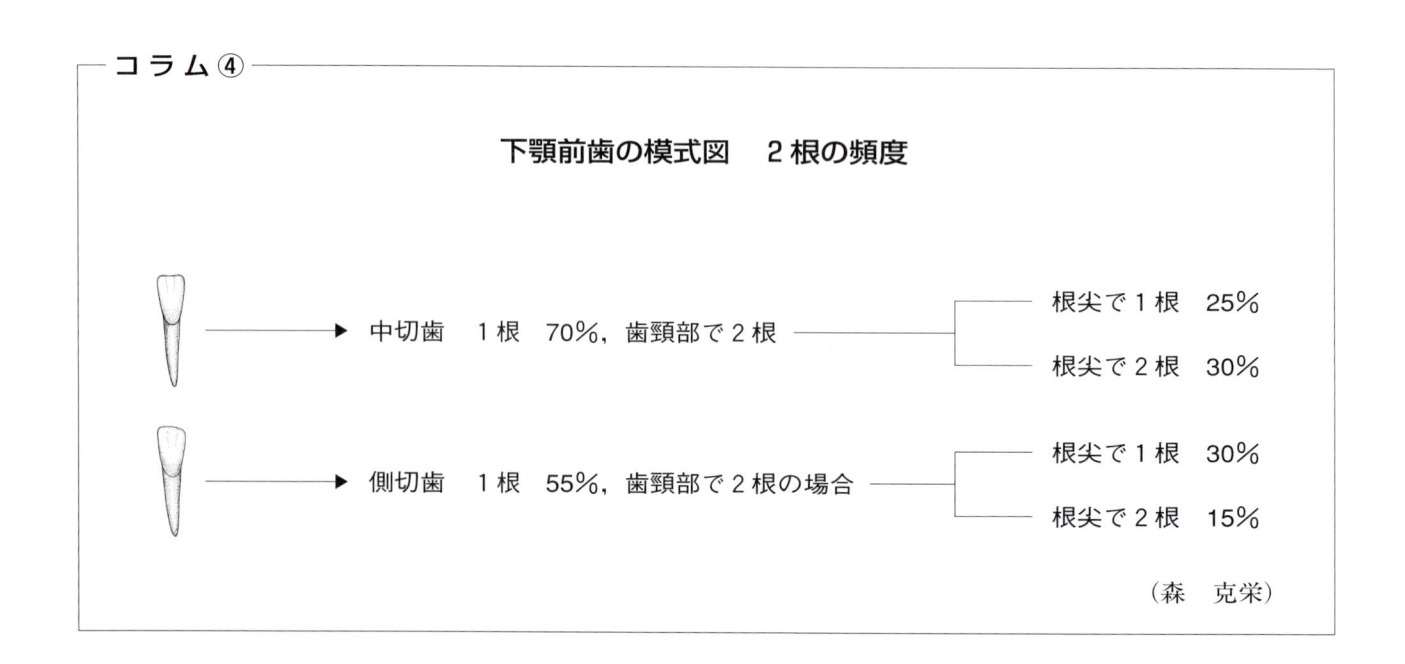

コラム④

下顎前歯の模式図　2根の頻度

中切歯　1根　70％，歯頸部で2根 ─┬─ 根尖で1根　25％
　　　　　　　　　　　　　　　　　└─ 根尖で2根　30％

側切歯　1根　55％，歯頸部で2根の場合 ─┬─ 根尖で1根　30％
　　　　　　　　　　　　　　　　　　　└─ 根尖で2根　15％

（森　克栄）

第6章
幼若脱臼歯の治療

牛嶋眞徳

1. 幼若永久歯の外傷

　事故などに伴う歯牙の外傷により，歯科医院に来院する患者は，思った以上に多く，日常臨床で遭遇する機会も少なくはないと思われる．特に学童期は，スポーツなどによる衝突，自転車での転倒など受傷にさらされる機会が多く，直接歯科医院を受診することも多々あるのではないだろうか．

　口唇の裂傷などを伴い，見るのもかわいそうな様子で受診してくる子どもがほとんどであろうが，緊急にしかも適切な処置を施さなければならず，常に基本的な診断，処置方針を整理しておくことが必要であろう．

　幼若永久歯については，広く開いた根尖孔，薄い歯根歯質などその特性上より注意深い診査診断が必要と思われる．またこれらの歯牙は混合歯列期にあるため咬合線が不ぞろいであり，挺出しているのか圧下しているのか，偏位しているのかどうかなどなかなか鑑別しにくいことも多々ある．

　しかし，根尖孔が広く開いているために，歯髄への血液供給がよく歯髄の生活力は旺盛であり，歯槽骨が多孔性で弾力があるため歯根の破折などが起こりにくいといった利点もある．幼若永久歯の外傷歯に対する診断・処置には，幼若永久歯が持ち備えている種々の特徴を考慮することが大切である．

2. 脱臼歯の分類および鑑別診断

　Andreasen JOらは，脱臼性外傷を，
①打撲（Concussion）
　打診などは認められるが異常な動揺や歯牙の偏位を伴わないもの．
②亜脱臼（Subluxation）
　歯牙の偏位を伴わないが，歯牙支持組織に障害を受け，異常な動揺を認めるもの．
③挺出性脱臼（Extrusive Luxation）
　歯根膜線維などの損傷により歯槽窩から脱離しかかっているもので，エックス線所見では歯根膜腔の拡大が認められる．
④側方性脱臼（Lateral Luxation）
　周囲歯槽骨の破壊を伴い歯牙が偏位しているもの．
⑤埋入性脱臼（Intrusive Luxation）
　歯槽窩の破壊などにより，歯槽骨の中に圧下されているもの．
と5つに分類している．

　脱臼歯の治療にあたっては，歯根膜や歯髄の損傷の程度，脱臼の種類などによって，その処置方法や予後が異なってくる．それぞれ特徴的な臨床所見，エックス線所見があるので，精査し正しい診断をくだすことが，幼若永久歯の外傷歯を治療するうえで最も重要なことであろうと思われる．

表1-6-1 いろいろなタイプの脱臼における典型的な臨床所見とエックス線写真所見

	脱臼のタイプ				
	打撲	亜脱臼	挺出	埋入	側方性脱臼
異常な動揺	−	＋	＋	−(＋)*	−(＋)
打診への反応	＋	＋(−)	＋(−)	−(＋)	−(＋)
打診音	正常**	鈍い音	鈍い音	金属性の音	金属性の音
知覚試験に対する陽性反応	＋／−	＋／−	−	−	−
エックス線写真上での変位	−	−(＋)	＋	＋	＋

*：稀に括弧のなかの所見が認められる．
**：根未完成歯の場合や，辺縁部あるいは根尖周囲に炎症性の病変がある歯牙でも鈍い打診音となる．

(Andreasen JO, Andreasen FM. カラーアトラス外傷歯治療の基礎と臨床. 東京：クインテッセンス出版，1995より引用)

　これらの鑑別診断についての指標としては，Andreasen JOらによる表1-6-1を参照されたらよいだろう．

3．脱臼歯の治療

　脱臼歯の治療の基本は，整復と固定であるが，固定をする際には，フレキシブルな固定をするように心がけるべきである．がっちりとしたリジッドな固定は，歯髄や歯根膜における血管網などの再構築に悪影響を与え，歯髄壊死，歯髄腔の閉鎖，歯根吸収・癒着などの原因ともなる．

3-1 打撲・亜脱臼（動揺）の治療

　歯牙の偏位を伴わないが，打診痛や接触痛があるため，患歯を安静に保つという意味も含めて干渉する対合歯の選択的な咬合調整が必要となる．動揺がひどく多数歯にわたるような場合には，固定も必要となるであろう．

3-2 挺出性脱臼（歯冠側への変位，部分的な脱離）の治療

　患歯の整復と固定を行う．
　整復にあたっては根尖部の歯根膜や歯髄組織への損傷が起こらないように，歯根と歯槽骨との間に形成された血餅を歯肉溝にそって押し出すように，注意深くゆっくりと整復する必要がある．
　特に幼若永久歯の場合は，根尖孔が開いており，歯髄が正常に治癒し，正常な成長発育を望める可能性が高いので不用意な整復は慎むべきである．

3-3 側方性脱臼の治療

　患歯の整復と固定を行う．
　側方性脱臼は，周囲歯槽骨の損傷を伴った歯牙の偏位を認めるので，損傷した周囲歯槽骨を含めて整復する必要がある．整復にあたっては歯牙とそれに付随した歯槽骨を一塊として1度歯冠側方向に挺出させ，その後注意深くゆっくりと本来あったであろう正確な位置へと戻していく．
　また整復後，歯周組織の治癒を促進するために，唇側，口蓋側から軽く圧接する．

3-4 埋入性脱臼（根尖方向への変位）の治療

　最適な治療方法はまだ確立していないが，幼若永久歯の場合は，自然に正常な状態に再挺出してくる可能性が高い．
　歯根完成歯においては，自然挺出してくる可能性は低いので，受傷後すぐに，もしくは腫れがある程度引いた後に，矯正的挺出を考慮した方がよいと思われる．ただこの時期に歯根の外部吸収の所見が認

められるようであれば，直ちに歯内療法を施すべきである．歯根吸収により歯槽骨との癒着が起こると，歯牙の挺出は望めなくなる．

4．脱臼歯の予後

外傷歯において予後を左右する最も重要な因子は，歯根膜の損傷の程度と歯髄の損傷の程度，それと細菌による感染の有無である．

幼若永久歯については，根尖孔が開いており，血液供給，血管網の再生など，歯根完成歯と比べて有利な面があり，良好な予後を期待できる場合が多々あると思われる．

周囲歯周組織，歯根膜・歯髄などの損傷の程度により，患歯の予後はさまざまな転帰をとるが，診断，治療を進めるうえで，その予後についてもある程度考慮しておくことが必要であろう．以下，簡単ではあるが，予想されうる予後の問題点について述べてみようと思う．

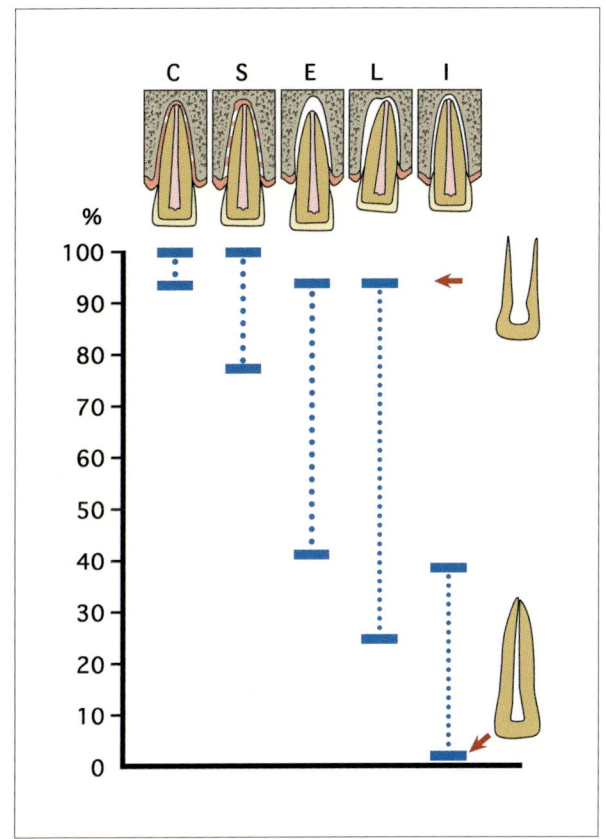

図A　脱臼の種類と，歯根発育段階と外傷後の歯髄治癒との関係（Andreasen JO, Andreasen FM. カラーアトラス外傷歯治療の基礎と臨床．東京：クインテッセンス出版，1995より引用）

4-1　歯髄壊死

歯髄の予後を左右する因子は，脱臼性外傷のタイプと歯根の完成度である．脱臼性外傷のタイプとしては，埋入性脱臼が最も歯髄壊死を起こす確立が高く，次いで，側方性脱臼，挺出性脱臼の順となる．打撲と亜脱臼においては歯髄壊死が非常に少ない．

また歯根完成歯においては，幼若永久歯に比べて歯髄壊死を起こす確率は高い．これは根尖部における血管などが損傷を受けたとしても，幼若永久歯においては根尖孔が開いたままであり，血管網などの再生が容易に達成できるからであろう．

図AはAndreasen JOらによる脱臼性外傷のタイプと歯根の完成度による外傷後の歯髄の治癒についてのわかりやすい図である．

4-2　歯髄腔の閉鎖

歯髄腔の閉鎖は，歯根完成前の歯牙が障害を受けたときに起こりやすく，特に過度の動揺があるときや偏位していたときにはよく認められる．また，こ

れは固定方法とも関係しており，リジッドな固定をしたような場合にも起こりやすい．

5．歯根吸収

5-1　歯根の外部吸収

歯根の外部吸収には，表在性吸収（Surface Resorption），置換性吸収（Replacement Resorption），炎症性吸収（Inflammatory Resorption）がある．

表在性吸収と置換性吸収は歯根膜線維やセメント質の損傷によって起こる．表在性吸収は，局所的な障害に対する反応であり，進行はやがて止まり修復されるが，置換性吸収は歯根と歯槽骨が癒着し，次第に骨に置き換わっていくものである．

また炎症性吸収は，細菌による感染や根管内の歯髄壊死組織に関係している．

第1部　歯髄を守る

[症例1-6-1] 幼若永久歯の外傷

図1-6-1a　1┘は動揺度は2度程度であり，自発痛はないが接触痛が認められる．若干圧下されているように見えるが，混合歯列期で判断がつかない（1999.9.28）．

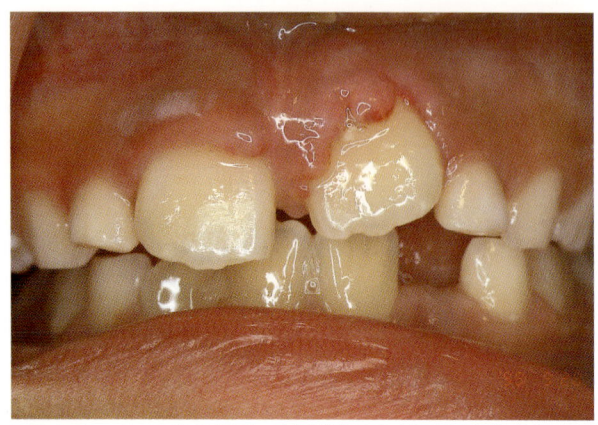

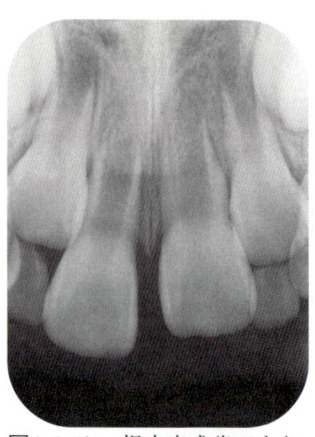

図1-6-1b　根未完成歯であり，歯根や歯槽骨に破折線は認められず，歯根膜腔は確認できた．側方運動時における接触部を軽く咬合調整する程度に止め，固定は行わなかった．

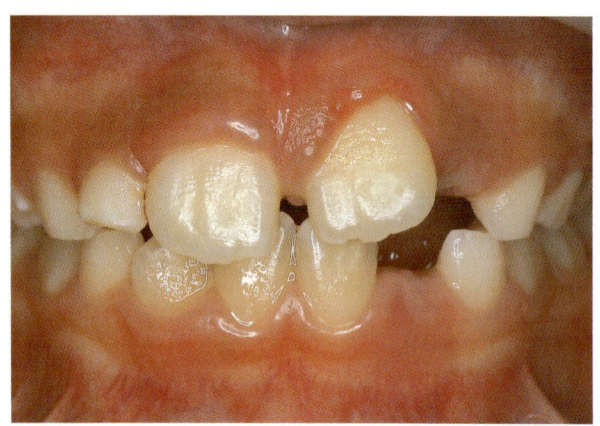

図1-6-1c　約1ヵ月後の口腔内所見．自発痛，接触痛ともに認められない．電気歯髄診（＋）であった（1999.10.23）．

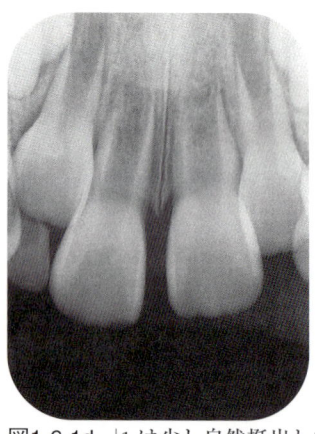

図1-6-1d　1┘は少し自然挺出してきているように見える．

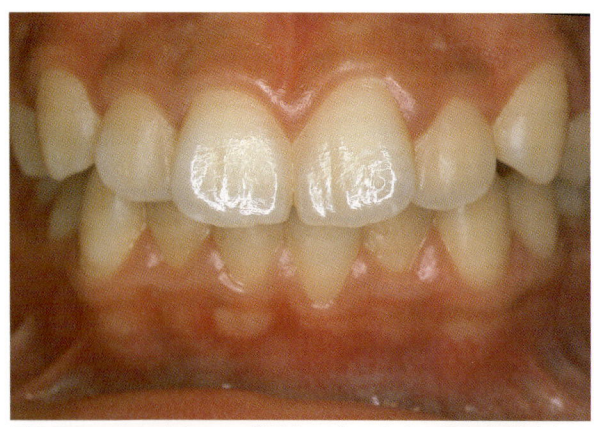

図1-6-1e　1┘はきれいに萌出してきており，電気歯髄診（＋）であり，生存していることが確認できた（2003.11.18）．

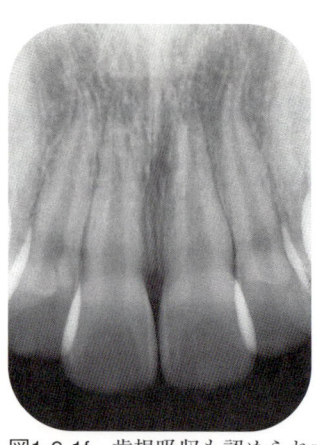

図1-6-1f　歯根吸収も認められず，正常に成長発育していると思われる所見である．

64

打撲や亜脱臼では，歯根吸収が起こったとしてもそのほとんどが表在性吸収であり，挺出性脱臼，側方性脱臼，埋入性脱臼と歯根膜損傷の程度がひどくなるにつれて置換性吸収の度合いが高くなる．埋入性脱臼においては，炎症性吸収を起こす可能性が非常に高い．

5-2 歯根の内部吸収

歯根の内部吸収には，根管内置換性吸収（Root Canal Replacement Resorption）と根管内炎症性吸収（Root Canal Inflammatory Resorption）がある．

根管内置換性吸収は，エックス線所見では，不規則に広がった歯髄腔として認められるが，次第に沈静化し，歯髄腔の閉鎖が起こる．

根管内炎症性吸収は，エックス線所見では，根管内に球状の透過像として認められる．歯髄壊死組織や象牙細管内の細菌が関連しているので，できるだけ速やかな歯内療法が必要となる．

症例1-6-1　幼若永久歯の外傷

患者：6歳6ヵ月，女性
初診：1999年9月28日（図1-6-1a, b）
現病歴：交通事故により入院．|1を打撲している．受傷1週間後に退院し当院に来院した．
臨床所見：|1の動揺度は2度程度であり，接触痛が認められた．打診音は，やや鈍い感じの音であった．受傷直後は自発痛もあったそうだが，1週間後の来院時には，自発痛はほとんどないということであった．

唇側歯肉に裂傷が認められた．|1は，若干圧下されているような感じを受けたが，混合歯列期であり，確定できない．電気歯髄診（−）．エックス線所見では歯根，歯槽骨などに破折線は認められなかった．歯根膜腔は確認できた．

臨床診断：亜脱臼もしくは埋入性脱臼

臨床所見，エックス線所見から，|1は，若干圧下されているような感じを受けたが，混合歯列期であり，確定できないこと，動揺が認められ打診音はやや鈍い感じの音であったこと，歯根膜腔も確認できたことから，埋入性脱臼ではなく，亜脱臼である可能性の方が高いのではないかと診断した．

歯髄に関しては，受傷後間もないこともあり，電気歯髄診に対して反応が鈍いことも考えられるのでこのまま経過観察することとした．

[治療経過]

埋入性脱臼も可能性としては十分に考慮された．患歯は幼若永久歯であり，たとえ埋入性脱臼であったとしても，自然に正常な状態に再挺出してくる可能性が高いため，動揺はあるものの2度程度であり，自発痛もないことから，患歯の安静を図るために，咬頭嵌合位，側方運動時における接触部を軽く咬合調整する程度にしておき，固定は行わなかった．

約1ヵ月後には患歯の動揺度は1度程度となり，混合歯列期であり，歯根がまだ十分に完成していないことを考えると正常範囲内であると思われる．

自発痛，接触痛とも認められない．電気歯髄診では，閾値は高いものの生活反応が認められた．

エックス線診査において，患歯は若干自然挺出してきたように思われる（図1-6-1c, d／1999.10.23）．

術後4年目の経過観察では電気歯髄診において，対側の中切歯とほぼ同じ値となり，歯髄は生きていることが確認できた．エックス線診査においても，歯根の吸収なども認められず正常に成長発育，機能しており正常に治癒したと考えられる（図1-6-1e, f／2003.11.18）．

初診時には過度の動揺もあったが，脱臼した幼若永久歯によく起こる歯髄腔内の閉鎖も認められなかった．また脱臼歯としては最悪の予後を迎える可能性の高い埋入性脱臼も当初は疑われたが，予後は至って良好であった．この症例は，幸いにして歯根膜および歯髄の損傷が少なかったのであろう．

振り返ってみれば，固定しなかったことで，成長途中にある幼若永久歯の生理的動揺などを妨げることなく，損傷した血管網の再構築や歯根の正常な発育を促し，よりよい予後を迎えることができたのではないだろうかと思われる．

脱臼した幼若永久歯における診断および治療は，

混合歯列期ということもあり非常に難しい．また幼若永久歯は，まだ歯根が未完成で根尖が開いているために，血液などの供給は豊かであり，歯髄などの生活力は旺盛で，正常に治癒する可能性は非常に高いと思われる反面，いったん細菌による感染が起こるともろいという脆弱な面も持ちあわせている．

それゆえ，細菌による感染さえなければ，脱臼した幼若永久歯における予後はよいのではないかと思われる．

6. まとめ

外傷歯において予後を左右する最も重要な因子は，歯根膜の損傷の程度と歯髄の損傷の程度，それと細菌による感染の有無であると思われる．

幼若永久歯は，歯槽窩から脱離し，細菌などによる感染を受けない限りは，歯根完成歯と比べて歯根膜，歯髄とも壊死せずに生き残る可能性が高い．これらの組織は，われわれが通常考えている以上にしぶといような気がする．

受傷直後の状態は痛々しく，将来引き起こされるであろういろいろな障害を考慮すると，処置を急ぎたくなるものだが，幼若永久歯に関しては，その旺盛な生命力に期待し，冷静で的確な診断の後に，経過観察をするといった「待ちの姿勢」で対処することも必要であろう．特に混合歯列期における萌出途上の歯牙については，それぞれの歯牙における萌出の度合いが異なり，埋入性脱臼ではないかと思われるような所見も多々認められるので，各種の臨床所見，エックス線所見などを総合的に判断することが重要である．

参考文献

1. Andreasen JO. Atlas of replantation and transplantation of teeth. Switzerland：Mediglobe SA, 1991.
2. Andreasen JO, Andreasen FM. Essentials of traumatic injuries to the teeth. Copenhagen：Munksgaard, 1990.
3. Andreasen JO, Andreasen FM. Textbook and color atlas of traumatic injuries to the teeth. Copenhagen：Munksgaard, 1994.
4. Andreasen JO, Andreasen FM. カラーアトラス外傷歯治療の基礎と臨床．東京：クインテッセンス出版，1995.

第1部 歯髄を守る

第7章
両側下顎第二小臼歯先天欠如に対する矯正治療

横山祐子
横山 健

1. 5|5 の先天欠如と大臼歯の近心傾斜

　日常臨床で交換永久歯が先天欠如している患者さんを診る頻度は多い．家庭医として咬合を確立していくためにそれぞれの症例によって治療の選択肢は多くあると思う．
　5|5先天欠如では第二乳臼歯の脱落によって大臼歯の近心傾斜が避けることができず，咬合の確立に大きな影響を及ぼしてしまう．そこで大臼歯の矯正治療によって対処した症例を報告したい．

症例1-7-1　5|5先天欠如に対する矯正治療

患者：11歳，女性
初診：1997年5月28日
主訴：下顎乳臼歯の動揺，上顎前歯の歯並びがおかしい
既往歴：特記すべきことなし
家族歴：特になし
臨床所見：全身的成長および健康状態は良好．|1の唇側転移，挺出，左側第二乳臼歯動揺を認める．エックス線診査では5|5先天欠如，左側第二乳臼歯の歯根吸収，右側第二乳臼歯の圧下が見られる（図1-7-1a,b）．

[治療経過]
　両側下顎第二乳臼歯を抜歯し，マルチブラケット装置により矯正治療を開始する（図1-7-1c～e）．
　1|1の調整を行い，7 6|6 7の近心移動を行った（図1-7-1f～h）．

[コメント]
　5|5の先天欠如症例では，第二乳臼歯脱落によって大臼歯の近心傾斜は避けることができず，その後の臼歯部咬合確立に多大な影響を及ぼす可能性もある．臼歯部の咬合の不安定，それに伴う前歯部の不正咬合を起こす症例は多い．

第1部　歯髄を守る

[症例1-7-1] 5|5 先天欠如に対する矯正治療

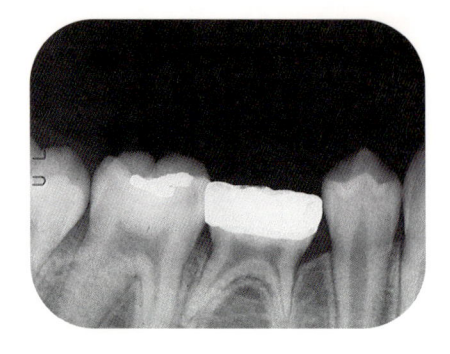

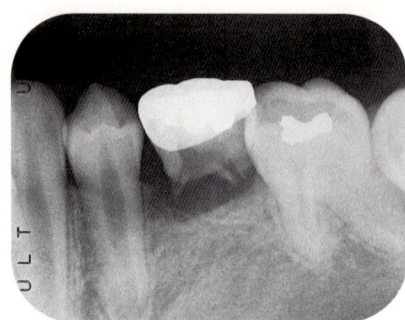

図1-7-1a|図1-7-1b

図1-7-1a,b　|Eの圧下が見られ，E|の歯根吸収が認められる．5|5 は先天欠如している．

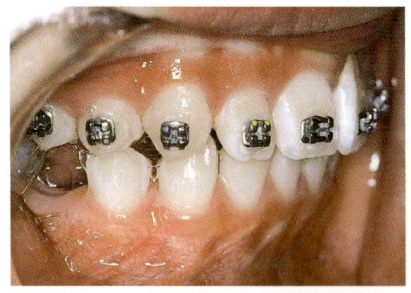

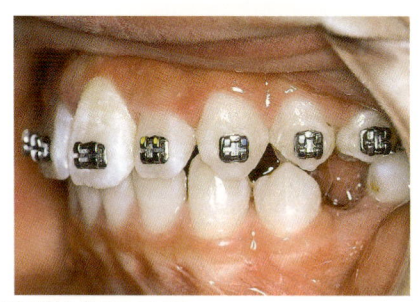

図1-7-1c〜e　両側第二乳臼歯抜歯後の口腔内所見（1997.11.19）．

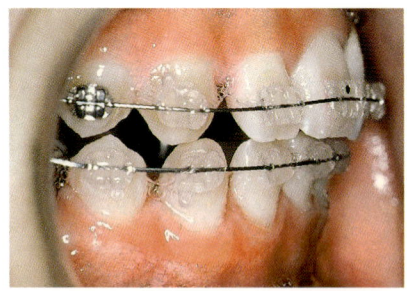

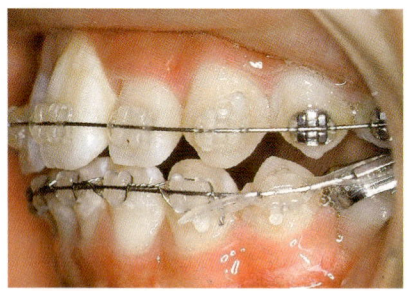

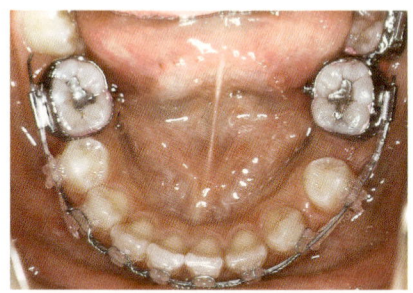

図1-7-1f〜h　7 6|6 7 の近心への歯体移動（1998.6.29）．大臼歯の歯体移動には時期的要因が大きく，時間的な余裕が必要．

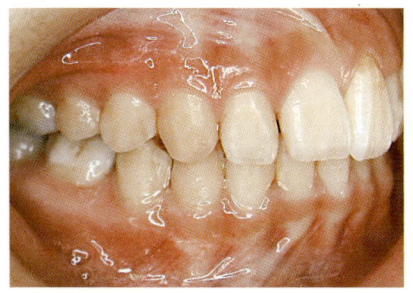

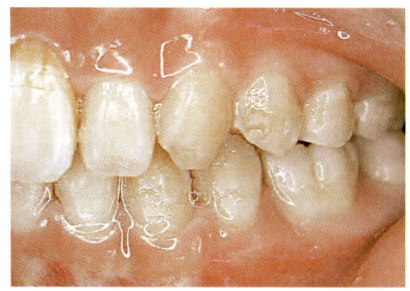

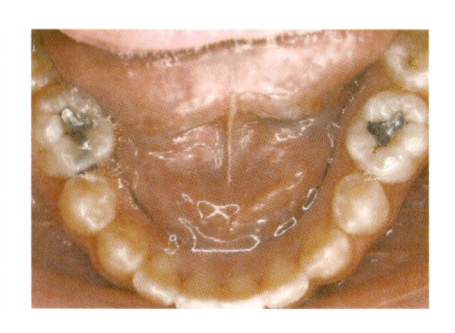

図1-7-1i〜k　矯正終了後の口腔内所見（2000.10.14）．

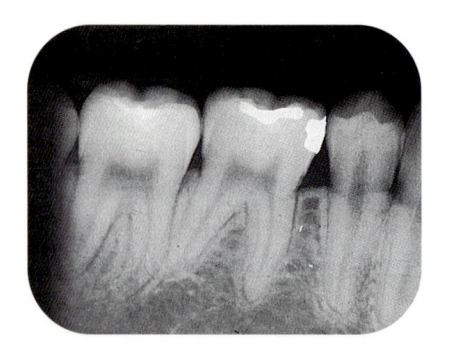

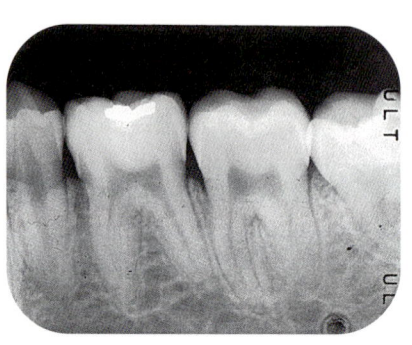

図1-7-1l|図1-7-1m

図1-7-1l,m　矯正終了後の4年目の経過エックス線所見（2004.2.21）．経過良好である．

またかなりの年齢まで残存する場合もあるが，乳歯と永久歯の咬合関係では咬耗などで安定性に問題があるように思われる．特に家庭医としては乳歯の脱落が避けられない場合，スペース保持後の補綴処置を避けたいと考える．

私たちの診療所では，対処法として大臼歯の近心移動で咬合を確立するという選択で対応している．近心への歯体移動による対応には時期的要因が大きい．歯槽堤の幅径が大臼歯歯体移動に十分な時期に余裕を持って矯正治療を開始する．時期を逸すると大臼歯の近心傾斜とその後に大臼歯の整直とそれに伴う補綴処置が必要となってしまう．

提示した症例では，下顎大臼歯の近心移動により欠損を補綴的に解決することを避け，咬合を安定させることができた（図1-7-1i,k）．

|1 の唇側転移，挺出は右第二乳臼歯の圧下に起因すると思われる．その後の経過観察で切歯部に大きな変化は見られない（図1-7-1l,m）．

今後はアングル3級であることによる咬合関係および上顎第三大臼歯萌出時にどのような変化が見られるかの予後観察が必要と考える．

第1部 歯髄を守る

第8章
緻密性骨炎（Condensing Osteitis）について

森 克栄

1. 緻密性骨炎の改善に関する考察

　緻密性骨炎の発症・消失には長時間の経過観察が必要なため，臨床ではあまり関心が払われずにいた．しかし近年，この問題は術者の診断や治療方針および予後の見通しに対する的確さを証明する重要な要素となってきている．

　筆者は緻密性骨炎に対する理解を深めるために病理的な解釈とエックス線像を対比，考察し，さらに臨床的所見とエックス線像上で考えられる原因に対する諸処置による変化を調査し，1980年に日本歯科放射線学会（大阪）にて発表を行った．その後，『Journal of Traumatology and Endodontics』にBender IBと共著で発表した．本稿では近年の資料を加えて検討し，緻密性骨炎について考察を加えてみた．

　1985年の石川，秋吉の共著『口腔病理学』によると緻密性骨炎は，以下のように述べられている．

　「硬化性骨炎Condensing Osteitis, Sklerosierende Osteitis：慢性根尖性歯周炎の場合にはほとんど常に隣接顎骨骨髄内に炎症の波及をきたし慢性骨髄炎

[緻密性骨炎の病理像]

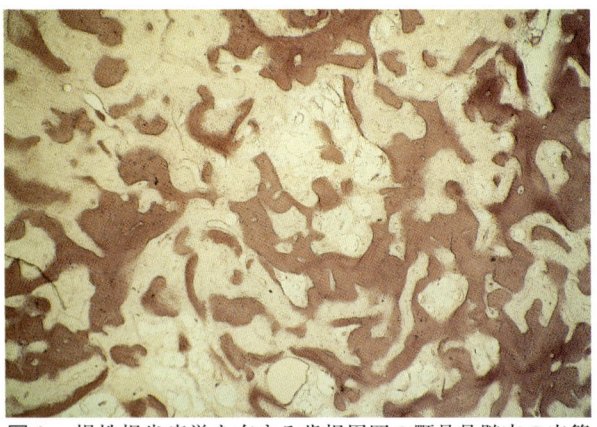

図A　慢性根尖病巣を有する歯根周囲の顎骨骨髄内の広範な線維症と不規則な骨梁の増殖（図A，B共：故秋吉先生のご厚意による）

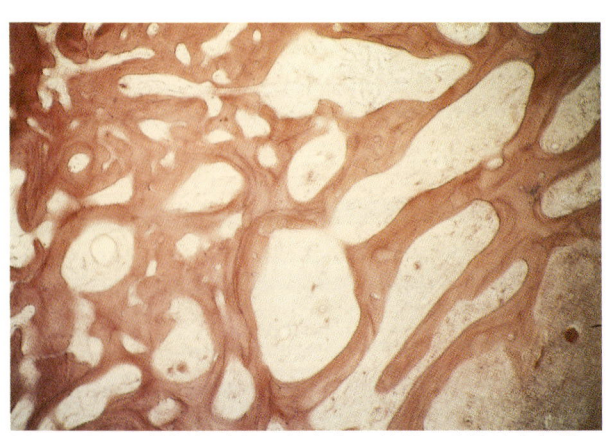

図B：図Aの骨梁増殖部の拡大像．骨髄は疎性結合組織によりなっていて炎症性細胞浸潤はほとんど見られない．線維骨によりなる骨梁の不規則な増殖がある（図A，B共：現代の歯科臨床3　根管治療とその周辺．医歯薬出版，1980．P. 138 図28, 29）

第8章 緻密性骨炎（Condensing Osteitis）について

を起こしている．このような慢性骨髄炎に際しては，骨髄組織は種々の程度の炎症性細胞浸潤を伴う線維性結合組織で置き換えられる．このような場合にときとして慢性根尖病巣の隣接部に比較的限局性の骨増殖を来し，エックス線的にも局所性の骨硬化像を認めることがある．骨硬化部位には組織学的に慢性骨炎の場合に形成される線維骨と同じ構造の骨小梁が増殖しているのが見える（図A，B）骨梁の太さ，形および配列は不規則で正常の顎骨骨髄の骨小梁の配列に見られるような一定の構築構造を示していない．硬化性骨炎はまた骨硬化ともいわれ，罹患歯を抜去しても消失しない（Boyle, 1985）．このような硬化性変化は骨髄内に現れることが多いが，ときには骨膜下に現れたり，あるいは骨髄と骨膜下の両方にわたって見られることもある（Heiss, 1954）」．

このような不規則で緻密な病態は，エックス線上には不透過像として白く現れると推測される．その病変の根源を除去すれば，当然もとの一定の幅を持った規則的な骨梁になるはずである．筆者は，いわゆる本症と推測された症例を以下の処置別に分けて追跡調査してみた．

①生活歯髄の保存療法（症例1-8-1）
②根管治療（症例1-8-2）
③歯周病，特に外傷性咬合に対する治療（症例1-8-3）
④中等度歯周病に対する根管治療と歯周外科処置（症例1-8-4）
⑤抜歯による治療（症例1-8-5）

根管内の病変の病巣から骨に炎症が波及し骨吸収を起こし，エックス像上にいずれも緻密化した不均等な骨梁が現れてくる．この臨床像は適切な治療をすることによって，より正常化した骨構造に改善していることが臨床例から確かめられた．

症例1-8-1　生活歯髄の保存療法を行った例

患者：12歳，男性
主訴：1979年8月30日
臨床所見：口腔診査と咬合の改善

[治療経過]

症例1-1-3と同症例である．治療経過は同症例を参照（本文P.15参照）．

[骨梁の変化]

初診時の6｜周囲の白くエックス線像に現れた緻密性骨炎の像は，治療23年後のエックス線像では骨梁の均一化した像として治っているのがわかる（図1-8-1a,b）．

[症例1-8-1] 生活歯髄の保存療法を行った例

図1-8-1a　図1-8-1b

図1-8-1a　初診時の6｜周囲に白くエックス線像に現れた緻密性骨炎の像（1979.8.30）．
図1-8-1b　治療20年後のエックス線像では骨梁の均一化した像として治っているのがわかる（2003.5.26）．

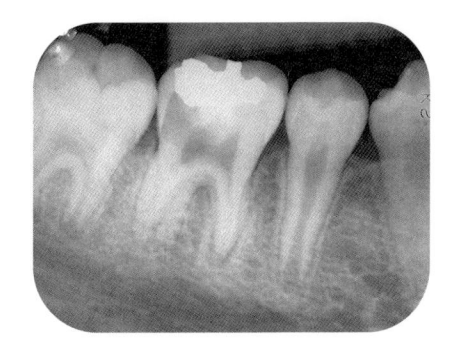

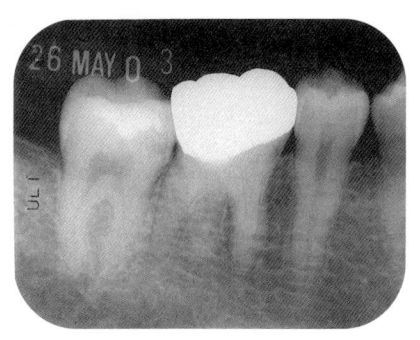

第1部 歯髄を守る

[図C う蝕による根尖部への病変（炎症）の広がり2 3と，根管治療後4の根尖部病変の治癒過程5 6]

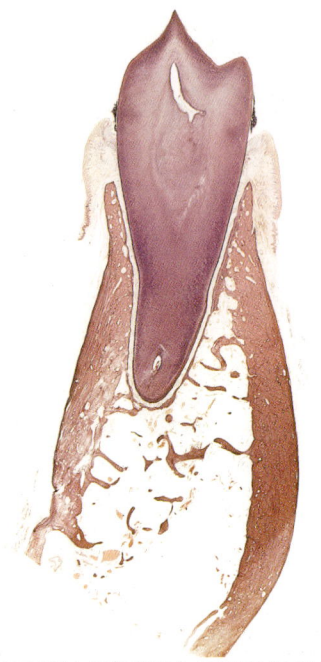

青年の下顎小臼歯部の矢状断面（正常）

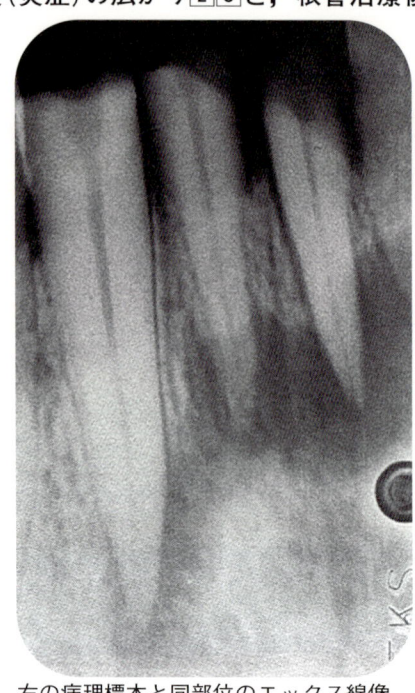

右の病理標本と同部位のエックス線像

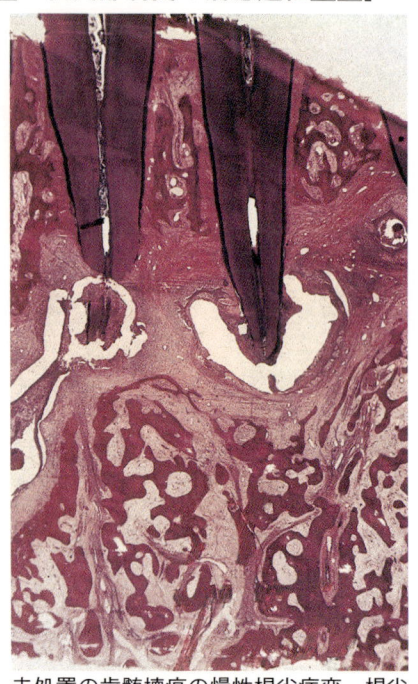

未処置の歯髄壊疽の慢性根尖病変．根尖を中心とした囊胞が形成され，その周囲には不規則な配列を示す骨梁の増生が見られる

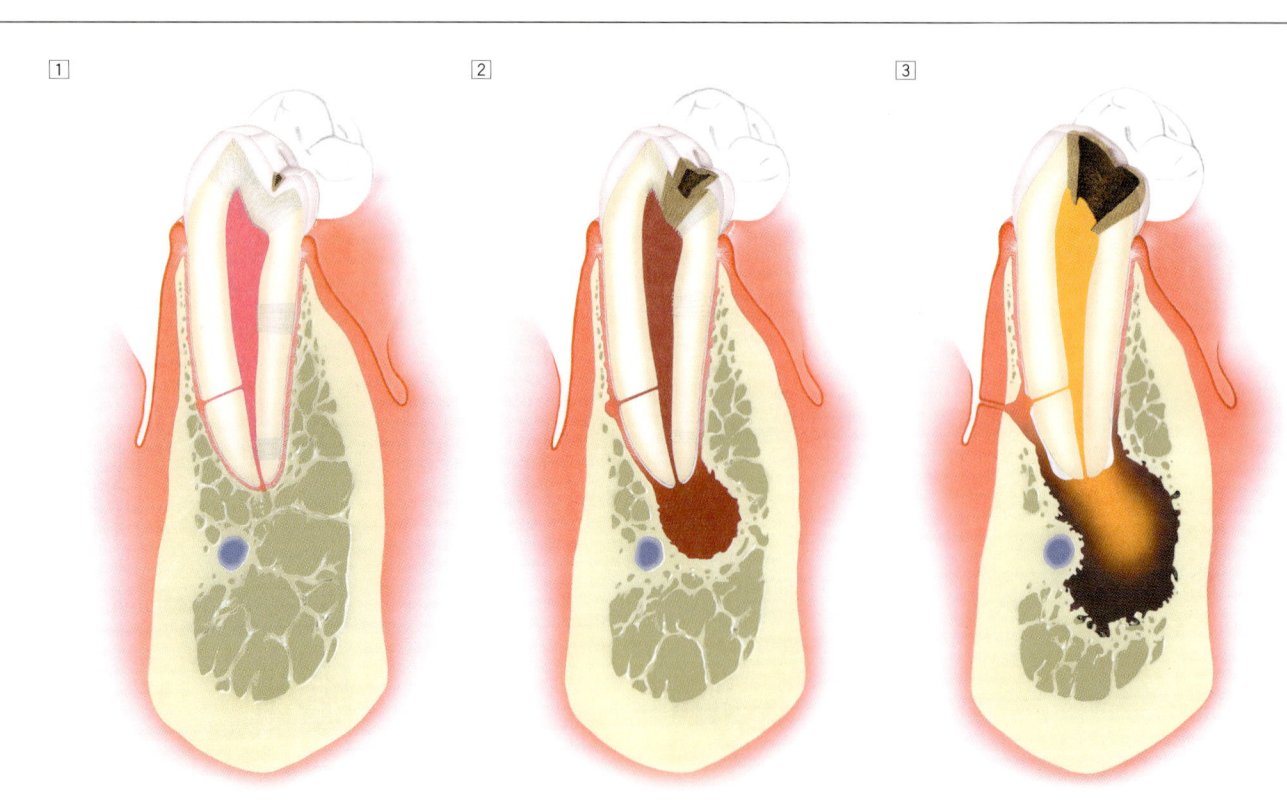

1　(下顎小臼歯) 正常模式図：一様なTrabecular Pattern，均等なPeriodontal SpaceとLamina Dura．
2　歯髄の病変が根尖孔をへて根尖周囲に広がり，その破壊像が窺われる．エックス線的には骨透過像としてとらえられる（Rarefying Osteitis）．また骨吸収は，急性炎症時に産生される種々のサイトカインによって誘導された破骨細胞や骨芽細胞に作用し，骨の改造（Bone Remodeling）のバランスが崩れ，その結果，骨吸収が引き起こされると考えられている．
3　慢性膿瘍：かなり進行すると根尖部の膿瘍周囲に肉芽組織が増生し，線維性被膜ができ，時間的経過とともに周辺部に骨新生が起こり緻密性骨炎になる．骨吸収は膿瘍の増悪時に活発に起こる．

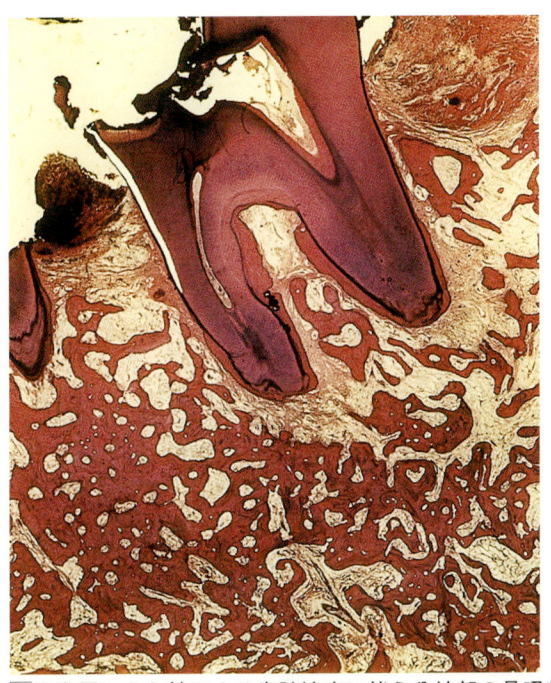

第8章　緻密性骨炎（Condensing Osteitis）について

7̲の進展したう蝕による歯髄壊疽に伴う分岐部の骨吸収と、7̲のう蝕による近心隅角部歯髄の露出に伴う感染歯髄と根周囲の吸収と緻密性骨炎（45歳）

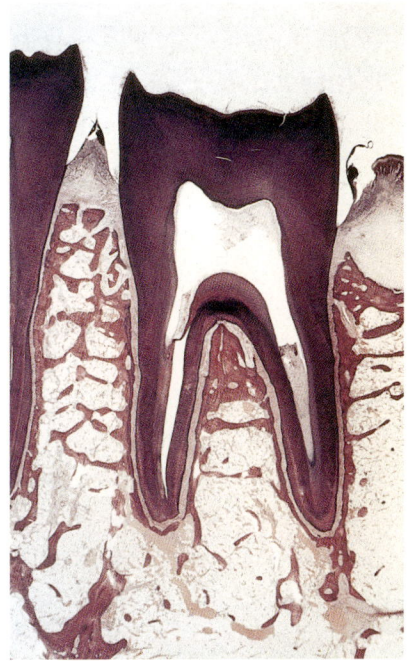

青年の7̲の正常像（歯髄組織はアーチファクト）．歯髄相当部の組織は標本作成時に脱落したため，空隙となっている

4　治療をはじめた後の変化：慢性膿瘍は増生した肉芽組織を形成し，器質化がはじまり治癒にむかう．
5　線維形成，瘢痕化を来す．さらに骨新生による根尖周囲の歯槽骨の再生を来す．
6　咬合機能に適応して根尖部の歯周組織はほとんど正常の構造に回復．時間が経つと歯根膜組織も再生し骨梁像も正常の配列を示す．根尖孔は二次セメント質で覆われる．

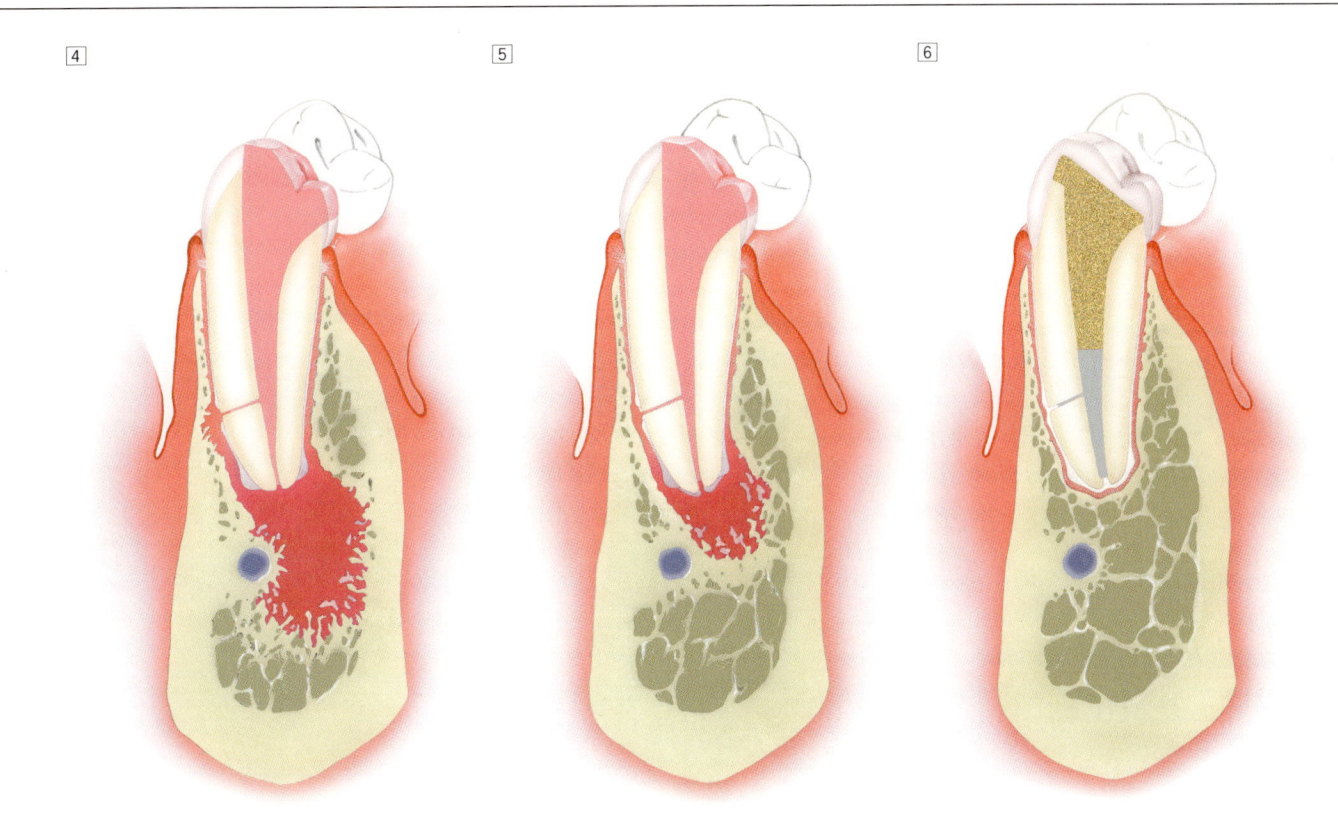

第1部　歯髄を守る

症例1-8-2　根管治療を行った例

患者：18歳，男性
初診：1962年9月13日（筆者の勤務時代）
既往歴：約1週間前，5｜にアマルガム充填される．
主訴：2日前から左下臼歯部に激痛，腫脹を来す．
臨床所見：5｜の急性歯槽骨膿瘍

[治療経過]
　根管を開孔すると排膿してくる．当日に根管拡大・清掃しIG,ワイザー法仮封する（1962.9.13）．歯科用クロラムフェニコールを貼薬し二重仮封する（1962.9.17）．ヨード・ヨード亜鉛のイオン導入30mA/min．二重仮封（1962.9.22）．経過観察するが，自他覚症状も消えたため根管充填する（外科的処置はせず／1962.9.26）．

[骨梁の変化]
　5｜根尖部に黒くエックス像に現れた緻密性骨炎（図1-8-2a,b）は，治療5年後に骨梁の均一化した像として治っている（図1-8-2c）．

[コメント]
　この症例のように根管が太い場合，既製のポイントでは根管充填の目的を十分に果たすことは難しい．この場合には，既製のポイントを数本指先にとりアルコールランプの焔で温めて丸め，2枚のガラス練板の間に挟んで，ポイントを回転させながら，根管の形態に準じた形を作っていく（Rolled Point Technique）．

症例1-8-3　歯周病，特に咬合性外傷に対する治療を行った例

患者：35歳，女性
治療開始：1974年10月31日
主訴：臼歯部の違和感
臨床所見：おそらく咬合性外傷を伴う根尖性歯周炎

[治療経過]
　｜7の根尖周囲には緻密性骨炎が層状に現れている（図1-8-3a／1974.10.31）．｜7 6のクラウンを撤去し根管再治療を行い，根管充填する（1974.11.15）．約1ヵ月後に最終補綴物を装着した（1974.12.27）．根管再治療5年後には一様な歯根膜線の回復と均一な骨梁像に変化してきている（図1-8-3b／1979.2.14）．術後14年目の経過も良好である（図1-8-3c／1988.5.16）．
　ちなみに，この｜7は術後30年目に左側臼歯部の残根処理と同時にドナーとして｜7の位置へ自家歯牙移植を行っている（症例6-7-1／本文P.358参照）．

[症例1-8-2] 根管治療を行った例

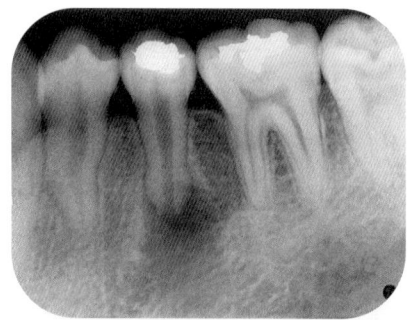

図1-8-2a　5｜根尖部に黒くエックス線像に現れた緻密性骨炎（1962.9.13）．

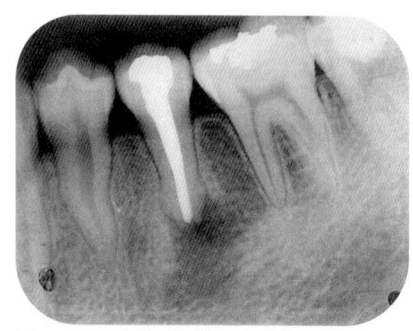

図1-8-2b　根管充填7ヵ月後のエックス線像．根尖部の黒い緻密性骨炎像は消失していない（1963.4.22）．

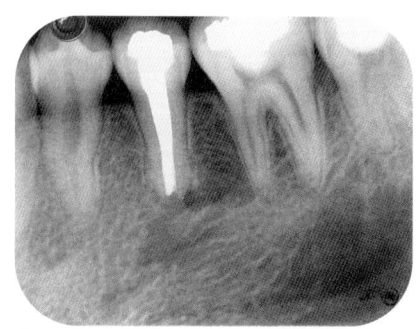

図1-8-2c　治療5年後に骨梁の均一化した像として治っている（1968.3.2）．

第 8 章　緻密性骨炎（Condensing Osteitis）について

［症例1-8-3］歯周病，特に咬合性外傷に対する治療を行った例

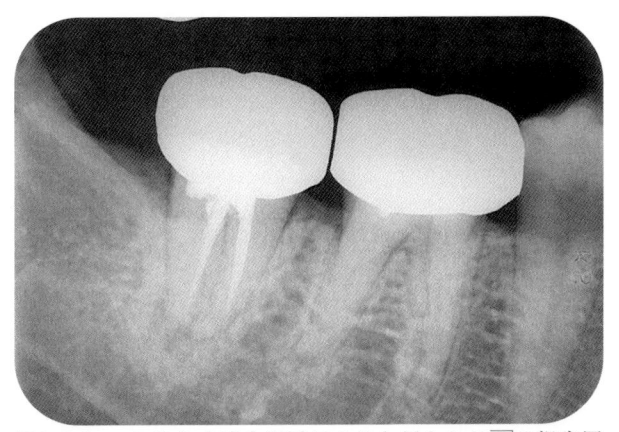

図1-8-3a　おそらく咬合過重によると思われる 7| の根尖周囲に緻密化した像（緻密性骨炎）が層状に現れている（1974.10.31）．

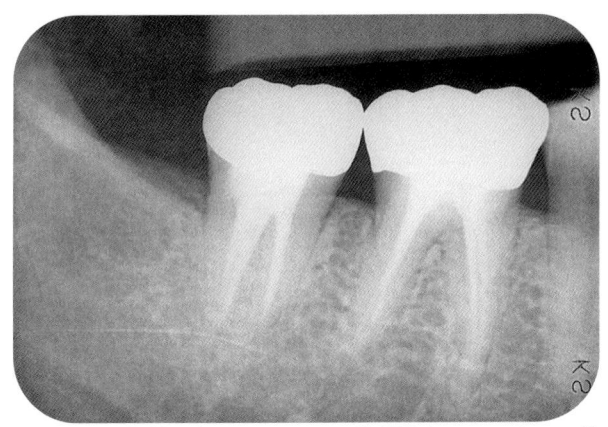

図1-8-3b　術後5年目のエックス線所見（1979.2.14）．一様な歯根膜線の回復と均一な骨梁に回復してきた（緻密性骨炎像の消失）．

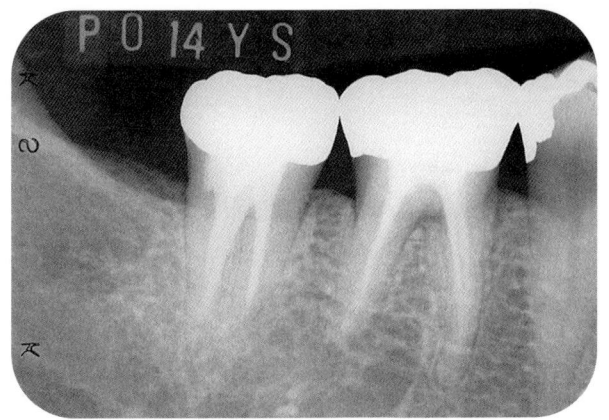

図1-8-3c　術後14年目のエックス線所見．経過良好である（1988.5.16）．

症例1-8-4　中等度歯周病に対する根管治療と歯周外科処置を行った例

患者：56歳，女性
初診：1978年5月8日
主訴：5⏌の疼痛

[治療経過]
　中等度に進行した歯周病で5 7⏌の根管治療が不完全である．ブリッジを除去して5 7⏌の根管再治療を行う（図1-8-4a,b／1978.5.8）．レジンによる仮ブリッジを仮着し（図1-8-4c／1978.9.22），いわゆる初期治療後に歯周外科を行い8⏌を抜歯した（図1-8-4d,e／1978.10.4）．プロビジョナル・レストレーションを装着し（図1-8-4f／1978.11），経過観察後に最終補綴物を装着した（図1-8-4g／1980.3.5）．

[骨梁の変化]
　5 7⏌の根管治療とフラップサージェリーにより，歯槽骨は歯冠側にあがり，白くエックス像に現れた緻密性骨炎は均一化した骨梁に治ってきた．

症例1-8-5　第一および第三大臼歯の戦略的抜歯と第二大臼歯の整直の例

患者：22歳，女性
初診：1977年3月15日
主訴：5⏌の激痛

[治療経過]
　症例4-6-3と同症例である．治療経過は同症例を参照（本文P.251参照）．

[骨梁の変化]
　6⏌の根周囲は著しい緻密性骨炎の像を呈している（図1-8-5a／1962.9.13）．成書には抜歯をしても骨の像は変わらないと記述されているが，経過を観察していると変化してくるのを経験している（図1-8-5b／2003.4.14）．

[症例1-8-4] 中等度歯周病に対する根管治療と歯周外科処置を行った例

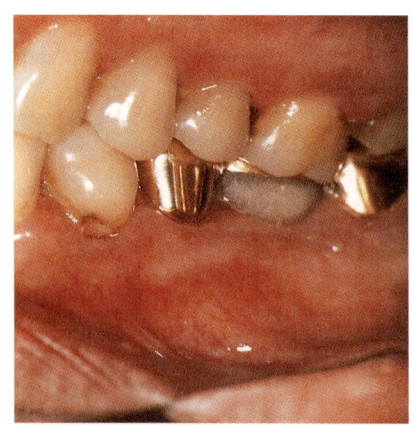

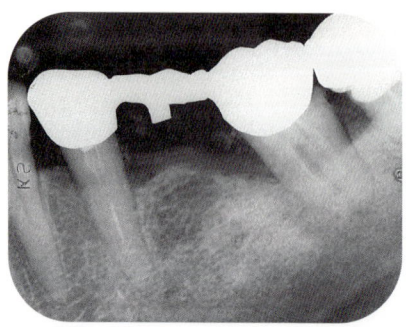

図1-8-4a，b　初診時の口腔内とエックス線像．5 7⏌の不完全な根管治療と中等度に進行した歯周病変（1978.5.8）．

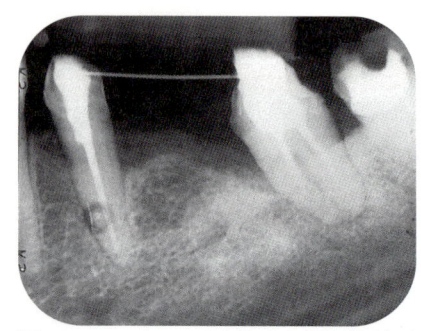

図1-8-4c　ブリッジを除去し5 7⏌根管再治療後にレジン材による仮ブリッジ（1978.9.22）．

第8章　緻密性骨炎（Condensing Osteitis）について

図1-8-4d｜図1-8-4e

図1-8-4d　フラップサージェリーし，肉芽の除去と根面のキュレタージを行う（1978.10.4）．
図1-8-4e　⌞8の抜歯と同時にOsseous Surgeryを施し，仮レジンブリッジを装着する．

図1-8-4f｜図1-8-4g

図1-8-4f　プロビジョナル・レストレーション（金合金に外装はレジン）装着後のエックス線像（1978.11.）．
図1-8-4g　最終補綴物装着後のエックス線像（1980.3.5）．術後1年5月目には緻密性骨炎の消失と骨梁の均一化が見られた．

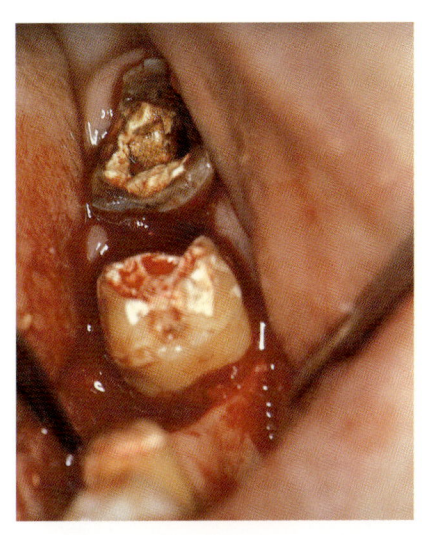

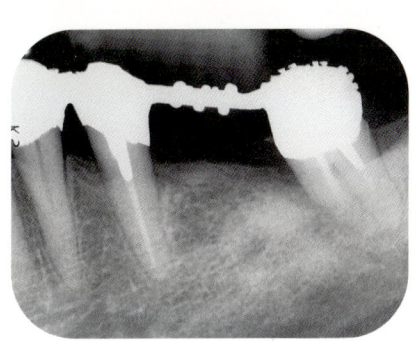

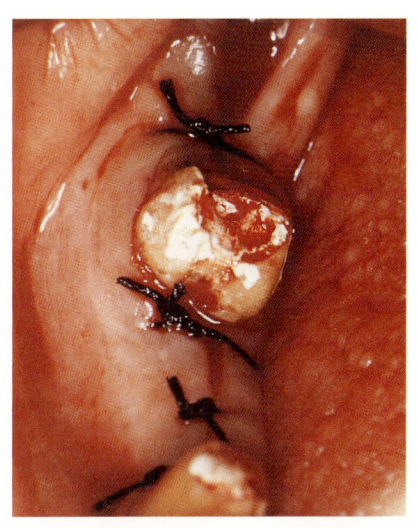

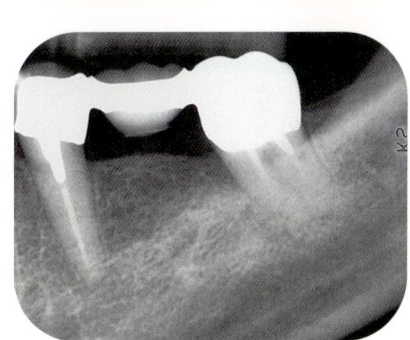

[症例1-8-5] 第一および第三大臼歯の戦略的抜歯と第二大臼歯の整直の例

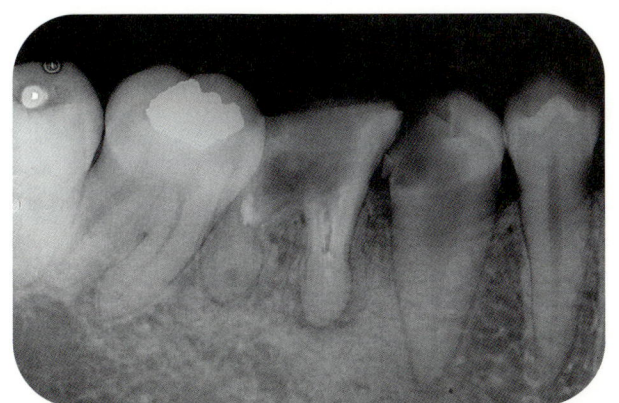

図1-8-5a　⌞6の根周囲は著しい緻密性骨炎の像を呈している（1962.9.13）．⌞8 6は抜歯し，⌞7を整直した後，ブリッジを製作した．

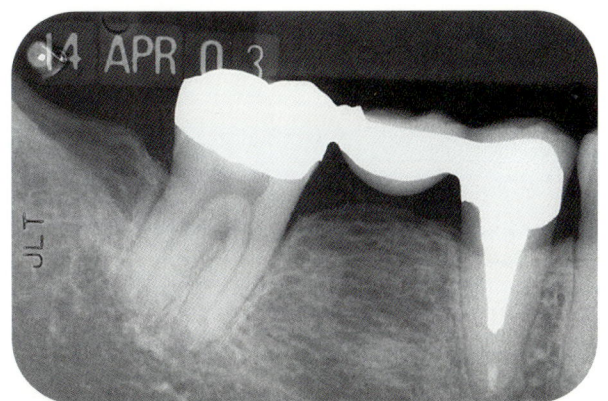

図1-8-5b　包括的治療24年後のエックス線像では骨梁の均一な歯槽骨に改善しているのがわかる（2003.4.14）．

77

2. 原因の除去と咬合の改善による緻密性骨炎に対する効果

当時，海外でもBhaskar SN（1979）とSeltzer S（1971）らは発症の原因は，緩やかな慢性炎症と異常咬合によると述べているが，症例をあげ処置後の変化をエックス線像で追ったものは皆無であった．

Regezi JAらの2003年のテキスト『Oral Pathology, Clinical Pathologic Correlations』にも未だ術後経過は提示されておらず，骨硬化症（Osteosclerosis）と混同していることがうかがえる．

筆者の臨床において，いずれの症例も保存処置（原因の除去と咬合の改善）をすることによって骨梁が正常になったことを確認した．

参考文献

1. Weimann and Sicher. Bone and bones, 2nd ed, Chapt Ⅳ, Adaptational deformates of the skelton. St. Louis : Mosby, 1955 : 174-206
2. Seltzer S. Endodontology : biologic considerations in endodontic procedures. New York : McGraw-Hill Book Company, 1971.
3. 石川悟郎，秋吉正豊．口腔病理学Ⅰ（改訂版）．京都：永末書店，1982：393-394.
4. Stafine EC. Oral rentgenografhic diagnosis, 3rd ed. Philadelphia : WB Saunders, 1969 : 128-134.
5. Schafer HL. A text book of oral pathology. Philadelphia : WB Saunders, 1974 : 128-134.
6. Worth HM. Principles and practice of oral radiologic interpretation. Chicago : Year Book Medical Publishers, 1975 : 267-274.
7. Bhaskar SN. Radiographic interpretation for the dentist, 3rd ed. 1979.
8. 森克栄，三崎鉢郎，秋吉正豊．〈鼎談〉根管充填後の治療の理想像を求めて．現代の歯科臨床 3．東京：医歯薬出版，1980：151-162.
9. Bender IB, Mori K. The radiopaque lesion : a diagnostic consideration. Endod Dent Traumatol 1985 ; 1 : 2-12.
10. 森　克栄，志村秀夫，三崎鉢郎．いわゆるCondensing osteitisについて．第21回日本歯科放射線学会総会，1980.
11. Regezi JA, Sciubba JJ, Jordan CK. Oral pathology, clinical pathologic correlations, 4th ed. Philadelphia : WB Saunders, 2003 : 318-320.

コラム⑤

鑑別診断の重要性

鑑別診断として，内骨症，外骨症，セメント腫の診断も大事である．セメント腫の症例を参考までに紹介する．さらに詳しくは成書をご参照願いたい．

患者：42歳，女性
初診：1986年3月19日

 2 1 のコンタクトのう蝕．2 1 | 1 2 の歯髄生活反応は（＋）であった．

セメント腫2期かもしれないと思い，しばらく治療をせずに様子を見ることにした（図1／1986.3.19）．

経過観察1年後も臨床症状は現れない（図2／1987.4.7）．引き続き経過を観察していく．経過観察18年後に至るまで臨床症状は現れないため，セメント腫なのであろう．治療せずに経過観察のみに止めておいてよかった（図3／2004.5.17）．

| 図1 | 図2 | 図3 |

図1　2 1 | 1 2 の根尖に透過像が現れているが，4前歯とも生活歯であることを確認できた．セメント腫2期かもしれないと思い，治療せずに経過観察することにした（1986.3.16）．
図2　経過観察1年後も臨床症状は現れない（1987.4.7）．
図3　経過観察18年後に至るまで臨床症状は現れないため，セメント腫なのであろう．治療せずに経過観察のみに止めておいてよかった（2004.5.17）．

（森　克栄）

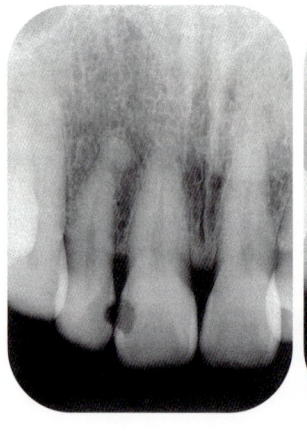

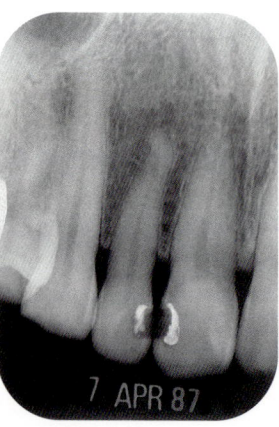

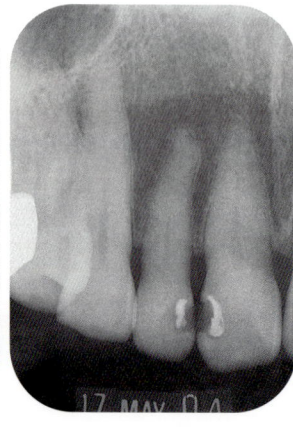

第2部
抜髄と感染根管治療
(Non-surgical Endodontics)

第2部　抜髄と感染根管治療（Non-surgical Endodontics）

第1章
根管治療の要諦

森　克栄

1．保存可能な範囲の拡大

臨床においてその歯を抜髄して歯内療法にて保存できるかどうかの基準は，かつては
①その歯の位置が正常な歯列弓からはずれていないか
②一通りの根管形成が可能かどうか
③根管が空いても根尖まで到達できるか
④患者が協力してくれるか
となっていた．それが本書第5部のエンドドンティック・アジャンクツの項に示すように現在では歯内療法に絡む歯牙保存法が登場し，それによって保存可能な範囲が拡大してきた．例えば歯科治療学の進歩とともに，ペリオとの相関が明確になり歯周治療法が確立された．

また戦略的抜歯と矯正術の応用によって患歯が助けられるようになったり，戦略的抜歯と自然挺出によってより予後のよいDental Arch Integrity（歯列弓の保全）ができるようになる．さらに医療判断学の立場に立つと，患歯とともに隣在歯との絡みによって選択しうる治療法が多岐にわたってきている．

このように各専門分野の総合的かつ包括的診断が大切になってきたのである．そのうえで個々の歯科に対する適切な根管治療を行うことが重要である．第1部で述べたようにまずは根管治療を行い歯髄保存を見極める．

可逆性歯髄炎と非可逆性歯髄炎の診断のポイントは以下の通りである（表2-1-1）．
・痛みの既往歴
・咬合痛，冷温熱反応
・甘味，酸味などへの反応
・色（歯冠色，歯肉色）
・打診反応（歯の動揺）
・電気歯髄診断
・エックス線診断

根管治療は診断と適応症の選択が重要であり，術式では無菌的処置を基盤とした以下の3原則がある．
①根管の機械的化学的拡大と清掃
②根管の消毒
③根管の緊密な充填

2．根管形成

根管治療は一般に2回以上の診療を必要とすることが多い．最初から根管口が直視できても，一歩ずつ各ステップを行っていくことが，面倒くさいようでも結果的には能率的であり，予後も良好になる．

また，根管治療の失敗の原因は不十分な根管充填とされており，その要因は根管の拡大と清掃がきちんとできていないことにあると推察できる．根管の

第2部　抜髄と感染根管治療（Non-surgical Endodontics）

表2-1-1　自覚症状および他覚的所見と治療方針との関係

治療方針	有無および特徴	症状と所見	有無および特徴	治療方針
生活歯髄を保護するための保守的処置	なし	［疼痛］既往歴	あり	根管処置または抜歯
	なし	頻度	しばしばあり	
	あり（まれに）			
	なし	強さ	軽度ないし強度	
	あり（軽度ないし中程度）			
	短時間	期間	長時間	
	なし	打診痛	あり	
	なし	触診痛	あり	
	なし	関連痛	あり	
	正常	［診査結果］冷温反応	異常	
	対照歯と同程度	電気歯髄診に対する反応	対照歯と相違	
	浅在性〜中程度	［病理］う蝕	深在性（疼痛を伴う）	
	深在性（疼痛を伴わない）			
	なし	露髄	あり	
	なし	大きな修復物	あり（疼痛を伴う）	
	あり（疼痛を伴わない）			
	正常	歯の色	異常	
	なし	歯周疾患	あり（疼痛を伴う）	
	あり（疼痛を伴わない）			
	なし	腫脹	あり	
	なし	瘻孔	あり	
	なし	破折	あり（疼痛と動揺を伴う）	
	あり（疼痛と動揺を伴わない）			
	なし	吸収（著明な）	あり	
	なし	骨透過像（エックス線的な）	あり	

拡大と清掃を適切に行い，消毒後に再感染が起きないよう緊密な充填をすれば治療は終了する．

本項では根管治療の術式の中から根管の拡大・清掃について，そのポイントから再考してみたい．

3．根管の拡大と清掃

3-1　目的

根管内の感染物質の除去と無菌化．

3-2　前準備

①必要に応じて局所麻酔
②感染象牙質の除去
③必要に応じて欠損部の修復
④ラバーダムによる防湿：特に歯冠崩壊が著しいときには，隣接面の豊隆部を落とし，既製のバンドや冠を利用し，ユージノールセメントでおおよその歯冠を回復する．欠損部を修復し隔壁を確保すると，ラバーダム防湿に好都合となる他，根管充填時まで仮封セメントが安定しているので，汚染や二次感染の予防に重要となる

クランプは必ずしも患歯にかける必要はなく，患歯の後方の健全歯にかける．これによって手術野が広くとれて操作が容易になる．

前歯部では審美的要求もあるため，レジン充填材を用いて修復する．臼歯部では隣接面欠損部を咬合圧により変形しないよう暫間的修復を行う．

第1章　根管治療の要諦

[髄腔の開拡]

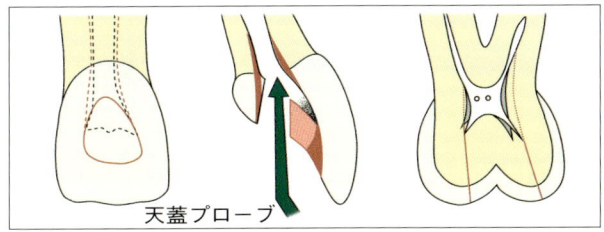

図A　歯髄腔の形態と天蓋の除去

天蓋プローブ

[根管口の形成]

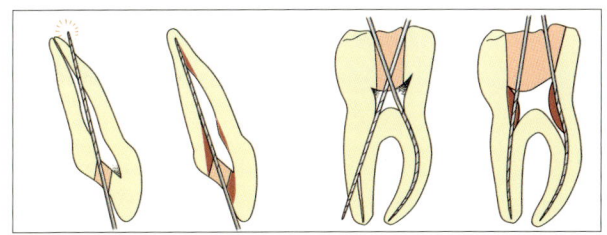

図B　根管口の便宜的拡大を行い，ファイルが抵抗なく根管中ほどまで入るようにする．これは穿孔の防止や器具の破折予防につながる

[根管拡大距離]

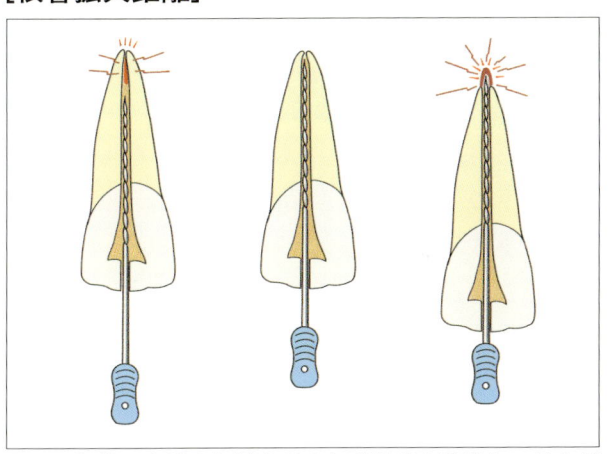

図C　根管の実長より短すぎると残髄炎を誘発し，長すぎると機械的に根尖部を刺激するため歯根膜炎症状を起こす

[アピカルシートの形成]

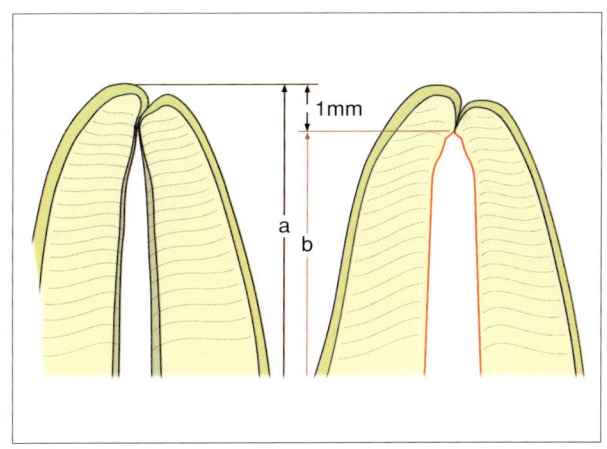

図D　アピカルシートを形成することにより，根管の内外が明確になり，充填剤を押し出す危険性が減少する

[上顎小臼歯および下顎大臼歯近心根の副根]

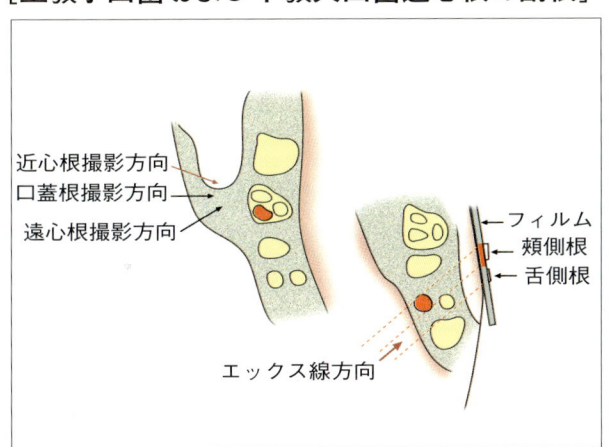

近心根撮影方向
口蓋根撮影方向
遠心根撮影方向
フィルム
頰側根
舌側根
エックス線方向

図E　偏心投影をして副根を見分ける

[2根管の独立性を調べる]

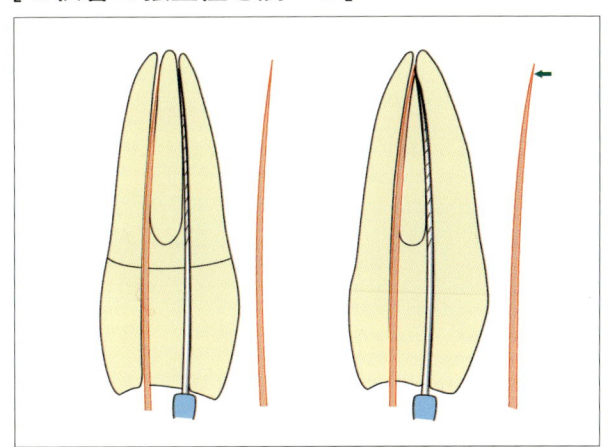

図F　2根管が根尖近くで合流していることがあるため，1根管にガッタパーチャを入れ，片方の根管にファイルを入れてみる．根管が合流していれば，ガッタパーチャの先端にファイルの痕跡が残る

83

3-3　歯冠歯髄腔の徹底的清掃

　根管治療の対象となる歯には，大きな充填物があったり，歯周病を併発していることも多い．このようなとき，歯髄腔は二次象牙質によって狭窄され，ときには象牙粒が存在していることも多い．

　歯髄腔の解剖学的形態を考えながら，天蓋の除去をタービンで行う（図A）．副根歯の場合には髄床底を削除しないように，エンジン用のラウンドバーで注意深く削除していく．そののちに歯冠歯髄をエキスカベータを用いて除去し，過酸化水素水で洗浄し，綿球で歯髄腔内の残渣を拭き取っていく．天蓋の除去後に歯髄腔をきちんと出して清掃することは簡単のようでなかなか難しい．

　この操作は根管口の発見を容易にするとともに，根管内への汚物残渣の迷入や穿孔させたときの予防にもなるため，大変重要である．また治療の能率の上からも欠くことのできない操作である．

3-4　根管口の明示と拡大

　根管口を見つけやすいように髄角部を取り除いておく．また髄角をきちんと除去しておかないと，髄室底の側枝や副根管を見逃したり，前歯部では歯冠着色を起こしてくることもあるため注意する．

　根管口を見つけたらファイル操作がしやすい形態に整えておく．一般的に根管治療の予後の悪いケースでは，根管口が適切に開けられていないことが多い．根管に感染を起こさせないよう緊密に充填するためにも根管口を拡大し，便宜的な形態に整えておくことが大切になってくる（図A）．

　根管口の明示はピーソーリーマーを用いて行い，根管壁と髄腔内壁の段差をなくすために根管明示用バーを用いて切削する（図B）．これは穿孔の防止や小器具の破損予防にもつながる重要なポイントになる．そしてファイルやクレンザーなどを用いて根管歯髄の剔出を行い，超音波を利用すると効率があがる．

　特に臼歯部は，根管充填後，全部被覆冠に近いもので修復し，歯の機能をまっとうさせる建前から，根管口の実質欠損を人為的に作っても，その予後をよくするためには許されるだろう．

3-5　作業長の決定

　根管長測定は根管形成の最も重要な過程である．根管長を実寸より短く計測しすぎると，残髄炎を誘発する可能性があり，逆に長すぎると機械的に根尖部を刺激するため歯根膜炎症状を誘発させることになるからである（図C）．

①歯の長さの平均値と患者の骨格や身長，エックス線像などを総合して根管長予測をする
②その予測値を印したファイル（太い根管やまっすぐな根管：#15，細い根管や彎曲根：#08）を根管に挿入し，根尖狭窄部を慎重に探って調べる
③電気的根管長測定器で測定する
④エックス線写真による最終確認する

　上顎の犬歯，小臼歯，下顎の前歯，犬歯，小臼歯などエックス線による根管長測定には，小児用や前歯部用の小型フィルムを使用する．それにより，フィルムの彎曲を避けられるので正しい像を得ることができる．

　患歯の根尖がおおよそ推定されたら，その長さを印したファイルを根管内に挿入し，エックス線撮影を行う．根尖周囲組織の自然防御力や自然治癒力が最大とされている根尖狭窄部までを理想的な手術距離とする．根管長の実長より0.5～1mm短くした値を決め，カルテに記入しファイルにその長さを記して拡大操作に入る（図D）．

　上顎大臼歯および下顎大臼歯近心根は副根の場合が多く，根尖部が正常の撮影法では重複して明瞭にわからないときがある．そのときには頬側根にファイルを，舌側根にリーマーを挿入して偏心投影を試みる（図E）．

　また2根管が根尖部で1つにつながっているか，2根独立しているか判定できないときには，ある程度根管を拡大しておいてから1根管に測定値のガッタパーチャポイントを入れ，もう一方の根管にはファイルを根尖部近くの抵抗感のあるところまで挿入し，両者を引き出してみる．ガッタパーチャポイントの尖端にファイルの型の痕跡を認めれば，2根は根尖孔付近で合流していると判断する（図F）．

[ステップバック法]

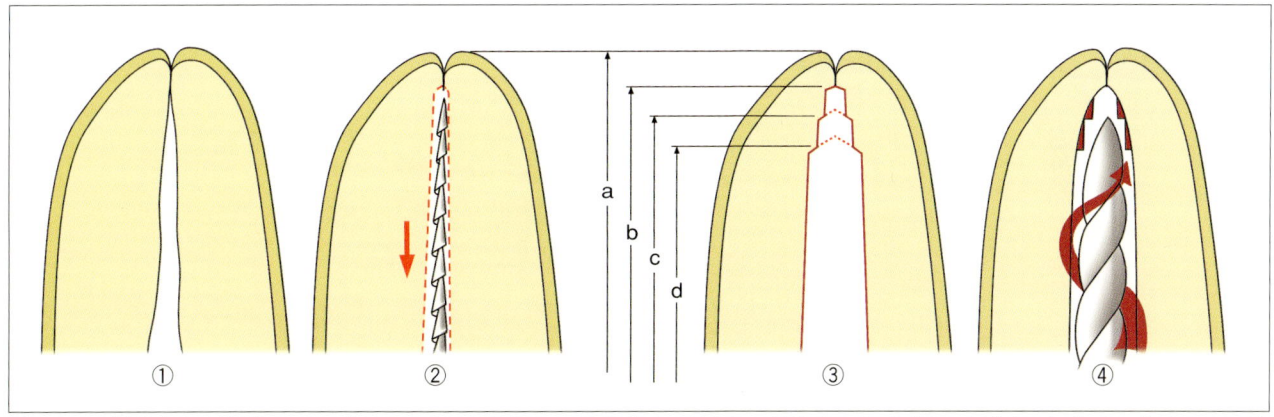

図G　a：根尖までの距離，b：R＃15，F＃15〜F＃25，c：R＃30，F＃30〜F＃40，d：R＃45，F＃45〜F＃50，まで1mmずつ短く拡大していく．③の拡大まで終わったら，④ではR＃45をbcの中間を狙って，③でできた根管内根尖部の階段状ステップを滑らかに落とすような気持ちで拡大操作の仕上げを行う．このような根管形成を行えば，根管充填時の根管充填剤の過剰な溢出は防ぐことができる

3-6　根管の拡大・清掃

　ここまでの操作が満足に行われた後，歯根歯髄の剔出が行われ，根管の拡大・清掃がはじまる．この操作がIntraradiculer Preparationと呼ばれる理由はここにある．リーマーおよびファイルの何号まで拡大するかその目安について触れてみる．上顎では中切歯50黄，側切歯45白，犬歯40黒，小臼歯35緑，大臼歯頰側根30青，舌側根40黒である．下顎では中切歯30，側切歯30，犬歯35，小臼歯40，大臼歯近心根30，遠心根40である．これらはあくまでも目安であり，基本的には症例に応じて決められるべきものである．筆者は根尖まで無理なく入るリーマーの3段上まで拡大するよう心がけている．

　根管内壁の有機質を含んだPredentinはできるだけとっておくことが大切である．これが残されるような形成では，予後が芳しくないという学問的な裏づけがある．特に感染根管の形成ではさらに積極的に拡大することが望ましい．

　根管内の有機質溶解液は，10％次亜塩素酸ナトリウム（NaOCl）と3％過酸化水素水（H_2O_2，オキシドール）とを交互に触媒として作用させながら，根管の化学的清掃を行う．

　同時に，根管拡大用の基本的な器具として手用リーマーおよびファイル（KファイルとHedstreomファイル）を合目的に使い分けながら機械的拡大を行う．根管拡大清掃溶液を根管口まで常に満たした状態で機械的拡大操作を繰り返す．さらに超音波洗浄を利用すると効率がよい．そして仕上げには蒸留水で薬液を洗い流す．これは米国では一般的にBio Mechanical Preparationと呼ばれている．

　このように根管の形態を拡大整形することから根管形成をShapingもしくはFunnelingと呼ぶ臨床家もいる．近年ではCanal Operationとも表現されるようになった．

　根管の機械的拡大法のポイントは以下の通りである．リーマーは1/3〜4/7回転させながら根尖へむかって，根管の方向とその道の位置づけをする道具であり，ファイルはリーマーで方向づけされた道を広げるために使われる道具と考えている．それゆえ，ファイルを根管内へ挿入できるところまで入れておき，根管壁にあてて引き出す動作で根管壁をカンナで削り取っていく気持ちで使用すべきである（図G）．

　しかし，彎曲根管の場合にはKファイルを1/3ぐらいずつ回転させながら根管壁にあてて引き出す操作を繰り返し，根管充填時にできるだけ楽な形態に整形する（図H）．またHファイル（Hedstreomファイル）はまっすぐな根管に用い，回転させて使用すると根管壁に食い込み，破折の原因となるため注意が必要である．

　臨床家は，根管治療によって助ける価値のある歯の治療を試みている．そして恒久的に歯根だけは残し，再治療の必要のないような根管充填にしたい．ここではその意味から根管治療にあたって根管形成

[彎曲根管の根管拡大]

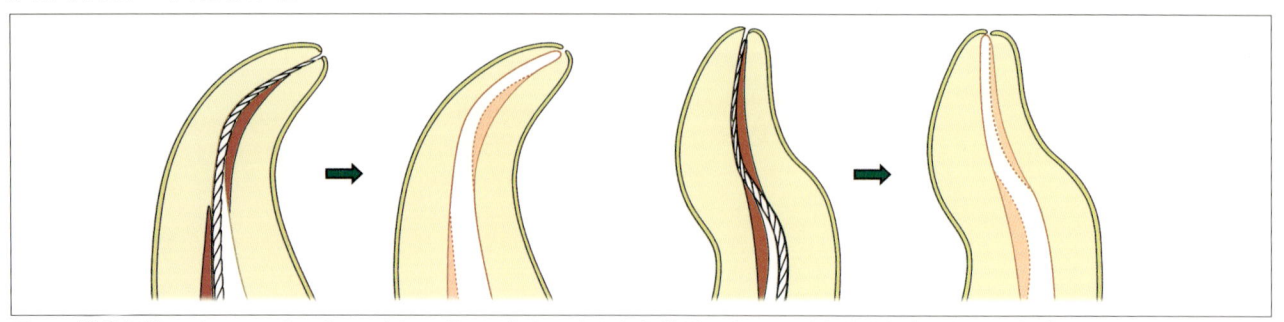

図H　彎曲根管ではKファイルを1/3ぐらいずつ回転させながら根管壁にあてて引き出す操作を続け、根管充塡時にはできるだけ楽な形態に整形する

を慎重にすべき重要な要点について指摘した．

3-7　根管内貼薬

術者の好みにまかせるが，筆者はあまりプラセボ的に信じない方がよいという立場をとるものである．

4．根管充塡法

根管充塡は根管治療の最終的な処置であり，たとえ根管が十分に清掃され，かつ消毒されても空洞になった根管は歯周組織に接する死腔と考えられる．この死腔に組織液が入り込んで停滞すると変化し，その分解破壊産物は根尖歯周組織に刺激的な為害作用を起こし，病変として現れてくる．臨床的には不治の膿瘍や囊胞に発展していくとされている．

4-1　根管充塡とは

根管の拡大，清掃，消毒は無菌性を維持し，根管の死腔の成立を排除し，根尖の創傷を庇護して歯周組織に何ら為害作用のないように死歯を保存することを目的としている．つまり再感染を起こさないよう根管腔と外界とを遮断することを目的とした，根管の緊密な充塡が必要となる．根管治療の失敗例の多くは，根尖部根管に死腔を残したままの不十分な充塡によるものである．

従来欧米ではFillingという用語が用いられていたが，近年の多くの教科書や文献ではObturation（閉塞），Obliteration（痕跡をなくすこと），Hermetic Sealing（密封），Three Dimentional Canal Filling（三次元的根管充塡）などの用語に変わってきている．従来の単なるFillingという概念が，厳密な意味で根管に空隙を残さない緊密な三次元の閉塞という実感を含んだ術式に変わってきている．

4-2　根管充塡の時期

歯の切縁または窩縁から，根尖歯周組織の自然防御力や自然治癒力が最大とされている根尖狭窄部までの感染源とされる根管内容物を除去する．根管が機械的化学的に十分拡大・清掃したうえで，根管および根管壁の消毒を終わらせる．その後臨床的な自覚・他覚症状が消え，根尖からの滲出液が認められなければ根管充塡の時期と考えてもいい．できれば根管の細菌培養試験で陰性結果が出たときが望ましい．

4-3　根管充塡法

根管の緊密な閉鎖をするためにガッタパーチャポイントと根管充塡剤を併用する方法がとられている．それは根尖狭窄部への到達と根管壁への密着度，可撤性などから見た場合に最も合理性があるとされている．

根管充塡法には大別して，
①Single Point Technique
②Multiple Point Technique
がある．

いずれにしても根管の体積の大部分をガッタパーチャで埋め，根管とガッタパーチャの微小な空隙を

シーラーで満たしていく．ガッタパーチャが古くから臨床に採用され，広く臨床家に推奨される理由には，特に根管内外の変形操作が容易で，可撤性がある点で優れているからと思われる．

4-4 根管充塡の術式

一般に感染根管の場合は1回目で拡大を完了し，根管貼薬を施して消毒を図り，2回目またはそれ以後に根管充塡することを原則としている．その手順を以下に示す．

①ラバーダム防湿

②手術野の消毒

③二重仮封の除去

特に表層のユージノールセメントを完全に除去し，ストッピング，綿球，ペーパーポイントを除去する．

④ガッタパーチャポイントの選択

根管拡大に使用した最終ファイルと同番号のポイントを選ぶ．根管長を決めて，根管充塡用有溝ピンセットでつかみ，根管に挿入試適してみる．所定の位置まで入る1mmぐらい手前でポイント挿入に抵抗を感じ，少し加圧するとどうにかポイントが入るときには，根尖部の適合がいいはずである（図1のa）．念のためにエックス線撮影で適合性を確認する．

⑤根尖1/3へのガッタパーチャポイント調整と試適

拡大に使用した最終ファイルの尖端の直径と同口径のところでガッタパーチャを切断する（図1のb）．実際の根管充塡に必要な長さを有溝ピンセットでつかみ，根管へ挿入しポイントが所定の位置でおさまるかどうか試適する．

⑥ポイントの先端が細すぎる場合

ポイントが抵抗なく所定の距離まで挿入される場合は，根管の根尖部よりポイントの先端の方が細く不適合であるため，さらに先端を1～1.5mm切断して再度試適する．

⑦ポイントの先端が太すぎる場合

ポイントの先端を多少切りすぎたときは，図1のcのようにポイントが根尖まで到達しない．そのときはポイントの先端5mmぐらいをクロロホルムまたは四塩化炭素の溶液に表面が溶ける

[ガッタパーチャポイントの調整と試適]

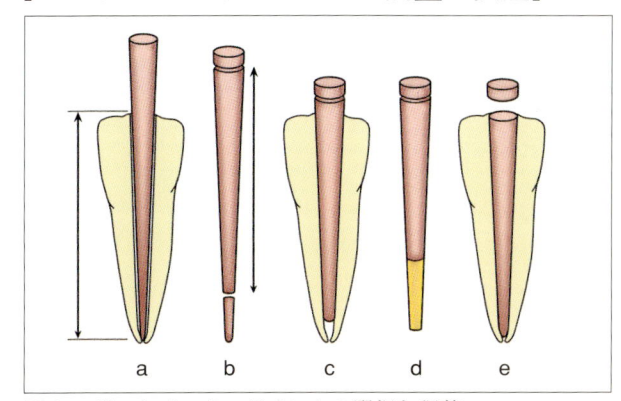

図1 ガッタパーチャポイントの選択と調整

程度に短時間浸し（図1のd），溶けた表面が柔らかいうちに根管内に挿入し，所定の長さまで加圧すると根尖部の形態に準じたポイントができる（図1のe）．その状態でエックス線撮影をして確認する．ポイントの試適がうまくいったときには切縁または窩縁のところへ印をつけ，ポイントを引き出して根管充塡の準備をする．

補綴物でも必ずセメントで装着する前に試適して辺縁の適合性を慎重に行うように，根管充塡前にもポイントの試適を慎重に行うと予後がよいと確信している．

⑧根管の乾燥

調整・試適確認ずみのガッタパーチャポイントを根管より引き出した後，ペーパーポイントを根管長測定値のところでつかみ根管内に挿入し，根管内の薬液などの水分を吸収させる．

⑨シーラーの練和

指示にしたがい練板でペースト状にし，2cmくらい糸をひくように練和する（筆者は硬化の遅い亜鉛華ユージノールを主成分としたものを使用している）．やわらかすぎると根管から流れてしまい死腔を作りやすく，硬すぎると根尖までのポイントの到達性が悪くなる．

⑩シーラーの根管壁への塗布

拡大に使用したファイルを用いてシーラーを根管内に塗布する．ファイルは反時計方向に回転させながら根管壁全体に均一に塗布する．レンツロを用いるときには根尖までとどく細めのものを選択し，低速正回転で徐々に引き出すように塗布していく（図Jのa）．

[Lateral Condensation法]

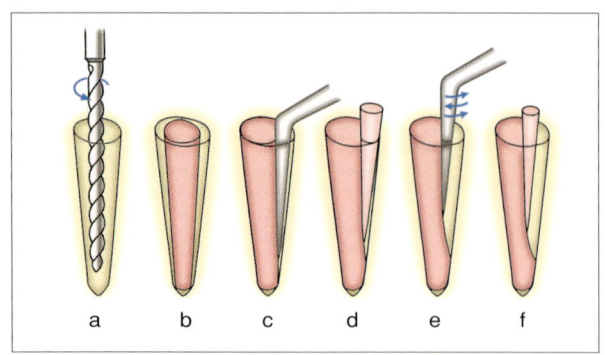

図J　a：拡大に使用した最終ファイルにシーラーを少量つけファイルを逆回転させながら少し引き出すような気持ちで根管壁に塗布する．b：マスターポイント挿入する．c：スプレダーの先端を入れ圧接する．d：アクセサリーポイントにシーラーを塗り挿入圧接する．e：根管の中心に火炎で温めたスプレダーを挿入し根尖方向に加圧しながら正逆1/3〜1/4回転させてスペースを作る．f：アクセサリーポイントを挿入する

⑪マスターポイントの根管充填

調整試適ずみのポイントを根管壁にそって徐々に押し込み，印をつけた所定の位置まできたら最終的に加圧する（図Jのb）．歯頸部からの余分なポイントは火炎で焼いたエキスカで切り取りプラガーで圧接する．

以上はSingle Point Techniqueに属する方法であるが，根管の横断面は円形とは限らず，むしろ卵型や楕円形である場合が多く，この方法では十分な根管充填ができない．マスターポイントと根管壁の間に存在する空隙がシーラーで満たされているとは限らない．この空隙部分を新しいポイントで補充すればより緊密な根管充填が期待できる．この方法をMultiple Point Techniqueという．以下に説明する．

⑫Lateral Condensation

マスターポイントを根管内に挿入後，空隙が最もあるところへスプレダーの先端を入れ，マスターポイントを側方に圧接し，アクセサリーポイントが入るスペースを作る（図Jのc）．スプレダーの先端形態と同型のアクセサリーポイントにシーラーを塗り，挿入圧接する（図Jのd）．

この操作を繰り返しながらポイントが十分に根管空隙に補充されたとき，さらに根管の中心に火炎で温めたスプレダーを挿入し，根尖方向に加圧しながらスプレダーの軸を正逆1/3〜1/4回転しながらポイントの入るスペースを作る（図Jのe）．このとき，先に充填したポイントは熱によって変形し根管壁に密着する．スプレダーを抜き取るときポイントがスプレダーについて抜けてくることがあるのは，マスターポイントの調整およびLateral Condensationが不十分であるか，スプレダーの取り扱いに難点があるかである．温めたスプレダーのLateral（Vertical）Condensationによって作られた空隙へアクセサリーポイントにシーラーまたはクロロフォルム（溶解剤）をつけて挿入加圧する（図Jのf）．

⑬余分なポイントを焼いたエキスカで切り取る．

⑭複根の場合には，髄室底へ一層の根管充填用セメントをおき，その上にガッタパーチャの層を作るようにしてプラガーで圧接する．

⑮エックス線で根管充填の状態を調べる．このような充填法によると比較的大きな根尖部の側枝と想像されるところへ根管充填剤が入っているような状態が認められるときがあり，ときには根尖孔から出ている場合もある．

⑯根管充填が満足される状態であれば，一層のリン酸セメントまたは光重合レジンで裏装する．

根管充填は根管治療の総仕上げにあたり，術式の合理性の有無は根管治療の予後を大きく左右する．ガッタパーチャポイントを利用した根管充填法は古くから臨床に応用されているが，今日でもその性質を理解し根管の解剖学的知識を取り入れて使用すれば，非常に優れた方法である．根管に適合させたガッタパーチャポイントと適切なシーラーを併用することによって，根尖狭窄部への到達性，根管壁への密着性が十分期待でき，根管内死腔を作らずに緊密な充填という目的が達成できる．

根管治療には非常に細かく煩雑な操作が要求される．原則を忠実に守り，それぞれのステップを着実に行うことは必ずしも容易ではないが，根管治療を成功に導く道程であろうと思う．

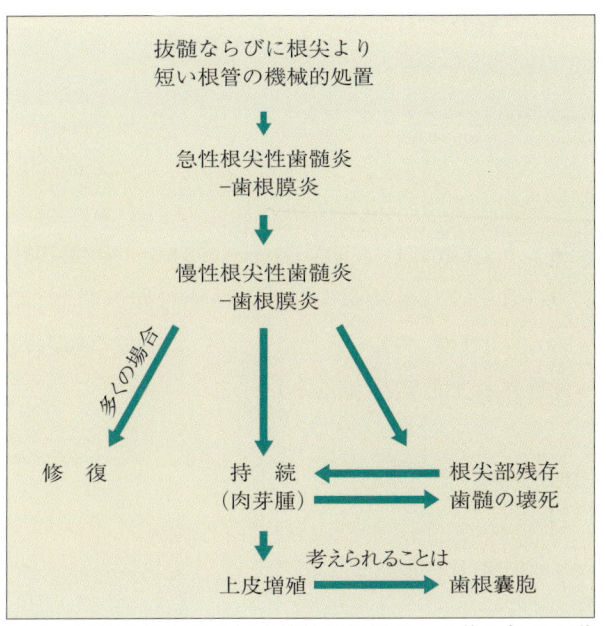

図K　根管が根尖より短く機械的処置された後に起こる動的変化

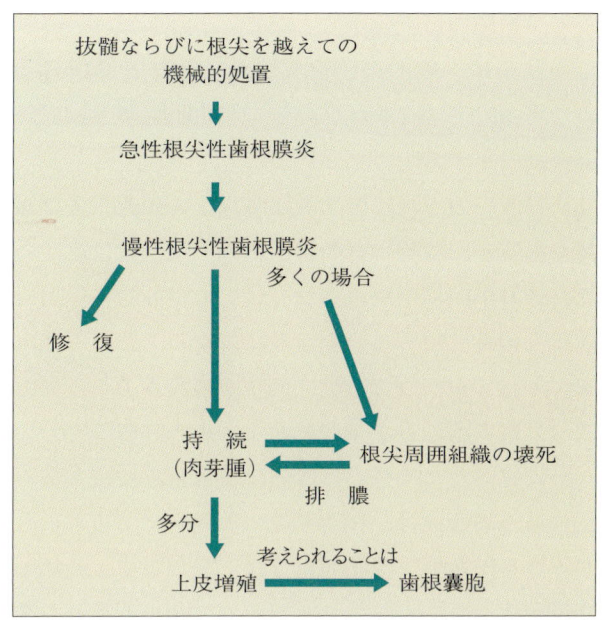

図L　根尖を越えての根管の機械的処置後の動的変化
(Seltzer S, Soltanoff W, Sinai I, Goldenberg A, Bender IB. Biologic aspects of endodontics. 3. Periapical tissue reactions to root canal instrumentation. OS, OM&OP 1968；26：534～546より引用)

表2-1-2　Bender IBらの生体病理検査による報告

6ヵ月で2335症例			2年で706症例		
Type of Filling	−	＋	Type of Filling	−	＋
U（Under）	91.6%	76.3%	U（Under）	91.2%	72.9%
J（Just）	93.4%	79.2%	J（Just）	91.9%	83.6%
O（Over）	75.6%	68.8%	O（Over）	67.6%	69.8%

5．根管治療を成功させるために

5-1　術式のキーポイント

術式に関しては可及的に無菌的処置を基盤とした原則に基づいた術式が必要と考えられる．
①根管形成
　根管開孔，根管長測定，根管拡大
②根管内の消毒
③根管の緊密な閉鎖を目的とした根管充塡
④患歯の機能回復

この一連の流れの中で特に根管の形成と緊密な閉鎖は，根管治療の最も重要なキーポイントであり，予後に与える影響は大きい．

5-2　根管充塡後からの評価

Seltzer Sらは根尖部の処置について表2-1-2のよ
うに報告している．これから考察されることは，根尖の扱いが非常に大切であるということである．彼らの生体病理検査によると，エックス線像上で根尖から2mm控え目の処置がよいという判断ができる．

術前の根尖に透過像のないグループ（A）と，透過像のあるグループ（B）に分けて調査し統計をとってみると，両グループともぴったり処置された方が優位であるという結果が報告された．しかし抜髄の場合は控え目の方がやや良好とされる．

このことから図K，Lのようなスペクタクル的な病変の推移ができたのだと考えられる．

6．再治療

根管内にガッタパーチャポイントが充塡してあるときは，クロロフォルム（溶解剤）を使用してガッタパーチャを軟化しながら根管拡大をする．

糊剤充塡材が根管内に認められ，特に硬化してい

たり，歯髄の石灰化がすすんでいるときには，それらの基剤は一般的に無機質が成分となっているため，キレート剤（モルホニン，昭和薬品）を利用し，根管拡大をする．

根管治療の予後に関する追跡調査の研究報告は数多くあるが，各報告者の選択基準の規定法に差があり，統計学的に明瞭にされていても全面的に信用できるものとは限らないが参考にはなる．むしろ臨床家にとって重要なことは，成功率の高さより，失敗例の分析考察の方が重要であると思われる．

先に述べたように，一般的に根管治療で最も多く見られる失敗例は，根管充填の不完全によるものとする意見が多い．予後判定では，どうしても充填の良否が大きく左右してくるだろう．また不十分な充填しかできないような根管拡大・清掃に原因が求められることもあるだろう．

6-1　術中・術後の諸問題

術中術後の諸問題をとりあげ，長期症例から検討していきたい．

症例2-1-1　根管治療から2年後に疼痛の起きた例から

患者：32歳，女性
初診：1983年11月21日
既往歴：上顎洞手術（図2-1-1a,b）
主訴：|5の歯冠が少し黒ずんできた．

[治療経過]

|5の歯髄生活反応（－）であったため，無麻酔下で根管治療にかかる（図2-1-1c／1991.8.17）．

根管治療2年後に左上顎に痛みを訴えて来院する（1993.8.17）．エックス線診査をしても異常が認められないため，大学口腔外科へ紹介する（1993.4.17）．異常が見当たらないものの大学病院では顎関節症を疑いプレートを作製する（1993.5.8）．

患者は痛みがおさまらないため，某ペインクリニックへかかり，三叉神経痛の変形と診断を受け，処置を受ける（東洋医学も標榜している／1993.5.8）．左の頰が腫れてきたため，ペインクリニックで点滴治療を受ける（1993.5.20）．

痛みと腫れがおさまらず某整形外科医をたずねると，ペインクリニックで受けた針の感染症と診断される（1993.5.21）．ここで大学口腔外科へ再来院する（1993.5.24）．

再来院時に|7の歯髄生活反応（－）であったため抜髄する（腐敗臭＋＋／図2-1-1d／1993.6.3）．経過観察していると|7に破折線を認め，抜歯に踏み切る（図2-1-1e,f／1993.6.17）．患者はここでようやく痛みから解放されたという（図2-1-1g～i）．

[コメント]

最初の左上顎の痛みが出てきたときに，エックス線写真ばかりに頼らず，問診ととともに口腔内の観察をしていれば，患者は長い間苦しむ必要はなかったのではないかと反省している．

症例2-1-2　根管再治療を行った例から①

患者：28歳，女性
初診：1993年8月25日
臨床所見：1|1の根尖に透過像があるため，逆根管充填か，クラウンをはずしての再治療の説明を行ったのだが，無症状のため再治療を望まなかった（図2-1-2a）．

[治療経過]

1|1は歯肉が退縮し，補綴物のマーシーンが露出している歯頸部が出てきているため審美的に気になることと，根尖部を圧迫すると違和感があると訴え再来院してきた（図2-2-2b,c／1996.3.19）．再治療のための心の準備をさせる．

クラウンをはずし根管再治療を行う（図2-1-2d,e／1996.5.30）．経過観察を行うため仮義歯を装着させる（図2-1-2f～h／1996.6.6）．根尖を少しつつくと1|1より排膿してきた（図2-1-2i／1996.6.13）．

根管内をていねいに消毒を行い仮封をして，1|根尖部に排膿路としての人工瘻を作りラバーダムで作ったI Wickを挿入し帰宅させる（図2-1-2j）．経過観察の後に，根管充填を行う（図2-1-2k～m／1996.6.17～1996.7.22）．

根管再治療4年後，根尖の透過像も消失し経過良好である（図2-1-2n／2000.7.10）．根管再治療中のド

[症例2-1-1] 根管治療から2年後に疼痛が起きた例から

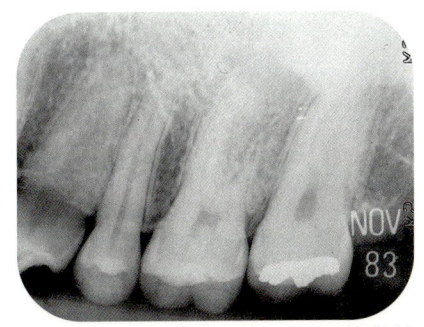

図2-1-1a　初診時のエックス線所見（1983.11.21）．大学口腔外科で左上顎洞手術を受ける．

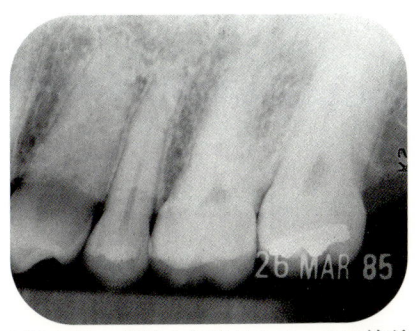

図2-1-1b　術後1年半目のエックス線所見（1985.3.26）．

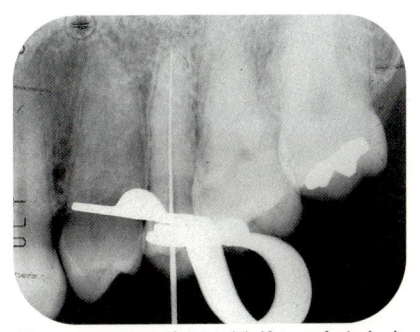

図2-1-1c　4|の歯冠が黒ずんできたと来院．歯髄生活反応（−）のため，無麻酔下で根管治療にかかる（1991.8.17）．

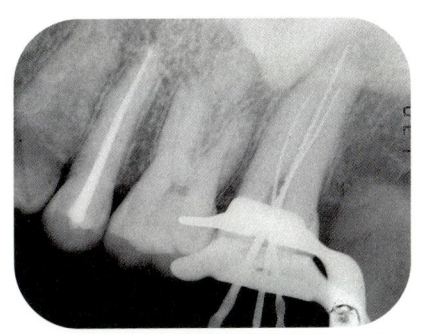

図2-1-1d　|7の歯髄生活反応（−）のため，抜髄する（1993.6.3）．

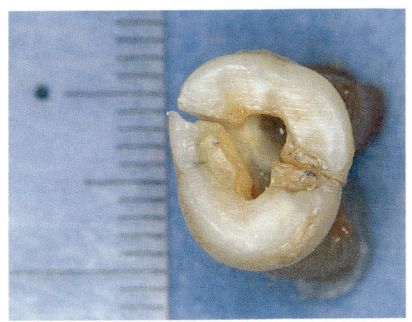

図2-1-1e,f　|7の破折線を認め抜歯する（1993.6.17／現在は，Hairline Crackを発見するSTBUという商品名の薬剤がある）．

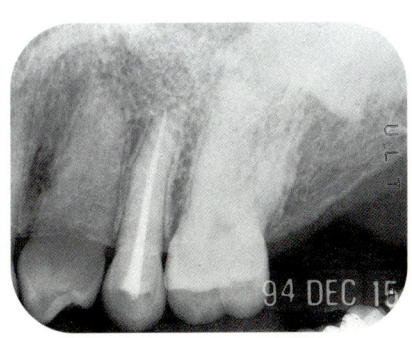

図2-1-1g　|7の抜歯1年半目のエックス線所見（1994.12.15）．

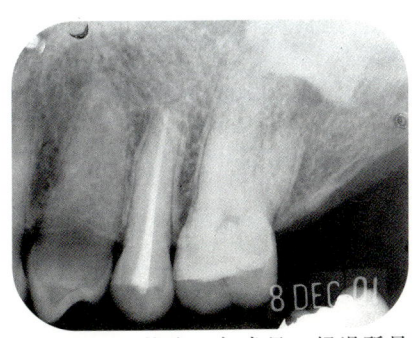

図2-1-1h　抜歯7年半目の経過所見（2001.12.8）．

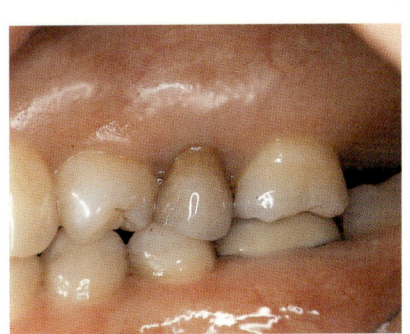

図2-1-1i　9年目の口腔内所見（2002.8.29）．

第2部　抜髄と感染根管治療（Non-surgical Endodontics）

[症例2-1-2] 根管再治療を行った例から①

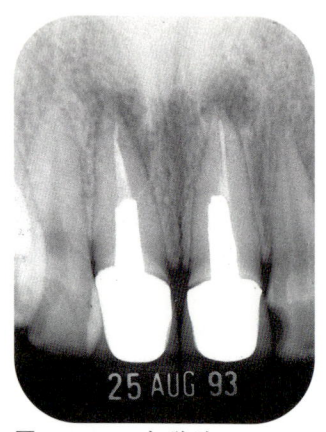

図2-1-2a　初診時のエックス線所見（1993.8.25）．1|1の根尖部に透過像があるが，無症状のため再治療の気持ちがなかった．

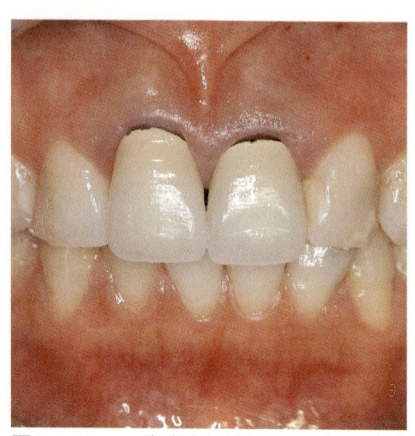

図2-1-2b,c　歯頸部が出てきて気になることと，根尖部を圧迫すると違和感があると，来院してきた（1996.3.19）．

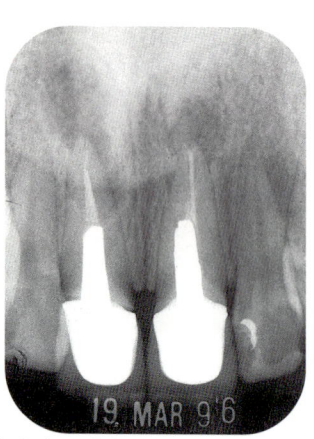

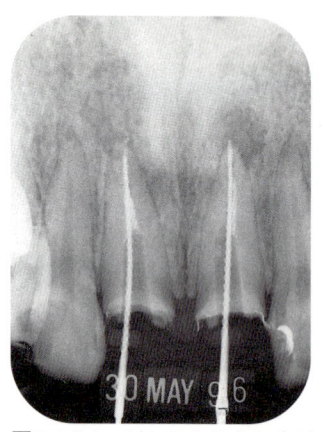

図2-1-2d　1|1のクラウンをはずし根管再治療を行う（1996.5.30）．根管長測定中．

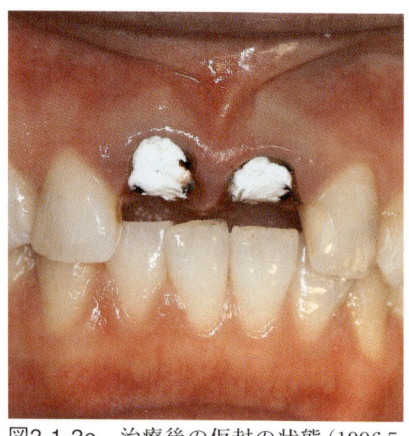

図2-1-2e　治療後の仮封の状態（1996.5.30）．

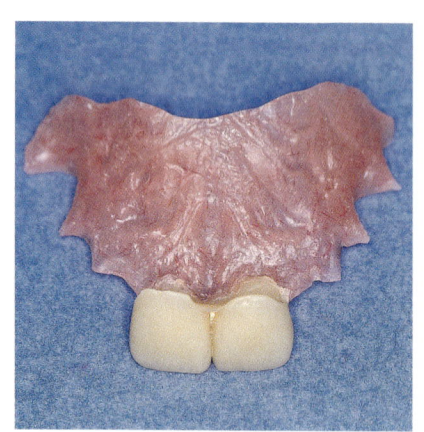

図2-1-2f　調整した仮義歯．

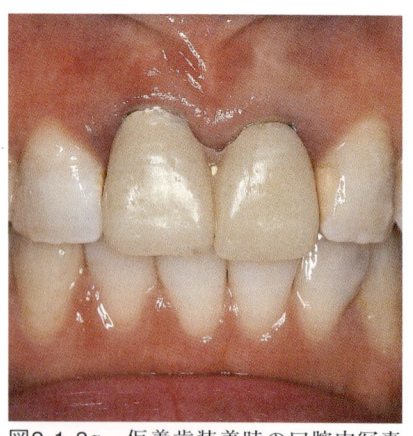

図2-1-2g　仮義歯装着時の口腔内写真（1996.6.6）．

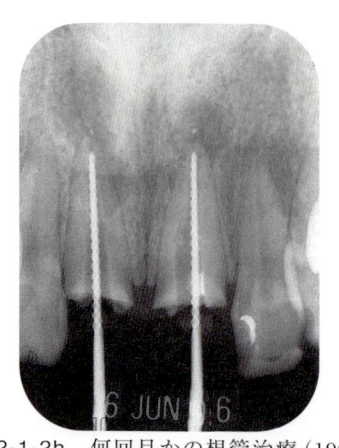

図2-1-2h　何回目かの根管治療（1996.6.6）．

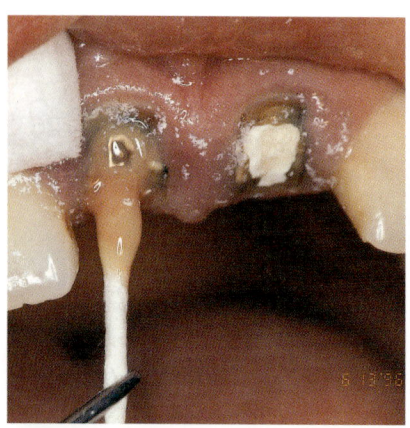

図2-1-2i　根尖を少しつつくと|1から排膿してきた（1996.6.13）．根管内をていねいに消毒する．

第1章 根管治療の要諦

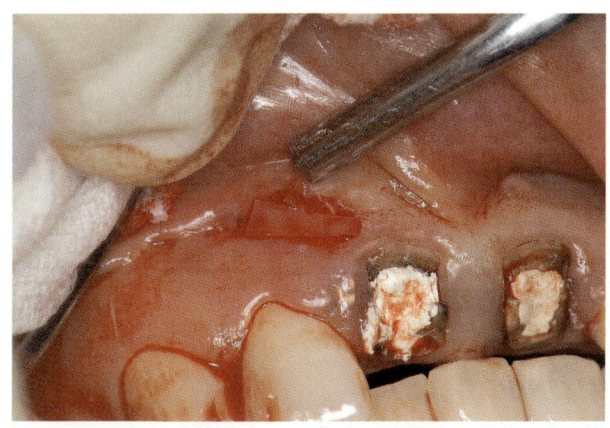

図2-1-2j 同日，仮封をして1⏌根尖に排膿路のための人工瘻を作りラバーダムで作ったI Wickを挿入して帰宅させた（1996.6.13）．

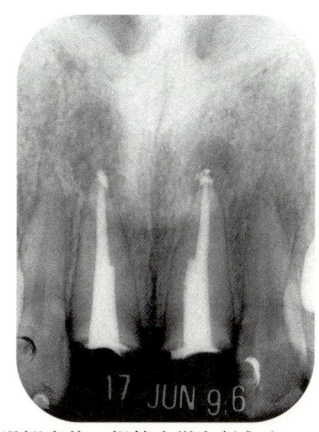

図2-1-2k 経過観察後，根管充塡を行う（1996.6.17）．

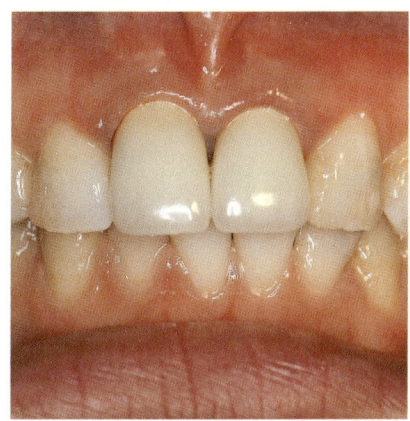

図2-1-2l,m 最終補綴後の口腔内写真（1996.7.22）．

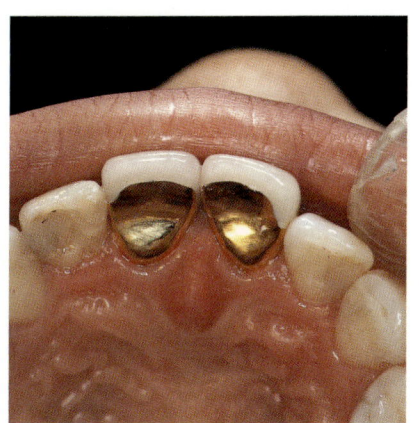

図2-1-2n 根管再治療4年後のエックス線所見（2000.7.10）．根尖の透過像は消失し経過良好である．

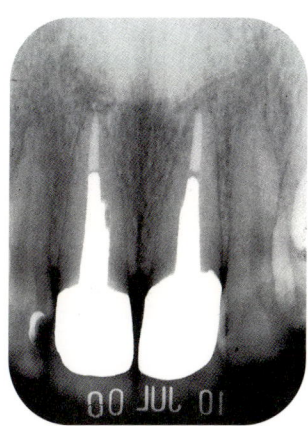

[症例2-1-3] 根管再治療を行った例から②（Non-surgical Endodonticsによる：第2部2章P.95参照）

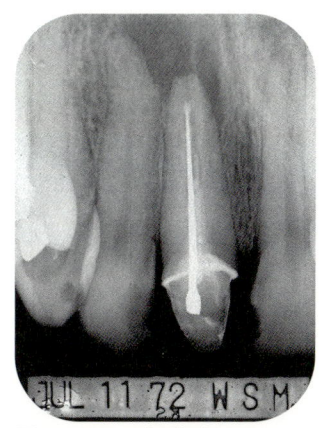

図2-1-3a 初診時のエックス線所見（1972.7.11）．1⏌の先端部のシルバーポイントと根管壁の間に根管充塡剤が密封されておらず，死腔が見られる．

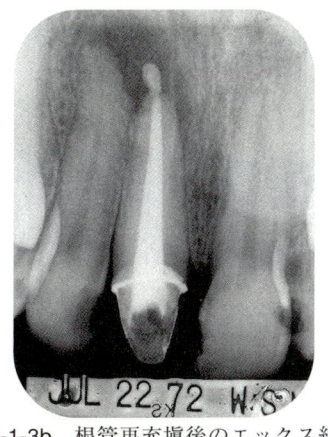

図2-1-3b 根管再充塡後のエックス線写真（1972.7.22）．

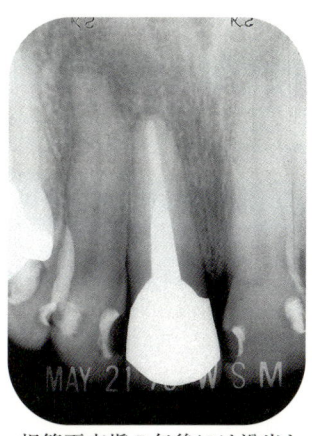

図2-1-3c 根管再充塡7年後には溢出した根管充塡剤は吸収され，根尖部の病巣も消失し，経過良好である（1979.5.21）．

症例2-1-3　根管再治療を行った例から②

患者：41歳，男性
初診：1972年7月11日
主訴：1⎤の違和感．以前にアメリカで治療を受けている．
臨床所見：補綴物はよくできているが，根管治療では先端部のシルバーポイントと根管壁の間に根管充填剤が密封されておらず，死腔が見られる（図2-1-3a）．根管再治療の必要がある．

[治療経過]

根管再治療をはじめて，違和感がなくなったため根管充填に入る．術直後のエックス線所見では根管治療剤が根管外に溢出しているが，根尖孔から根管内への滲出液がなくなり，根管内がドライの状態になったので根管充填し（細菌培養検査はしていない），補綴作業に入った（図2-1-3b／1972.7.22）．

根管再充填7年後，溢出した根管充填剤は吸収され根尖部の病巣は消失しており，経過良好である（図2-1-3c／1979.5.21）．

7．まとめ

近年，根管治療に関する便利な器具の進歩により，歯内療法はさらにはかどるようになったきた．しかし，便利になった分だけ落とし穴もあることが多いため治療は慎重に行いたい．特に高速の切削器具の開発により，切削しすぎる傾向が多々見られる．

根管充填法も名前を変えていろいろ出てきているが，要するに主根管を必要にして十分開け，そこに過不足なく充填することができればいいのである．基本原則を忠実に守ることにつきるのである．

根管治療というだけで何冊もの本がすでに出版され，情報過多の感がある．細部にわたるそれぞれのテクニックを読者自身がテストしてみることが肝要である．根管治療は時間と手間がかかるという理由で，短絡的にすぐ抜歯して他の処置法をとることもあろう．しかしながら患者は，たとえ思った歯でも痛みがなく気持ちよく維持されるのであれば，自分の歯で長く噛んでいたいと願っている．ホームドクターとして患者サイドに立った歯科治療を常に考えていきたいものである．

参考文献

1. Bender IB et al. Endodontic success : a reappraisal of criteria part Ⅰ & Ⅱ. OS,OM & OP 1966 ; 22 : 780.
2. Ingle JI. Endodontics. Philadelphia : Lea & Febiger, 1965 : 106.
3. Seltzer S et al. Endodontic failures : an analysis based on clinical, roentgenographic, and histologic findings. OS,OM&OP 1967 ; 23 : 500.
4. 上条雍彦．日本人永久歯解剖学．東京：地人書館，1962．
5. 東海林芳郎．根管の機械的拡大の機作に関する研究．日本保存歯科雑誌 1965；8（1）：46．
6. 砂田今男．根管長測定のために．歯界展望別冊（歯科X線診査）1970：163．
7. 三田昭太郎．ラバーダム防湿法実技（歯科写真文庫25）．東京：医歯薬出版，1969．
8. 森　克栄．ガッタパーチャ根管充填法．歯界展望 1969；33（6）：1069．
9. 森　克栄．銀ポイント根管充填法．歯界展望 1970；35（1）：125．
10. 小宮徳次郎．死腔の根尖創傷治癒におよぼす影響について．日本保存歯科学雑誌 1963；5：87．
11. 鈴木，檜垣．口腔治療学 第9巻．京都：永末書店 1956：46．
12. Grossman LI. Root canal therapy. Philadelphia : Lea & Febiger 1955 : 308.
13. Bender IB, Seltzer S et al. To culture or not to culture? OS,OM& OP 1964 ; 8 : 527.
14. Ingle JI. A standardized endodontic technique utilizing newly designed instruments and filling materials. OS,OM&OP 1961 ; 14 : 83.
15. 志村　優．流動体根管充填材に関する検討．口腔病学会雑誌 1959；26（3）：427．
16. Curson J. Endodontic techniques. Brit Dent J 1966 : 121.
17. Nicholls E. Endodontics. London : John Wright & Sons 1967 : 136.
18. 水野，佐藤，長田．亜鉛華ユージノールセメントによる根管充填の臨床成績について．日本保存学会雑誌 1966；8（2）：80．
19. 小畑典也．Personal communication.
20. 砂田今男．根管の長さの測定．歯界展望 1969；33（3）：409．
21. Kuttler Y. Microscopic Investigation of Root Apex. JADA 1955 ; 50 : 544.
22. Schilder H. Filling root canals in three dimensions. Dent Clinic of North Am 1967 : 723-744.
23. 鈴木賢策．合理的な根管治療法．日本歯科医師会雑誌 1969；21（12）：11．
24. Sommer RF et al. Clinical endodontics, Philadelphia : WB Saunders 1961 : 221.
25. Schilder H. Cleaning and shaping the root canal system. Dent Clin of North Am 1974；18（2）：269-296.
26. Ruddle CJ. Endodontic canal preparation : breakthrough cleaning and shaping strategies. Dentistry Today 1994 ; 13（2）: 44-49.
27. Berutti E, Marini R. A scanning electron microscopic evaluation of the debridement capability of sodium hypochlorite at different temperatures. J Endod 1996 ; 22（9）: 467-470.
28. Ruddle CJ. プロテーパー・テクニック．the Quintessence 2002；21（12）：179-188．

第2部 抜髄と感染根管治療（Non-surgical Endodontics）

第2章
彎曲・副根管を見る目
シルバーポイントの時代から

森　克栄

1. 根管充塡剤

　根管治療の最終目的は，合目的な根管形成を終えて，根尖の少し手前まで過不足なく緊密に根管充塡することとされている．そのため，組織に親和性のある根管充塡剤を可及的に根尖部付近へ到達させ，根管壁にも緊密に閉塞させるために，ガッタパーチャやシルバーポイントなどをマスターポイントとして使用する．このシルバーポイントは，かつて欧米で用いられ，日本国内でも1960年代中頃に紹介され，一部の臨床医の間でも用いられていた．しかしシルバーポイントはコアポスト形成時に邪魔になったり，根尖への閉塞性が必ずしも良好でなく，日常臨床から姿を消していった．

　筆者も一時期，短期間であったが根管充塡に狭窄した彎曲根管にシルバーポイントを使用したことがある．

症例2-2-1　シルバーポイント根管充塡　35年経過観察症例

患者：17歳，女性
初診：1967年8月8日
主訴：6｜の激痛（図2-2-1a）

既往歴：2年前に抜髄処置後，MOインレー装着，約1ヵ月前から鈍痛，2日前から激痛がはじまる．

[治療経過]

　初診日，セメント除去，根管長測定，根管形成，IG貼薬仮封を行う．2日後にはイオン導入しアンモニア銀20Ma/sec，さらに2日後に近心根のみ根管充塡した．9日後，遠心根不足のため再根管充塡，セメント充塡する（図2-2-1b／1967.8.21）．その後，患者は都合で帰郷することになり，故郷の前医に補綴処置を依頼（図2-2-1c）した．

　2年後，6｜歯頸部出血を主訴に再来院．不適合な金冠と両隣在歯にう蝕を発見した．6｜の不適合冠を除去し支台歯形成，支台築造，｜5 7はインレー窩洞形成する．1969年8月8日に6｜の冠および｜5 7インレーの装着を行った（図2-2-1d）．

　臼歯部の観察を行っていたが（図2-2-1e），初診より7年後に来院したときに6｜が再補綴されていた．しかし低めに作られていたため咬合全体が低くなってしまい，上顎前歯は突きあげられ舌側の金属が摩耗しコアが露出していた．このままでは前歯部が崩壊するため，患者の了解のもと6｜の再補綴を行った（図2-2-1f,g）．

6｜の再補綴後の経過：24年ぶりに｜1を主訴に来院し

てきた（図2-2-1h）．前歯の補綴物がはずれて再着を繰り返しているということであった．話によるとその間ほとんどの歯を抜髄し，金属焼付ポーセレン冠の装着を行ったとのことである．1⏌の頬側歯肉の線維性の腫脹，破折線と思われるところにプローブが深く入る．患者も多くの歯が抜髄され，冠を被せられることに疑問を感じていたという．

6⏌根尖部の経過は安定しているが，根分岐部は3級病変の初期像を示していた．3ヵ月の経過観察の後，予後を考えて6⏌の根分割に踏み切った（図2-2-1i／1998.6.18）．分割根に暫間的修復物をつけ，歯軸の整直を行うとともに7⏌の整直を図った（図2-2-1j,k／1999.12.14）．

最終補綴後1年目の口腔内写真（図2-2-1l）と初診から35年後のエックス線所見を示す（図2-2-1m／2002.10.28）．

[コメント]

本症例は，かつてシルバーポイント充填が日本に導入された頃治療されたものである．当時は，シルバーポイントを適切な根管充填用セメントと併用することによって，特に狭窄，彎曲根管にも比較的楽に充填できると信じられていた．

6⏌へのシルバーポイント充填後，35年余りが経過している．その間問題なく，根尖部も安定している．

症例2-2-2　不十分なシルバーポイント根管充填の5年経症例と再処置後3年の経過例

患者：35歳，男性，ドイツ人医師
主訴：6⏌の違和感
既往歴：1986年に根管治療の後歯周外科を施されていたとのこと（根分岐部）
臨床所見：エックス線所見から6⏌遠心根が短いため帰国の際に，前医からのエックス線写真を依頼した（図2-2-2c〜fは持参した4枚のエックス線写真）．6⏌の根尖病変と根分岐部2級の吸収（図2-2-2a,b）
問題点：①根尖の吸収はシルバーポイントの適合性が悪く，根尖の閉塞が不足していて，組織液が根管内へ浸入し，シルバーポイントを

浸蝕させ6⏌遠心根の根尖吸収をさせてきたためと考えられる（図2-2-2cとfを比較）．
②髄室底への根管充填剤の圧接が不足しているため，死腔と側枝の存在が根分岐部の病変を作ったかもしれない．または咬合の要素も関与している可能性があるかもしれない（図2-2-2aとfを比較）．

治療方針：保存療法としては再治療にあたり，シルバーポイントを除去し根管充填．その後，根分岐部病変の経過を見て必要ならば再手術で対応することにした．コンサルテーション後に患者は一時帰国した．

[治療経過]

6⏌アンレータイプの金属冠の咬合面を開口し，根分岐部の掃除を行う（1992.11.6）．6⏌の遠心根のシルバーポイントは簡単に抜けたが，腐食していたため根尖部3mmを残し折れてしまった（図2-2-2g,h／1992.11.13，1992.11.17）．6⏌の近心舌側根からもシルバーポイントを除去するが，近心頬側根はそのままにして経過を見ることにした（超音波使用）．

6⏌の遠心根が急性化して根尖からの排膿が見られた（1992.12.2）．そこで根管洗浄をし，根管形成を完了させた（1992.12.5）．翌週の来院時に安定を図ってJG（ヨードグリセリン）の貼薬を行う（1992.12.14）．6⏌の遠心根と近心舌側根の根管充填を行う（図2-2-2i／1992.12.18）．

根分岐部はプローブが入ったので，フラップしてオープンキュレタージを行った（図2-2-2j／1993.1.22）．

オープンキュレタージ後2年，根尖吸収と根分岐部病変は改善したように思われる（図2-2-2k／1995.1.10）．

[コメント]

シルバーポイントは細い根管にはガッタパーチャポイントと比較すると扱いやすく，エックス線像の写りはよい．しかし一般に根尖孔は必ずしも円形とは限らず，根尖より突出した場合，組織液に浸蝕され，根尖孔閉塞の持続が不可能になり，ひいては根尖孔周囲組織の吸収が起こるものと推察できる．

この症例では，再根管治療中の形成時に根管内容物を少し押し出したことが原因と思われる急性化を

第2章　彎曲・副根管を見る目　シルバーポイントの時代から

[症例2-2-1] シルバーポイント根管充塡　35年経過観察症例

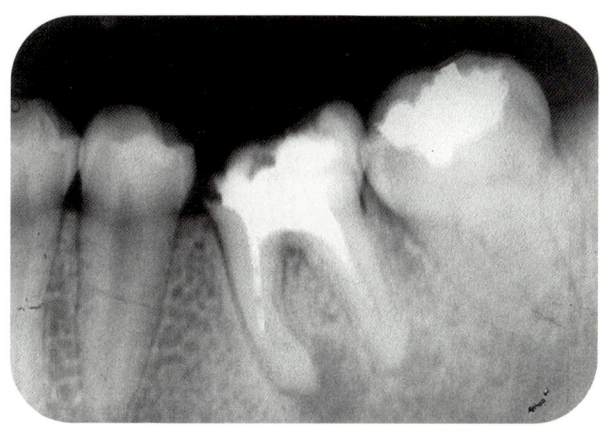

図2-2-1a　6┘の激痛による来院時のエックス線所見（1967.8.8）．

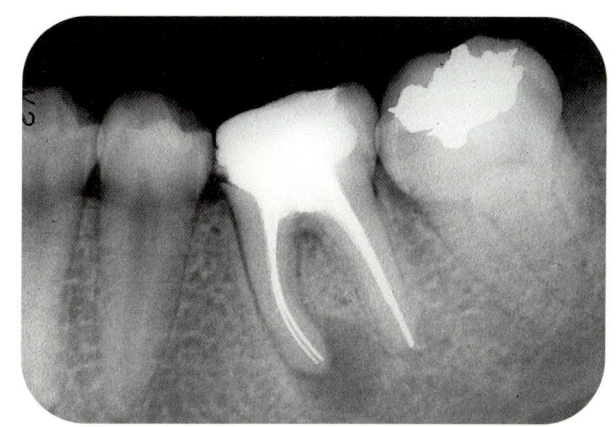

図2-2-1b　6┘の臨床症状が消退したため，根管充塡した（1967.8.21）．

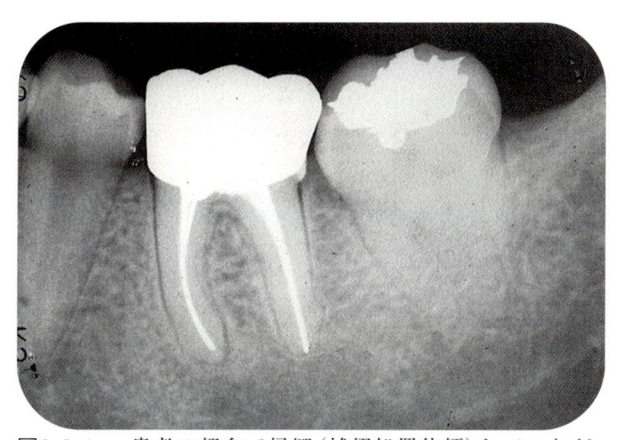

図2-2-1c　患者の都合で帰郷（補綴処置依頼）していたが，約1年ぶりに来院（1968.11.30）．

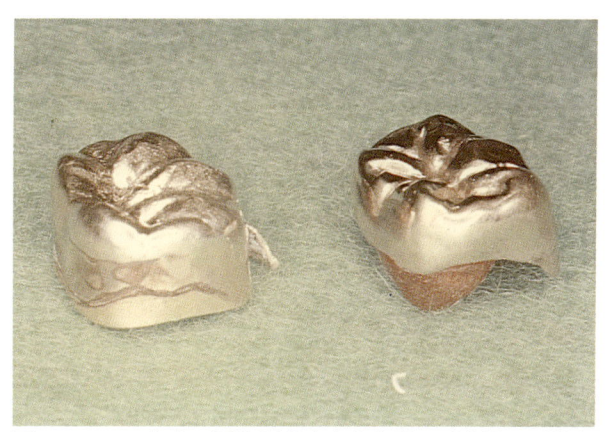

図2-2-1d　1年後，6┘歯頸部出血を主訴に再来院．不適合な補綴物と両隣在歯にう蝕を発見した．撤去した補綴物（左）と再製作した補綴物（右）．補綴物を装着する（1969.8.8）．

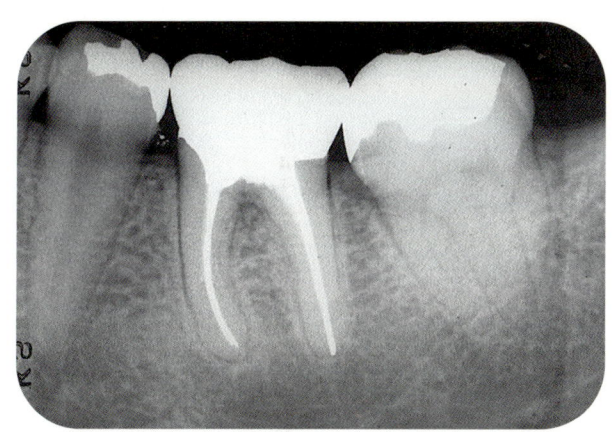

図2-2-1e　約3年後の来院時のエックス線所見（1970.3.6）．

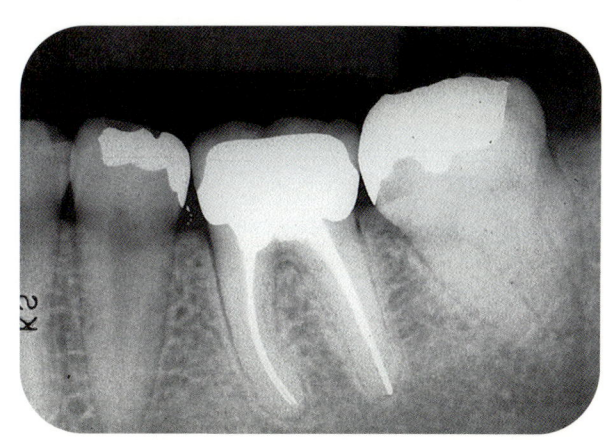

図2-2-1f　根管充塡から約6年後のエックス線所見（1973.2.2）．

97

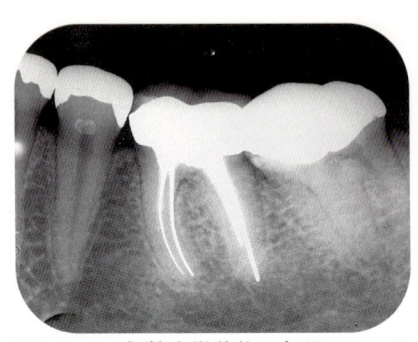

第2部　抜髄と感染根管治療（Non-surgical Endodontics）

図2-2-1g　根管充塡後約7年目のエックス線所見（1974.11.1）．少し偏心撮影してみた．

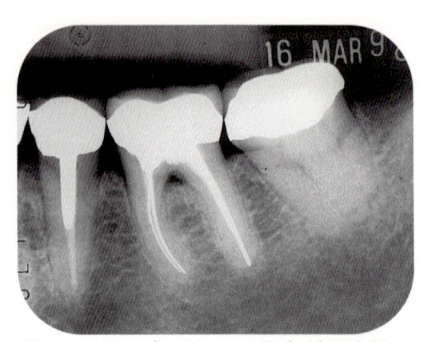

図2-2-1h　24年ぶりに|1を主訴に来院してきた．根尖部の経過は安定しているが，根分岐部は骨吸収像が認められる（1998.3.16）．

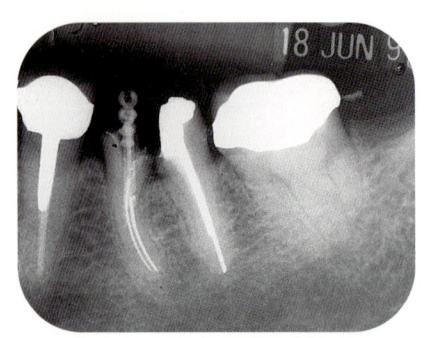

図2-2-1i　3ヵ月間経過観察後，予後を考えて|6の根分割に踏み切ることにした（1998.6.18）．

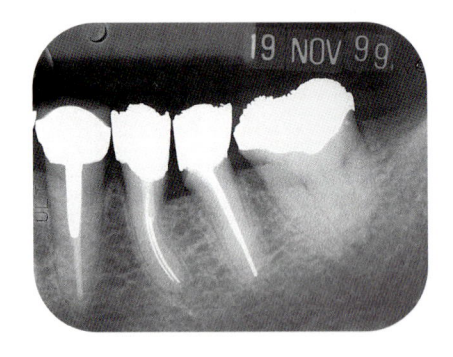

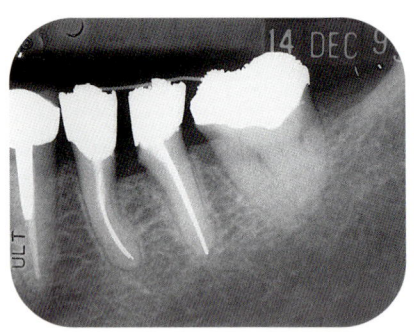

図2-2-1j,k　歯軸の整直と清掃性のため分割根を離開させるとともに，|7の整直を図る（1999.12.14）．

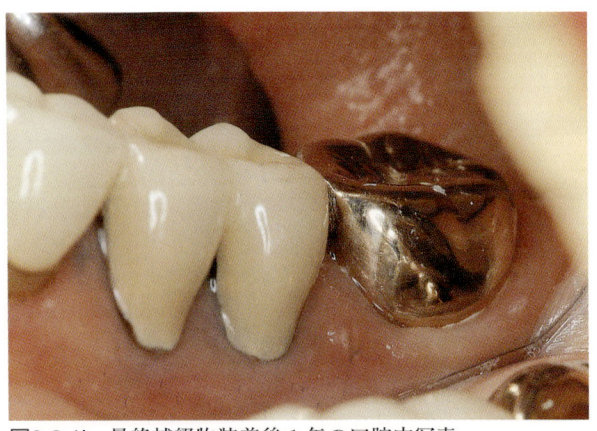

図2-2-1l　最終補綴物装着後1年の口腔内写真．

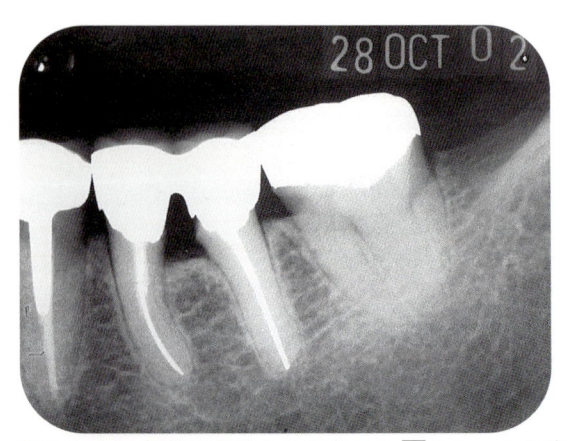

図2-2-1m　根管充塡後から35年目の|6のエックス線所見（2002.10.28）．

第2章　彎曲・副根管を見る目　シルバーポイントの時代から

[症例2-2-2] 不十分なシルバーポイント根管充填の5年経過症例と再処置後3年の経過例

〈当院の初診時〉

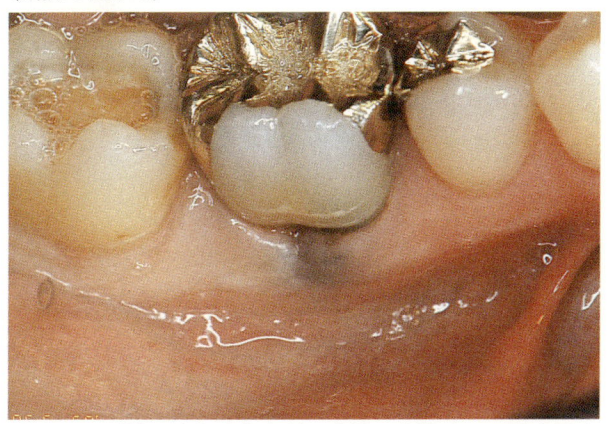

図2-2-2a　6⏌の違和感を主訴に来院．来院時の口腔内写真（1992.7.20）．コンサルテーション後，夏休みのため一時帰国する．

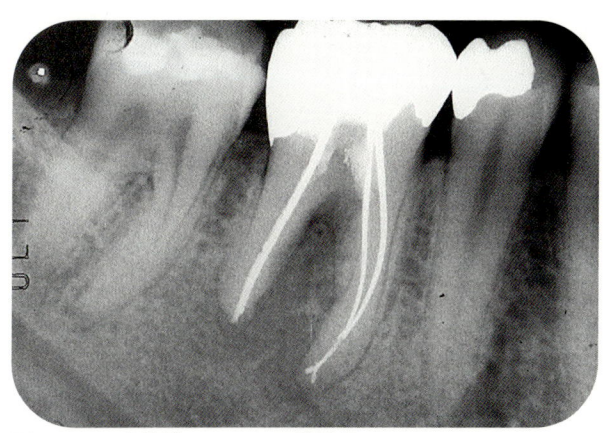

図2-2-2b　来院時のエックス線所見．

〈患者が持参したエックス線写真〉

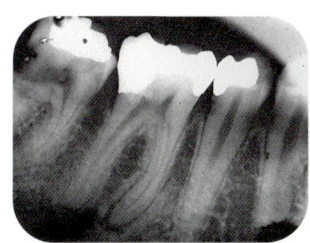

図2-2-2c　治療前のエックス線所見（1986.2.27）．

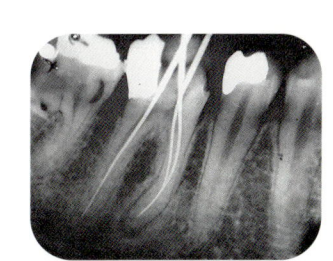

図2-2-2d　根管長測定中のエックス線所見（1986.2.27）．

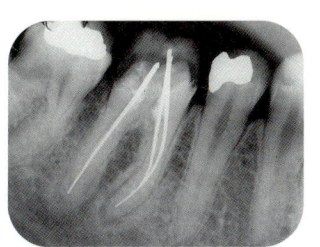

図2-2-2e　シルバーポイント試適中のエックス線所見（1986.3.25）．

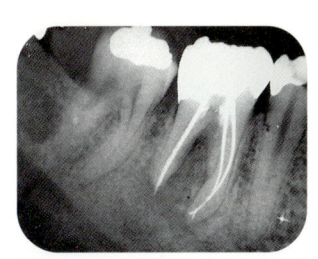

図2-2-2f　術後5年のエックス線所見（1991.9.20）．特に6⏌の遠心根の根尖吸収像に注意．

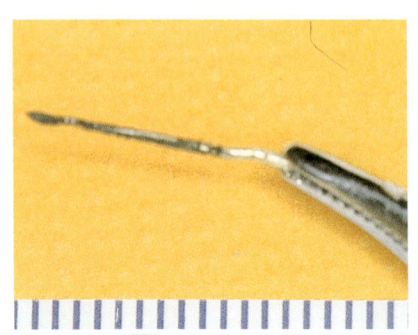

第2部　抜髄と感染根管治療（Non-surgical Endodontics）

図2-2-2g 6⏌の金属冠の咬合面を開拡し，遠心根のシルバーポイントを引き抜く．ポイントは腐食していた（1992.11.13）．

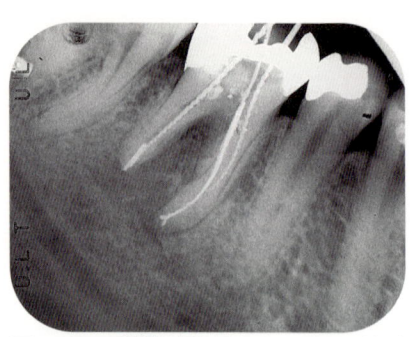

図2-2-2h 根管長測定時のエックス線所見．近心根にはシルバーポイントがまだ入っている（1992.11.17）．

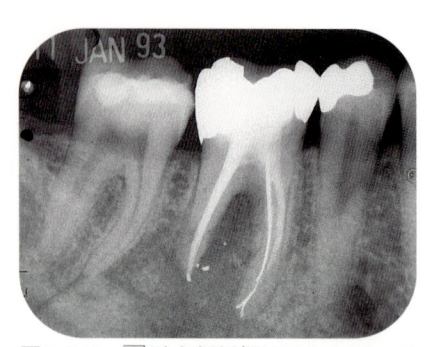

図2-2-2i 6⏌近心頰側根にはシルバーポイントを残している．遠心根と近心根はガッタパーチャとシーラーで根管充填を完了した（1993.1.11）．

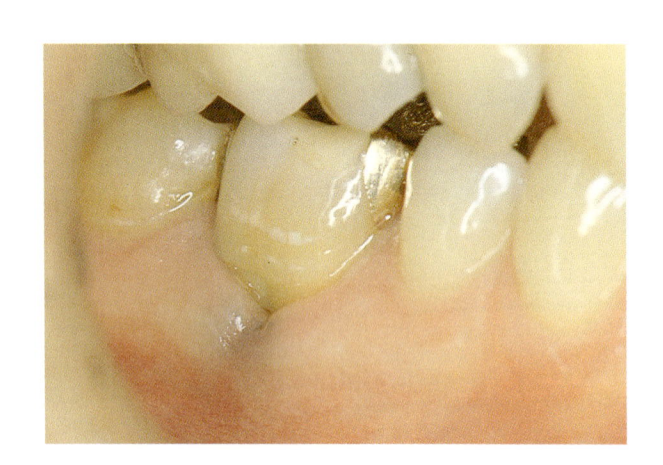

図2-2-2j 6⏌部口腔内写真．根分岐部をフラップして歯周外科をすることに決めた（1993.1.11）．

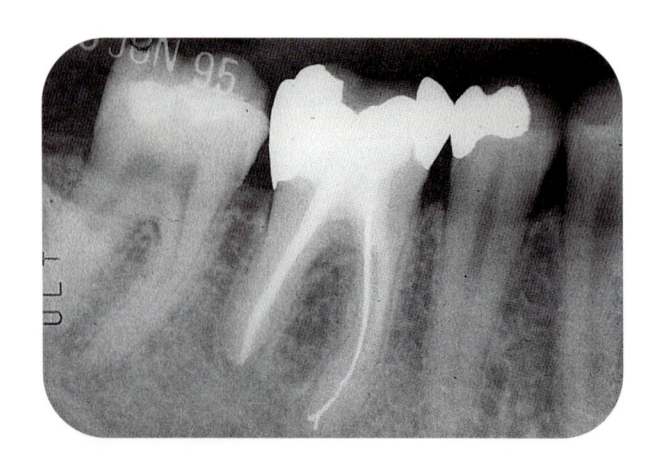

図2-2-2k 術後3年のエックス線所見．根分岐部病変は改善されたように思われる（1995.1.10）．

呈してしまった．そこで症状の消退後にガッタパーチャとユージノール系の根管充填（セメント）を併用し，根管充填をすませた．

約3年後のエックス線所見では，根尖部の病変はほとんど消失し，根分岐部の病変はオープンキュレタージによってかなり改善されたように思う．根管治療時，開口部は硬質レジンで充填してあるため，咬合問題は関与していなかったと推察される．

症例2-2-3　上顎第一大臼歯の4根管へのシルバーポイント充填　25年経過観察症例

患者：40歳，男性
初診：1971年10月6日
主訴：矯正医の依頼により，6|の診断と必要なら治療とのことであった．
臨床所見：6|の自覚症状はなく，打診反応はやや鈍く，違和感がある程度だった．DOにアマルガム充填がしてあり，不確かな歯髄処置が施されている．口蓋根尖部周囲にはわずかながら暗影を認める（図2-2-3a）．
臨床診断：6|の歯髄壊死と根尖病変

[治療経過]

6|の根尖部に透過像を認めたので4根管を疑い，近心頬側根を意識して15°の偏心投影を行って，近心頬側副根管を発見した（図2-2-3b／1971.10.6）．
4根の根管長は，
近心頬側主根管（BM-b）　19.0mm
近心頬側副根管（BM-p）　16.0mm
遠心頬側根管（BD）　　　19.0mm
口蓋根（P）　　　　　　 20.5mm
であった（図2-2-3c／1971.10.28）．
近心頬側副根管にシルバーポイントを挿入して，偏遠心投影を行って，4根管を確認した（図2-2-3d）．根管治療を行い（図2-2-3e／1971.11.5），根管充填（図2-2-3f,g／1971.11.14）し，金冠を装着した（1971.12.8）．

[コメント]

近心頬側根管の副根管というべき第4根管の入り口は，近心頬側根と口蓋根の入り口を結んだ直線上より，いつも近心寄りに存在している．もちろん，奇形もあろうが，概ね間違いのないことは発生学の権威である大江教授にも確認していただいた．

いずれにしても，6|を正放線撮影すれば3根管像に投影される像が，近心から偏心投影すると第4根管が一番近心よりに現れ，遠心側から偏心投影すると近心から2番目に投影される．

根管充填直後のエックス線像では口蓋根尖部に溢出した根管充填剤と，上顎洞底部の含気化像もともに消失し，4半世紀経ても第一大臼歯としての機能している（図2-2-3h～i）．

2．4根管性上顎第一大臼歯の診査について

日本人には4根管性の上顎第一大臼歯の出現頻度が高いといわれる．高橋の論文では40%，Walton REらは60%の出現頻度があるとしている．しかし，これを臨床上で判別認定するのは必ずしも簡単ではない．図Aに示したようにエックス線投影法には各種の方法があるが，上顎第一大臼歯の場合は被写体とフィルムに対する中心エックス線のむきを正放線方向，偏近心・偏遠心方向と変えたときの像の差を検討して，各根管の位置，長さを決定する（図B，C）．

根管長測定においては，根管の入口における各根管口の位置を経験的に理解する必要がある（図D）．

ちなみに筆者は4根性の上顎大臼歯の根管孔の位置は，図Eのa,bのように近心頬側根の副根（BM-p）は主根（BM-b）と口蓋根を結ぶ直線より近心側にかなり離れていることを経験している．

また根管長は，各根管必ずしも同値ではなく，近接した根管孔の長さはリーマー，ファイルを挿入した正放線投影では不明確な場合がある．そこで，近心頬側主根管（BM-b）にファイル，近心頬側副根管（BM-p）にリーマーを挿入して偏心投影を試みる（図Fのa）．

また根尖孔が近接しており独立2根管（図Fのb）であるのか，不完全分岐根管がわからないとき，ある程度根管を拡大しておいてから1根管に測定用のガッタパーチャポイントを入れ，他の1根管にリーマーを抵抗のあるところまで入れてみる（図Fのc）．そしてガッタパーチャポイントの先端部にリーマー

第2部　抜髄と感染根管治療（Non-surgical Endodontics）

[症例2-2-3] 上顎第一大臼歯の4根管へのシルバーポイント充塡　25年経過観察症例

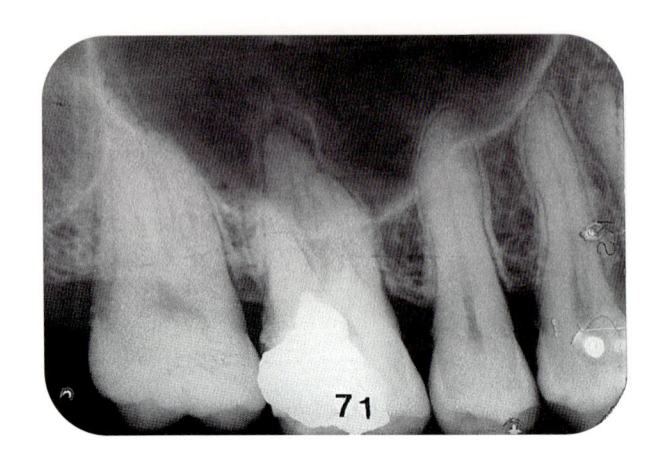

図2-2-3a　初診時エックス線所見．6|は無症状であるが，根尖部にエックス線透過像を認めた（1971.10.6）．

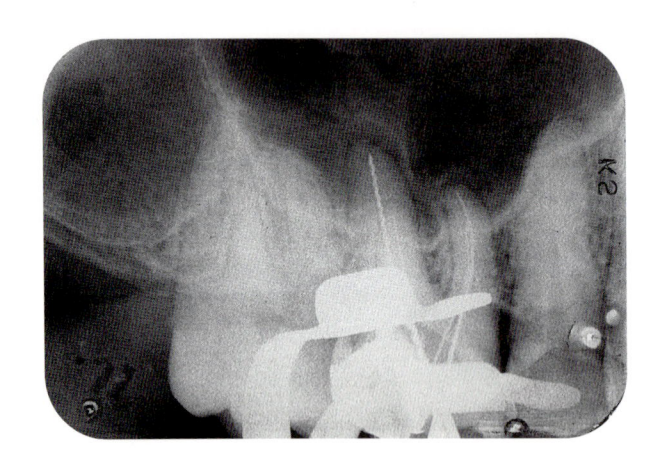

図2-2-3b　根管長測定中のエックス線所見．近心頬側根を意識して15°の偏遠心投影で撮影した．したがって遠心頬側根管（BD）と口蓋根（P）が重なって写っている（1971.10.6）．

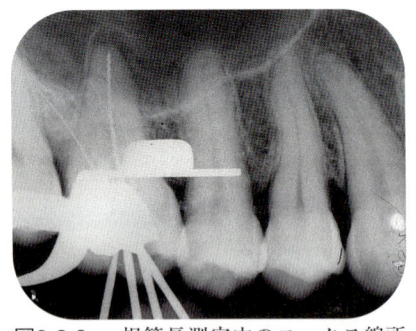

図2-2-3c　根管長測定中のエックス線所見．偏近心投影で撮影しているため，中心線が2等分法であるため，遠心頬側根管（BD）の根尖は不明瞭である．
近心頬側主根管（BM-b）　19.0mm
近心頬側副根管（BM-p）　16.0mm
遠心頬側根管（BD）　19.0mm
口蓋根（P）　20.5mm

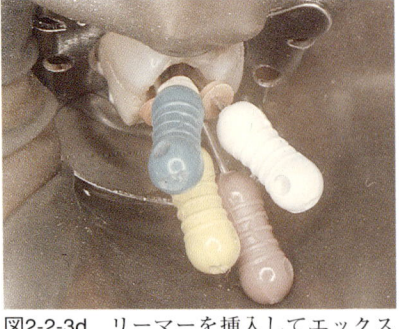

図2-2-3d　リーマーを挿入してエックス線撮影したときの口腔内写真．

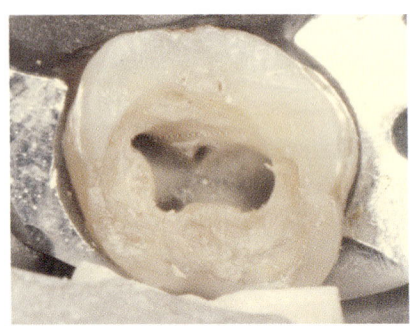

図2-2-3e　リーマーを抜き，6|咬合面から見た各根管の入口を示す（1971.11.5）．

102

第2章 彎曲・副根管を見る目　シルバーポイントの時代から

図2-2-3f　根管充塡時のエックス線所見．正放線投影しているため，シルバーポイント充塡した頬側副根管（BM-p）像は最も近心寄りに位置している（1971.11.14）．

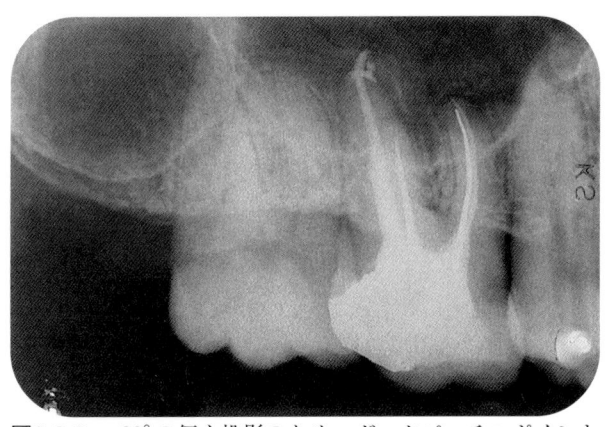

図2-2-3g　30°の偏心投影のため，ガッタパーチャポイント充塡した頬側主根管（BM-b）が最も近心寄りに位置している（1971.11.14）．

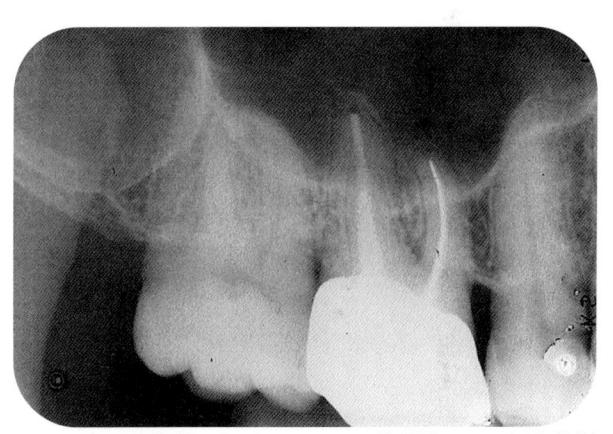

図2-2-3h　治療後7年目のエックス線所見．やや偏心投影しているため，口蓋根（P）と遠心頬側根（BD），近心頬側根（BM）の2根が重複している．口蓋根（P）の根尖部病変は改善している（1978.12.2）．

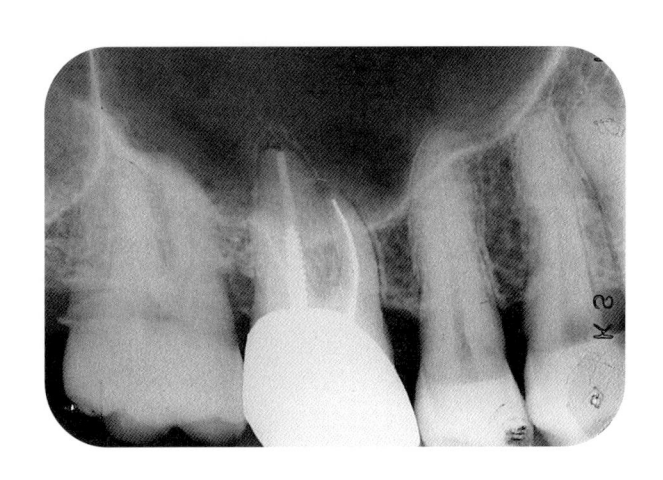

図2-2-3i　治療後33年目のエックス線所見．予後良好と思われる（2004.8.26）．

103

第2部　抜髄と感染根管治療（Non-surgical Endodontics）

［4 根管性上顎第一大臼歯の診査について］

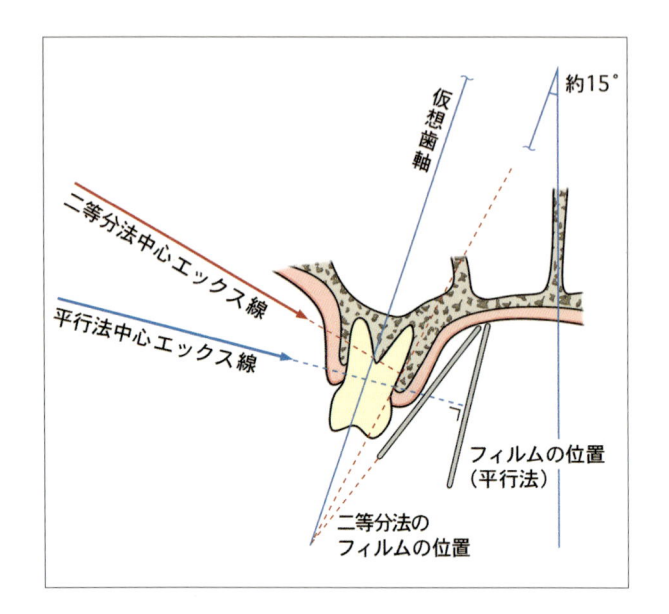

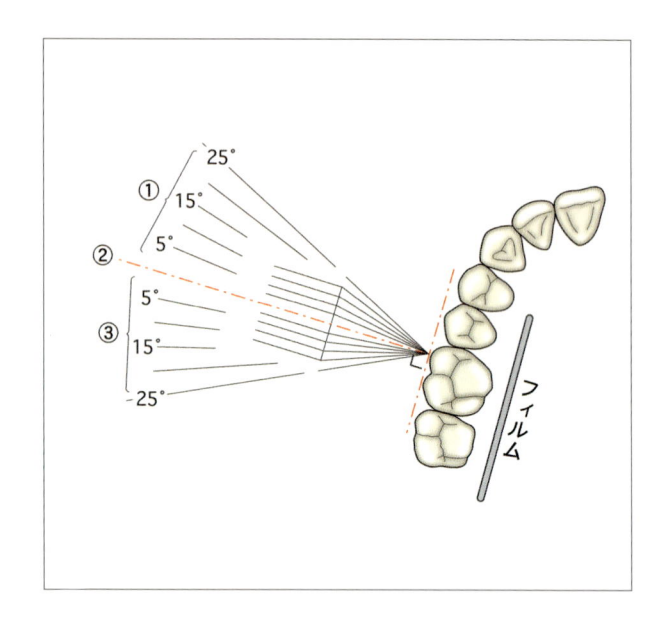

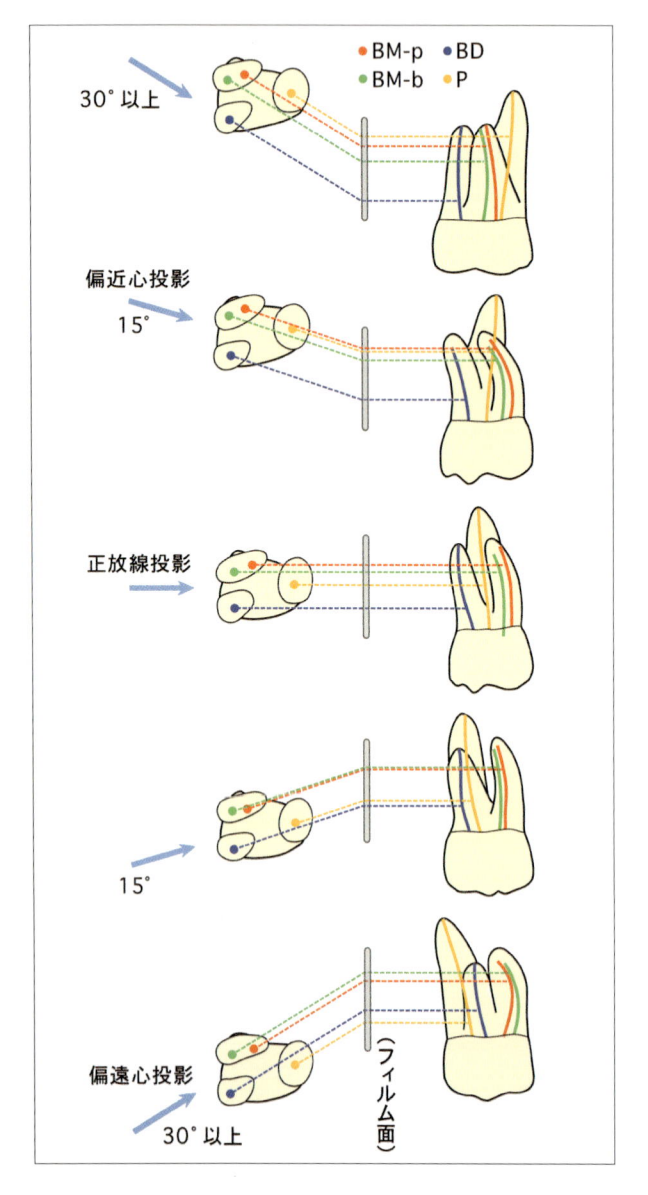

図A	図B
図C	

図A　口内法エックス線撮影における中心エックス線とフィルム位置
図B　6|のエックス線撮影法
　①偏近心投影　②正方線投影　③偏遠心投影
図C　エックス線の投影方向と上顎第一大臼歯の根管との関係

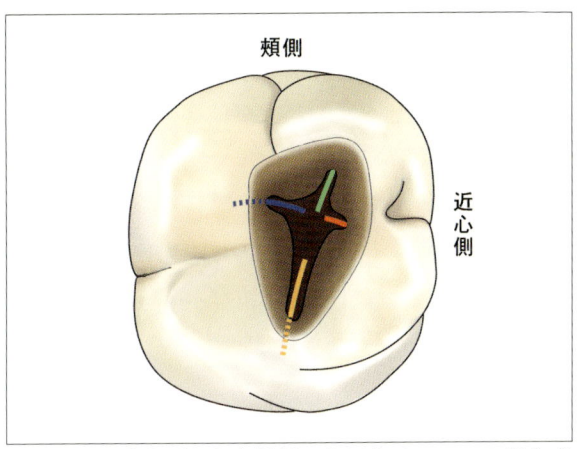

第 2 章　彎曲・副根管を見る目　シルバーポイントの時代から

図D　6⏋の咬合面から各根管の入口とリーマーの挿入方向

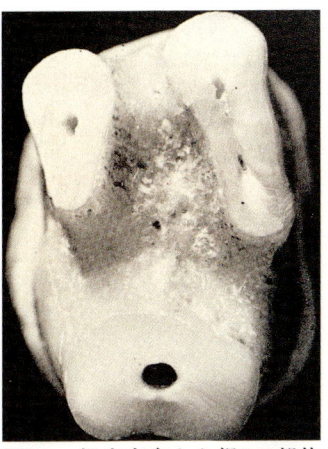

図Ea　根尖方向から根2/3部位切断面写真

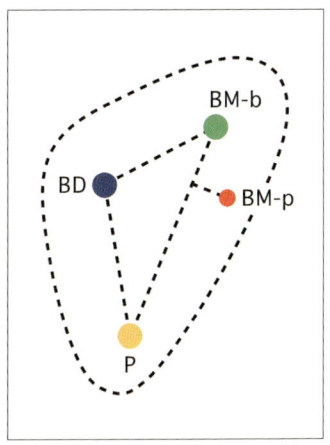

図Eb　咬合面の開孔部から見た髄床部の根管孔の予測位置

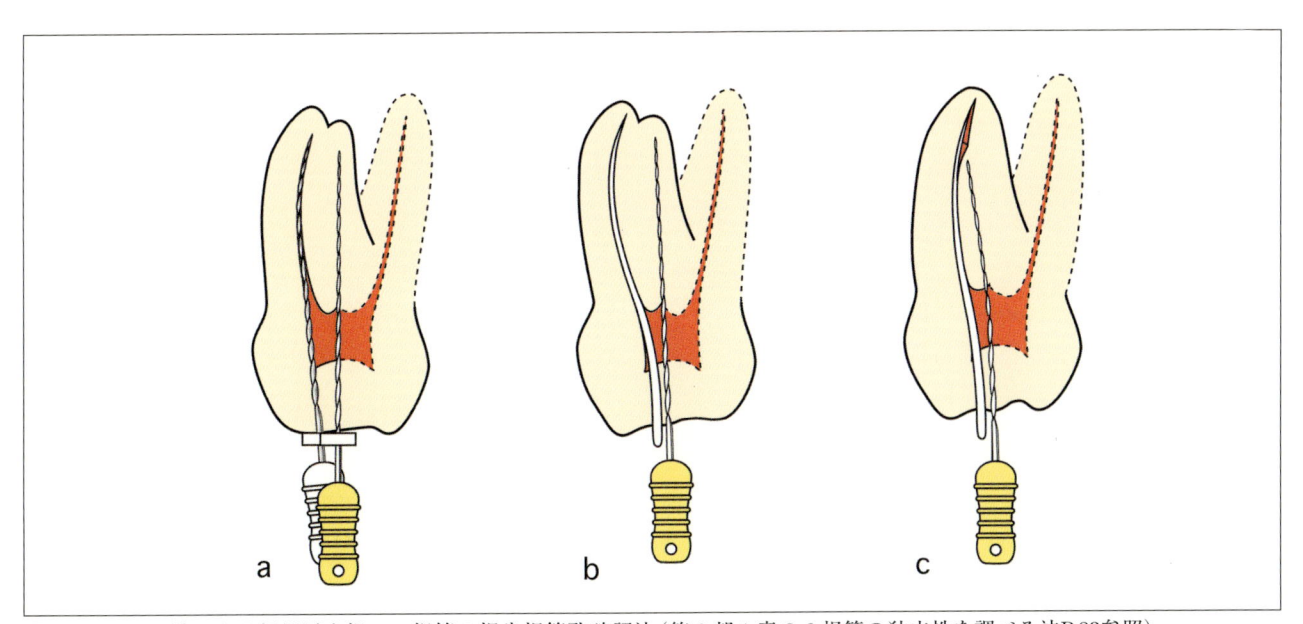

図F　エックス線による頬側近心根の2根管の根尖根管孔確認法（第2部1章の2根管の独立性を調べる法P.83参照）
a,b：完全分岐管　c：不完全分岐根管

105

の刃型の痕跡を見つけた場合には高位か低位の不完全分岐管と判別できる（図Fのa～c）．

3．細い彎曲根

シルバーポイントを使用した根管充填について3症例を報告し吟味を加えた．

細い彎曲根は，たとえうまく根管形成ができても，腰の弱いガッタパーチャポイントではうまく挿入できにくい場合，シルバーポイントの方がより扱いやすいように考えられた．しかし，むしろステンレスのリーマーをマスターポイントとして使用したらいかがなものであろうか．日常の臨床では適時適材適所に考えあわせるべきであろう．今さらシルバーポイントを論ずることもなかろうが，「温故知新」の意味を含めて報告に及んだ次第である．

近年，歯内療法特に根管治療に関する器具の開発が進歩し，根管形成の操作が容易になったが，未だ細い根管は厄介である．弾性に富み生体親和性のある器材がさらに開発されるよう望んでやまない．

参考文献

1. 森 克栄. 齦ポイント根管充填法. 歯界展望 1985；35（1）：125.
2. Jasper EA. Root canal therapy in modern dentistry. Dental Cosmos 1993：823-830.
3. Ingle JI. A standardized endodontic technique using newly designed instruments and filling materials. OS,OM&OP 1961；14：83-91.
4. Seltzer S. Endodontology, chap 12 root canal failures. New York；McGraw Hill Book Co, 1971：380.
5. Walton RE, Torabinejad M：Principles and practice of endodontics, 2nd ed. Philadelphia；WB Saunders, 1996：537.
6. 森 克栄. X線所見による根長測定法，上顎大臼歯を中心として，カラーアトラス歯科臨床講座2．東京：医歯薬出版，1982：95-100.
7. Wildery WL, Senia ES, Montgomery S. Another look at root canal instrumentation. OS,OM&OP 1992；74：499-507.
8. Ohne M, Yamazaki Y. Effects of autoclaring on dimensional qualities and physical progerties（flexural rigidity and brittleness）of newly dereloped root canal filling point made of polypropylene（FLEX POINT NEO）. Bull Tokyo Dent. Coll 2005；46（1-2）：27-32.

コラム⑥

Cracked Tooth Syndromeについて

患者が冷水痛や甘いものがしみるなどの症状が訴えるが，一見患歯は何でもない．咬合時の鋭痛も合わせて訴えるものもある．しかし，エックス線をとっても異常を認めない．日常臨床でこのような診断に苦慮する歯にわれわれはしばしば遭遇する．

Cracked Tooth Syndromeについては1993年にChristensen GJがJADA（米国歯科医師会雑誌）に本症候群を掲載している．その名が示す通り，歯牙（歯冠，歯根，その両者）のクラック（破損）により，上記のような一連の症候を呈する病態である．

診断は木片やコットンロールを患歯の咬頭に噛ませることにより疼痛を訴えるので比較的簡単に鑑別がつくことが多い．

多くのクラック（破損）は表在性であるが，約10％が深在性で複雑なクラックが形成させている．

治療は表在性のクラックであればアンレーやクラウンなどの修復処理ですむが，深在性のものは歯内療法が必要となる．またクラックが複雑なもので歯内療法では対応できないものに対してはヘミセクションや抜歯が必要となる重症なものもある．

臼歯部に生じたCracked Tooth Syndromeの主な原因はブラキシズムやクレンチング，あるいは氷や飴などの硬いものを噛んだことなどである．その他，口部の打撲も原因となり，その場合，主として患歯は前歯などの前方の歯牙に現れてくる．

Cracked Tooth Syndromeと診断された，あるいは可能性が疑われた場合は患者に病態を正確に説明し，治療に入る前に十分なインフォームド・コンセントを得ておくことが家庭医として長期的な患者との信頼関係を保つうえで肝心であるが思われる．また，慎重な診断のもとにMinimal Interventionの原則に基づき可及的に歯牙を保存する努力を怠ってはならない．

（小川 純・小川歯科医院）

第2部 抜髄と感染根管治療（Non-surgical Endodontics）

第3章
上顎小臼歯の根管再治療に関する検討

森　克栄

1．根管再治療

　臨床において根尖部の慢性病変像をエックス線所見で発見し，患者にその旨を説明しても，特別な自覚症状がなければ患者本人が治療を好まないのが世の常である．特に再治療を要する場合には，なおさらである．

　またその患歯が，前医との関係がある場合（血縁や親切な歯科医師に治療をされた場合），あるいは残髄炎など併発して症状が消退するのに時間がかかった記憶を持つ場合，さらに高価な補綴物を装着している場合などの再治療は，患者から疑念を持たれるのは当然のことであろう．

　一方，術者の側にも問題がないわけではない．筆者は情報過多で，器具や薬物の乱用誤用によって崩れそうな歯内治療の理念を再構築する必要を感じている．対症療法にとどまらず，予防を含めた処置がよいと頭ではわかっていても，若い歯科医師，また老練な歯科医師においても多忙な臨床に惑わされ，基本的な治療すら手がけずにいる．これもまた，やむを得ない現実といえないこともない．

　本章では，上顎小臼歯にまつわる根管再治療の症例を提示しながら，上顎小臼歯の臨床における意義と注意点について再検討を試みたい．

症例2-3-1　根管充塡不足のための急性症状

患者：20歳，外国人女性
初診：1987年6月2日
主訴：PTC（Professional Tooth Cleaning）と検診
臨床所見：スケーリングを行った後，4|の充塡物と歯冠着色に疑念を抱き，エックス線写真をとったところ（図2-3-1a），根尖部にわずかな病変が見られ，打診痛も（±）であった．そのことから4|は根管充塡不足による根尖病変と診断した．

[治療経過]
　4|の再治療をすすめたのだが，考えておくということだった．仕事と勉強の関係で時間のとれないまま来院がとだえていた．

　2年後，4|に急性症状が生じて再来院．「小生の診断と治療の勧告が暗示となって，病気が誘発された」といった患者の冗談には苦笑させられた．

　抗菌剤を投与し，4|のDO，ポストインレーを除去し，再根管治療を開始する（図2-3-1b／1989.10.20）．4|を近心投影すると，舌側根が認められた．根管長を測定し（図2-3-1c／1989.10.23），根管治療を行った．

　4|の根管充塡とCFの充塡を行う（1989.10.27）．患者の経済的事情を考慮して，被覆冠は先送りにし根尖部の様子を窺いながら着手することにした．根管

充填後2ヵ月のエックス線所見を見ると根尖の透過像が小さくなってきていた（図2-3-1d,e）．

1年3ヵ月後，4|のエックス線診断後に金属焼付ポーセレン冠を装着した（図2-3-1f／1991.2.6）．4|のところの上顎洞線が正常に回復してきているのがわかる．

症例2-3-2　根管治療が不備な分岐2根管の|4

患者：41歳，女性
初診：1983年11月25日
主訴：|4の補綴充填物の脱落

［治療経過］

|4の治療に着手するためのエックス線写真をとってみると（図2-3-2a,b），口腔全体に再根管治療の必要な箇所が多く見受けられた．しかし，患者の祖父も父も歯科医という家族背景のため，再治療はいい出しにくく，差しあたり|4の再根管治療から行うことにした（1983.12.13）．

|2の根尖病変は|4の治療を行う中で患者との信頼関係を築きあげながら行うことにした．

|4を探ってみると根尖からの分岐根管であることがわかった（図2-3-2c）．根管再治療を行い，年末であったため正月用の仮レジン冠を装着し（図2-3-2d／1983.12.26），年明けに最終補綴物を装着した（1984.3.8）．

|4の最終補綴装着後6年，|2 4のエックス線診査で，|4の根尖部暗影像は消失したが，|2の根尖部暗影像は増大してきているようである（図2-3-2e／1990.1.9）．患者自身も|2根尖部の圧痛を自覚しはじめ，再治療への同意を受けることができた．

|2のポスト冠を除去し，根管再治療を行い最終補綴物を装着した（1990.2.22）．|2の再根管治療6年後のエックス線所見では根尖病変を治癒し経過良好であった（図2-3-2f／1996.9.26）．

症例2-3-3　舌側根を発見した|5

患者：51歳，女性
初診：1998年9月17日

主訴：10年前，権威のありそうな機関で補綴を完了した（図2-3-3a／1987.2.23）．その後，症状はないものの，|5の歯頸部の露出が著明になったため，担当医をたずねたが，退職後に遠方へ行かれたとのことであった．余儀なく他の医院でセカンドオピニオンを伺ったところ，外科的歯内治療が適応といわれた．手術を受ける覚悟でいたが，サードオピニオンを聞きたくて当院に来院した．

臨床所見：エックス線像には一見根管充填もよくされているが，根尖部に病変が存在する．|5の歯頸部の露出という主訴を考えると（図2-3-3b），遠まわりのようでも歯冠補綴物とメタルコアを除去し（図2-3-3c），再治療するときには根尖部の外科処置が避けられるかもしれないと話す（図A）．

［治療経過］

海外の保険会社では新しい治療であれば保険が適用されるが，再治療になると適用が難しく，一部は自己負担になることもあるようである．

本人は|2の歯根端切除の経験があり，外科的処置は最後の手段に温存することにした．そこで冠をはずしメタルコアを慎重に除去し（1998.10.30），再根管治療を開始した．その結果，舌側根を発見することができた（図2-3-3d／1998.11.11）．図2-3-3eは根管充填直後のエックス線所見である．

|5の根管充填を行って最終補綴物のセラムコ冠を装着した（図2-3-3f／1998.12.7）．根管再治療5年後のエックス線所見では|5周囲に緻密性骨炎様のエックス線像はあるが根尖病巣は消失し経過良好である（図2-3-3g／2003.12.24）．

［コメント］

この患者の根尖部病変の処置については2つの方法がある．1つは外科的歯内療法を施して，根管長を短くし，さらに逆根管充填が必要であれば，その術後の反応と予後を考えるという短期戦略である．

もう1つは補綴歯頸部の主訴のことも考えた長期戦略である．本症例では第一線で活躍する職業婦人であるにもかかわらず，過密スケジュールの中，長期戦を患者自身が選んだ．

第3章　上顎小臼歯の根管再治療に関する検討

[症例2-3-1] 根管充填不足のため急性症状

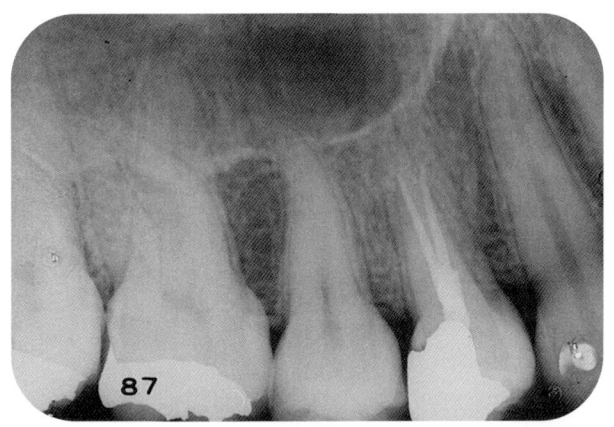

図2-3-1a　初診時エックス線所見．4｜歯頸部に自覚症状はないが，根管充填不足のため，再治療をすすめる（1987.6.2）．

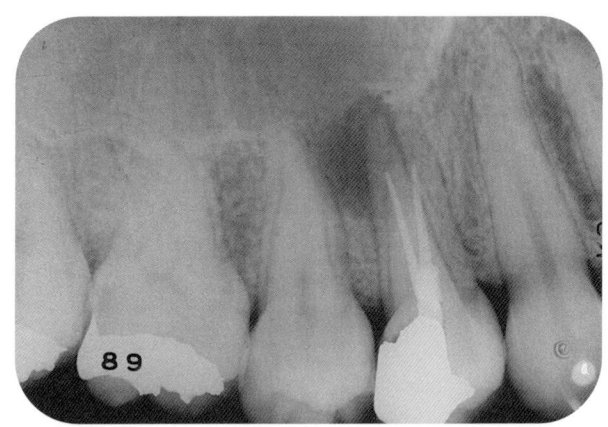

図2-3-1b　初診より2年後，4｜の急性症状を呈して来院する（1989.10.20）．

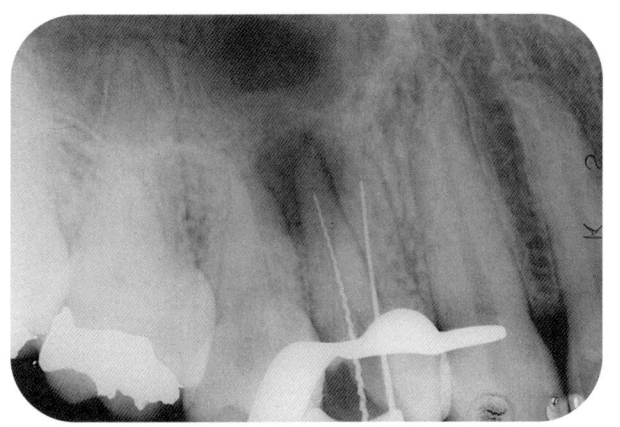

図2-3-1c　根管長測定時のエックス線所見．上顎洞底には5｜の根尖部に由来する含気化像が窺われる（1989.10.23）．

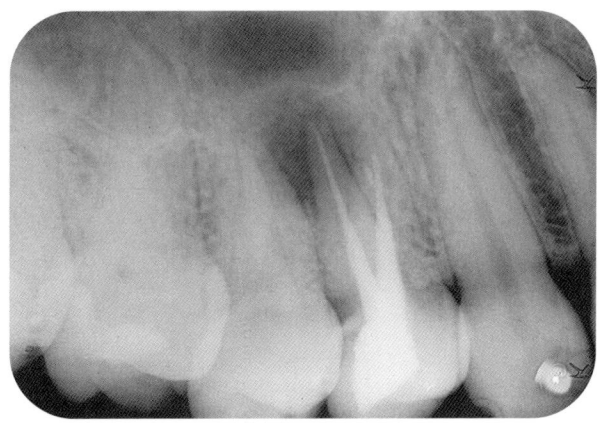

図2-3-1d　根管充填後，近心からの偏心投影で舌側根尖は彎曲し，石灰化したようにも見える（1989.11.1）．

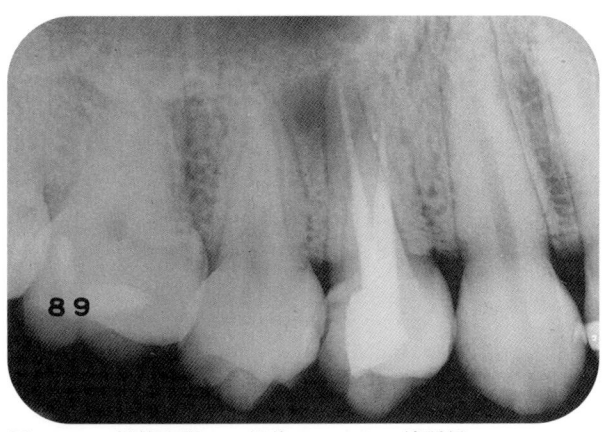

図2-3-1e　根管充填2ヵ月後のエックス線所見．

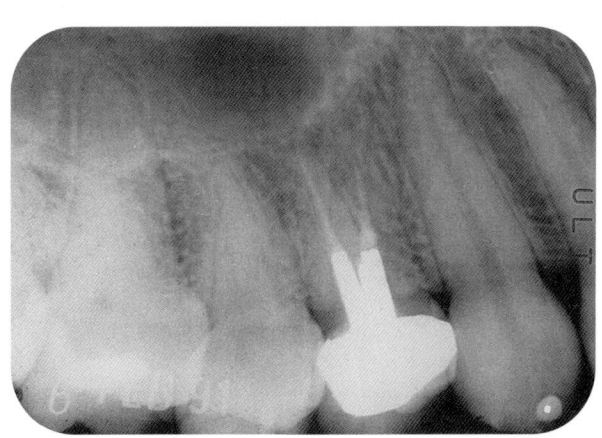

図2-3-1f　根管再治療後1年，補綴終了時のエックス線所見．上顎洞底線が正常に回復してきている（1991.2.6）．

第2部　抜髄と感染根管治療（Non-surgical Endodontics）

［症例2-3-2］根管治療が不備な分岐2根管の|4（症例6-2-1と同一患者）

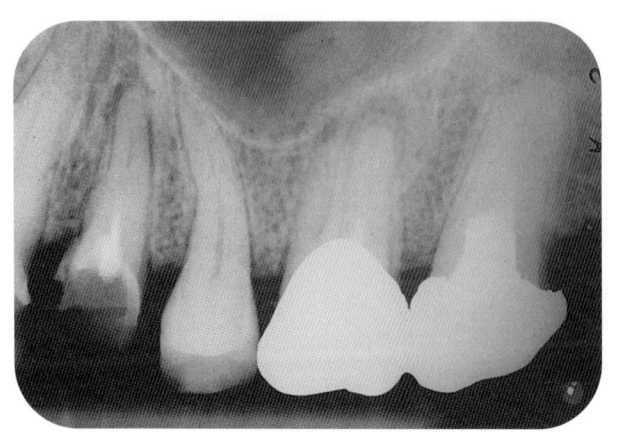

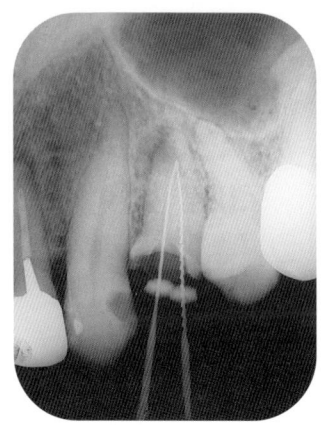

図2-3-2a　左上臼歯部のエックス線所見（1983.11.25）．

図2-3-2b　|4 根管長測定時のエックス線像．

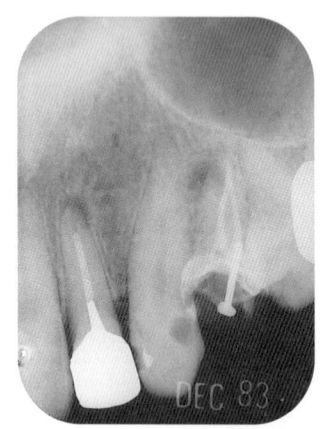

図2-3-2c　|4 は根尖からの分岐根管であることがわかる．

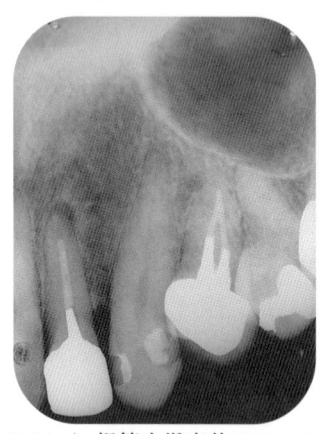

図2-3-2d　|4 根管充填直後のエックス線像（1983.12.26）．

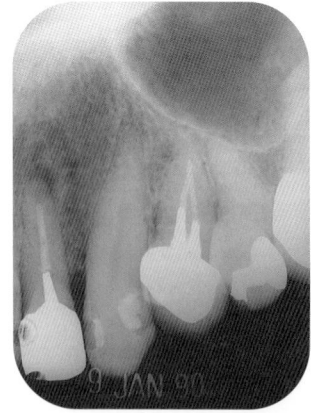

図2-3-2e　|4 の最終補綴物装着後6年のエックス線像（1990.1.9）．|4 の根尖部病変は消失したが，|2 の根突部暗影像は増大してきているようである．|2 の根管再治療への同意を得る．

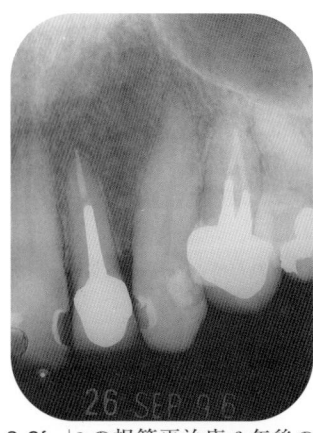

図2-3-2f　|2 の根管再治療6年後のエックス線所見（1996.9.26）．|2 の根尖病変は治癒している．

第3章　上顎小臼歯の根管再治療に関する検討

[症例2-3-3] 舌側根を発見した 5|

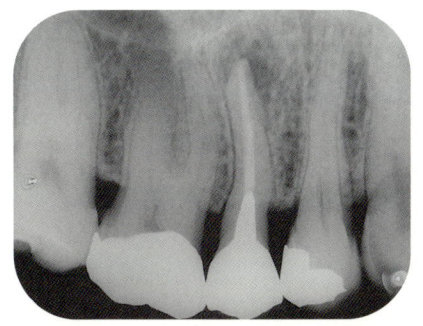

図2-3-3a　来院10年前の他院で補綴したときのエックス線所見（1987.2.23）．

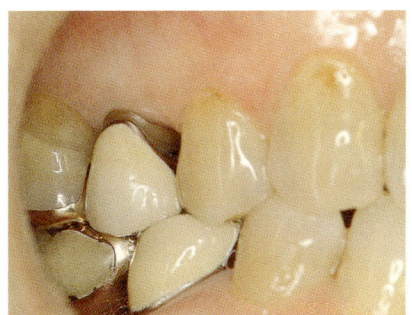

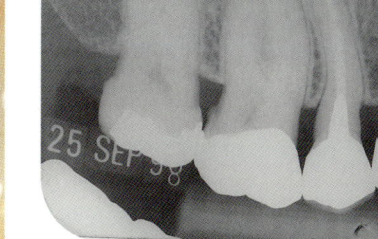

図2-3-3b,c　初診来院時の 5| の歯頸部の露出した口腔内写真とエックス線所見（1998.9.25）． 5| は根管充填もよくされているのに根尖病変がある．

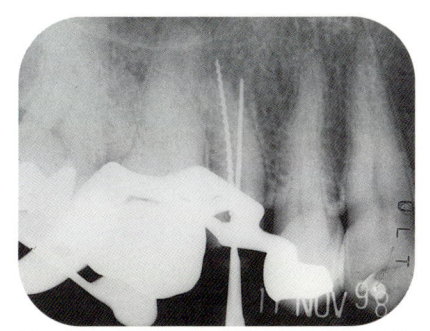

図2-3-3d　冠をはずし，メタルコアを除去して根管再治療をはじめると，舌側根を発見することができた（1998.11.11）．

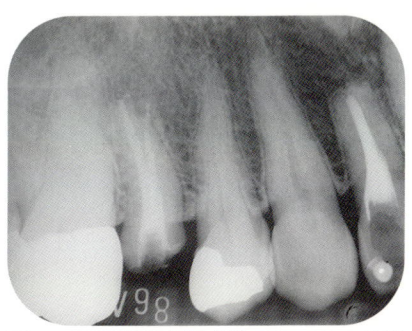

図2-3-3e　根管充填直後のエックス線所見（1998.11.18）． |2 には歯根端切除の痕跡がある．

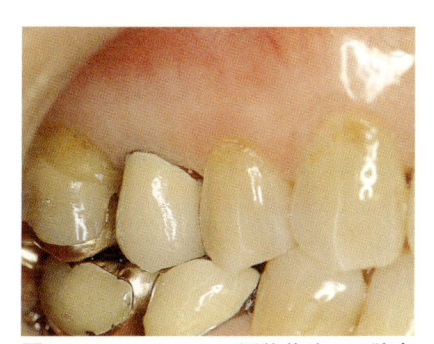

図2-3-3f　5| セラムコ冠装着時の口腔内写真（1998.12.7）．

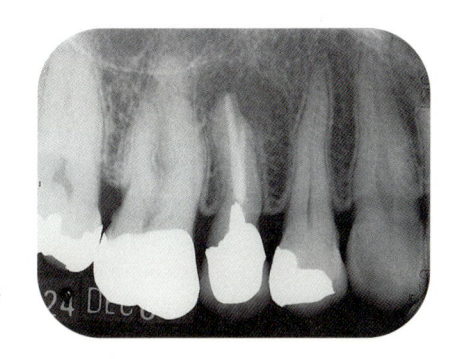

図2-3-3g　根管再治療後5年目のエックス線所見では， 5| 周囲に緻密性骨炎様の所見は見られるが，根尖病巣は消失し，経過良好である（2003.12.24）．

表2-3-1　上顎小臼歯の解剖学的形態（Walton RE・Torabinejad Mによる）

部位 \ 根数	2根	1根			
上顎第一小臼歯	（根中央部で）2根に分かれる 57%	2根管	独立根管 16% 根尖で一致 12%	1根管	10%
上顎第二小臼歯	独立2根 11%	2根管	独立2根管 13% 根尖で一致 22%	1根管	53%

111

第2部　抜髄と感染根管治療（Non-surgical Endodontics）

> **症例2-3-4　2根管と管間側枝のある舌側根を発見した4|**

> 患者：50歳，男性
> 初診：1998年2月4日
> 主訴：親族の集まりの折，歯科医療の話となり，妹から当院で受けた30年前の治療の話を聞き，自分の治療に疑問を抱き，相談のため上京して来院．4|の充填物に違和感を覚えていた．

[治療経過]

4|のエックス線写真をとってみると根尖透過像が見られた．そこでインレーを除去して，再根管治療をはじめた（図2-3-4a／1998.2.4）．探ってみると2根管があり，根管長はB根16.5mm，L根15.5mmであった（図2-3-4b）．また管間側枝も見られた（図2-3-4c）．

このような再治療は患者の同意を得るのがなかなか難しいのが現状であろう．あらためて患者さんとの信頼関係を築くには，長い年月のかかることを感じた．

4|の根管充填を行い最終補綴物を装着した（図2-3-4d）．その後，6年の経過は良好である（図2-3-4e〜g）

2．上顎小臼歯の根管治療時の留意点

上顎小臼歯の根尖は，上顎洞の洞底やその前庭部に近接していることが多く，エックス線上でも複雑な像を呈する．特に図Bのような病理標本からも推察されるように，上顎洞底と小臼歯の根尖とは三次元的に複雑な位置関係にある．上顎小臼歯に対する調査，診断，根管治療時の注意を以下にまとめる．

2-1　初診（粘膜と歯冠）

日常臨床では該当歯が着色していたり，う蝕があったり，ときには充填物が施されていることを視診することで，ある程度の診断ができる．また根尖部周辺の粘膜に蓄膿の手術を受けた瘢痕があれば，鼻の手術の既往歴をたずねることも重要である．また ときには中央結節破折の有無や，う蝕のない歯でも失活していることがあり，歯髄診断から鑑別できることもある．

2-2　外部刺激や咬合時の疼痛

顕示液で歯冠の亀裂や部分破折を確認した場合には，接着処置やときにプロビジョナル・レストレーションで歯髄の保存処置を試みる．また大きな充填物とともに歯冠部が崩壊したような症例には，矯正的挺出を行ってでも生活歯髄の保存を心がければ，便宜抜髄は避けられるようになってきた．

これらの方法で歯髄保存が失敗して，初めて根管治療に移るべきであろう．

電気診，打診，動揺診（含フレミタス），切削診などは通法にしたがう．

2-3　エックス線診査

エックス線診査は重要である．特に根管内の処置状況や石灰化度の状態を把握し，根尖部の病変とのかかわりを確かめて処置法の決定をする．また瘻孔があれば患歯との関連を探索するために，ワイヤーを挿入してのエックス線診査も，大きな手がかりとすることができる．ときには歯周疾患との鑑別診にも役立てることができる．

Walton REとTorabinejad Mの参考書によると小臼歯は2根である頻度が高いにもかかわらず，臨床では1根のみしか処置の施されていないことが多い．特に中高年の患者の歯は，頰側歯頸部がブラッシングによる磨耗で，楔状欠損（WSD）ができて歯髄が狭窄されているにもかかわらず，治療をすすめてしまうこともある．

そのようなこともあるため，エックス線撮影時には偏心投影法を用いて，2根管の確認を行うことも肝要であると思う．

2-4　上顎小臼歯の局所科解剖

表2-3-1のように上顎小臼歯の根尖で2根管が接近したイスムス（Isthmus）のような形であった場合，根尖孔の理想的な閉鎖が難しい．位置的にはエック

第3章　上顎小臼歯の根管再治療に関する検討

[根管の再治療と外科的保存療法]

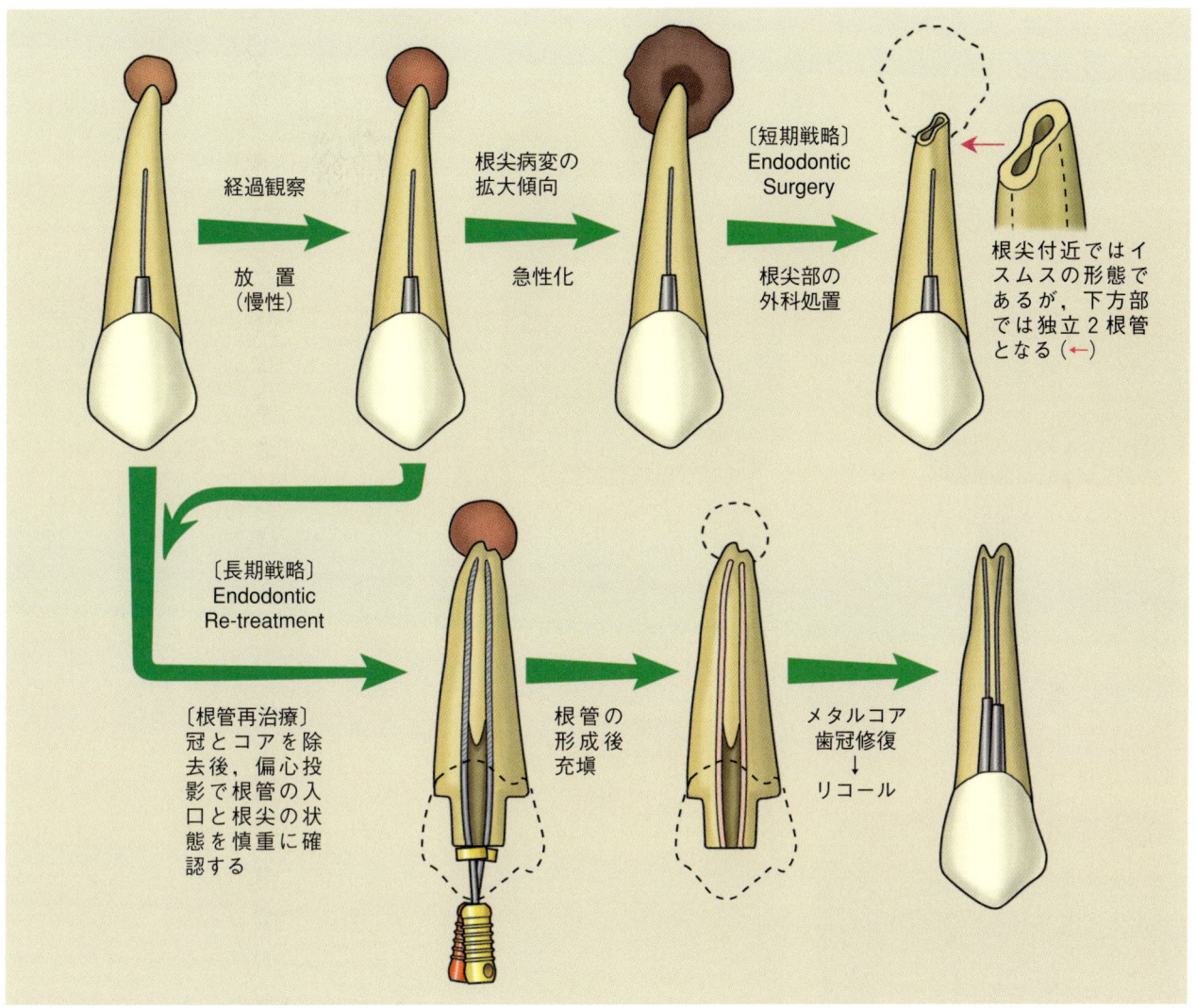

図A　短期戦略は観血的手術であり外科手腕もいる．手術野を直視できるので確実な根尖閉塞ができるかもしれないが，根の短縮という後遺症がある．長期戦略は，補綴物の除去や根管再治療をするために，治療時間が長くなりコストが高くつくが外科的侵襲が少ないという利点がある

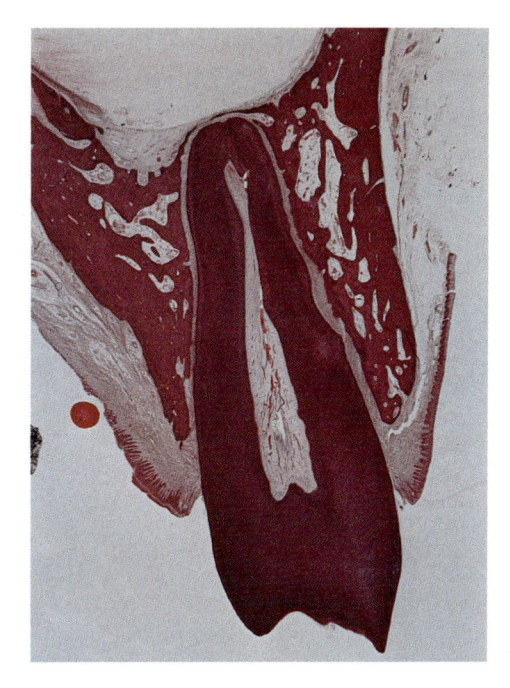

図B　上顎洞底と上顎小臼歯根尖の位置関係

第2部　抜髄と感染根管治療（Non-surgical Endodontics）

[症例2-3-4] 2根管と管間側枝のある舌側根を発見した 4|

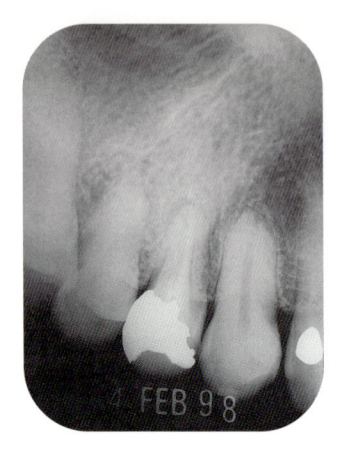

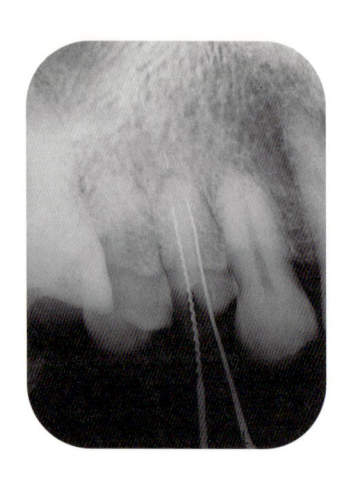

図2-3-4a|図2-3-4b

図2-3-4a　初診時のエックス線（1998.2.4）．4|根尖部に透過像が見られる．
図2-3-4b　探ってみると2根管が見つかった（B根16.5mm，L根15.5mm）．

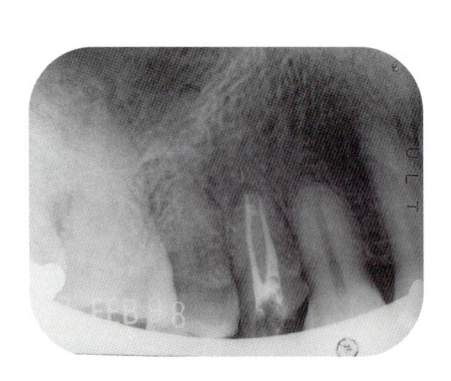

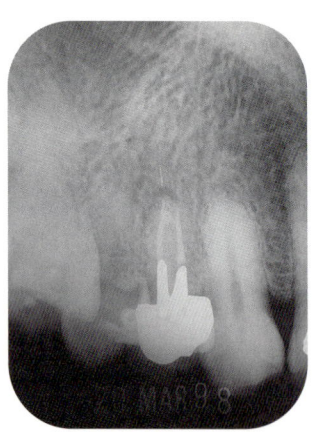

図2-3-4c|図2-3-4d

図2-3-4c　根管充填時のエックス線像（1998.2.17）．管間側枝が見られる．
図2-3-4d　最終補綴物装着時のエックス線像（1998.3.20）．

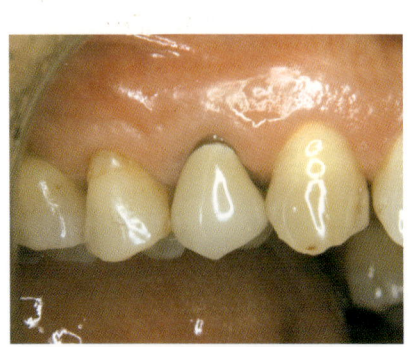

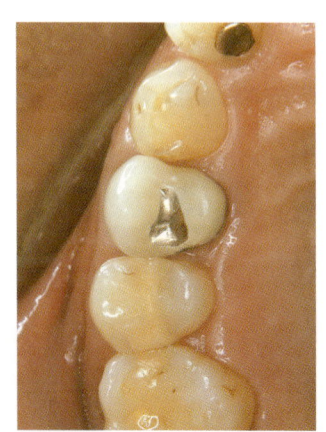

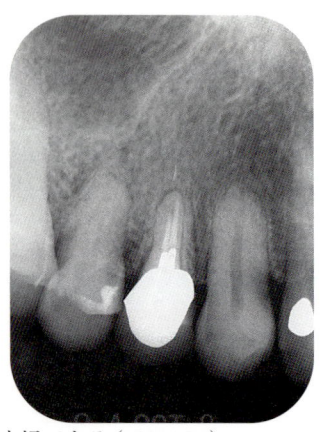

図2-3-4e～g　最終補綴物装着後6年目の口腔内所見とエックス線所見．経過良好である（2004.10.4）．

114

ス線上でよい形となっていても，実際にはうまく充填されない可能性がある．したがって，それが原因となって根尖周囲に病変を発生させたり，拡大させることにつながることが多い．

2-5 適材適所の器具，材料の必要性

近年，歯内療法に関する器材が急速に開発され，日常臨床は便利になったものの繁雑になってはこないのだろうか．

無菌的な処置の基本概念にそって治療がすすめられ，電気抵抗やデジタル装置の利用によって，より正確な根管長測定ができるようになった．またEDTAや次亜塩素酸ナトリウム溶液の合目的な薬液を利用して，Ni-ti材のファイルで機械的根管形成とさらに超音波振動を利用して，より敏速に目的が達成されるようになった．

そのため，かつてのような強力な貼薬剤が不必要になり，通院回数が減少し，即日根管充填の傾向が主流にならんとしてきている．しかし，諸症状をよく把握してから決定をくださないと，いたずらに苦痛を患者に与えるだけになりかねない．

また，充填法に関してもより理想的な目標を達成するための器材が巷の広告に溢れている．そこで忘れてはならないことは，それらの器具に惑わされず，根管治療の真の原則を守るということにつきるように思う．

根管充填の理想像は，根尖の少し手前まで必要にして十分な閉鎖をすることである．

根管充填後のコアも従来はキャストコアが本命とされてきたが，最近では規格化された既成のコア（例えばインテグラポスト／米国プレミア社）と接着用セメントとの併用で，臨床成績のあるものが出てきている．しかし反面選択の幅が広がったため，慎重に適材適所に使い分ける必要も出てきた．

この後に補綴設計があり，予後が決定される．そして定期検診と予防的な処置でより長期に保存できるようになった．

筆者の臨床における成功率は決して100％ではない．外科的に根管充填処置を施さねばならない症例もあるが，根管充填がしっかりしていればその処置も容易になると思う．

3．まとめ

上顎小臼歯の根管治療について，日常臨床で心がけていることを中心に述べた．口腔内で小臼歯は大臼歯と比較して前方位にあるので治療しやすいのだが，見落としやすい盲点もあるため具体的に4症例を取りあげてみた．

最近，注目を浴びているMinimal Interventionの観点からみても，歯髄を守ることが最優先させるべきであろう．そのため抜髄に至る事態は減少してきているものの，筆者の臨床では依然として再根管治療が多いのも現実である．

上顎小臼歯と大臼歯は耳鼻科との接点でもあり，また歯列弓の保全における重要な部位である．高齢社会においての8020運動では，咬合高径の維持に役立つ小臼歯が最後臼歯になる可能性も高いので，それだけに重要な位置を占めているため慎重に治療したいものである．

参考文献

1．Seltzer S. Endodontology, rapair following root canal therapy. New York：McGraw Hill Book Company, 1971：332-339.
2．森　克栄．外科的の歯内療法の長期経過観察．the Quintesence 1998；17(10)：1777-1785.
3．森　克栄，高橋和人（編）．Intentional extrusion，意図的挺出の現在．東京：グノーシス出版，1997.
4．Walton RE, Torabinejad M. Principles and practice of endodontics, 2nd ed. Philadelphia：WB Saunders, 1996.
5．堀口精一，森克　栄．Endodontic surgery，根管治療とその周辺．現代の歯科臨床3．東京：医歯薬出版，1980.
6．Schulz JH. Conventional versus surgical endodontics, Hall-Roberts-Labarre, Decision making in Dental treatment planning. St. Louis：Mosby, 1994：124.

第2部 抜髄と感染根管治療（Non-surgical Endodontics）

第4章
矯正治療で生じた歯根吸収への対応

森 克栄

1. 矯正治療による歯根吸収

　歯科矯正治療後の根尖部には吸収がないことが望ましいが，実際には往々にして遭遇する．その場合，やむを得ないとする臨床医や，根尖が吸収してその部位が歯槽骨に置き換えられて，「臨床症状が出現しなければよし」とする専門医もいるであろう．

　しかし，われわれ一般臨床医（家庭医）にとっては根の短縮は気になるものである．歯髄が壊死し瘻孔ができて初めて気づく場合は取り分け対応困難で，根管処置で辛うじて救われることもあるほどである．

　本章では，矯正治療によって生じたと思われる歯根吸収症例の治療経過を2例提示し，考察を加えたい．症例2-4-1は，たまたま上顎中切歯の切縁破折による歯髄壊死が主訴で来院した．その治療後，矯正専門医によって矯正中，反対側の生活歯根と無髄歯の根吸収の差に気づいたもの，症例2-4-2は矯正後，一見う蝕のない下顎第二大臼歯の近心根が吸収を伴う歯髄壊死に至ったものである．症例2-4-3は矯正治療後に1|に歯髄壊死が起きた症例である。

症例2-4-1 矯正期間中に歯根吸収を発見した症例

患者：7歳，女児
初診：1974年9月9日
主訴：上顎中切歯の外傷後の予後不良感と歯列形成についての不安
臨床所見：2ヵ月前1|部は打撲外傷により歯冠エナメル質が部分破折し，それを放置していたために，歯髄壊死の可能性もあると考えられた（図2-4-1a）．また根尖に小豆大の骨透過像を認めたが，根尖部歯髄の再生を期待し，アペキシフィケーションの適用を念頭において治療を開始した．

[治療経過]

外傷歯への対応：患者は7歳で根の成長はほぼ完成していたが，未だ根尖部象牙質の石灰化は未完成であった．ただし，歯髄診断では，1|のみ電気診，冷水反応とも（−）であった（図2-4-1b）．

　1ヵ月後，1|は根尖まで無麻酔でリーマーが到達するほどであったため，やむを得ず抜髄に踏み切る．無知覚の根管内を極力清掃消毒して，水酸化カルシウム製剤をCPCPで練和し，根管内に可及的に仮根管充填し，経過を見ることにした（図2-4-1c,d）．

　患者は5ヵ月後の再来院時まで違和感を感じるこ

[症例2-4-1] 矯正期間中に歯根吸収を発見した症例

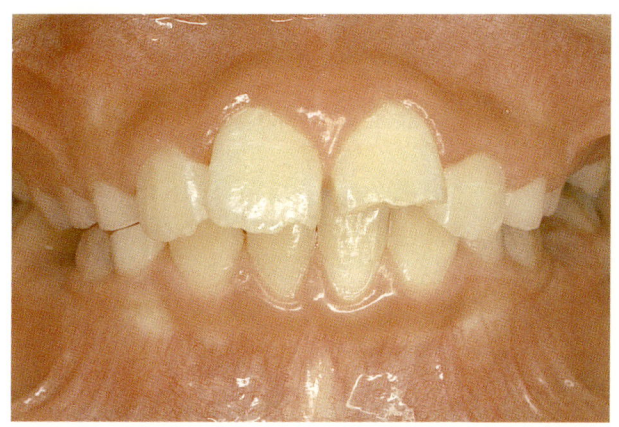

図2-4-1a 初診時口腔内写真．1|の打撲外傷により切縁破折しており，歯髄壊死も疑われる（1974.9.9）．

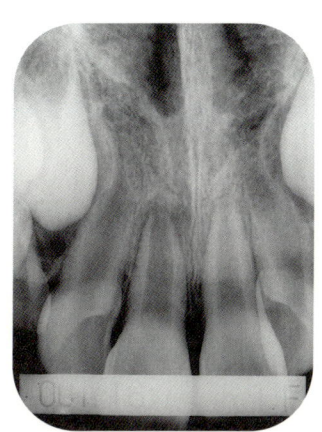

図2-4-1b　1|の歯髄診断では，電気歯髄診と冷水反応ともに（－）であった（1974.10.16）．

図2-4-1c,d　無麻酔で1|の根管を開孔し根管内の清掃消毒を行った．そして，水酸化カルシウム製剤を仮根管充填し，根尖孔が硬組織で閉鎖されるアペキシフィケーションを狙った（1974.10.16）．

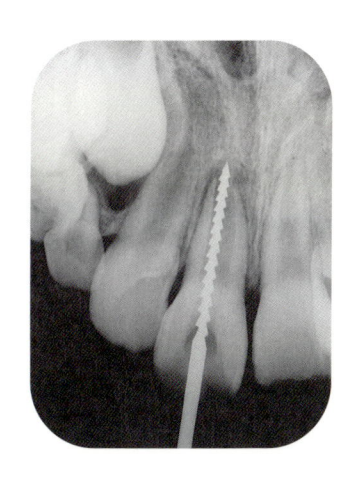

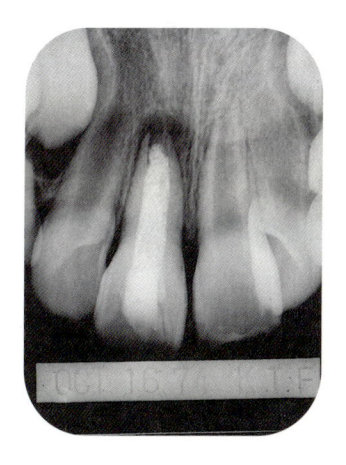

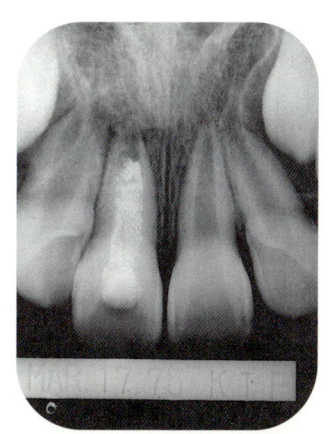

図2-4-1e　1|は根尖部の透過像も消え，経過も良好なため，仮根管充填剤を除去した（1975.3.17）．根管再充填を行う（1975.3.24）．

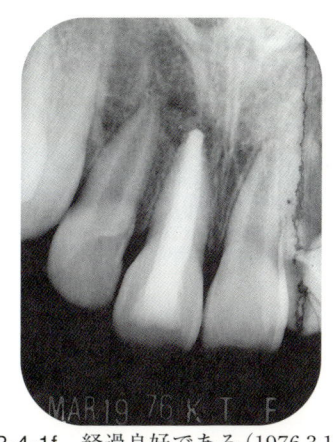

図2-4-1f　経過良好である（1976.3.19）．この時点で矯正の1期治療を終えている．

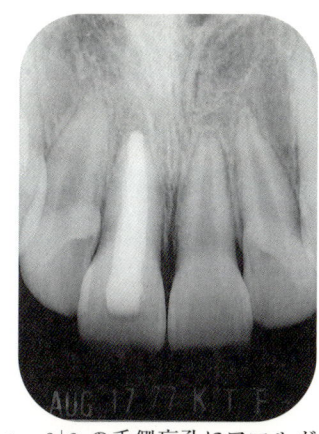

図2-4-1g　2|2の舌側盲孔にアマルガム充填を行う直前（1977.8.17）．

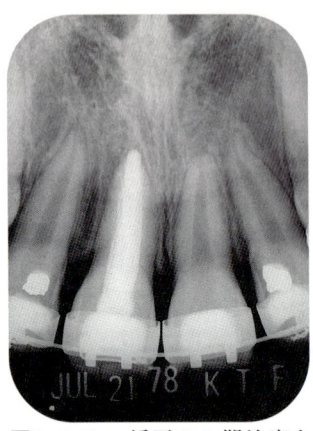

第2部　抜髄と感染根管治療（Non-surgical Endodontics）

図2-4-1h　矯正の2期治療をスタート（1978.1.27）させ，経過観察中（1978.7.21）．

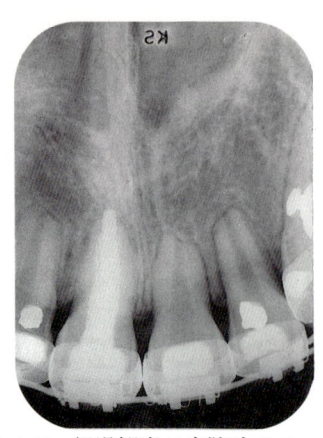

図2-4-1i　経過観察の来院時のエックス線所見．2|1 2 に著明な歯根吸収像を認めた（1981.9.3）．

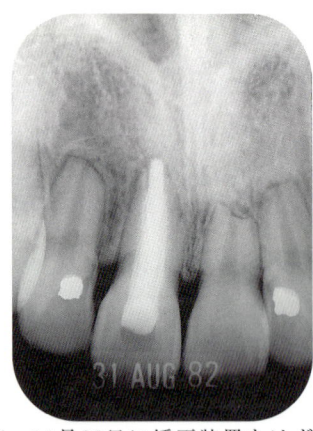

図2-4-1j　11月28日に矯正装置をはずし，予後観察中のエックス線所見（1982.8.31）．

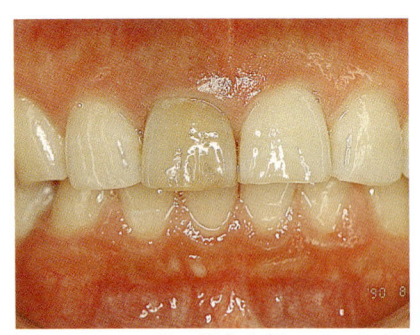

図2-4-1k　2度の漂白を行っているが，1|の変色は顕著である（1990.8.23）．

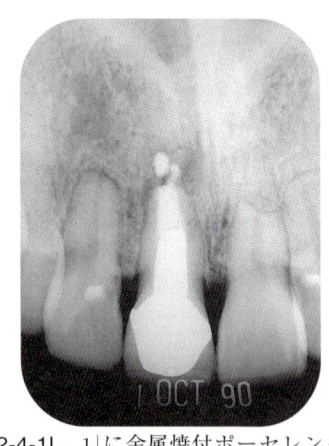

図2-4-1l　1|に金属焼付ポーセレンクラウンを装着する（1990.10.1）．

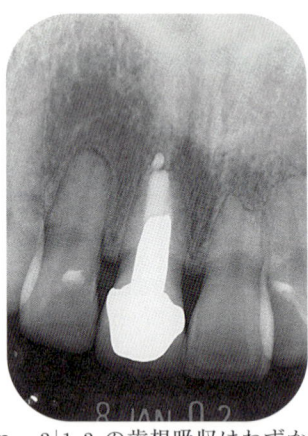

図2-4-1m　2|1 2 の歯根吸収はわずかだがすすんでいる．しかし切歯群周囲の骨密度は増し，歯根膜空隙が均等化してきているように見える（2002.1.8）．

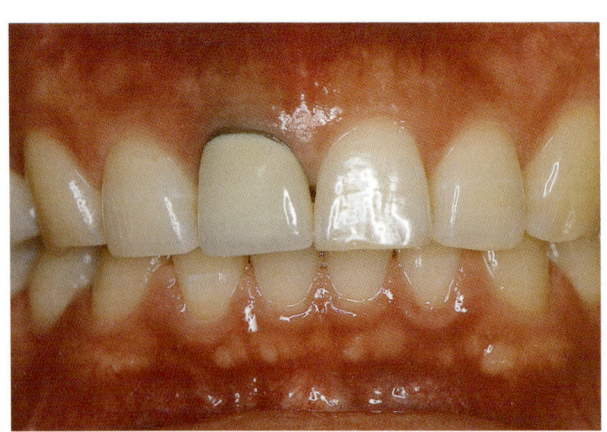

図2-4-1n,o　経過観察21年目の口腔内所見とエックス線所見（2004.4.2）．経過良好である．

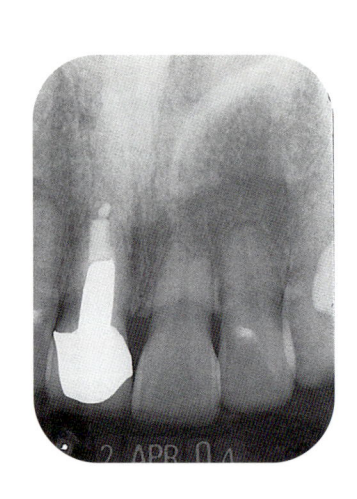

第4章 矯正治療で生じた歯根吸収への対応

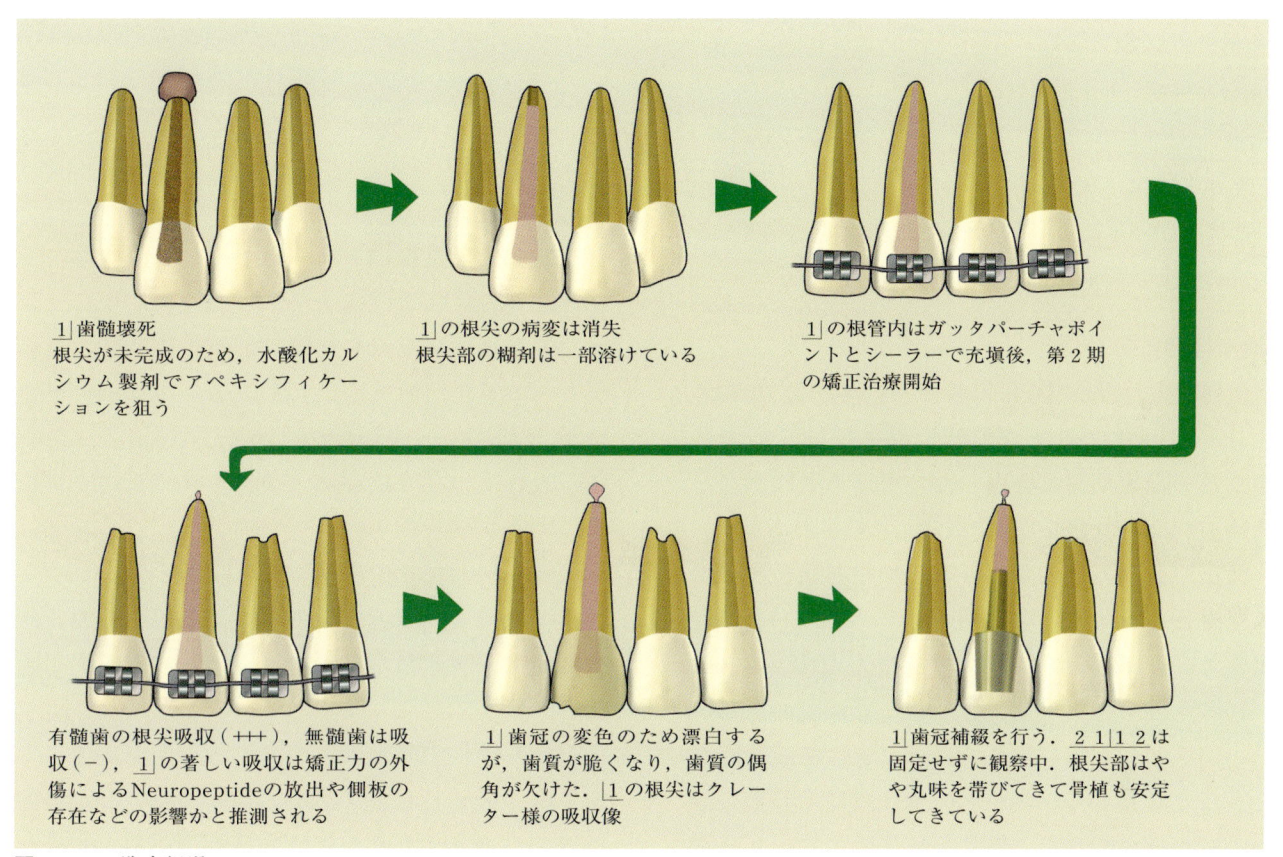

図2-4-1p　臨床経過．

図中テキスト：
- 1|歯髄壊死　根尖が未完成のため，水酸化カルシウム製剤でアペキシフィケーションを狙う
- 1|の根尖の病変は消失　根尖部の糊剤は一部溶けている
- 1|の根管内はガッタパーチャポイントとシーラーで充填後，第2期の矯正治療開始
- 有髄歯の根尖吸収（＋＋＋），無髄歯は吸収（－），1|の著しい吸収は矯正力の外傷によるNeuropeptideの放出や側板の存在などの影響かと推測される
- 1|歯冠の変色のため漂白するが，歯質が脆くなり，歯質の偶角が欠けた．1|の根尖はクレーター様の吸収像
- 1|歯冠補綴を行う．2 1|1 2は固定せずに観察中．根尖部はやや丸味を帯びてきて骨植も安定してきている

となく，エックス線像でも根尖の透過像は消滅してきている．そこで，初診時から1年後ガッタパーチャとシーラーによる根管充填を行った．

矯正治療：ここで，患者を矯正の専門医に紹介して，過大なオーバージェットを伴うアングル2級1類不正咬合に対する矯正（1期，2期）治療がはじまることになった．

1期治療は74年12月から75年11月まででC|Cを便宜抜去し，上顎前歯の舌側移動と上下顎の関係改善を図った．矯正装置としては，上顎顎外固定装置と上顎床矯正装置が用いられた．

再根管治療：矯正1期治療の途中であるが，1|の根管充填剤を除去し，再根管充填を行った（図2-4-1e）．その後，1期治療が完了したところで（図2-4-1f），経過観察に移り，2|2に関しては舌側盲孔にアマルガム充填を行った（図2-4-1g／1977.8.19）．

1978年1月から矯正2期治療に入る．1|歯根の予後を慎重に観察していくうちに（図2-4-1h），3年後の1981年9月に根管未処置周囲の有髄切歯群に顕著な歯根吸収像が存在しているのを発見する（図2-4-1i）．そこで矯正医に連絡して，3ヵ月後の11月に矯正治療を終了してもらった．ブラケットははずされたので以後経過観察を続ける（図2-4-1j）．

歯列のその後：その後，無髄歯の1|は変色のため，漂白を2度試みた（図2-4-1k）．患者の希望もあり，1990年7月に部分的な歯冠崩壊に対しメタルコア，金属焼付ポーセレンによる修復を行うことになった（図2-4-1l／1990.10.1）．

歯根吸収した有髄切歯群はこの12年の間に非常にゆっくりと吸収がすすんでいるようである．しかし，エックス線的には切歯群周囲の骨密度の濃度が幾分増し，歯根膜空隙が均等化してきたように思われる（図2-4-1m）．

現在も，そのまま予後観察中である（図2-4-1n～p／2004.4.2）

第2部　抜髄と感染根管治療（Non-surgical Endodontics）

症例2-4-2　矯正治療5年後に歯根吸収と周囲骨に透過像が出現　9年経過観察

患者：16歳，女性
初診：1988年12月15日（図2-4-2a）
主訴：上下顎前歯部叢生

[治療経過]

歯列叢生のため矯正医に紹介（図2-4-2b）．1989年8月から92年7月まで動的治療を行い，その後24ヵ月の保定期間を経過した．矯正治療にあたっては4|4，5|5を当医院で抜歯した経緯がある．

保定期間中の1992年8月に下顎左右側の水平埋伏智歯を（図2-4-2c），1994年10月に上顎左右側の智歯を大学病院の口腔外科に抜歯依頼した（図2-4-2d）．

1997年9月1日定期検診の際，7|歯冠の変色と近心部周辺の粘膜に瘻孔を発見．生活歯髄診断を行ったところ（−），エックス線像では近心根尖部に吸収が認められた．根管治療を開始し，9月15日に瘻孔が消えたために根管充填を行う（図2-4-2e～h）．

以後，現在まで予後観察中であるが，吸収は止まり，根尖周囲の骨の再生は認められるので，歯冠修復の予定である．

症例2-4-3　矯正治療6年後に1|の根尖に透過像が出現

患者：40歳，男性
初診：2000年11月8日（図2-4-3a）
臨床診断：下顎前突（アングル3級の不正咬合）の矯正治療が終わり，6年ぶりに来院してきた．1|の歯冠にわずかな変色を認めた．矯正治療中には問題はなかったのだが，電気歯髄診断では（−）であった．エックス線診査をしてみると1|根尖にわずかな透過像を認めた．

[治療経過]

1|の根管治療を開始する．無麻酔下で開孔し，壊死組織を除去し，根管内を拡大清掃する（図2-4-3b／2001.9.17）．2回目の来院時には症状がなかったので，根管充填を行った（図2-4-3c／2001.9.22）．

現在まで異常なく経過している（図2-4-3d／2003.6.7）．

2．まとめ

提示した矯正後の3症例はともにう蝕はなかった．症例2-4-1は上述したごとく矯正期間中に筆者がたまたま歯根吸収を発見し，矯正専門医に連絡をとって矯正治療を中止した．2|12は根尖が骨に置換吸収した状態Periapical Replacement Resorption（略してPARR）であり，生活反応を呈した．

症例2-4-2は矯正治療後5年，7|は瘻孔を形成し，エックス線上では近心根の根尖は吸収し周囲には骨透過像が現れたが，根管治療でとりあえず問題を解決した．

これらの根尖異常の原因は，矯正治療に由来するものと考えられる．治療の期間が長い上，年齢や矯正治療方法などが微妙に絡んでくるため確たることはいえないが，矯正力によって変化した歯髄組織が症例2-4-2のように根尖にまで慢性の病変を作る場合と，症例2-4-1のようなPeriapical Replacement Resorptionとは明らかに異なる．ただし症例2-4-1で1|の根管治療ずみの根が吸収しなかったことに関してはもう少し考察を深め，最後にまとめて解説しよう．

Periapical Replacement Resorptionのような現象が全身疾患であるGaucher's DiseaseやPaget's Diseaseに現れてくることがすでに報告されており（Bender IB），矯正力によるものとは異なる．歯髄の退行性変性と，ときには慢性の炎症を伴う根尖の吸収も一般臨床で認められている．

症例2-4-1も同時期に同じパターンの矯正治療を受けているが，根尖の吸収は目立たないことから，治療開始の時期との関連を疑う．特に，この症例では初潮前後と歯根吸収に何らかの関係があるのではないかと推察される．この時期にはエストロゲンの分泌の差が著しく，それが歯根吸収に関与しているのではないかと推察されるのである．

歯を移動することは，矯正力によって人為的に咬合性外傷を作っていることにほかならない．咬合性外傷の臨床的症状の1つである異常な早期接

第4章 矯正治療で生じた歯根吸収への対応

[症例2-4-2] 矯正治療5年後に歯根吸収と周囲骨に透過像が出現　9年経過観察

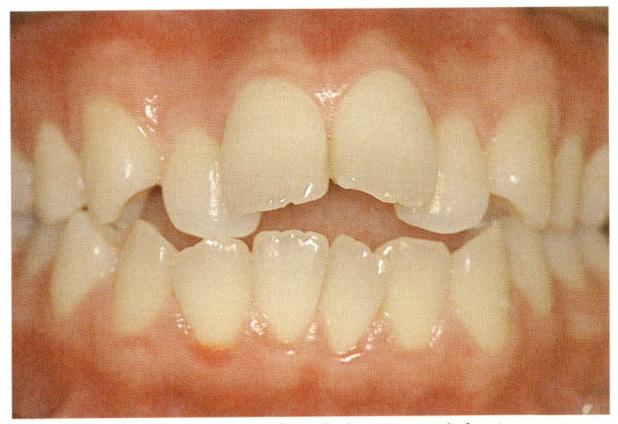

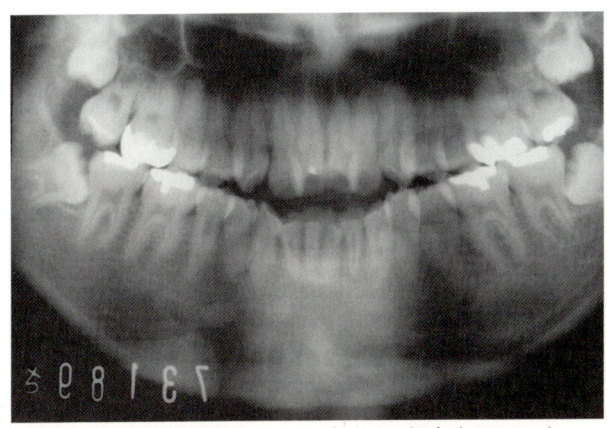

図2-4-2a,b　初診時の口腔内写真（1988.12.15）とパノラマエックス線写真．上下顎前歯部叢生のため矯正医に紹介（1989.7.25）．

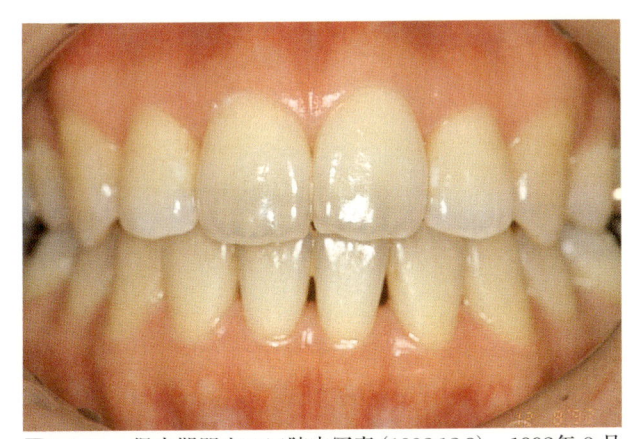

図2-4-2c　保定期間中の口腔内写真（1992.12.8）．1992年8月に下顎の左右埋伏智歯を抜歯依頼した．

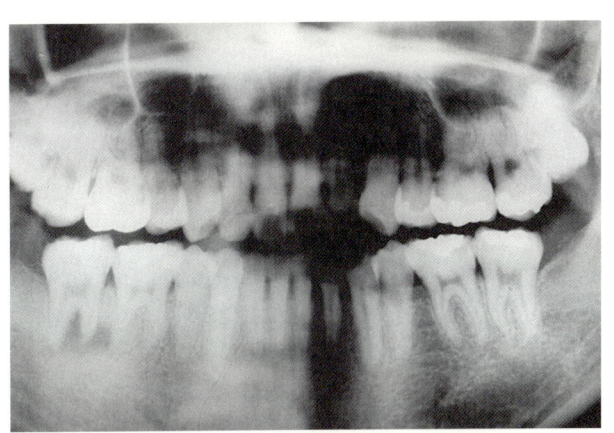

図2-4-2d　下顎左右側の智歯を大学病院で抜歯後のパノラマエックス線写真．上顎前歯の吸収は認められるが，自覚症状はない．また7⏋の近心根周囲に病巣らしき像が窺われる（1994.10.31）．

121

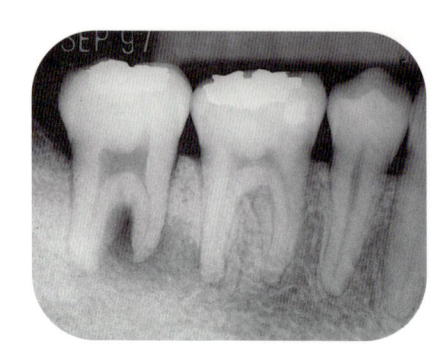

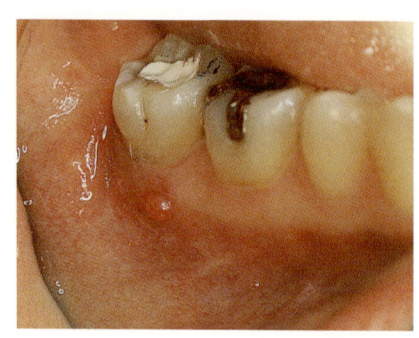

第2部　抜髄と感染根管治療（Non-surgical Endodontics）

図2-4-2e,f　定期検診の再に7⏌の変色と近心部頰側歯肉に瘻孔を発見し，エックス線診査にて7⏌近心根の吸収を認めた（1997.9.1）．根管治療を開始する．

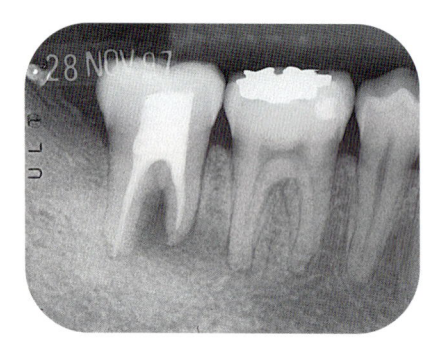

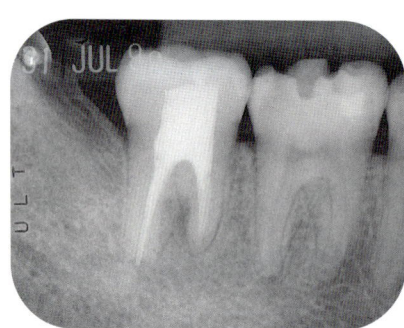

図2-4-2g｜図2-4-2h

図2-4-2g　7⏌の根管充塡後，2ヵ月目のエックス線所見（1997.11.28）．透過像が改善しはじめている．
図2-4-2h　7⏌近心の透過像も消失し，吸収はおさまっているようである（1998.7.1）．

[症例2-4-3] 矯正治療6年後に1⏌の根尖に透過像が出現

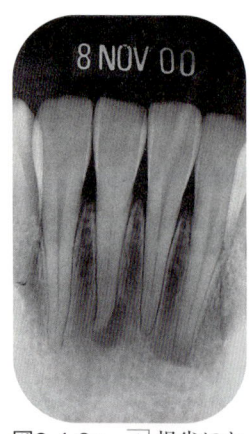

図2-4-3a　1⏌根尖にわずかな透過像が確認できる（2000.11.8）．

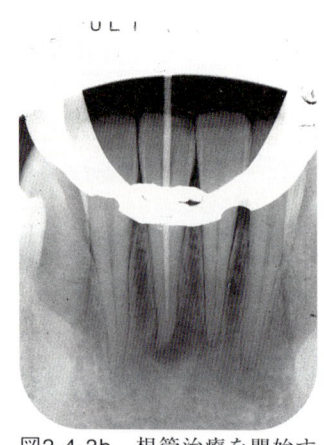

図2-4-3b　根管治療を開始する（2001.9.17）．

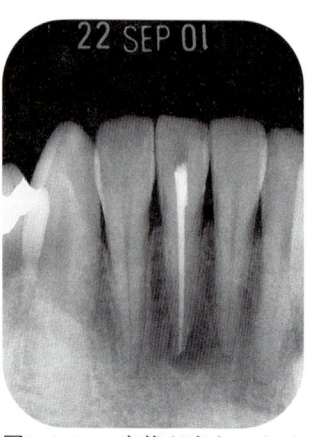

図2-4-3c　症状が出ないため根管充塡を行う（2001.9.22）．

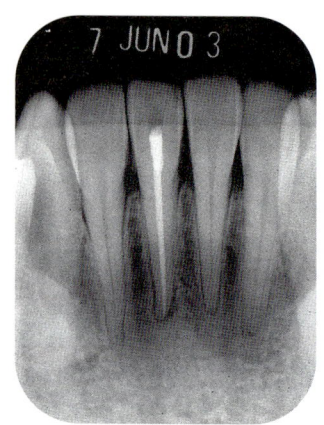

図2-4-3d　根管治療2年後，根尖部透過像は消失傾向にある（2003.6.7）．

触に絶えず目配りをし，フレミタスなどの症例に対応して予防処置をとれるだけの見識が必要となる．

咬合性外傷のものは，ポケット形成に関与しないという純粋な動物実験に拠る学理はあるが，日常の口腔内では咬耗から知覚過敏→歯髄壊死，そして象牙細管からの細菌感染，という骨破壊の要素が存在することも考慮して対応することが大切である（歯周病発生的観点からは，感染による炎症の因子とともに咬合性外傷として捉えることも肝要である）．

矯正行為は咬合性外傷と関連している．それゆえ臨床では治療中にもし一過性の疼痛，咬合痛，歯ぎしりが発生し，ときには顎が疲れるなどの訴えがある場合は，よく患者の話を聞いて観察し対処することが肝要であろう．症例2-4-2はこれらの症状を見落とした結果生じたのではなかろうか？

歯冠色の変化，電気歯髄診断，エックス線診査での異変，著明なフレミタス現象などが見られた場合は，必要に応じて咬合の調整などで削合し，象牙質の露出した部分には表面処置を施し，接着レジン法を合理的に使用して象牙細管への細菌の侵入を防ぐ手立てが必要であろう．

矯正による上顎前歯の歯根吸収に関する調査によれば，有髄歯の方が適切に処置された無髄歯より，根尖の吸収の割合が著しいことが判ってきた．また最近の基礎医学の進歩，特に神経生理学や末梢血管学からの解明がされようとしている．それによると，矯正力によって歯髄内の末端神経から種々なNeuropeptideが放出され，それらの働きが関与していることが判明し，根管内の根尖側1/3寄りに（側枝などの存在も考えられる），血流ひいては血管の変化，多種なNeuropeptideが放出され，象牙質の吸収に関与するのではと解釈されるようになった．

一方，根尖が吸収に伴って，周囲の骨に置換されるという特異現象は，Periapical Replacement Resorptionとして表現されるようになった．根管系を閉塞された歯は，これらの関与が薄く吸収が起こりにくいことになる．

今後，さらに系統的な研究が続けられ，さらに矯正治療の諸事情との関連の究明が明確にされることを期待したい．

参考文献

1. Thomas R, Pitt Ford TR. Apexification and apexogenesis, chap 22：Principles and practice of endodntics, 2nd ed. Walton RE, Torabinejad M. Philadelphia：WB Saunders, 1966：373-384.
2. Bender IB, Byers MR, Mori K. Periapical replacement resorption of permanent, vital, endodontically treated incisors after orthodontic movement：report of two cases. J Endod 1998；23：768-773.
3. Mattison GD, Delavanis HP, Delavanis PD, Johns PI. Orthodontio root resorption of vital and endodontically treated teeth. J Endod 1984；10：354-358.
4. Rivera EM, Walton RE. Extensive idiopathic apical root resorption. A case report. OS, OM&OP 1994；78：673-677.
5. Salius J, Trowbridge HO, Greco M, Emling R. Sensitivity of teeth subjected to orthodontic forces. J Dent Res 1987；66：556.
6. Spurrier SW, Hall SH, Joondeph DR, Shapiro PA, Reidel RA. A comparison of apical root resorption during orthodontic treatment in endodontically treated and vital teeth. Am J Orthod Dentofacial Orthop 1990；97：130-134.
7. Reltan K, Rygh P：Grabor TM, Vanarsdall RL(eds). Biomechanical principles and reaction in orthodontics, 2nd ed. St. Louis：Mosby, 1994：169-181.
8. Kim S. Neurovascular interactions in the dental pulp in health and Inflammation. J Endod 1990；16：48-53.
9. Wakisaka S. Akai M. Immunohistochemical observations around blood vessels in feline dental pulp. J Endod 1989；15：413-416.
10. Byers MR. Dynamic plasticity of dental sensory nerve structure and cytochemistry. Arch Oral Biol 1994；39(Suppl)：13S-21S.

第2部 抜髄と感染根管治療（Non-surgical Endodontics）

第5章
歯根内部吸収の実像を把握し根尖部外科処置で対応した症例

森　克栄

1. 水酸化カルシウム製剤

　水酸化カルシウム製剤は，歯科臨床に古くから応用されてきた．特に，乳歯や幼若永久歯での歯髄の保存治療に奏功することは，周知の事実である．特にアペキシフィケーション（未完成幼若永久歯の感染に関する処置で根を成長させる治療法）にも有効であることを認知している．また，根管治療中，疼痛や浸潤液などの症状が消失しない際に，治療剤として貼薬すると症状の消衰が認められることも臨床的に経験している．

　本邦では，この水酸化カルシウムの製剤としてビタペックス®（ネオ製薬）が，広く用いられている．その効用としては，アルカリ性が高く（pH12），ヨードホルムの持続的殺菌作用と水酸化カルシウム（Ca(OH)$_2$）の石灰化促進作用などがあるとされている．

2. 根管内部吸収の治療

　根の内部吸収が拡大し，歯根表面との交通の有無を判断するために，ビタペックス®を応用した症例を報告する．本症例では，ビタペックス®を根管を通して加圧し，その交通状態を確認したことによって，この処置が外科手術を行うための確定診断に重要な役割を果たすことになった．

　本章では，その患歯が臼歯部の咬合改善と相まって，十余年維持されていることを報告したい．

症例2-5-1　3|に歯根内部の吸収像が認められ外科処置後18年経過観察症例

患者：58歳，女性
初診：1986年9月17日
主訴：前歯部補綴再製作．理由は歯肉の退縮と金属冠の違和感（図2-5-1a～e）
既往歴：十数年前，前歯突出の理由で抜歯 3+3 のブリッジを製作している．
臨床所見：3|の開面金冠下の歯冠変色，歯髄壊死が疑われる．エックス線像では根尖1/3の部位に歯髄の高位切断のような痕跡を認め，根尖部1/3の部位に根管内吸収様の像を認める（図2-5-1d）．

[治療経過]

　初診から臼歯部の処置に入り，|7の抜歯，|6の再根管治療後，6/7|4 5 7の補綴を完了し④5⑥の仮ブリッジを製作し，咬合の安定をまず図った．

　3|は歯髄壊死が疑われたため根管治療をはじめたが，根の中央部から出血した．わずかだがその部位に痛覚があったので，途中まで拡大清掃を行った（図2-5-1f／1986.11.10）．

第5章　歯根内部吸収の実像を把握し根尖部外科処置で対応した症例

[症例2-5-1]　3|に歯根内部の吸収像が認められ外科処置後18年経過観察症例

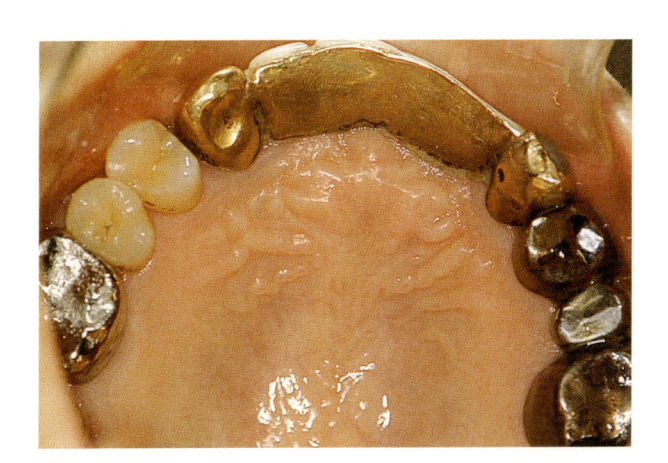

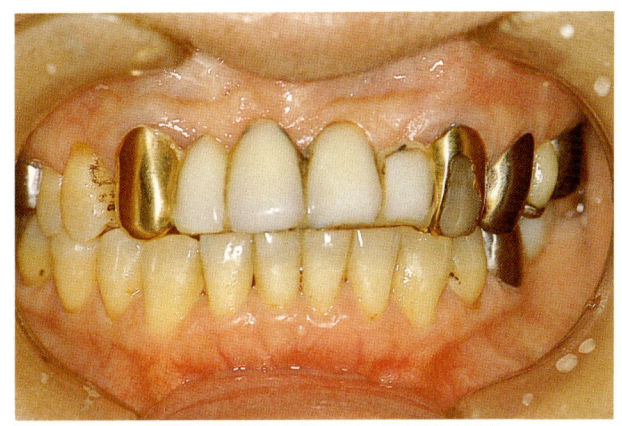

図2-5-1a,b　初診時の口腔内所見（|7は抜歯ずみ）．

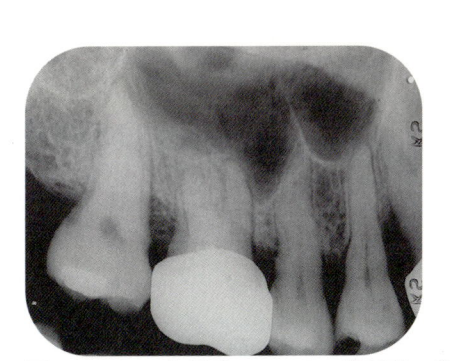

図2-5-1c〜e　初診時のエックス線写真．臼歯部から治療に入る．

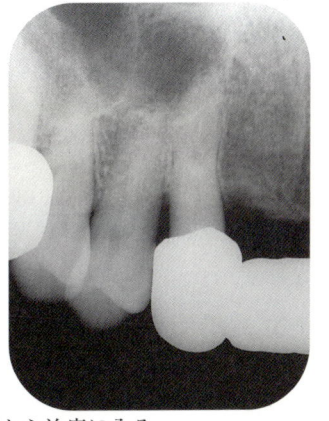

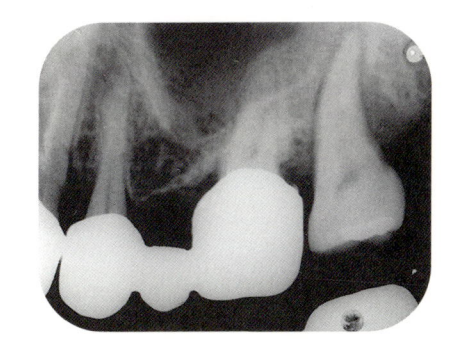

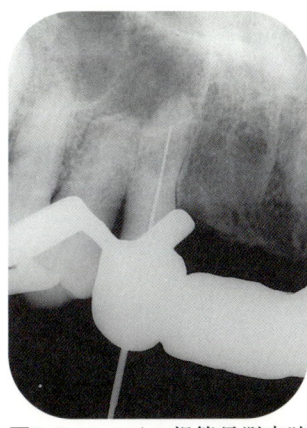

図2-5-1f　3|の根管長測定時のエックス線像，根尖寄1/3のところでやや暗い透過像がある（1986.11.10）．

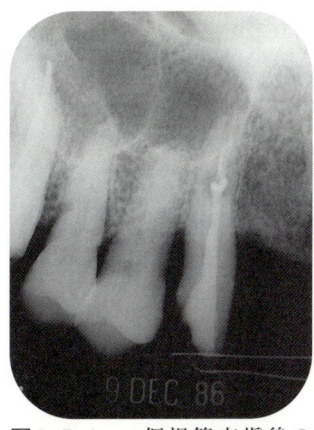

図2-5-1g　仮根管充填後の3|のエックス線像，根尖1/3のところで根管充填剤が渦をまいている（1986.12.9）．根管内部吸収が疑われる．

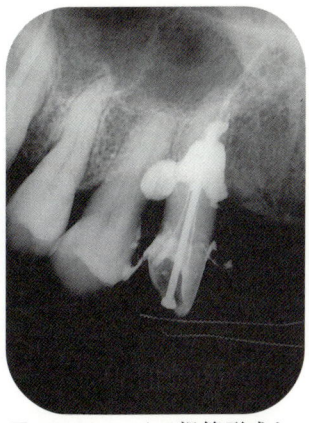

図2-5-1h　3|の根管形成し，ビタペックス®を圧入したときのエックス線像，穿孔部位と歯周組織が連絡していたのがわかる（1986.12.16）．

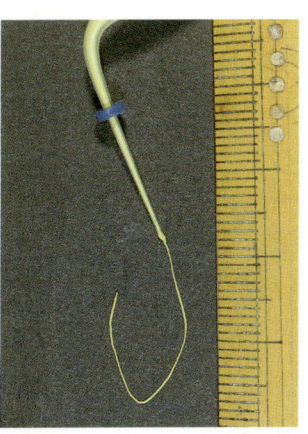

図2-5-1i　ビタペックス®の注入器先端．

125

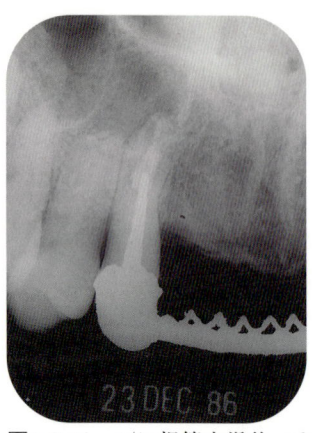

第 2 部　抜髄と感染根管治療（Non-surgical Endodontics）

図2-5-1j　3|に根管充填後，プロビジョナル・レストレーションを装着して経過を観察する（1986.12.23）．

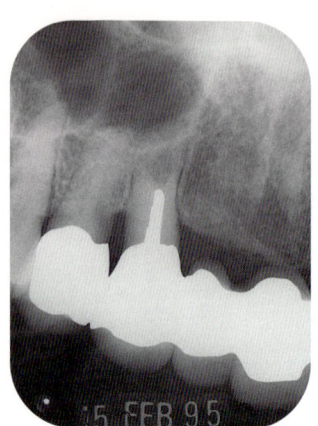

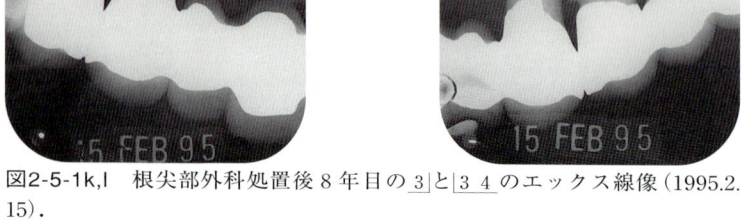

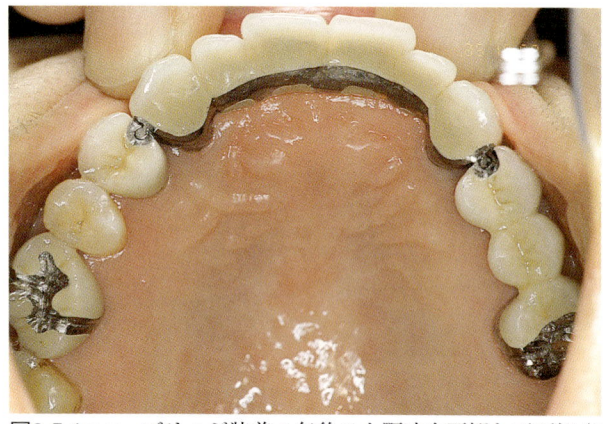

図2-5-1k,l　根尖部外科処置後 8 年目の 3|と|3 4 のエックス線像（1995.2.15）．

図2-5-1m,n　ブリッジ装着 5 年後の上顎咬合面観と正面観（1992.10.28）．

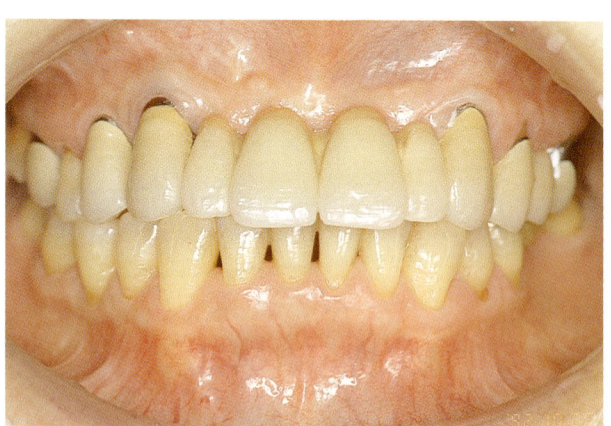

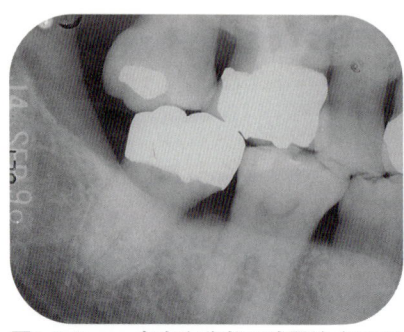

図2-5-1o,p　左右臼歯部の咬翼法（1998.9.14）．

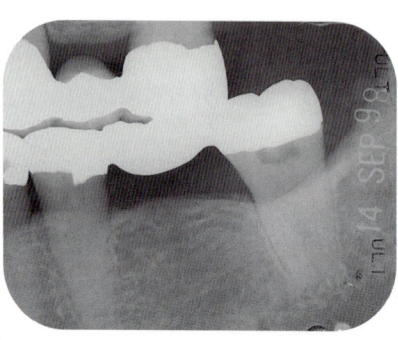

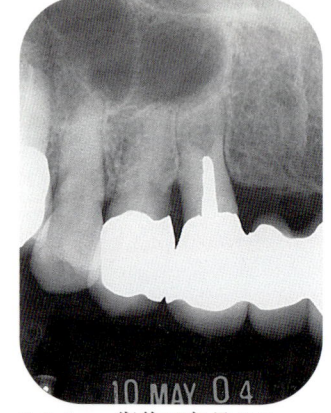

2-5-1q　術後18年目のエックス線所見（2004.5.10）．3|の経過は良好である．

ここで患者に患歯3|は保存の可能性があることを説明し，治療方針を説明した．特に外科手術前から3|の内部吸収が大きくなって，穿孔していることが疑われた．そこで鑑別診断のため水酸化カルシウム製剤のビタペックス®（ヨードホルムとCa(OH)$_2$とシリコン各々約1/3混合）を注入する造影法を説明し，インフォームド・コンセントを得た(1986.11.17)．

3|は局所麻酔下で根尖まで拡大し，消毒・根管充填を行った．エックス線検査をしてみると，内部吸収を認めたが，内部吸収が歯根面と交通しているかどうかまでは読影だけでは確認できない（図2-5-1g／1986.12.9）．

3|のメタルコアの印象（1986.12.9）し，装着した（1986.12.17）．4 3|3 4 とプロビジョナル・レストレーションで予後観察を行う（図2-5-1j）．

3|の内部吸収が歯根面と交通しているかどうかを調べるためビタペックス®を根管内に圧入して，エックス線像を見ると穿孔部位から歯周組織へ溢出しているのがわかるとともに，根の実質欠損像が明確に把握することができた（図2-5-1h,i）．そこで外科処置に踏み切ることとした．

3|の根尖部外科手術：麻酔下で4 3|の頬側の歯肉弁をフラップして，直視下で根中央部頬側の肉芽組織を掻爬した．また根尖部歯質の欠損部を削除しながら，舌側の健康と思われる歯質をできる限り残した(1987.2.3)．つまり歯質の保存のため，斜めに削除したのである．同時に4|近心部の骨頂クレーターを一部削除して骨整形し，弁を戻して縫合した．1週間後に抜糸した．

経過観察し④③21|12③④⑤⑥のブリッジを装着した(1987.6.2)．図2-5-1k,lは根尖外科処置後8年，図2-5-1m,nはブリッジ装置後5年，図2-5-1o,pは6年後の状態である．

術後18年目になるが3|の経過は良好である（図2-5-1q／2004.5.10）．

3．まとめ

歯根の内部吸収の病理については，顕著な臨床症状は示さないものの，歯質の一部が突発的に何らかの刺激を受けたことによって緩慢に進行する退行性変性の1つと考えられている（第1部3章P.43参照）．

本症例は3|の内部吸収が拡大進行し，根のセメント質，さらには歯槽骨まで吸収させたものと考えられる．その判断の基準となったのが，殺菌作用を期待しながらのビタペックス®の圧入後のエックス線読影であった．またそのエックス線読影は，外科手術確定診断とともに手術法の決定に重要な役割を果たした．

3|の根尖部手術にあたって，内部吸収の上部は歯質を摘出し，下部は歯質を保存する目的で内部吸収に相当する細胞層のみを積極的に一層切削し，可及的に掻爬した．

本症例では白金加金の鋳造ポストの先端は内部吸収の歯冠側に設計し，手術時の明視野で根尖部が閉塞されていると判断して逆根管充填を施さなかった．それでも歯根は短いためにブリッジ支台を4|まで延長した．補綴設計上の難点は推察されるが，18年余りの予後は良好である．

前方歯群のブリッジの安定は，臼歯部の安定が最も重要な鍵となる．臼歯部咬翼法によるエックス線像を示したので参考にされたい．

なお逆根管充填材に関しては古くからアマルガム充填をよく使用してきたが，術後の歯肉着色や金属アレルギーなどの問題を回避するためにEBAセメントが米国を中心として広く使わるようになった．最近では接着性コンポジットレジンやスーパーEBAが好成績をあげている報告がある（第2部9章P.149参照）．

参考文献

1. 川上敏行ほか．ヨードホルム・水酸化カルシウムパスタ（糊剤根管充填材ビタペックス）の組織埋入に関する実験的研究．松本歯学 1979；5（1）：35-44.
2. 森　克栄．大きな透過像での便宜抜髄を回避した症例から，減圧療法で歯髄を残した症例に学ぶ．the Quintessence 1999；18(1)：55-57.
3. Gartner AH, Mack T, Somerlett PG et al. Differential diagnosis of internal and extenal root resorption. J Endod 1976；2：329-334.
4. Seltzer S, Bender IB. The dental pulp 3rd ed. Philadelphia：JB Lippincott, 1984：266.
5. Hovland EJ, Dumsha TC. Problems in the management of tooth rsorption, chap 10：Guttman JL et al. Problem solring in Endodontics, 3rd ed. St. Louis：Mosby, 1997：253-276.
6. Masterson JB. Internal resorption of the dentin：a complication arising from unhealed pulp wounds. Br. Dent J 1965：118.
7. Rub J, Rud V, Munksgard EC. Retrogrande root filling with dentin bonded modified resin composite. J Endod 1996；22：447-480.
8. Rubinstein R, Kim S. Short term observation of the use of a surgical operation microscope and super EBA as Root Endo filling material. J Endod 1999；25：43-48.
9. Bender IB, Byers MR, Mori K. Periapical replacement resoption parmanent, rital, endodontically treated incisors after orthodontic movement：report of two cases. J Endod 1997；23(12)：768-773.

第2部 抜髄と感染根管治療（Non-surgical Endodontics）

第6章
34年経過症例として発表したが37年目に根破折を発見した症例

森　克栄

1. 保存療法

症例2-6-1は，1978年に術後11年までを，Dental Mookシリーズ「歯科臨床の特殊性から見た診療計画」と題して発表したものである．初診から30年経ており，保存治療の効果判定に益するところ大と考え，その後の経過を中心に長期症例での問題提起として発表することにした．

顧みると，20年前に刊行された同書は，当時の趨勢を象徴するように，他の執筆者の論文のほとんどが補綴志向の内容であった．唯一，筆者の論文だけが保存を基礎にした症例としてまとめられたもので，肩身の狭い思いをしたことを覚えている．

しかしこの論文はその時点で，予知性の高い臨床を目標とした保存治療（歯周歯内療法）の理念に基づいて治療計画を組み立て，6症例を提示しながら解説し，学際的なアプローチの重要性を強調したものであった．

[社会背景]

症例2-6-1の初診当時の社会情勢は，戦後3期目の実質経済の成長期（1966〜1968年）で，歯科界でも高級補綴指向の長期連続型の講習会がいろいろ企画されていた．若い米国海軍の除隊医が先鋒的なスタディクラブに刺激を与え，近代歯科医を指向する臨床医の意識改革が盛んな時期でもあった．

一方，わが国は復興しつつも歯科医不足，患者過剰の時代で，感染根管治療に時間を浪費するより抜歯の方が早道という考えが浸透していた．

筆者が1960年秋から半年勤務した立川の米国空軍基地には分院を含めて約30名の歯科医が常駐していた．その中に歯周病科と補綴科の若い専門医もいたが，歯内治療の専門医はひとりもいなかった．その後も5年間，歯科は根管治療の項目がないままの状態であった．

戦前米国に留学され活躍されていた歯科医たちは，中心感染説を楯に「感染根管，即抜歯」という補綴に準じた私設の卒後講習会をはじめていた．そのため，このような症例に根管治療を試みることは，当時としては，チャレンジというより隠れキリシタンさながらの行為と受け取られていた．

症例2-6-1　34年経過観察症例

患者：34歳，男性
初診：1967年1月12日
主訴：5̅の疼痛
臨床診断：5̅根尖部急性歯槽骨膿瘍（感染根管による）

第2部　抜髄と感染根管治療（Non-surgical Endodontics）

[症例2-6-1] 34年経過観察症例

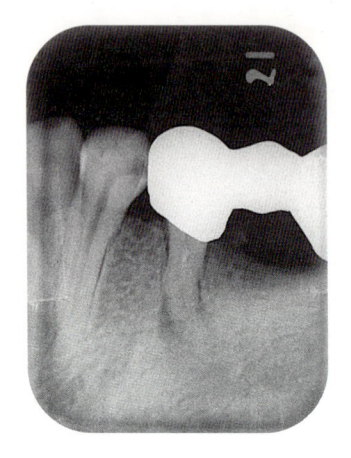

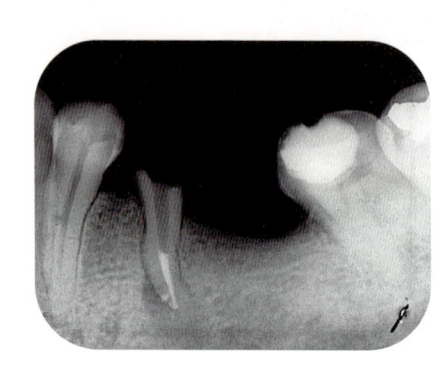

図2-6-1a｜図2-6-1b

図2-6-1a　初診時のエックス線所見（1967.1.12）．5の根尖周囲の骨病変像の偏りに注意．

図2-6-1b　根管充填後のエックス線像．加圧根管充填の痕跡があった．メタルコアのための形成終了時5のデビス冠と7の支台にブリッジ，4にDOのインレー装着して治療を終了した（1967.3.1）

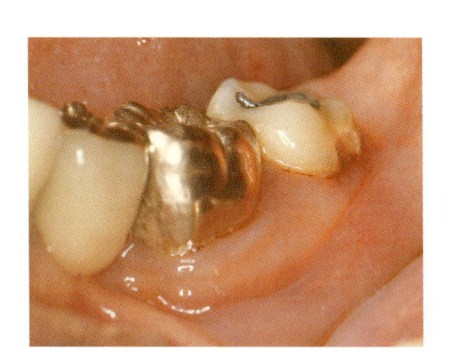

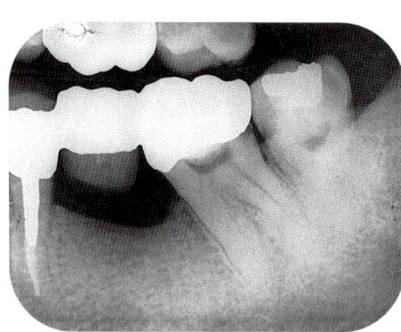

図2-6-1c｜図2-6-1d

図2-6-1c　初診より11年後（1978.2.20）．8のう蝕を主訴として再来院してきたときの口腔内所見．6の頰小帯処置とポンティック形態の改善や8の処置が望まれた．

図2-6-1d　図2-6-1cと同時期のエックス線所見．5の根尖の病変像は消失したが，7の遠心歯頸部にう蝕を発見した．

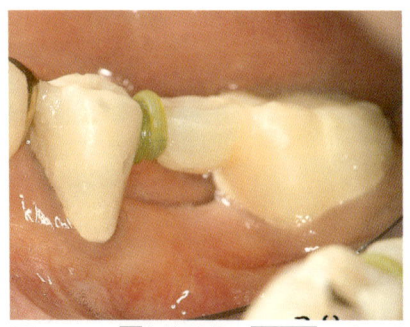

図2-6-1e　8を抜歯後，567のプロビジョナル・ブリッジとモジュールを利用して，7の矯正的整直を図った（1978.7.4）．

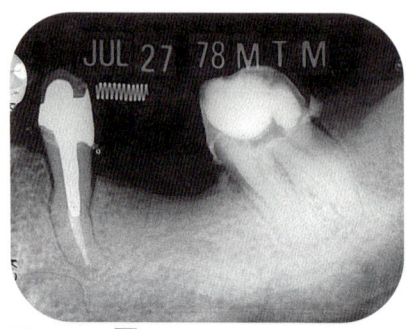

図2-6-1f　6のポンティックの中にオープンコイルを入れて，積極的に7の矯正的整直をしているところ（1978.8.3）．7の近遠心根側の歯槽骨の変化に注意．

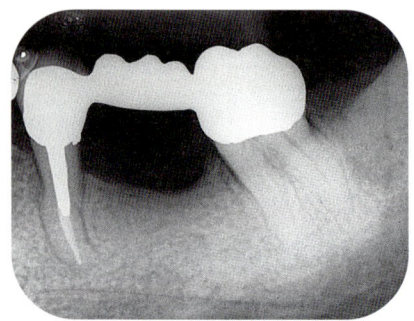

図2-6-1g　小矯正後のブリッジ装着時（1978.9.12）．7を有髄歯の支台としたことがポイント．

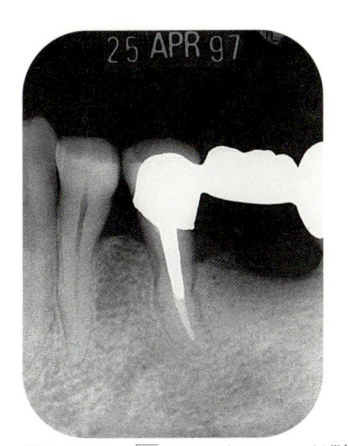

第 6 章　34年経過症例として発表したが37年目に根破折を発見した症例

図2-6-1h 4̲のDOインレーが脱落したという主訴で久しぶりの来院時．5̲は30年余り前の図2-6-1bで根尖の近心部に側枝と推測された部位に溢出していた根管充填剤は消失している（1997.3.31）．

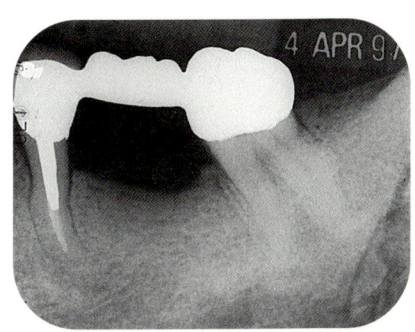

図2-6-1i 7̲の近心隅角部の歯槽骨頂は安定している（1977.4.4）．

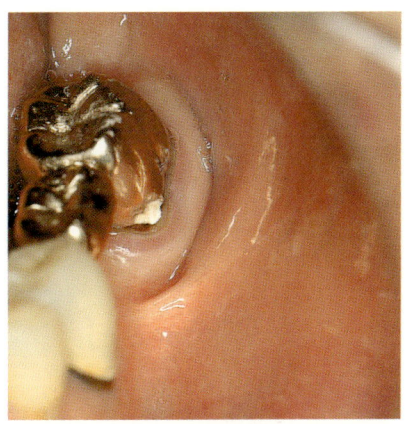

図2-6-1j ブリッジ再製作後18年の口腔内所見．問題の頰小帯と7̲の頰側歯頸部にう蝕を発見（1977.4.25）．

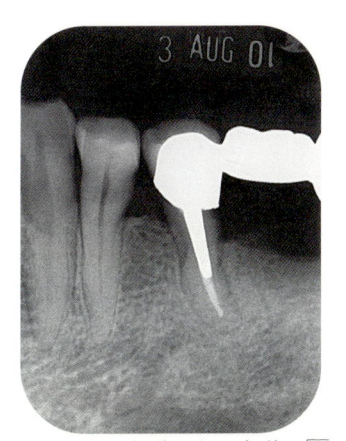

図2-6-1k 初診より34年後の5̲のエックス線所見（2001.8.3）．

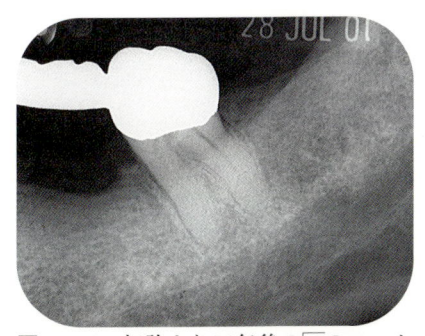

図2-6-1l 初診より34年後の7̲のエックス線所見（2001.7.28）．

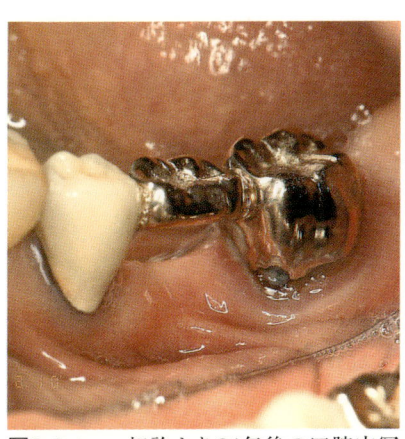

図2-6-1m 初診より34年後の口腔内写真（2001.8.3）．

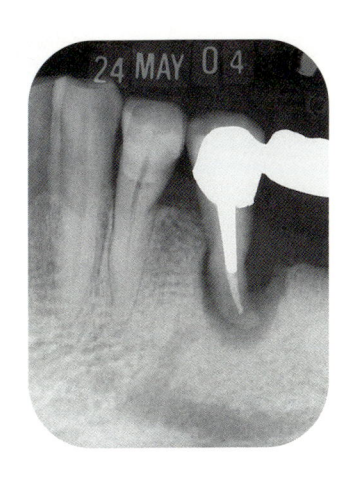

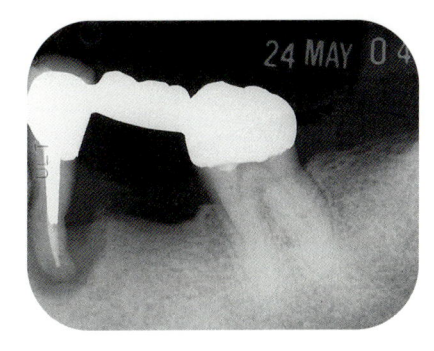

図2-6-1n,o 初診より37年目に5̲の歯根破折が起きた（2004.5.24）．

[治療経過]

　不適合な⑤6⑦ブリッジを除去した．5|の根管を開放し，3回目に根管充填を行った．5|にポストクラウン，|7にクラウンのブリッジを作製して装着した（図2-6-1a,b）．|6の橋体底部に異常発育した頬小帯を残したまま，ブリッジを装着したことを反省した．そして11年後，|8の頬側のう蝕と|7の遠心歯頸部にエックス線上でう蝕を発見したので，ブリッジをはずしてやり直すことにした（図2-6-1c,d／P.129参照）．

　治療方針は|8の戦略的抜歯，|6の頬小帯切除と口腔前庭拡張手術であった．|7の露髄の回避と歯軸改善のために矯正的整直をし，プレパレーションを容易にしてから，⑤6⑦にブリッジを再製作するということにした（図2-6-1e,f）．このままもう少し放置しておいて抜髄，根管充填を余儀なくするより，予知性のある予防的な治療（Preventive Endodontics）にならないだろうかと考え，患者の理解と協力を得て治療を完了した（図2-6-1g）．

　その18年後に患者から電話があり，左下の詰めものがはずれたとの連絡があった．筆者はてっきり⑤6⑦のブリッジの具合が悪くなったのだろうと直感し，患者の来院を待った．

再来院時（1997年）の所見：|4のDOインレーが咬耗と二次う蝕のため脱落，う窩は表層の一部にう蝕があるものの，歯髄生活反応（＋），DOを再形成して接着レジン材で充填した（図2-6-1h）．

　⑤6⑦のブリッジはよく機能している様子であった（図2-6-1i）．ポンティック下の骨頂の歯肉の退縮はわずかであったものの，小帯切除をした部位はやや後戻りしてきた感がある．そのためか|7の金冠の頬側切縁部にう蝕を発見した（図2-6-1j）．

　エックス線所見では，5|の根尖部の骨再生は著しく，30年前の病変像を想像させないほどである．根尖部周囲の骨透過像と，それを取り巻くような骨緻密化した層すら消失しており，骨梁の均一化と歯槽硬線の再生した像は，正に骨の改善と機能適応したと考えられる像を呈している．

　18年間歯科の定期診査や予防処置を受けないままであったが，ブラッシングが以前から徹底していたため，骨頂隅角にわずかな欠損が認められる程度であった．|7の近心の骨頂隅角部は整直に伴う骨再生後は落ちついているようである．

　|7の歯頸部う蝕の処置と付着歯肉の幅，生物学的幅径を再検討し，患者の年齢（65歳）を考慮して，第4回目の歯周補綴設計を思案中であった．5|の根管治療と|7の矯正的整直を若いときにしておいたおかげで，義歯やインプラントの厄介にならずにいる．

　本症例は筆者と同年齢で，34年前に先輩から「根尖部病変像が偏っているし，根尖部が彎曲しているので，一所懸命治療しても予後は疑問だ」といわれていた．しかし，細いリーマーの尖端にプレカーブをつけ，根のカーブにそって根尖の手前まで挿入し，1/3回転して掻きあげるようにして拡大したのを記憶している．

初診より37年目の来院：初診より37年目に右側小臼歯に異常を訴えて久しぶりに来院してきた．異常は見つけられなかったが，⑤6⑦ブリッジの様子を見るためエックス線診査をしてみると，5|が歯根破折しているのがわかった．反対側の痛みのためブリッジ支台に負担が増したためとも考えられた（図2-6-1n,o／2004.5.24）．

参考文献

1. 森　克栄：金子一芳（編）．歯科臨床の特殊性からみた診療計画，總合診断へのアプローチ，現代の歯科臨床 1．東京：医歯薬出版，1973：93-110．
2. 森　克栄，丸森英史．Minor tooth movement，ペリオドンテクスの臨床．歯界展望別刷 1977．
3. Bender IB, Mori K. The radiopaque lesion: a diagnostic consideration. Endod Dent Traumatol 1985; 1(1): 2-12.
4. 森　克栄，高橋和人（編）．Intensional extrusion, 意図的挺出の現在．東京：グノーシス出版，1997．

第6章　34年経過症例として発表したが37年目に根破折を発見した症例

コラム⑦

ブリッジ再作製

　筆者の歯学生時代のケースで舌側傾斜していた5┘を抜歯．4┘6間のスペースを補うため6┘のMOインレーを作ったがすぐ脱落，金属冠を入れることにした．しかし有髄歯に冠はかけられないため抜髄となり，手技の難しさから医局のインストラクターに抜髄根管充塡してもらった経験がある．その後，金属冠を入れたが，留学中に根尖病変を発見し，抜歯してしまい苦い体験となった（1959年夏）．

　その後放置していたら7┘8の傾斜がはじまったので，先輩を頼って補綴してもらった．できるだけ生活歯髄保存の目的で歯軸を考慮し露髄を予防するための支台歯形成をしてもらい，ポンティック内にアタッチメントを設計した分割ブリッジを作製装着した．しかし，どうしてもよく嚙めない（1978年頃）こととポンティック基底部が鞍状形態で不潔なため歯肉炎症状を呈してきた．

　矯正の専門医と7┘8の近心移動や整直について相談したところ，5┘6の抜歯後の経過時間が長いため歯槽堤の幅が狭く7┘8の近心移動は不可能ではないが，予後に問題が出てくるということであった．むしろ8┘を戦略的に抜歯し，7┘を整直してブリッジの支台にしたらとアドバイスを受けた．忠告にしたがって治療をすすめブリッジを再作製して今日に至っている．

図1　テキサスのPrichard JF先生をたずねた折，彼の友人のところで撮影したパノラマエックス線写真（1968.3.22／35歳）．
図2　7┘8の傾斜状態のままフルクラウンの形成．6┘7の生活歯髄を保護するための配慮であったが……．

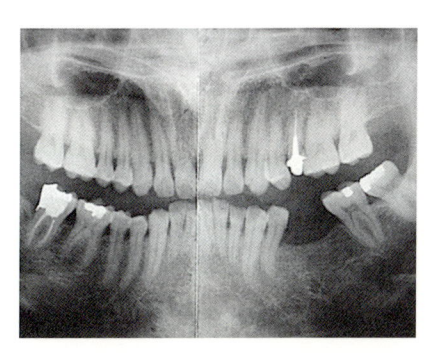

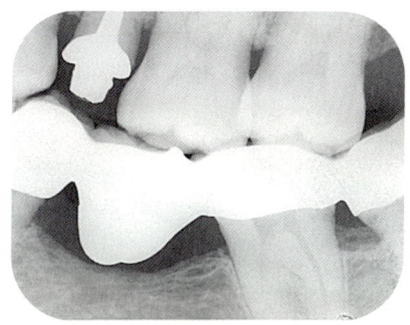

図3　ポンティックはKey and Keywayのデザインで作られた（1973.1.26）．当時41歳．
図4　7┘の陶材の破折．6┘のポンティックはサドルタイプのため，歯肉の発赤腫脹出血が見られる（1978.1.27）．

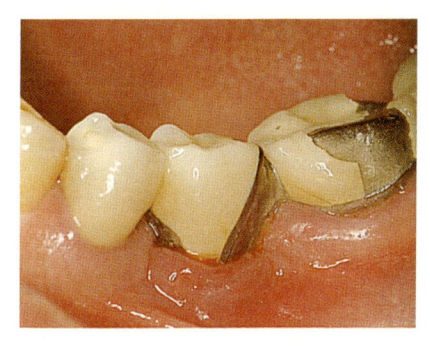

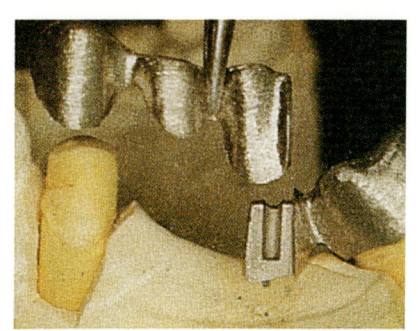

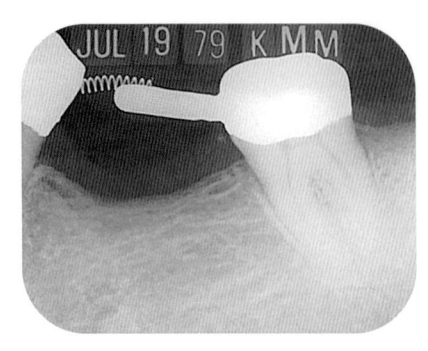

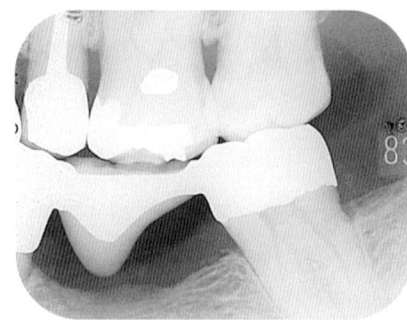

第2部 抜髄と感染根管治療（Non-surgical Endodontics）

図5｜図6

図5 ブリッジを除去して|8を抜歯後（1979.2.1）．|7の矯正的整直中（1979.7.19）．
図6 経過観察中（1980.2.20）．

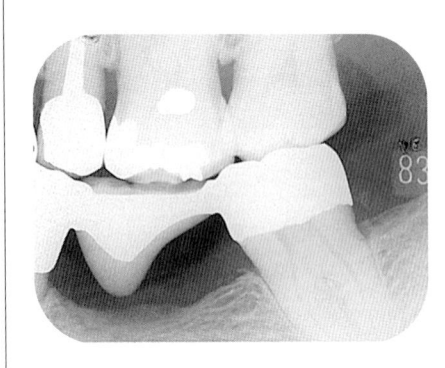

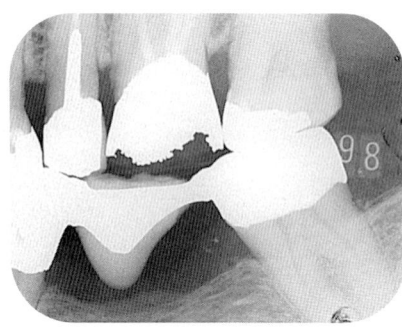

図7｜図8

図7 1983年9月14日．ブリッジ装着後約2年（52歳）．
図8 |6の抜髄後，プロビジョナル冠で自然挺出中（1998.1.12／65歳）．

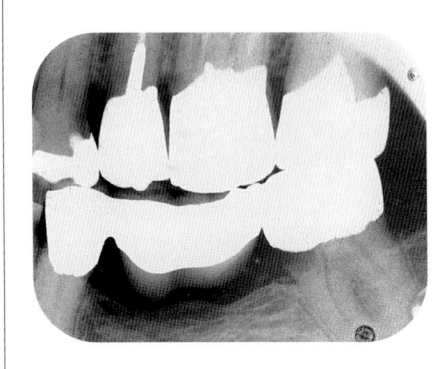

図9 患者（71歳，2003年）は脳梗塞で倒れ，舌と左舌骨上筋群の機能低下により，ポンティックの空隙に食物残渣が溜まっていることの感覚が劣っていた．2004年の診査の折，|7近心の辺縁にう蝕を発見した．自覚症状のでないうちに治療をはじめるのが望ましいが，このような場合，本人と介護者が必要以上に気配りをして，口腔清掃を徹底していたらう蝕の予防ができたかもしれない．

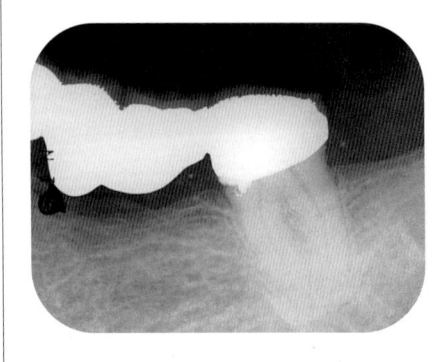

図10 経過良好である（2005.9.12）．

（森　克栄）

第2部 抜髄と感染根管治療（Non-surgical Endodontics）

第7章
外歯瘻の診断とその治療

松下理一

1. 外歯瘻と根管治療

　日常の診療において，口腔領域に見られる歯瘻は主に化膿性炎症によるものが大半を占めている．特に，う蝕症の継発による根尖性歯周組織炎，辺縁性歯周組織炎，埋伏歯などに起因する歯瘻が認められている．口腔内に発症出現する内歯瘻はかなりの頻度で見られるが，口腔外に瘻孔を形成する外歯瘻は，国民皆保険の充実，歯科医療，口腔衛生に対する知識向上，化学療法の発達などによりほとんど見られなくなり今や稀有な疾患となった．

　外歯瘻の開口部はオトガイ部や頬部などの顔面皮膚に形成出現する．このため患者は口腔内に原因があることに気がつかず，皮膚科・外科・内科などを受診し，長期にわたって何らかの治療を受けた後に歯科を受診することが多い．歯との関連が確定された場合，①原因病巣の完全除去，②瘻管摘出術と瘢痕形成術などを行うことが通例とされ，原因歯の抜歯がなされてきた．

　一方，口腔内に発生する内歯瘻は，根尖性歯周組織炎が原因の場合には根管治療，歯根端切除術などの処置によりかなりの頻度で治癒することが可能である．内歯瘻と外歯瘻とでは解剖学的な出現部位が異なるため，内歯瘻は根管治療で治癒が可能だが，外歯瘻は保存の努力をせず根管治療さえしないで抜歯してきたのではないだろうか．

　内歯瘻，外歯瘻ともにその成立過程には違いはなく，根尖部に病変を形成している根管内に主たる原病巣が存在し，根管治療を行って病巣の除去をすれば根管・根尖と連続した瘻管・瘻孔は自然治癒していくものと考えている．外歯瘻の出現部位や原因歯の状態，患者の免疫抵抗力などの他，新鮮な外歯瘻か陳旧性の外歯瘻かを考慮して総合的に診断し，できるだけ歯牙を保存したい．

2. 外歯瘻の臨床所見と診断方法

　新鮮な外歯瘻の場合，瘻孔の開口部の皮膚には発赤した肉芽増殖が認められ，直径約10mm程度の周囲が陥没状，半球状に隆起した腫瘤を認める．腫瘤の辺縁周囲が皮膚の可動性がなく凹んでいることがある．軽度の圧痛と瘻孔より分泌物・排膿が認められることもある．陳旧性の瘻孔はさまざまな形を呈していることがあり，外歯瘻と診断がつきにくい場合もある．

　診断は，エックス線検査により該当する歯牙の歯髄診断，および歯周・歯根尖周囲の病変を確認し，皮膚の瘻孔よりゾンデ（エックス線に写るG PointかFlexibleなワイヤーなどもよい）を挿入して原因歯を確定する．

第2部 抜髄と感染根管治療（Non-surgical Endodontics）

症例2-7-1　内歯瘻（原因歯 5⏌）

患者：21歳，女性
初診時：5⏌唇側歯肉に瘻孔を認め，歯根尖部にエックス線透過像を認める（図2-7-1a,b）．

[治療経過]
中央結節の破折による歯髄壊疽が原因で瘻孔と診断し，根管治療を行い1週間後には瘻孔の縮小を認め，臨床症状に異常がなく根管充填をした．根管充填後7ヵ月経過した口腔内所見で根尖部病変が改良変化が現われておりエックス線像（図2-7-1c,d）では瘻孔が消失している．

症例2-7-2　外歯瘻①（原因歯 ⎾6）

患者：16歳，女性
主訴：⎾6部唇側歯肉の腫脹と疼痛，左側下顎部の皮膚の腫瘤
現病歴：⎾6のう蝕が進行し残根状態のまま放置していたが，前日より同部の疼痛がしてきた．それまで何度か腫脹を繰り返し頰部の腫脹が1度あった後に，皮膚の腫瘤が残ったままである（図2-7-2a）．
臨床所見：エックス線検査により⎾6の残根状態の歯牙とその根尖周囲付近に骨の吸収と見られるエックス線透過像が認められた（図2-7-2b）．
臨床診断：⎾6の慢性根尖性歯周組織炎に起因する外歯瘻（頰部）

［症例2-7-1］内歯瘻（原因歯 5⏌）

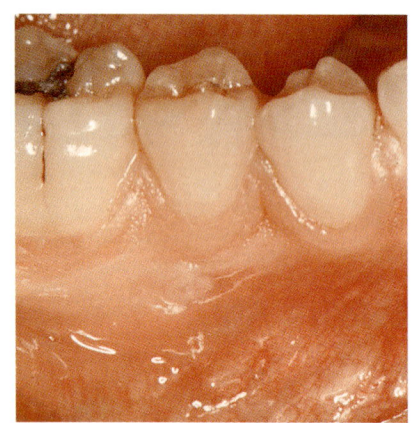

図2-7-1a　初診時．5⏌唇側歯肉に瘻孔を認める．

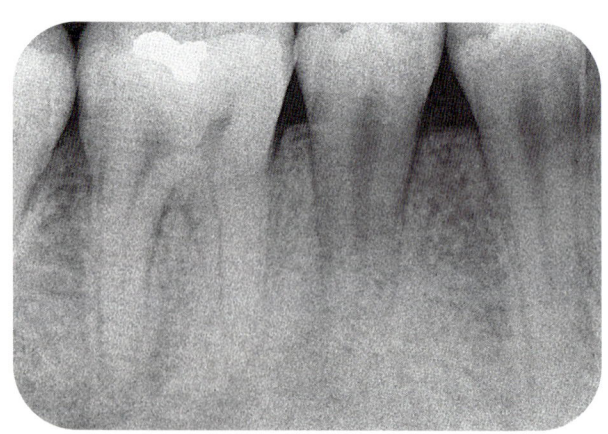

図2-7-1b　右側下顎臼歯部のエックス線所見．

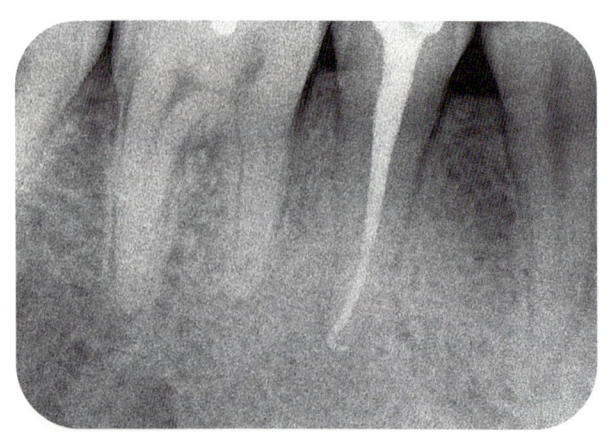

図2-7-1c　5⏌の根管充填後のエックス線所見．

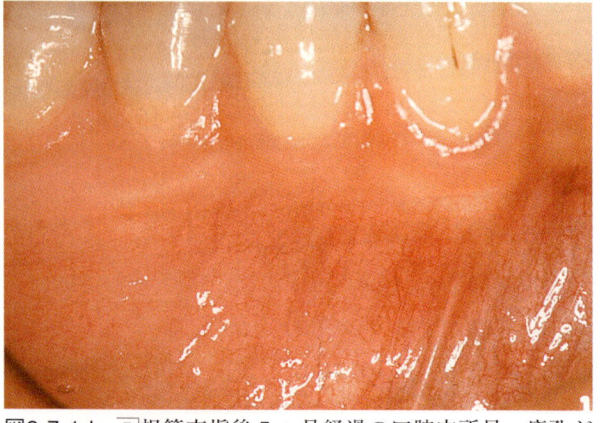

図2-7-1d　5⏌根管充填後7ヵ月経過の口腔内所見．瘻孔が消失している．

第 7 章　外歯瘻の診断とその治療

[症例2-7-2] 外歯瘻①（原因歯 6̲ ）

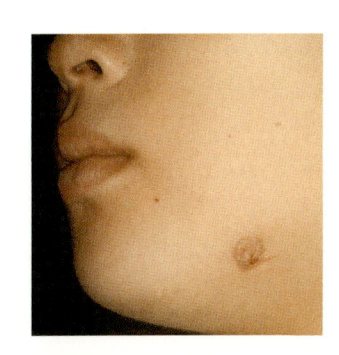

図2-7-2a　初診時．左側下顎部の皮膚に外歯瘻と思われる腫瘤がある．

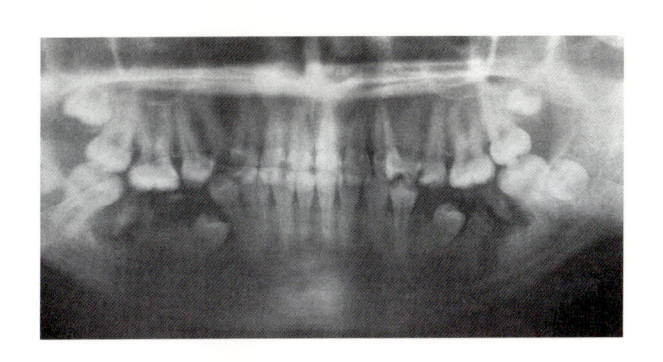

図2-7-2b　エックス線診断で 6̲ が原因歯とわかり，抜歯を行った．

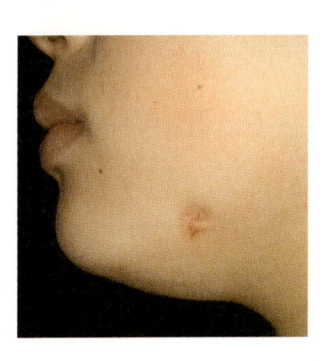

図2-7-2c　抜歯後5ヵ月経過したが瘻孔はあまり改善しない．

[症例2-7-3] 外歯瘻②（下顎大臼歯 7̲ ）

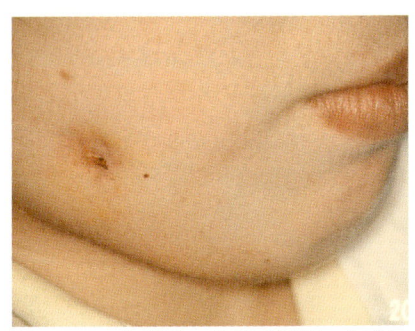

図2-7-3a　初診時．右側下顎部の皮膚に外歯瘻と思われる発赤がある．

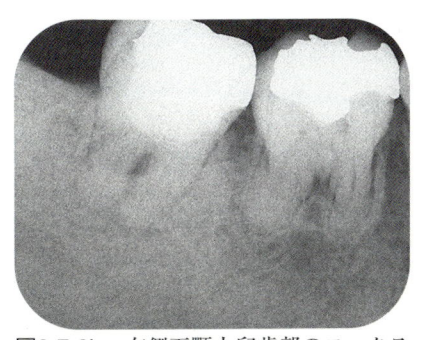

図2-7-3b　右側下顎大臼歯部のエックス線所見． 7̲ が失活している．

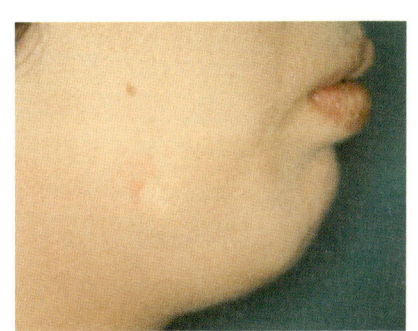

図2-7-3c　抜歯後3年5ヵ月経過し，瘻孔の皮膚の状態は良好である．

137

[治療経過]

 6|は保存不可能と診断し，急性症状の回復を待って抜歯と根尖周囲の掻爬を行った．瘻孔に対する処置は全く行わなかった．抜歯後5ヵ月経過の外歯瘻皮膚の状態には多少の縮小が認められたが，患者の満足を得られるほどの回復は見られないため，皮膚科・形成外科に診察依頼の紹介をした（図2-7-2c）．

症例2-7-3　外歯瘻②（下顎大臼歯 |7 ）

患者：20歳，女性
主訴：右側下顎頰部の皮膚の異常と右側下顎大臼歯の咬合痛
現病歴：約1年前に右側下顎大臼歯の咬合痛と口腔内の軽度腫脹があったため，某歯科医院で治療した．その後，右側下顎頰部の腫脹があり抗菌剤の服用でおさまった．しかし再び同部位に腫脹をきたし外科医院で切開して経過観察していたところ，腫脹を繰り返したので皮膚科において軟膏の処方を受けたが完治しないでいた．

　昨日より右側の大臼歯に咬合痛があったので歯科に来院した．
臨床所見：全身所見に特記事項なし． |6 ， |7 の軽度打診痛が認められる．歯牙動揺はなく口腔衛生状態は良好である．エックス線診断と歯髄診断により |7 が失活歯髄のため皮膚に形成した瘻孔は |7 が原因であると確定した（図2-7-3a,b）．
臨床診断： |7 の根尖性歯周組織炎に起因する外歯瘻（頰部）

[治療経過]

　外歯瘻の治療は口腔外科が歯科領域の専門分野であった．通例により「原因歯は抜歯」であるとの判断で |7 を抜歯し，根尖部の掻爬をていねいに行った．皮膚の瘻孔，瘻管は手術しなかった．瘻孔開口部の皮膚は数回にわたって切開掻爬を重ねた結果，創傷が治癒していない状態であったが，原因歯の抜歯後3年5ヵ月を経過した時点での皮膚の状態は良好であった（図2-7-3c）．

　この時点で外歯瘻は根管治療さえすれば保存できるとわかり，考えを変えたときの症例である．

症例2-7-4　外歯瘻③（下顎犬歯 |6 ）

患者：14歳，男性
主訴：左側下顎頰部の腫瘤形成
現病歴：約8ヵ月前に |6 の歯冠修復処置をした後， |6 の頰側に相当する皮膚に腫瘤を形成し，数日経っても治癒しないため皮膚科を受診した後，直ちに歯科を紹介されて来院した．
臨床所見：全身的には特記すべき事項はない．局所所見として，左側頰部顔面皮膚に直径7mmの半球状の腫瘤と硬結を認めた（図2-7-4a）．下顎リンパ節の異常所見はなく開口障害も認められない． |6 の全部鋳造冠修復の他すべて健全歯で |8 は埋伏歯である（図2-7-4b）．智歯周囲炎の徴候は認めない．

　 |6 は軽度の打診痛がある以外は特に臨床症状の異常はない．歯髄診断により生活反応はなくエックス線検査により |6 の近心根尖部にエックス線透過像が認められた（図2-7-4c）．皮膚の腫瘤中央部より滅菌したゾンデを挿入して後上方に約3cm進入し |6 の近心根尖部付近に到達した．
臨床診断： |6 の慢性根尖性歯周組織炎に起因する外歯瘻（頰部）

[治療経過]

　従来の外歯瘻の処置では抜歯などの外科処置が考えられたが，総合的に判断し，根管治療により歯を保存をして皮膚に形成した瘻孔の経過を観察した．全部鋳造冠の除去と根管拡大，清掃，消毒を数回重ねたところ，経日とともに瘻孔の状態に変化が現れ縮小していった．

　2週間後には直径7mmあった瘻孔が4mmに縮小し，37日後にはほとんど消失したためキャナルスとガッタパーチャポイントで加圧根管充塡をした．根管充塡後の臨床的不快症状は認めず，5ヵ月後には根尖部病変の改善と瘻孔の閉鎖状態の良好な経過を確認して全部鋳造冠の装着を行った．

　2年6ヵ月後には |6 の機能的障害もなくエックス線診断によっても良好で，瘻孔部の皮膚の瘢痕はほ

第 7 章 外歯瘻の診断とその治療

[症例2-7-4] 外歯瘻③（下顎犬歯|6 ）

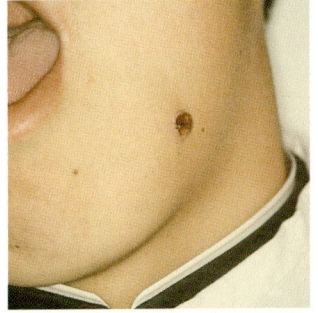

図2-7-4a 初診時．左側下顎部の皮膚に7mm径の瘻孔と見られる腫瘤がある．

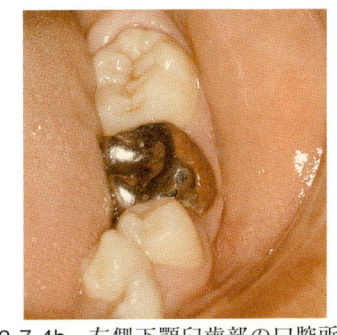

図2-7-4b 左側下顎臼歯部の口腔所見．|6は歯冠修復歯である．口腔内に異常な症状はない．

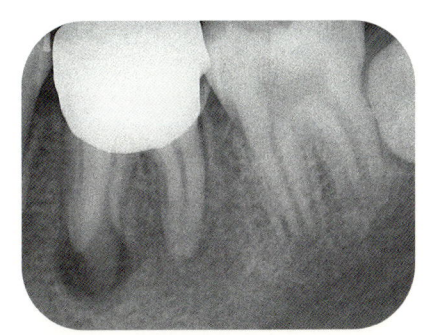

図2-7-4c 左側下顎大臼歯部のエックス線所見．|6近心根尖部にエックス線透過像を認める．

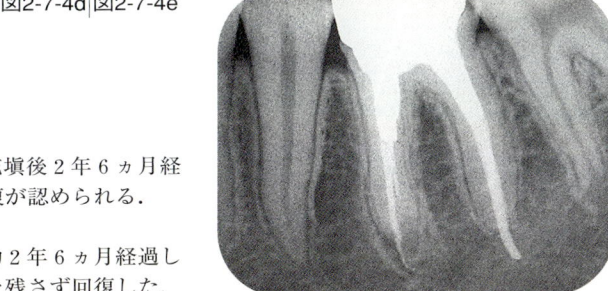

図2-7-4d|図2-7-4e

図2-7-4d |6の根管充填後2年6ヵ月経過し近心根尖部の回復が認められる．

図2-7-4e 初診から約2年6ヵ月経過した瘻孔部皮膚は醜形を残さず回復した．

[症例2-7-5] 外歯瘻④（|3 ）

図2-7-5a|図2-7-5b

図2-7-5a 初診時．オトガイ部に発赤を伴う瘻孔を認める．

図2-7-5b |3のエックス線所見．犬歯根尖部にエックス線透過像を認める．

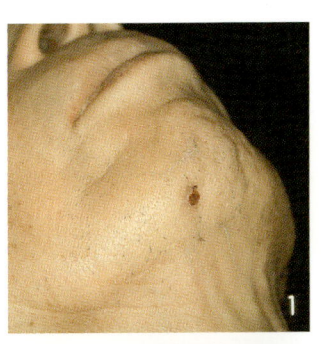

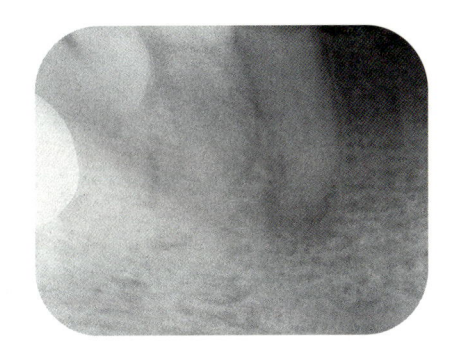

図2-7-5c|図2-7-5d

図2-7-5c |3の根管充填をガッタパーチャポイントとキャナルスで行った．

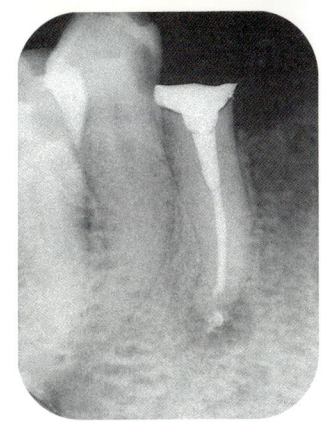

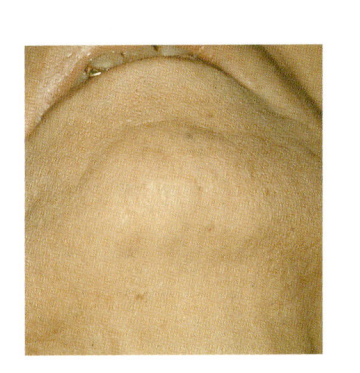

図2-7-5d 初診から約1年経過したオトガイ部の瘻孔はほとんど縮小して回復した．

ぼ完全に治癒し，審美的にも患者は満足している（図2-7-4d,e）．

症例2-7-5　外歯瘻④（3|）

患者：75歳，男性
主訴：オトガイ部皮膚の腫瘤形成と排膿
現病歴：約1ヵ月前よりオトガイ部の右側皮膚に小結節を生じ，断続的に排膿があり治癒傾向がなく一般外科を受診した後，歯科へ紹介されて来院した．
臨床所見：全身的には特に問題はなく，局所所見としてオトガイ部右側下方に直径約5mmの赤味を帯びた円形状の肉芽様病変を認める．所属リンパ節の異常や開口障害などの機能的障害は認めない．口腔内所見は2 1|1の3歯欠損，3|と|2は残根状態で，その残根上に局部義歯が装着されている．

歯肉および歯槽骨，顎骨の急性炎症症状はなく，歯牙の打診痛も認めない．エックス線検査により3|と|2の根尖部に透過像が認められた．

オトガイ部の瘻孔と考えられる病変の中央部から，滅菌した矯正用ワイヤーを上方に挿入すると約3cmで骨面に触れて停止した．歯牙との位置関係をエックス線フィルム上で計測して，3|の根尖部付近に到達したことが判明した（図2-7-5a,b）．
臨床診断：3|の慢性根尖性歯周組織炎に起因する外歯瘻（オトガイ部）

[治療経過]

外歯瘻を引き起こしている原病巣は3|の根管に存在し，根管治療による瘻孔の閉鎖を期待し保存療法を試みた．通例にしたがって根管拡大，根管清掃，根管形成を行い，同日にキャナルスとガッタパーチャポイントにより加圧根管充填を行った（図2-7-5c）．

根管充填後の臨床不快症状はなく，1週間後には瘻孔の縮小する変化が現れ，31日後には閉鎖し消失した．7ヵ月後には瘻孔の部位の皮膚の瘢痕はわずかに残り，1年後には完全に消失して完治した（図

2-7-5d）．原因歯の3|の根尖病変はエックス線検査において良好であった．3|と|2はメタルで根面板を作製しオーバーデンチャーを作製した．

症例2-7-6　外歯瘻⑤（|3）

患者：42歳，女性
主訴：オトガイ部皮膚の腫瘤形成と排膿
現病歴：数週間前にオトガイ部左側に膿瘍を形成し，抗菌剤による消炎の後，同部位に肉芽様腫瘤を形成し排膿が続くため皮膚科を受診し，歯科を紹介されて来院した．
臨床所見：全身所見には特記事項なし．局所所見ではオトガイ部左側下方に直径約7mmの赤味を帯びた周囲が陥凹状の卵円形腫瘤を認め，硬結と軽度の圧痛がある．所属リンパ節の異常や開口障害などはない．

残存歯2 1|1 2 3までの5歯の歯肉状態は不良で，特に2 1|1 2までの4歯は歯周組織の状態が悪化して動揺が著明である（図2-7-6a）．また4歯ともう蝕に罹患している．局部床義歯を装着しており，|2と|3は義歯の鉤歯である．エックス線診査により|3根尖部に小豆大の透過像を認める（図2-7-6b）．

2 1|1 2の辺縁性骨吸収像とう蝕を示す吸収像が認められるほか，顎骨の異常所見は見当たらなかった．腫瘤の中央部から滅菌した矯正用ワイヤーを上方にむけて挿入すると，抵抗なくすすみ約23mmの深さの位置で骨に触れるところで停止した（図2-7-6c）．エックス線フィルム上で原因歯との位置関係を計測し，|3根尖部付近に到達することが推察できた（図2-7-6d）．
臨床診断：|3の慢性根尖性歯周組織炎に起因する外歯瘻（オトガイ部）

[治療経過]

外歯瘻の原因となっている|3の根管内の為害物質の完全除去により，瘻孔は閉鎖すると考えた．直ちに|3の修復歯冠の除去と根管拡大，清掃を行い即日にガッタパーチャポイントとキャナルスを用いて加圧根管充填を行った．根管充填後の臨床不快症状は

第 7 章 外歯瘻の診断とその治療

[症例2-7-6] 外歯瘻⑤ (3̄)

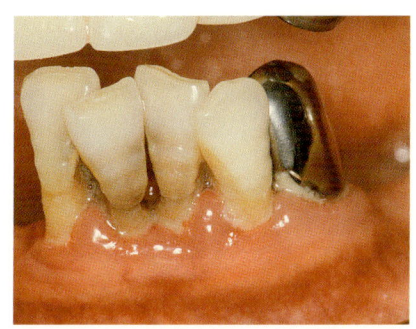

図2-7-6a　下顎前歯部の口腔所見．口腔清掃状態は不良で歯牙動揺がある．

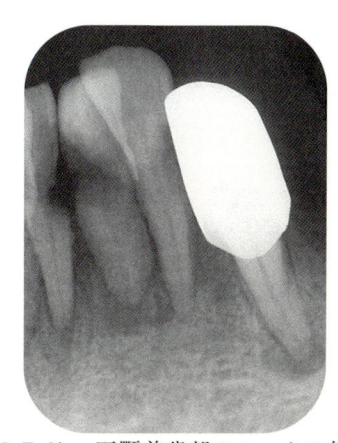

図2-7-6b　下顎前歯部のエックス線所見．3̄根尖部にエックス線透過像を認める．

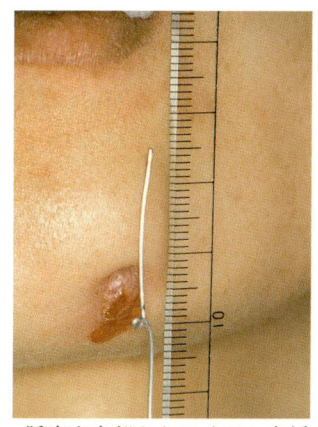

図2-7-6c　腫瘤中央部からワイヤーを挿入して深さと位置を確認した．

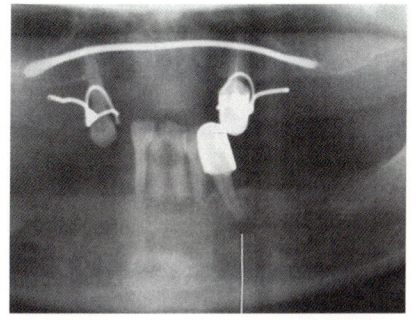

図2-7-6d　パノラマエックス線写真上でワイヤーをあて，原因歯の確定をした．

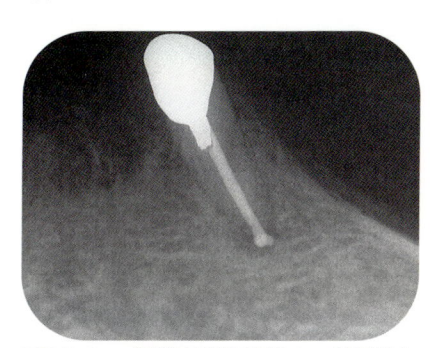

図2-7-6e　根管充填処置後6ヵ月経過したエックス線所見．

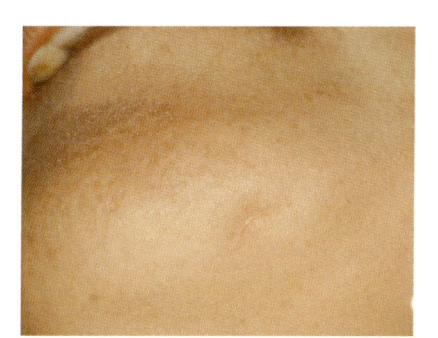

図2-7-6f　同日のオトガイ部．瘻孔は瘢痕化しつつある．

[症例2-7-7] 外歯瘻⑥ (3̄)

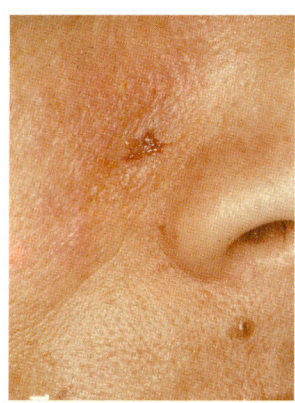

図2-7-7a　初診時．右側鼻翼部皮膚に発赤と排膿がある．

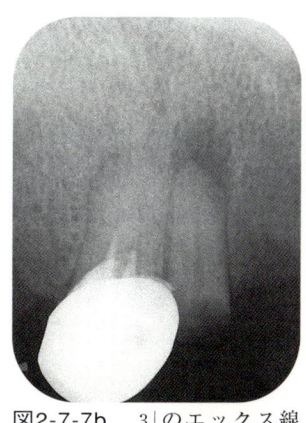

図2-7-7b　3̄のエックス線所見．3̄根尖にエックス線透過像を認める．

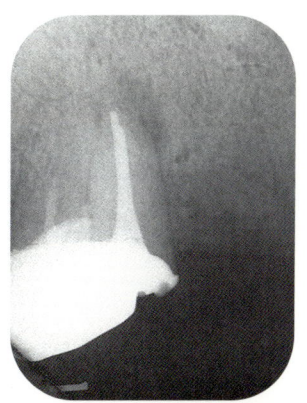

図2-7-7c　3̄の根管拡大清掃の後，根管充填を行った．

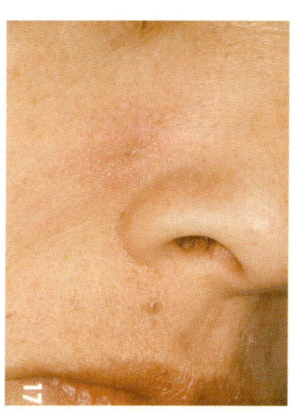

図2-7-7d　初診から17日目の瘻孔部付近の写真．瘻孔は閉鎖し改善の兆しが認められた．

141

なく，1週間後には瘻孔は閉鎖してきた．
　原因菌の3|を確定し，根管治療開始から約2ヵ月後に前歯4歯の抜歯を行った．3|はメタル根面板を作製し，オーバーデンチャーとして下顎総義歯を作製した．約6ヵ月経過した時点では臨床症状に問題はなく，オトガイ部皮膚の瘻孔瘢痕は縮小傾向にあり良好な経過をたどっている（図2-7-6e, f）．審美的にも患者は満足している．

症例2-7-7　外歯瘻⑥（3|）

患者：49歳，女性
主訴：3|，4|の疼痛，右側鼻翼部皮膚の発赤と排膿
現病歴：数週間前から右側鼻翼外方向の皮膚に発赤と腫脹があり，皮膚科にて加療したが完全に治癒しないままに経過していた．昨日より3|および4|あたりの鈍痛があり，義歯の不調をきたしたため来院した．
臨床所見：全身的所見には特記事項なし．局所所見では，3|は残根状態で3|＋6まで9歯の局部義歯を装着している．3|および4|は軽度の打診痛がある．歯周組織の衛生状態は不良であるが，急性炎症症状はない．右側鼻翼外方の皮膚には径3mmの赤味を帯びた周囲がやや陥没した硬結があり，軽度の圧痛が認められる（図2-7-7a）．
　エックス線診査で3|の根尖部に小豆大の透過像を認める他は顎骨の異常を示す所見はなかった（図2-7-7b）．硬結中央部よりゾンデを下方向に挿入すると約12mmの長さで抵抗感があり停止した．ゾンデを抜いて皮膚上にあててみると右側上顎犬歯の根尖部付近に相当することを確認した．
臨床診断：3|の慢性根尖性歯周組織炎に起因する外歯瘻（鼻翼部）

[治療経過]
　3|の局所麻酔下で歯肉息肉除去などの処置の後，根管拡大・根管清掃・根管形成を行った（図2-7-7c）．根管より次亜塩素酸ナトリウム溶液（NC）と過酸化水素水とによる根管清掃をしたところ瘻孔開口部より液が出て根管と瘻管が交通していることが確認できた．
　根管治療6日経過した時点で瘻孔付近の皮膚の発赤は改善してきた．17日後には瘻孔からの排膿が完全に止まった（図2-7-7d）．3|の根管は＃80まで拡大した後，ガッタパーチャポイントとキャナルスを用いて加圧根管充填した．メタル根面板作製後，欠損部の局部床義歯を製作した．

3．まとめ

　歯牙の種々の原因によって，顎骨に慢性化膿性炎症が存在すると，その膿汁は排出路を求めて希薄な皮質骨を貫通し瘻孔を形成する．口腔内に瘻孔を形成する場合を内歯瘻，口腔外の皮膚の瘻孔を外歯瘻と区別している．しかし瘻孔の解剖学的位置などは異なるが，その発生過程は何ら変わりないものである．
　日常の臨床では内歯瘻はたびたび経験している．慢性根尖性歯周組織炎では，歯牙が保存できる場合には根管治療をすることにより，内歯瘻も自然に縮小する．一方，外歯瘻は近年の日本においてはほとんど見られなくなった疾患になった．しかし，たとえ外歯瘻であってもその原因となる歯が保存できる状態であれば，「外歯瘻の原因歯は抜歯」という治療方針は変えてゆかなくてはならない．
　一般に外歯瘻の処置としては，
①原因歯の治療
②瘻孔部の皮膚の瘢痕処置
が考えられる．
　提示症例では2例が原因歯を抜歯した．そのうち根管治療により保存可能な1症例があり，大変残念でありまた後悔もしている．他の4例では根管治療により原因歯を保存して外歯瘻を治療することができた．
　比較的新鮮な外歯瘻と長期にわたって歯性原因と診断されずに瘻孔の切開や搔爬を受けた陳旧性のものとでは状態も異なり，単に根管治療の適応を越えるものもあるであろう．この場合には，根管治療による保存に固執せず，歯根端切除術・囊胞摘出術・抜歯なども考慮する．また，皮膚の瘻孔部の瘢痕は

形成手術を急がず，数ヵ月間経過観察してから審美的に醜型が残れば専門医に任すのがよいのではと考える．顔面皮膚に外歯瘻と同様な肉芽腫瘤，硬結などを形成する疾患との鑑別診断が大切で，外歯瘻にとらわれず皮膚科の専門医に加療を依頼することが必要であろう．

根尖周囲組織の病変を根管治療で治癒させようとする理由は，根管内の感染刺激物質が原発病巣部であり，それが根尖孔を介して，外部の歯周組織を刺激するために二次的に反応する兆候であると考えるからである．したがって，たとえ外歯瘻の原因歯であっても保存可能な歯牙であれば通例にしたがって，①根管の機械的化学的拡大と清掃，②根管の消毒，③根管の緊密な充填の方法により，根尖周囲組織の自然治癒力を復活させることができる．

たとえ1本の歯牙であっても保存処置で守ることが咀嚼に役立つことは間違いない．

以上，歯に起因する歯瘻の中でも近年大変珍しい疾患となった外歯瘻について，内歯瘻とともに症例を提示した．私が歯科医師になった当初，「外歯瘻の原因歯は抜歯」が通例の処置であった．1例は保存可能な歯牙の抜歯を行ってしまった．しかし以後は保存できる歯は「たとえ外歯瘻の原因歯でも根管治療」を行ってきた．根管治療により歯牙の保存もでき，皮膚の瘻孔も外科的処置なしで回復する症例もあることがわかってきた．

外歯瘻の臨床症状が一般医科的要素を含んでいるため，特に皮膚科・外科・内科・整形外科などの科との連携を緊密にしておくことが，患者の幸福につながるものと考える．今後，外歯瘻の症例に出合った場合にはできるだけ歯を残すように努力していきたい．

参考文献

1. 堀口精一，森　克栄．Endodontic surgery，根管治療とその周辺，現代の歯科臨床3．東京：医歯薬出版，1977．
2. 斉藤　毅，松本光吉．カラーアトラス歯内療法の臨床．東京：医歯薬出版，1988．
3. 道　健一．口腔顎顔面疾患カラーアトラス．京都：永末書店，2000．
4. 朝波惣一郎，笠崎安則．日常臨床のこんなときどうする口腔外科編，外歯瘻の患者が来院したら．東京：クインテッセンス出版，1993．
5. 村松高丸，中久木一乗，宮内　孝．外歯瘻の3例．通信医学 1976；28(11)：19-22.
6. Abdulrahman Mohammed Al-Kandari et al：横山尚美，須田英明（訳閲）．オトガイ部および頬部に生じた外歯瘻．the Quintessence 1994；13(6)：161-165.
7. 西山茂夫．口腔粘膜疾患アトラス，第Ⅲ章肉芽腫．東京：文光堂，1982．
8. Gulmann JL, Harrison JW. Surgical endodontics. Boston：Blackwell Scientific Publication, 1982.

第2部　抜髄と感染根管治療（Non-surgical Endodontics）

第8章
レジンコア修復

西川義昌

1. メタルコアと歯根破折

　メタルコアは失った歯質を回復することを目的とし，根管内部（ダウエル部）と歯冠部（コア部）からなる鋳造体で修復物の支台となるものである．歯冠部の失った歯質を回復するためだけに根管内に深くメタルを入れることで，この処置はさまざまな問題点を生んできたように思われる．その中でもメタルコアによる修復処置歯の最大の問題点は，経年的に歯根破折を起こす危険性を有することである．

　日常臨床で目にする歯根破折は，そのほとんどが失活歯であり生活歯は極めて稀である．また歯根破折を起こした失活歯のほとんどにはメタルコアが装着されている．これは修復物に加わる負荷加重により経年的にメタルコアの合着剤として使用されてきたリン酸亜鉛系セメントが溶解し，それによりメタルコアの応力が集中する部位からの亀裂が起こり（主にメタルコアの先端部），それが起点となって歯根破折につながると考えられる．

　強いメカニカルストレスのかかる部位をあらかじめ予測することは不可能なため，メタルコアを装着した修復物では常に歯根破折の危険性を有していると考えられる．従来これらの歯根破折を防止することは不可能であった．

2. 接着材料の進歩

　80年代に1度，レジンコアの流行を見たが当時，象牙質にレジンが接着をすることはなく，装着して何年かで修復物の崩壊，脱離，二次う蝕が起こった．そういったトラブルが相次いだため，賢明な歯科医師はそれ以降積極的にはレジンコアを使おうとはしなかった．

　近年，接着に関する材料の進歩と審美修復の観点から再度，レジンコアを見直すようになってきたように思われる．レジンコアに必要な条件について考察してみた．

3. レジンコアに必要な要件

3-1　象牙質に対する接着

　これまでの接着はエナメル質に対しては十分な接着を可能にしていたが，象牙質に対しては十分であったとはいいがたかった．しかし，近年デンティンボンディングの理論が完成したことにより，人工エナメル・デンティン・ジャンクションを介して確実にエナメル質象牙質とレジンが一体化できるようになったのである．

第8章　レジンコア修復

[症例2-8-1] |1 にファイバーポスト付レジンコア＋オールセラミック・クラウン

図2-8-1a｜図2-8-1b

図2-8-1a　1991年に術者により修復された|1のセラモメタルクラウン．2003年に色調と形態の審美的な主訴によって再治療を計画する．

図2-8-1b　初診時のエックス線所見．根管治療的な問題点はない．骨内根管長の約1/2に達するメタルコアが装着されている．

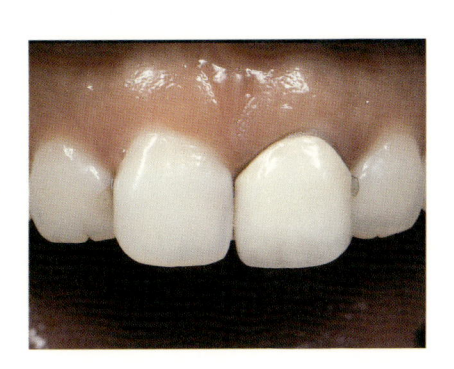

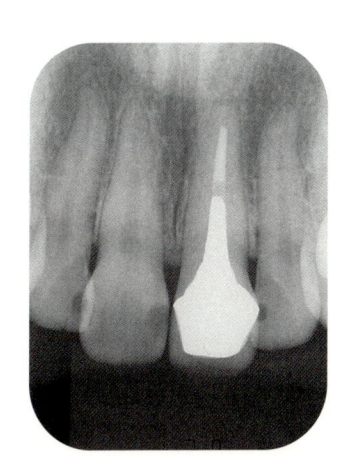

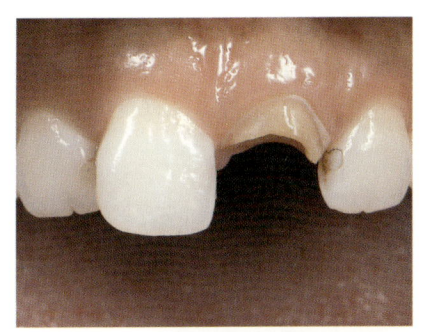

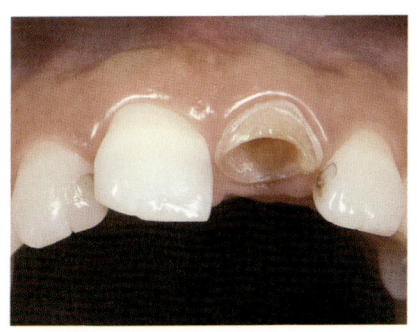

図2-8-1c,d　メタルコア除去時の口腔内所見．辺縁からのう蝕の発生はないが残存歯質の量は唇側で歯肉縁上約2mm，舌側では歯肉縁である．

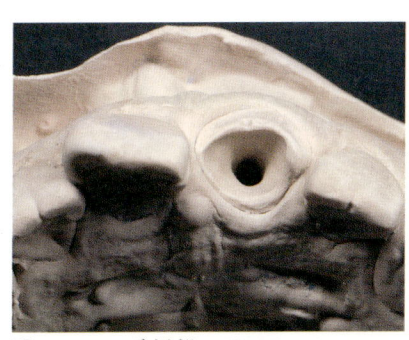

図2-8-1e　舌側部のデンティン・フェルールがやや少ないが審美性を考慮し，このままの状態でレジンコアを行う．直接法では技術的な困難さを伴うため間接法とする．

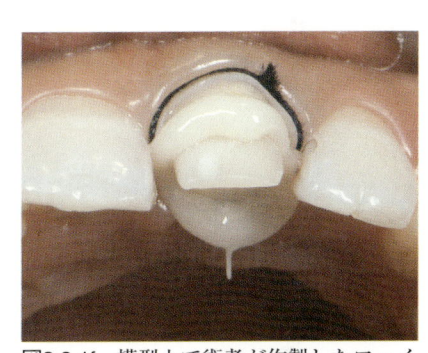

図2-8-1f　模型上で術者が作製したファイバーポスト付のレジンコアを接着する．

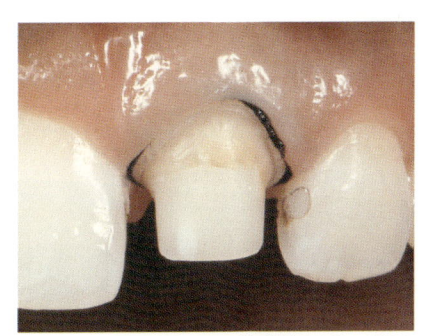

図2-8-1g　レジンコア接着完了後に即日に支台歯形成が可能である．

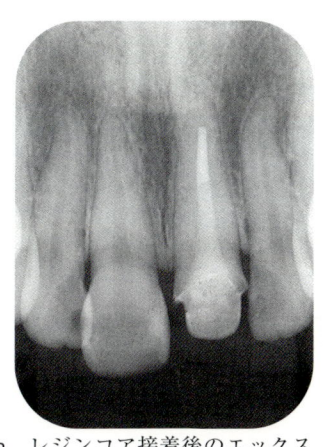

図2-8-1h　レジンコア接着後のエックス線所見．

145

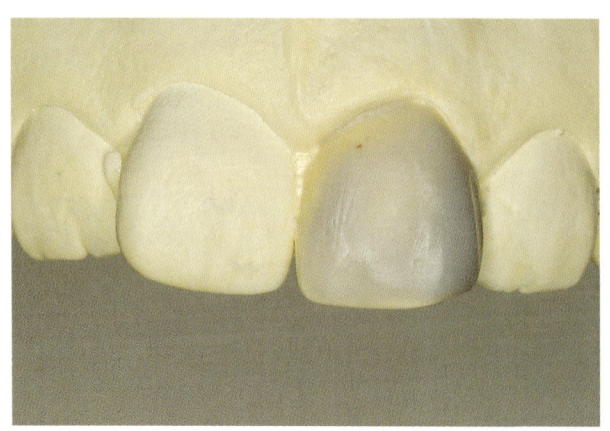

第2部 抜髄と感染根管治療（Non-surgical Endodontics）

図2-8--1i 初診時に製作してあった診断用ワックスアップ．遠心部の豊隆などを修正．

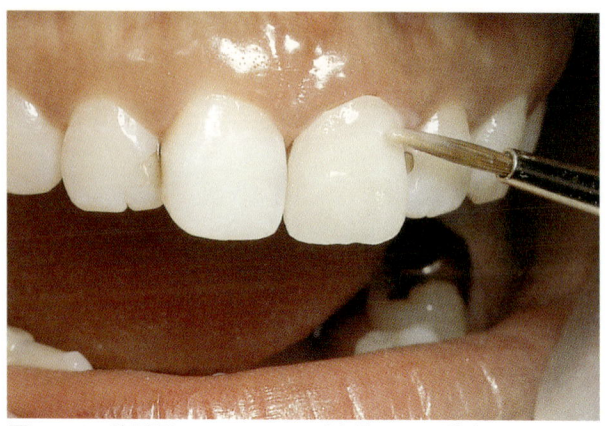

図2-8-1j 診断用ワックスアップを使って口腔内でBis-GMAによるプロビジョナル・レストレーションを作製する．マージン部のリマージニングや審美に対応した色のキャラクタライズを行う．

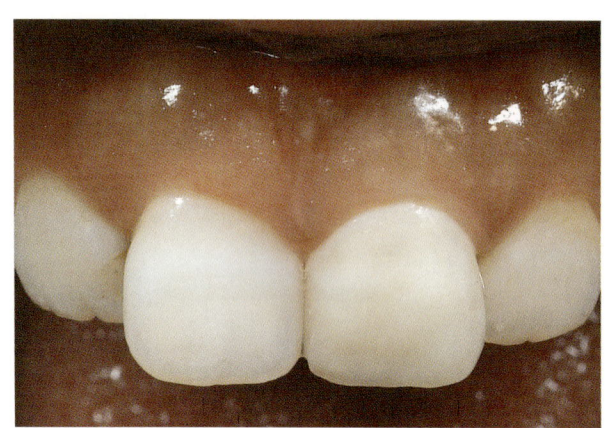

図2-8-1k 直接法プロビジョナル・レストレーション．サブジンジバル・カントウアはミラーイメージで歯肉の形態に調和させる．

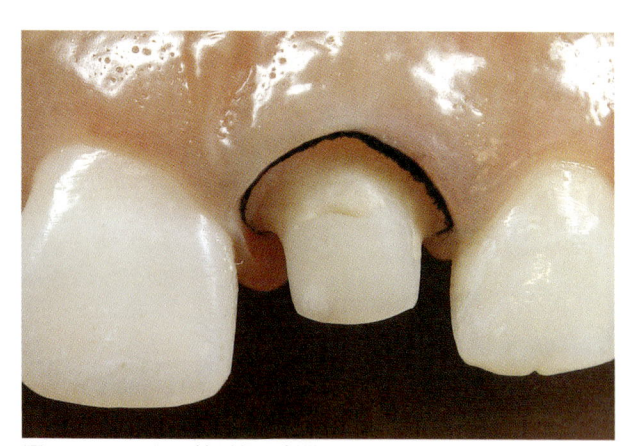

図2-8-1l さらに軸面部の削除やデントジンジバル・コンプレックスにより決定したマージンの位置の修正などを行い，最終的な支台歯形成が終了する．

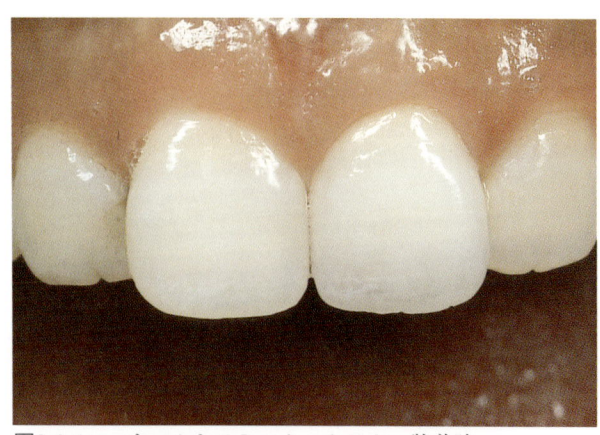

図2-8-1m オールセラミック・クラウン装着時．

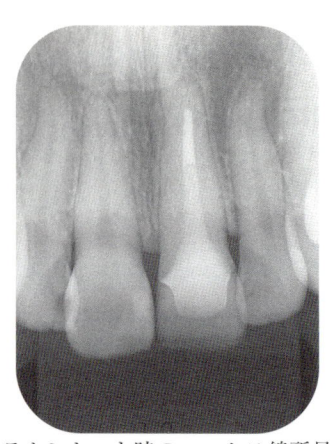

図2-8-1n クラウンセット時のエックス線所見．

第8章　レジンコア修復

[症例2-8-2] ⎿5, ⎿7にコンポジトレジン修復, ⎿7にファイバーポスト＋オールセラミック・クラウン

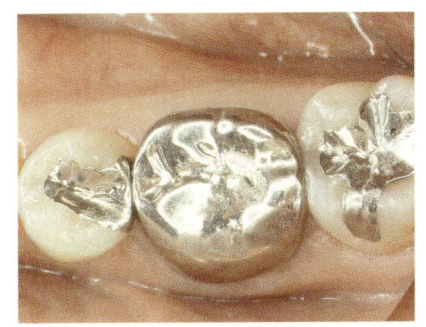

図2-8-2a　患者は審美的回復を主訴に来院. ⎿5, ⎿7にはコンポジトレジン充填, ⎿6にはオールセラミック・クラウンを計画.

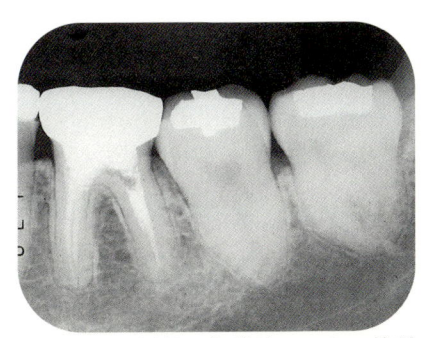

図2-8-2b　同部の初診時エックス線所見.

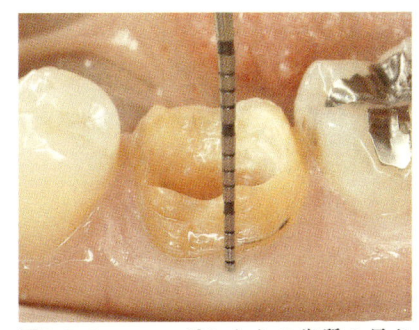

図2-8-2c　マージンからの歯質の長さ（デンティン・フェルール）や髄床底からの歯質の長さなどを計測し, 特に頬舌における十分な歯質の量が確保されていることを確認する.

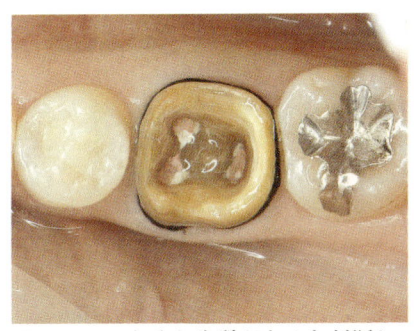

図2-8-2d　十分な歯質があると判断し, 根管内へ削除を加えない. レジンセメントが, 歯根面に接着しないように, またマージンの位置の確認を確保のため, 全周にわたって圧排糸を挿入する.

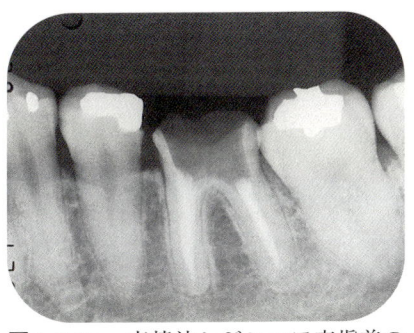

図2-8-2e　直接法レジンコア充填前のエックス線所見.

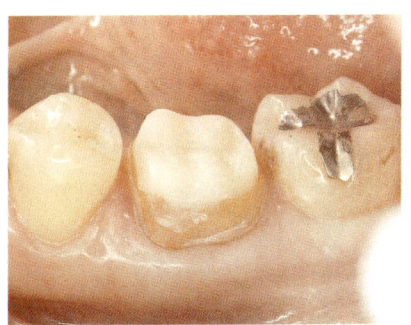

図2-8-2f　口腔内で直接法にてレジンコア修復を行う. ファイバーポストは根管口から上部のみに挿入させ, 根管内には入れていない.

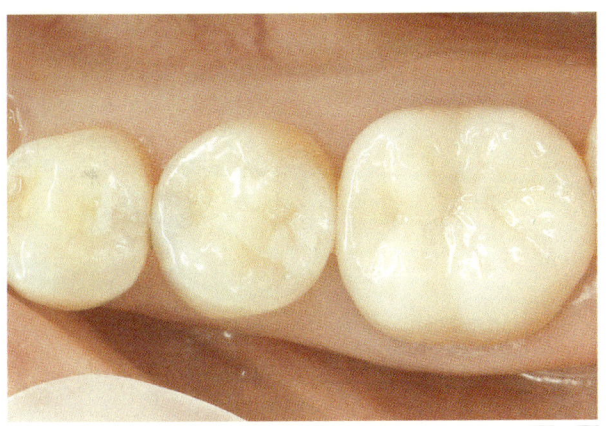

図2-8-2g　⎿6にオールセラミック・クラウン装着. ⎿5, ⎿7には直接法コンポジトレジン充填を行った.

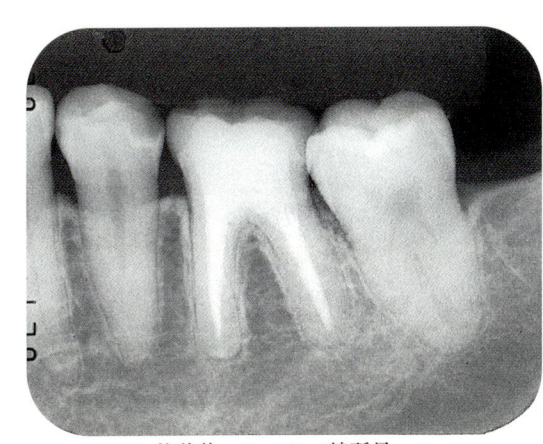

図2-8-2h　クラウン装着後のエックス線所見.

3-2 レジン体の強度

昭和大学保存学教室の伊藤,長田は象牙質単体,レジン単体,両者の突き合わせ接着複合体の強度比較で3点曲げ試験を行った.使用された4種類のレジン単体はすべて象牙質よりも高い強度が計測された.また接着された象牙質とレジンの複合試験体では,伊藤のデンティン・ボンディング・システムによるものはすべて,「ED Primer + Clearfil Photo Bond」を用いた場合では半数以上が象牙質単体よりも大きな強度を示した.

また長田のコア部だけの接着性レジン築造,ポストとコアを有する接着性レジン築造,C-Postを中心に入れた接着性レジン築造の破壊強度試験による強度比較をした実験から,最低1mmのデンティン・フェルールの必要性とファイバーポストの有効性が示唆された.

3-3 歯と修復材料の弾性係数

象牙質の弾性係数は12〜19Gpaである.一方,コア用レジンは15,FRPポスト複合体は17である.これによりコア用レジンもファイバーポストも曲げ弾性率は象牙質と近似しており,レジンコア全体としてのフレキシビリティは常に象牙質と調和していて,接着が完全であれば歯質とレジンは一体化し応力を発生する率は低下すると考えられる.したがって歯根破折の危険性はかなり低下すると思われる.

これらの要件を満たす処置がなされたとき,より安全なレジンコア処置が可能となると考えられる.使用するレジンについては根管の深部での重合を完全にするためと,重合初期における収縮を最小にするために化学重合レジンを使用することが推奨される.症例2-8-1にファイバーポスト付レジンコア+オールセラミック・クラウンによる修復例をその手順のとともに示す.

参考文献

1. 筒井昌秀,眞鍋 顕ほか.包括歯科医療のステージは何ですか.Dental Fronter QA 2002;19.
2. 伊藤和雄.接着性コンポジットレジン修復.東京:医歯薬出版,2000.
3. 後藤吉啓,島田和基.確実な補綴物の近道 Part1.今,知っておきたい抜髄歯への補綴治療の法則.QDT 2004;29(19):19-30.
4. 長田貴幸,伊藤和雄,西川義昌.デンティンボンディングと象牙質・レジン自体の強度からみた接着性レジン支台築造,歯冠修復治療の永続性に寄与する確実な接着性レジン支台築造の要件.補綴臨床別冊 2002.
5. 海渡智義,新谷明一,横山大一郎,新谷明喜.最近の支台築造におけるファイバーを応用したレジンコアの構造力学的な特徴.J DE 2003:145.
6. 伊藤和雄.確実なデンティンボンディングを利用したコンポジットレジン支台築造.補綴臨床 2001;34(5):584.
7. Schwartz RS, Robbins JW. Post placement and restoration of endodontically treatment teeth. J Endod 2004;30(5):289-301.

第2部 抜髄と感染根管治療（Non-surgical Endodontics）

第9章
修復材料の選択とその臨床的応用

東 昌一

1．修復材

　可逆性歯髄炎の直接覆髄や根管穿孔の非外科的ならびに外科的修復，あるいは逆根管充塡材として現在まで，さまざまな修復材が開発され，それに伴い，応用も多岐にわたることとなった．
　理想的な修復材に必要な条件としては，
①マイクロリーケージを防ぐ封鎖性
②生体親和性
③抗菌性
④骨およびセメント質の誘導能
⑤骨置換性
⑥エックス線造影性
などの特性があげられる．
　上記の特性に加え，湿潤状態で徐々に硬化を促進する親水性（Hydrophilia）を具備し，歯髄や歯根周囲組織と直接に接触させても応用が可能という利点を持つMTA（Mineral Trioxide Aggregate）を選択して，いくつかの代表的な修復法に取り組んだ．
　術者は恩師である森先生より，当時はまだ新しかった，この材料を2000年の米国における発売と同時に，その使用法とともに譲り受けた．

症例2-9-1　機械的露髄への直接覆髄材としてのMTAの応用

患者：59歳，女性
初診：2001年5月1日
主訴：下顎第一大臼歯の冷水痛
臨床所見：軽い冷水痛あり，打診痛なし，エックス線所見から修復物の下に大きな二次う蝕が認められる．修復物を除去後，う蝕の徹底除去を行うと果たして機械的に露髄した（図2-9-1a,b）．

[治療経過]
　歯髄の微生物への曝露は歯髄ならびに歯根膜への病的変性を起こす．露髄後，速やかにラバーダムを装着し，修復材としてMTAを使用して直接覆髄を行った．
　覆髄の成否は裏装材の薬効に左右されはしないが，微小漏洩の防御に関しては修復材の能力に大きく依存する．そのため，できるだけ閉鎖力の高い修復材を選択したい．
　MTA粉末は滅菌蒸留水と3対1の割合でプラスチック製または金属製のスパチュラを使い，ガラスもしくは紙の練板上で石膏泥程度の状態まで練和する．練和物は1度練り込んでも操作に最適な稠度をわずかな時間しか保てず，すぐに乾燥して砂状にな

るが，操作時間が長引くなら，さらに滅菌水を加えて練り直すことが可能である．

石膏泥の状態に練和されたMTAは，プラガーやストッピング除去機のようなインスツルメントをキャリアーとして用い，意図した部位へアプリケートし，滅菌水で適度に湿潤させた綿球を使って露髄した髄壁を緊密に填塞する（図2-9-1c）．

MTAは硬化時間に3～4時間以上を必要とする上，湿潤状態で硬化するという独自の特性を持つため，硬化終了まである程度の湿度を与え続けておく必要がある．そのため滅菌水で湿らせた綿球をMTAの上に覆うようにおき，暫間充填材で残りの窩洞を埋めて次回のアポイントまで待機する．

湿潤状態を保たれたまま3～4時間以上の硬化時間を経過したMTAは，pH12.5の固い膠化体で，圧縮強度はアマルガムに劣るものの酸化亜鉛ユージノールセメント以上あり，マイクロスコーピックサージェリーで逆根管充填材として用いられるスーパーEBAと同等である（図2-9-1d）．硬化後，綿球を除去したMTAの上にグラスアイオノマーセメントを築造する．膠化体の状態にあるMTAでも強度は咬合に耐えうるほどではなく口腔内のようにpH濃度の低い場所では崩壊をはじめるので，最終補綴にはしかるべき強度を備えた築造材でライニングしておきたい．歯髄の生活力を判断するため歯髄診断とエックス線診断の状態の評価は3～6週間ごとに必要とされる．

この症例では6週間後にプレパレーション，印象採得を行い，最終補綴に移行した．最終補綴2年経過後，歯髄は生活反応を示し，症状もなく予後良好である（図2-9-1e,f）．

症例2-9-2　根尖部の穿孔におけるMTAを応用したアピカルプラグの形成

患者：25歳，男性
初診：2001年1月22日
主訴：6の咬合痛
臨床所見：近遠心根ともに機械式リーマーの不用意な操作によるものと思われる，本来の根管をそれた人工的に穿通された根管へアンダーな充填が行われている．

何も充填された形跡のない，本来の近遠心根には，境界をまたがる大きなエックス線透過像が確認される．また，根管充填材の上には，おそらく支台築造時の印象採得を簡便化するためであろう，暴力的にタービンを使用して必要以上に拡大されたポストホールにメタルコアを合着してあるため，この除去には大変な困難が予想された（図2-9-2a）．

治療方針：そもそも補綴物にも問題があるため，外科的処置ではなく，あくまで内側的に補綴物，コア，あやまった根管に充填された根管充填材を除去後，正しい根管を拡大，洗浄し再根管充填する．

[治療経過]

近心根は通法どおり，ガッタパーチャおよびシーラーで側方加圧根管充填を行う．出血と排膿の大きかった遠心根には，根尖部の穿孔を認めたため，MTAによるアピカルプラグ形成を試みた（図2-9-2b）．

本症例ではMTAの遠心根尖孔を越えた突き出しを確認した．根管充填材の突き出しによる弊害は，材料の根尖周囲組織への侵食よりも，主にアピカルシートを破壊したことによる根管封鎖性の喪失にあると考えられる．従来型の側方加圧根管充填法でも熱可塑性充填材による垂直加圧法でも，アピカルストップが得られなければ，ガッタパーチャのみでは壁着性を持たないし，酸化亜鉛のキャナルシーラーには根尖周囲組織と直接に接触するような絶えず湿潤下におかれる条件では，安定した物性を期待できないため施術は正しく奏効しないだろう．

根尖孔が人工的に大きく拡大されたためにアピカルシートが形成できず，気密な充填が希めない場合や，セメント芽細胞による根尖孔の閉鎖が困難と思われる条件では，アピカルプラグを形成したい．

アピカルプラグ法とは，優れた根管壁着性と生体内において安定した物性を維持することで根尖部を長期にわたり確実に封鎖し得る材料を選び，リーマーの誤操作など，医原的原因もしくは根吸収に見られる大きく開口した根尖部に根管口側から徐々にアプリケートして，歯根端部を4mm以上築盛する

第9章 修復材料の選択とその臨床的応用

［症例2-9-1］機械的露髄への直接覆髄剤としてのMTAの応用

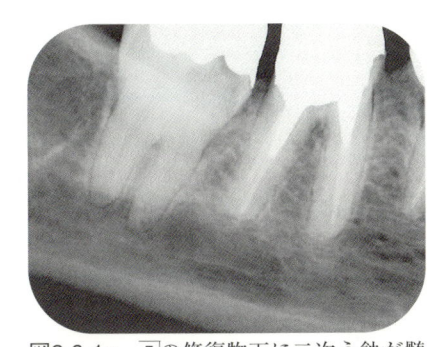

図2-9-1a 7┘の修復物下に二次う蝕が髄角を侵食して拡大するのが確認できる．野蛮な除去鉗子に頼らず歯質を保護し，修復物のみを除去バーで注意深く破壊する．

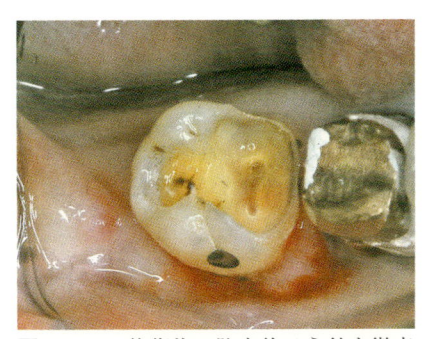

図2-9-1b 修復物の除去後，う蝕を徹底除去していくと機械的露髄を起こした．まず患部を洗浄，消毒してスミヤー層の除去ならびに止血を行う．

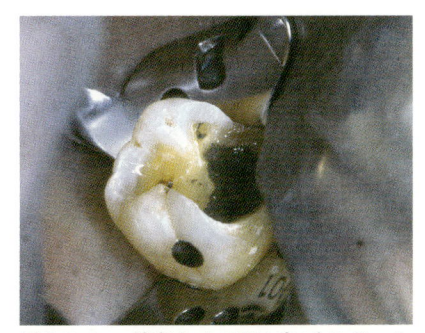

図2-9-1c 練和したMTAをプラガーやストッピング除去機など，適当な器具でアプリケートする．コットンペレットで軽く圧接し，露髄面を直接塞ぐ．

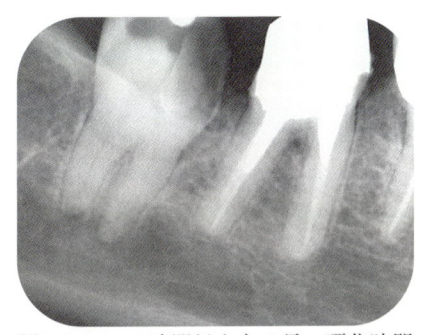

図2-9-1d 4時間以上もの長い硬化時間を必要とするため，次回来院時にエックス線造影性は修復の成否を判断するには必要不可欠な特性である．硬化が確認されたMTAのエックス線像．

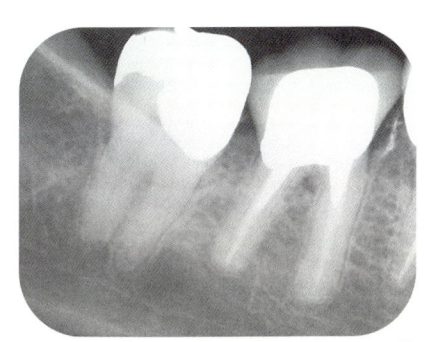

図2-9-1e 術後2年経過時のエックス線所見．電気歯髄診，冷温水診による生活反応確認．予後良好（2003.4.9）．

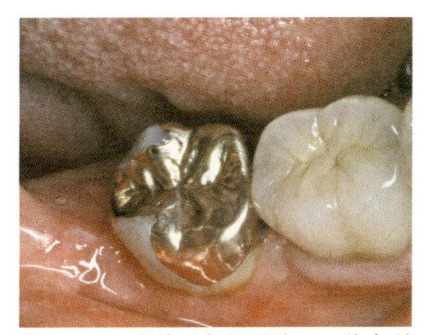

図2-9-1f 術後2年経過時の口腔内所見．辺縁封鎖性に優れ，長期信頼性の高い18金合金による修復を選択．

［症例2-9-2］根尖部の穿孔におけるMTAを応用したアピカルプラグの形成

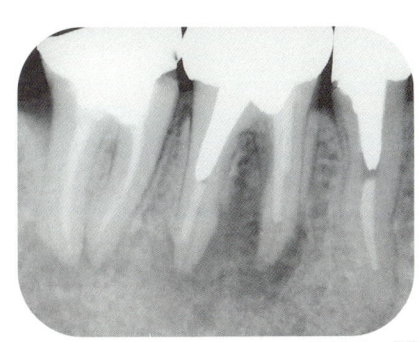

図2-9-2a 初診時のエックス線所見．┌6は近遠心根ともに本来の根管をそれた人工的な拡大とアンダーな充填が施されている．巨大なポストがさらに根管壁を不必要に侵食している．両隣在歯の不適合な補綴物も気になる．

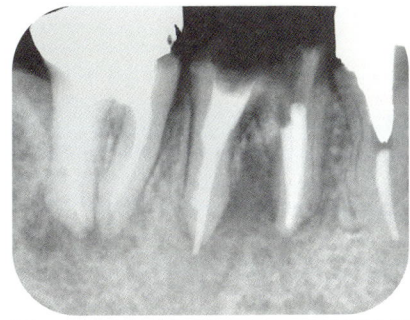

図2-9-2b 根管治療終了時．近心根は側方加圧法で根管充填．根尖部が穿孔しアピカルシートの破壊された遠心根にはMTAを充填し，根尖部にアピカルプラグを形成した．

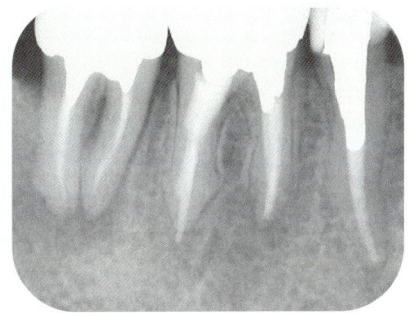

図2-9-2c 術後3年．遠心根でMTAが根尖孔からオーバーしているが，アピカルプラグとしての役割を果たすことができたようだ．7┘の根尖病変が気になり現在，経過観察中（2004.2.25）．

151

修復法である．この厚みを持った栓で填塞するような修復を施すことで，第二セメント質の添加による自然治癒が困難な，大きく穿孔されてしまった根尖部でも，長期間安定して閉鎖することができ根尖周囲組織から根管内への滲出を防ぐ．

術後3年を経過したエックス線所見では，MTAの壁着性と生体親和性が裏づけられるように周囲のエックス線透過像は消退した．現在，症状はなく，予後良好である（図2-9-2c）．

症例2-9-3　根分岐部の陳旧性穿孔におけるMTAの応用

患者：50歳，女性
初診：2000年9月26日
主訴：下顎右側第一大臼歯根分岐部からの排膿（図2-9-3a）
臨床所見：解剖学的形態を無視した支台築造形成による穿孔のため，根分岐部に大きな根分岐部病変が認められる．また，近心根には根管充填材の充填を表す造影が認められず，遠心根には根管充填が適正に行われているように見えるものの，各々の根尖部にエックス線透過像が認められる．
治療方針：補綴物，コア，根管充填材を除去後，根管拡大洗浄し再根管充填．穿孔部までの根管充填材を1度除去し，閉鎖性，壁着性に優れ，歯周組織と直接接触しても硬化反応および材質に影響の出ない親水性という特徴を持つMTAで封鎖したい．

[治療経過]
近遠心根根尖部は，ガッタパーチャおよびシーラーにて根管充填を行い，分岐部の穿孔はMTAで閉鎖した．術後3年では分岐部病変が完全に骨で満たされてはいないものの，病変を示すエックス線透過像は消退傾向にある．今後，要観察ではあるが，症状はなく良好に機能している（図2-9-3b）．

症例2-9-4　ポストによる穿孔へのMTAの応用

患者：51歳，女性
初診：2001年3月31日
主訴：4⏋の咬合痛
臨床所見：ポスト除去後のエックス線写真では判別し難いが，根管形態からそれて側方部に穿孔を認める（図2-9-4a）．

[治療経過]
通常通りの側方加圧法で根管充填をガッタパーチャおよびシーラーにて行った後，根尖部に4 mm以上の十分な根管充填材を残し本来の正しい根管内，および側方にあやまって穿たれた穿孔部に加圧の便宜上充填された根管充填材を取り除く（図2-9-4b）．

このような症例の拡大操作中には肉芽組織の介在や，根管と歯周組織との間の交通が存在するため，絶えず大きな出血に遭遇する．術中は次亜塩素酸ナトリウムを使って洗浄拡大を行い，水酸化カルシウムペーストの貼薬で無菌化および過度の出血を緩和することが必要である．

次に根管口から根管内にむかってすべてMTAで気密に充填し直し，側方部に向かう穿孔部をも同時に填塞する（図2-9-4c,d）．最後に，長い根管ポスト用の除去バーを使用して，注意深く穿孔部を塞いだMTAだけを残し，正しく拡大された根管内のMTAを除去することでポスト形成を行う．

クラウン装着後2年，経過良好である（図2-9-4e,f）．

症例2-9-5　逆根管充填へのMTAの外科的応用

患者：39歳，男性
初診：2000年10月13日
主訴：6⏋の咬合痛
臨床所見：エックス線所見では近遠心根根尖部のそれぞれにエックス線透過像が，互いの境界を越えるように認めらる．遠心根には根管拡大中の偶発事故により破折したファイルが開口した根尖孔外へ突き出しており，内側性のアプローチでは除去不能である（図2-9-5a）．

第9章　修復材料の選択とその臨床的応用

[症例2-9-3] 根分岐部の陳旧性穿孔におけるMTAの応用

図2-9-3a｜図2-9-3b

図2-9-3a　分岐部付近の無理な根管拡大，およびポスト形成によるパーフォレーションが陳旧性の根分岐部病変の原因と思われる．近心根管内には根管充填を判定するエックス線造影が認められない．

図2-9-3b　術後3年を経過．症状はなく病変は落ち着いているようだが，現在も経過観察中（2003.11.10）．

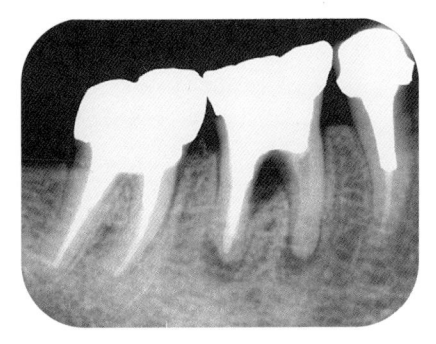

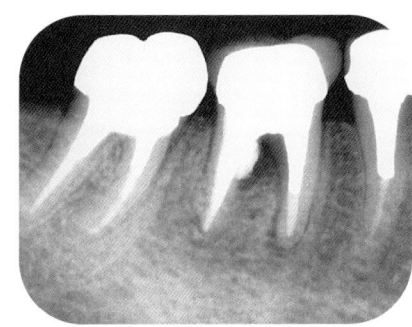

[症例2-9-4] ポストによる穿孔へのMTAの応用

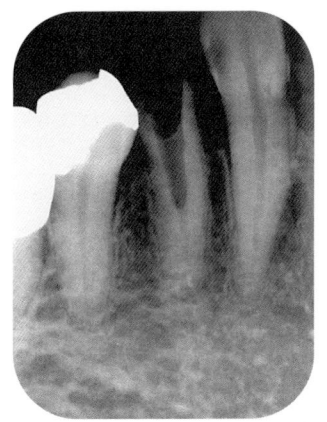

図2-9-4a　ポスト除去後，根管再治療途中のエックス線所見．この写真では判断しがたいが，本来の根管をそれて側方に陳旧性のポスト・パーフォレーションが存在する．

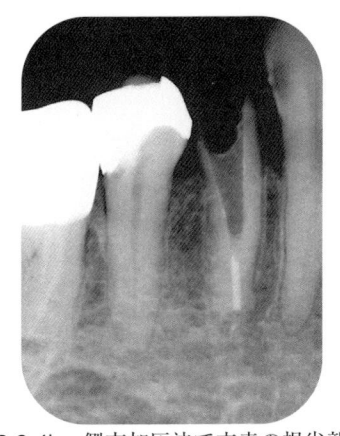

図2-9-4b　側方加圧法で本来の根尖部を根管充填した後，ポスト・パーフォレーションが存在する位置までの充填材を除去する．

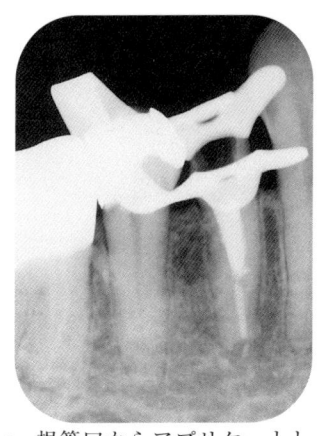

図2-9-4c　根管口からアプリケートして，パーフォレーションした部位を含む根管内をすべてMTAで気密に充填し直す．

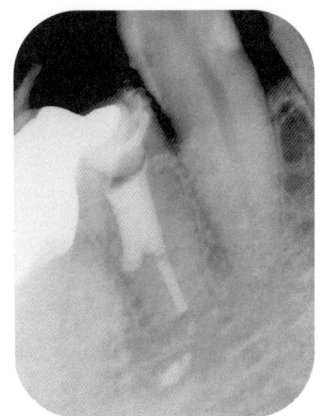

図2-9-4d　偏心投影法で撮影し，主根管をそれてパーフォレーションを起こした部位にもくまなくMTAが充填されたことを確認する．

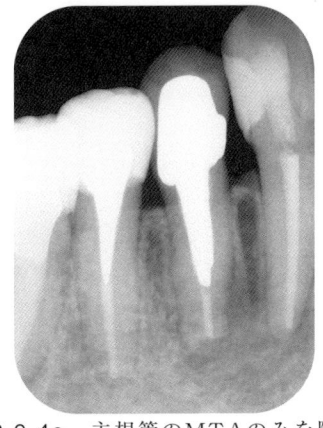

図2-9-4e　主根管のMTAのみを除去バーで注意深く除去し，同時にポストホールを形成．ポスト装着，クラウン合着．術後2年6ヵ月．経過は良好である（2003.12.2）．

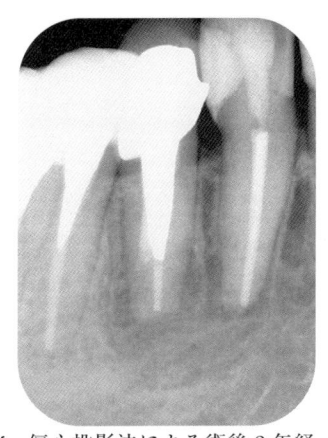

図2-9-4f　偏心投影法による術後2年経過時のエックス線所見．主根管にはポストが装着され，側方に開いたパーフォレーション部にはMTAが充填されているのがわかる．

153

第2部　抜髄と感染根管治療（Non-surgical Endodontics）

［症例2-9-5］逆根管充填へのMTAの外科的応用

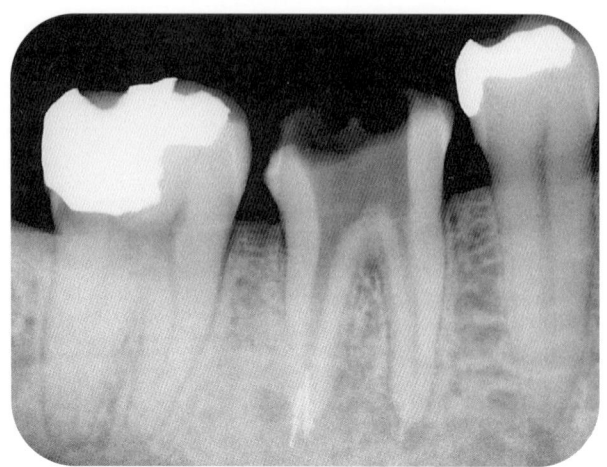

図2-9-5a　6|の遠心根には破折したファイルを除去しようとして，さらにファイルを破折させてしまう典型的な偶発事故の跡が見られる．

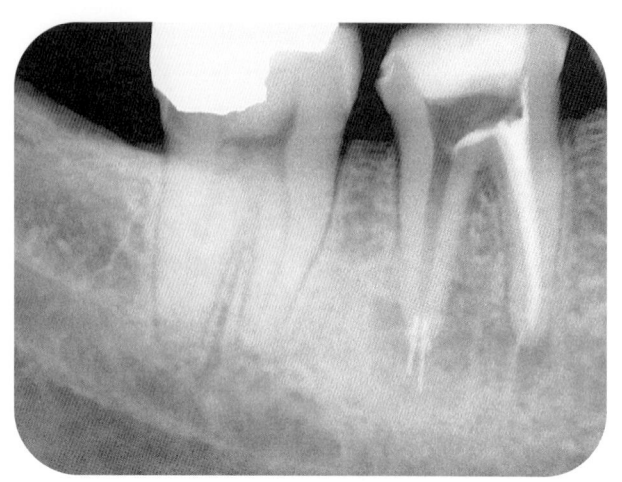

図2-9-5b　近心根に側方加圧根管充填を行う．遠心根には歯肉弁を開いて頬側の骨をドリルで開削し，破折片の除去と歯根端切除を同時に適応する．

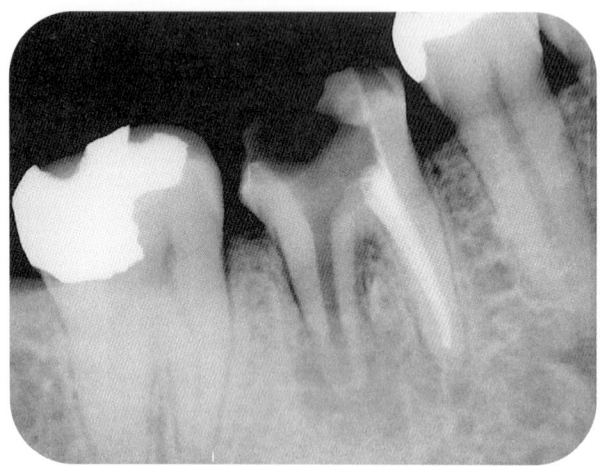

図2-9-5c　水平に骨を開削して遠心根に到達．マイクロスコープで患部をいくら鮮明に観察できたところで，破折片を深く小さなドリルホールから除去できる適切な道具がないことを痛感する．

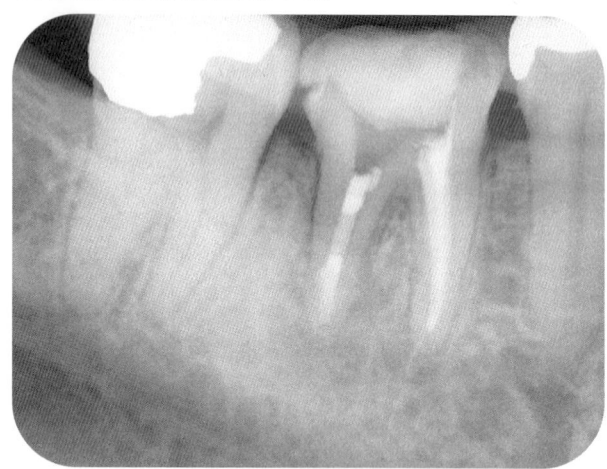

図2-9-5d　拡大・洗浄された根尖部にMTAでレトロフィリングする．MTAはマイクロサージェリー用に開発された直角に先端の曲がったプラガーを使用して塡塞する．

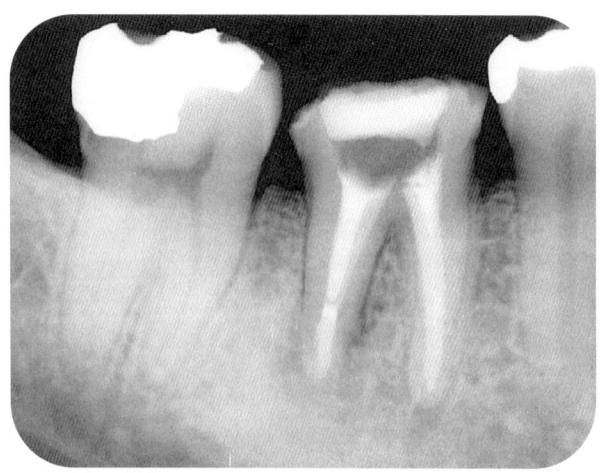

図2-9-5e　術後1日．リエントリーしてMTAの硬化を確認することはできないが，エックス線診査と根管口から直接視診，触診して状態を判定した．その際，根管口から根管内部に死腔を残さぬよう，さらにMTAでバックパッキングを行った．

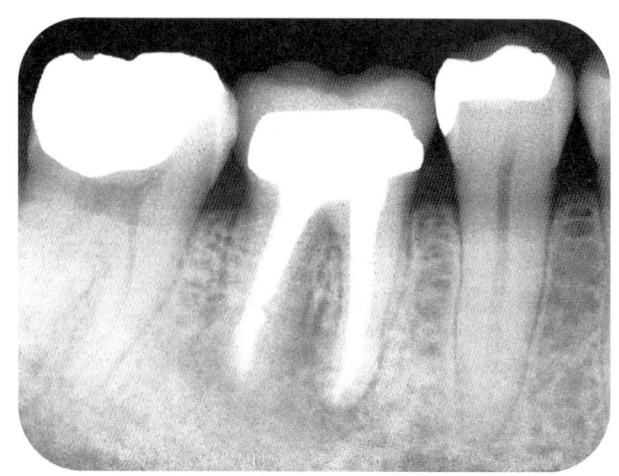

図2-9-5f　術後3年6ヵ月を経過．周囲骨はまだ塑造ではあるが症状はなく経過良好（2004.5.19）．

治療方針：悩んでいても仕方がないので，患者に事情を説明する．そこで症状の消退を見た後，破折ファイルをこのまま残して通常通り根管充填するか，1度抜歯して，口腔外で破折ファイルの除去と逆根管充填を行った後に再植を行うか，頬側からフラップを開いて骨を開削しファイルの除去および歯根端切除術を行うか，3つの治療計画があることを伝えた．

術者は1996年9月，Dr.Kimが開講した米ペンシルバニア大学のマイクロスコーピックサージェリー・トレーニングコースを受講した．その体験から，当時，最も確実で外科的侵襲が少ないのは，マイクロスコープ下でマイクロエンドサージェリー用に開発されたインストルメントを使用しての歯根端切除術であるという思い込みが強く，6| 遠心根への応用を選択した．振り返ってみると，現実には下顎大臼歯部の根尖部は歯肉頬移行部のはるか下に位置するうえ，厚い皮質骨で覆われており，術野の確保は困難を極め，容易には到達し得る場所ではなかった（図2-9-5a）．

[治療経過]

6| 近心根を側方加圧根管充填した後（図2-9-5b），頬側歯肉弁を剥離翻転し，エンジンで直径3mmを越えないように根尖部まで骨を開削した．皮質骨は非常に厚く，直径こそ3mmだがドリリングの頬舌的な深度は5mmを越えた．

根尖部から破折ファイルを取り出す際に，直径3mmのドリルホールからファイルを把持し得る器具が存在しないため，超音波レトロチップを根尖部に到達させ，根尖孔側から押しあげるように振動と水流をかけて根管口側から流出させた（図2-9-5c）．

その後，マイクロサージェリーの通法通り，超音波レトロチップでイスムスを拡大および形成して，逆根管充填材としてMTAを使用した逆根管充填を行った（図2-9-5d,e）．

MTAは逆根管充填材として必要な条件である，優れた封鎖性と生体親和性を持つとIn vitro, In vivo試験を通じたさまざまな文献に謳われるが，実際の臨床に用いた場合，やはり理想的とはいいがたい操作上の特性をいくつか持つ．

硬化時間を4時間以上必要とする，また酸性傾向のpH値で溶解するという性質は，こうした外科処置では歯肉弁を戻して縫合を終えるまで，目視による硬化状態の確認を不可能とするため，術後に不安が残るといわざるを得ない．

MTA練和物の操作性についても言及しなければならない．マイクロスコーピックサージェリー・トレーニングコースで逆根管充填材料として推奨されていたスーパーEBA練和物のような粘性や弾力性に欠けるため，ゴルフボールのようにひとかたまりに付形した練和物を，ホールさながらに拡大形成されたイスムスめがけてワンショットで填塞する華麗なDr.Kimのホールインワン・テクニックはMTAでは応用が難しい．MTA練和物の感触は前述の通り石膏泥に酷似している．硬めに練和すればイスムスまでたどりつく前にたよりなくボロボロとこぼれ落ち，軟らかければ歯肉弁をもとに戻した後，すぐに血液で流されてしまうだろう．気泡が入らぬように，少しずつ取り分け確実に築盛していかねばならないので根気が必要である．

その欠点を差し引いて，なおMTAは逆根管充填材として有利な性能を持つと判断するのであれば，術者はまずMTAの操作に慣熟しなければならない．例えば確実に硬化を視認，および触診できる非外科的な内側性の修復処置に何度か応用し，その硬化特性を十分把握してから慎重に使用するべきである．また開発サイドには外科処置の応用に際して，さらなる改善を望みたい．

図2-9-5fは術後3年目のエックス線像である．

2．修復材に求められる条件

いうまでもないが，歯髄は根尖孔や側枝を通じて，セメント質，歯周靱帯，歯槽骨から構成される歯周組織と交通している．歯髄と歯周組織は，エナメル質や象牙質，そして付着歯肉によって口腔内とは解剖学的に分離されている．

この境界が侵害され，微生物への曝露が起これば，歯髄や歯周組織の病的状態が起きる．また，偶発事故などによる医原性の穿孔のような，根管内と歯周

組織の間を交通する通路もまた何がしか微生物の侵入を防ぎ得る修復材料で閉鎖されねばならない．

すなわち，修復材に必要とされる条件とは，副次的な薬理作用などではなく，あくまでもバクテリアの侵攻を防ぎ得る封鎖力である．さらに，湿潤下の生活組織と直ちに接触する環境では，親水性と生体親和性を持たねばならない．加えて，確実な閉鎖を正確に判定できるエックス線造影性も必要である．

こうした条件をすべてクリアする修復材料を探すのは大変困難であるが，現在，MTAは理想的な物性を備えた材料の1つと考えられる．しかし，MTAを選べばすべての修復が可能になるわけではなく，従来の修復材を否定するのでももちろんない．

大切なのは材料の性能によりかかることではなく，材料の如何にかかわらずその特性を理解した応用において，封鎖という単純だが，極めて奏効の難しい修復の目的を果たすことにある．何よりも術者の習熟が材料の性能を正しく引き出すので，いたずらに新しい材料を追い求めるのではなく，確実な手技を保証できる日常親しんだ方法を選択することが要諦だと思う．

参考文献

1. Torabinejad M, Chivian N. Clinical applications of mineral trioxide aggregate. J Endod 1999；25（3）：197-205.
2. Mitchell PJ, Pitt Ford TR, Torabinejad M, McDonald F. Osteoblast biocompatibility of mineral trioxide aggregate. Biomaterials 1999；20（2）：167-73.
3. NakataTT, Bae KS, Baumgartner JC. Perforation repair comparing mineral trioxide aggregate and amalgam using an anaerobic bacterial leakage model. J Endod 1998；24（3）：184-186.
4. Torabinejad M, Pitt Ford TR, Mckendry DJ, Abedi HR, Miller DA, Kariyawasen SP. Histologoic assessment of mineral trioxide aggregate as root-end filling in monkeys. J Endod 1997；23（4）：225-228.
5. Torabinejad M, Higa RK, Mckendry DJ, Pitt Ford TR. Dye leakage of four root end filling materials:effect of blood contamination. J Endod 1994；20（4）：159-163.
6. Torabinejad M, Rastegar AF, Kettering JD, Pitt Ford TR. Bacterial leakage of mineral torioxide aggregate as a root endo filling material. J Endod 1995；21（3）：109-112.
7. 井澤常泰．歯内治療におけるマイクロサージェリーの現状．the Quintessence 1994；13（10）：54-65.
8. 森　克栄．上顎小臼歯の根管再治療に関する検討．the Quintessence 1999；18（5）：47-54.

第2部 抜髄と感染根管治療（Non-surgical Endodontics）

第10章
根管再治療の術後経過
感染根管治療と生活歯髄の抜髄

森　克栄

1. 根管再治療の成功率

　筆者は感染根管治療の成功の基準をどこに定めるか，またどんな条件が治療の成功を助けるのか，臨床において模索してきた．成功率についての統計的な数字は，一般に成功／失敗の評価基準がまちまちであるため信憑性がない．特に，術後の経過観察期間についてはばらつきが著しい．例えば術後3年のものと，さらに長期間経過したものとを比較すると，後者の場合には症例のフォローアップそのものが困難になるため，絶対数が少なくなりその評価が難しくなる．しかも筆者の臨床実感では，術後7～8年を経過した時点で病変を見出すことが多く，短期間の経過観察をもとに成功率を云々することは，臨床的には疑問である．

　このような観点から本稿をまとめていたところ，たまたまSjögren Uらの術後8～10年の356症例についてのきめ細かな統計分析に基づく報告を目にした．これを参考にし，筆者の症例と対応させながら比較検討し考察を加え，現時点における感染根管の再治療について検討してみたい．

　Sjögren Uらの報告で特に興味をひくのは根尖に病変のある症例でも，初めて治療をした場合と，すでに治療ずみでなお病変の見られるものを再治療した症例との成功率は術後8～10年の経過で前者は86%，後者は62%にとどまるとしている点である．

　さらにSjögren Uらは根管充塡の状態によってそれをさらに細かく評価している．エックス線的に評価して理想的な根管充塡状態（いわゆるピッタリ根管充塡と見られるもの）と2mm手前（＜2mm）の根管充塡を比較すると，初めての治療で94%の成功率であるのに対し，再治療例では67%となっている．2mm以上控え目な根管充塡との比較では68%に対し65%，根尖から突き出した根管充塡像との比較では，76%に対し50%に落ちると報告している．この報告は，筆者の臨床実感に照らしても一応納得ができるところがあり，参考資料となろう．

　しかしながら，われわれの臨床では夥しい数の再治療をしなければならない．このデータを見るとき，比較的安易に抜髄してしまう習慣，しかも中途半端な処置でよしとする医療常識を放任しておいてよいものであろうか，大きな問題を感じる．歯の保存治療をたてまえとする歯科医には，上記の数字は一考を要するものであろう．

　以下，症例を通して根管再治療の術後経過を考察したい．

第2部　抜髄と感染根管治療（Non-surgical Endodontics）

2．歯根端切除術を手控えることができた症例

症例2-10-1　歯根端切除をせずにすんだ例　19年経過観察症例

患者：39歳，女性
初診：1970年6月18日
主訴：┌5 歯髄壊死に伴う根尖歯周炎

[治療経過]

根尖部の吸収も起こしており，補綴物を除去する（図2-10-1a／1970.6.18）．根管を拡大形成し根管充填を行った（図2-10-1b／1970.7.8）．前歯部被蓋改善のため矯正を行い，帯環形式のキャストコアを合着し，テレスコープ型の維持装置を用いて床義歯を装着した（1970.11.9）．

根管治療後9年目に，患者の希望により床義歯から③4⑤6 7⑧のブリッジに補綴を変更することにした（図2-10-1c／1979.9.27）．根管治療後19年の所見でも経過は良好であり，吸収していた根尖の形態は経過を追うにしたがってスムーズになってきている（緻密性骨炎像の消去）（図2-10-1d／1989.6.2）．

[症例2-10-1] 歯根端切除をせずにすんだ例　19年経過観察症例

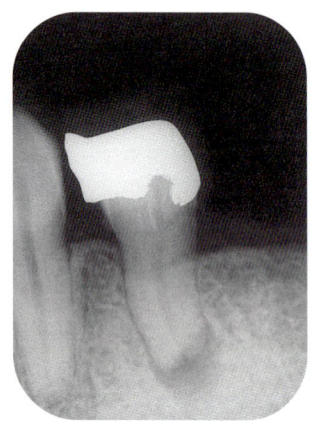

図2-10-1a　┌5 の歯冠修復はされているが，根管治療が行われておらず，歯髄壊死に伴う根尖性歯周炎を引き起こした（1970.6.18）．

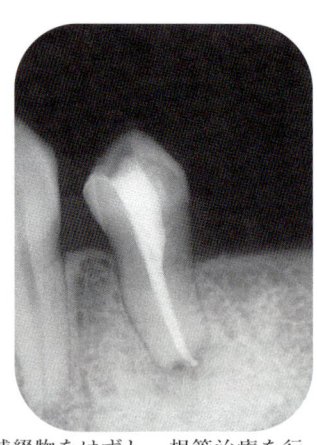

図2-10-1b　補綴物をはずし，根管治療を行った（1970.7.8）．テレスコープ形の維持装置を用いて床義歯にする．

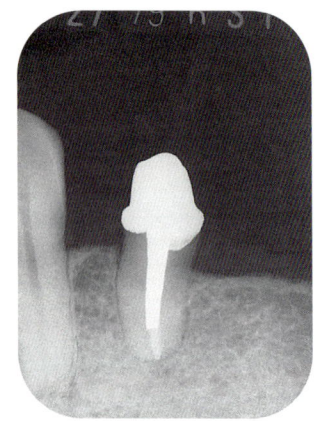

図2-10-1c　根管治療後9年目に患者の希望により床義歯から③4⑤6 7⑧のブリッジに変更する（1979.9.27）．

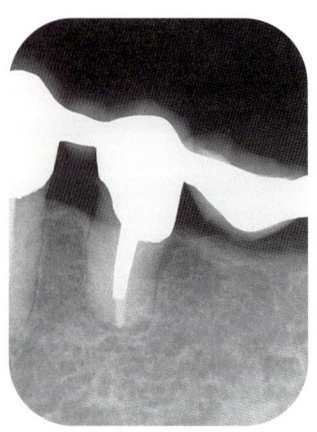

図2-10-1d　根管治療後19年のエックス線所見（1989.6.2）．経過は良好に推移し，吸収していた根尖の形態も経過を追うごとにスムーズになってきている．

第10章　根管再治療の術後経過　感染根管治療と生活歯髄の抜髄

症例2-10-2　5̲の2根管を疑い根管再治療

患者：31歳，男性
初診：1977年9月11日
既往歴：2年前米国にて⑤④③のブリッジを製作中に5̲の歯髄炎症状が現われ，根管治療を受けてから，ブリッジを装着した．その後，5̲の咬合時違和感と根尖部に圧痛（＋）を認めたため主治医に訴えたところ，「根尖部にオデキができているため，根端切除術を行う」とのこと．また他院では「ブリッジをはずして再治療，再補綴」と治療計画を伝えられ，当院に来院した．
臨床所見：5̲根尖部歯肉がやや発赤腫脹，圧痛（＋），打診痛（±）がある．エックス線所見では明らかに根尖部周辺に小豆大の透過像を認める（図2-10-2a）．すでに根管充塡されているものの，2根管または扁平根を意識した根管充塡ではなさそうに推察された．
治療方針：さまざまな治療方針が考えられるが，解剖学的に2根管の可能性があり，メタルコアが装着されていないことから，補綴物の辺縁は比較的適合しているので，補綴物の咬合面から開孔して根管治療を試みることにした．

[治療経過]

治療開始後すぐに，口蓋根が見つかり偏心投影で2根を確認し（図2-10-2b），積極的拡大，消毒の後2回目に根管充塡を行った（図2-10-2c／1977.9.23）．約1年後，根尖部の透過像は消失し症状は改善していた（図2-10-2d）．簡単なことながら，解剖学の知識によって救われた症例である．

安易に根端切除やブリッジの除去をする前に，どこに原因があるか検討することの重要性を教えられた（第2部3章参照P.107）．

[症例2-10-2] 5̲の2根管を疑い根管再治療

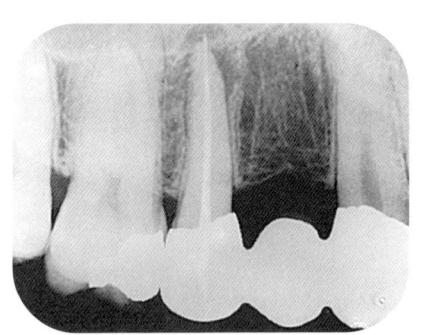

図2-10-2a　5̲根尖部の透過像から2根管を疑う所見である（1977.9.11）．

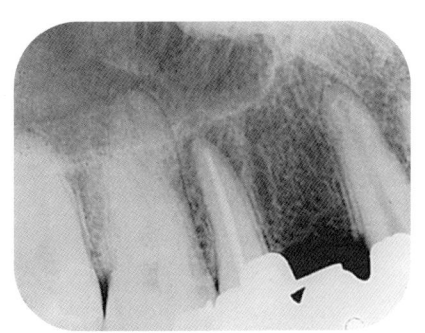

図2-10-2b　偏心投影をすると口蓋根があることがわかった（1977.9.11）．

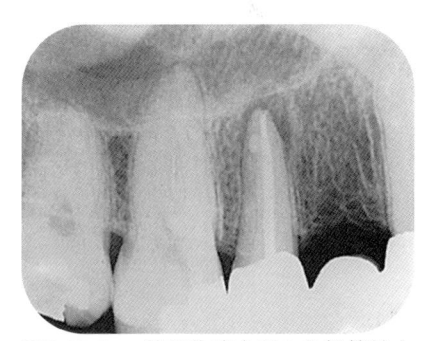

図2-10-2c　補綴物咬合面より根管拡大を行い，2回の消毒の後に根管充塡を行った（1977.9.23）．

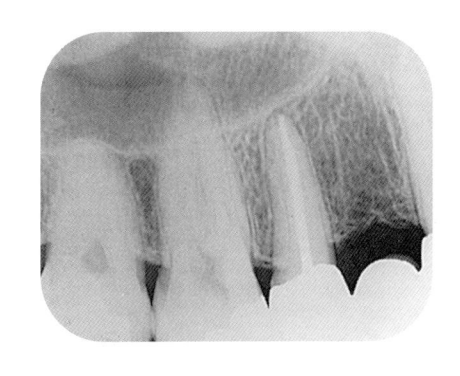

図2-10-2d　根管再治療後1年，根尖部の透過像は消失し，経過も良好である（1978.12.5）．

3. 外科処置を予測しながら，前段の処置としての歯内療法で良好な結果を得た症例

症例2-10-3　根尖部2重彎曲根　18年経過観察症例

患者：12歳，女性
初診：1986年7月11日
主訴：5⏌部の圧痛と違和感
既往歴：2年前より矯正治療をはじめている．
臨床所見：5⏌の根尖相当部に瘻孔を認める．

　エックス線所見では，根尖部の2重彎曲（この彎曲は根の発育中の矯正治療の影響によるものと想像される）．彎曲根の周囲に骨の透過像があり，さらにその回りには骨硬化像を認める．これは相当以前に中央結節の破折が原因で歯髄が壊死し，根尖周囲部に病変が波及したものと考えられる（図2-10-3a,b）

治療方針：根尖までインスツルメントをとどかせ，首尾よく根管形成ができればいいのだが，この彎曲ではおそらく不可能であろうと思われた．できないときに，外科処置すればよいと考え，患者にもその旨説明して了解を得た．

[治療経過]

　5⏌の根管開孔，根管長測定時には根尖より手前4mmまで届いたことを確認（図2-10-3c）した．そこで25号までリーマーとファイルで可及的に拡大し，貼薬して仮封した（瘻孔が明らかで比較的単純な根管では即日根管充填してしまうのだが）．根管を十分拡大すれば，彎曲した根管壁を穿孔してしまうおそれがある．主根管のみを通しやや頬舌的に扁平状であることを意識して不十分ながら拡大をし，超音波洗浄し，FCを根管壁に注意深く塗ってからガッタパーチャによる根管充填をした．昨今話題のWarm Gattaperchaによる根管充填であればもっと積極的

[症例2-10-3] 根尖部2重彎曲根　18年経過観察症例

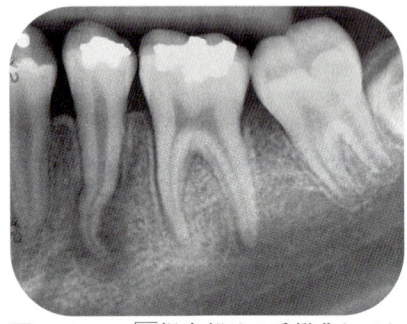

図2-10-3a　5⏌根尖部は2重彎曲しており，根尖周囲には透過像が認められ，その周りに骨硬化像が見られる．中央結節の破折により歯髄が壊死し，根尖周囲に病変が波及したと思われる．

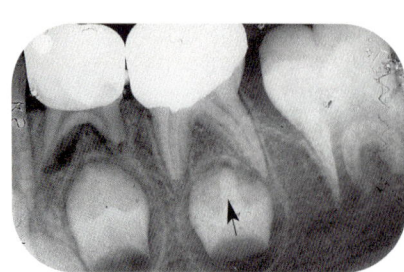

図2-10-3b　同一人物の乳歯のときのエックス線所見を探してみると予想した通り，永久歯歯胚に中央結節が認められた．

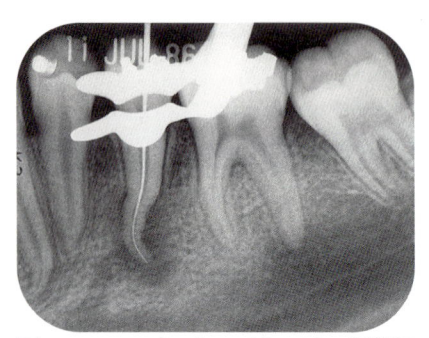

図2-10-3c　プレカーブをつけて根管長測定する．根尖より4mm手前までとどいていることを確認した（1986.7.11）．

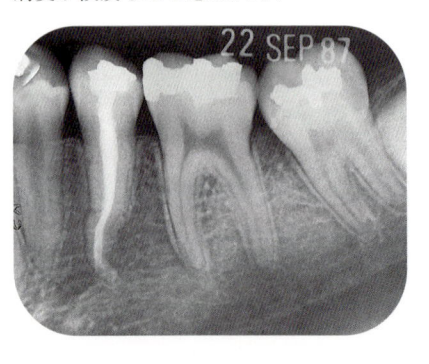

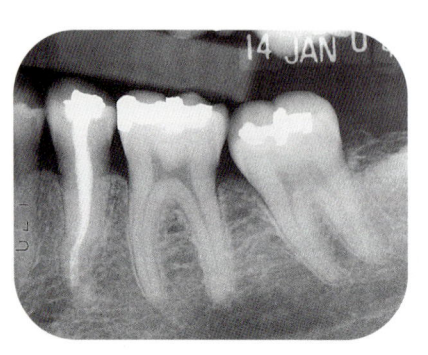

図2-10-3d｜図2-10-3e

図2-10-3d　根管治療14ヵ月後のエックス線所見．5⏌根尖周囲の透過像は消失し，歯根膜空隙がきれいに回復している．
図2-10-3e　根管治療後18年のエックス線所見．経過良好である（2004.1.14）．

な根管充填像が得られていたかもしれない.

根管治療後14ヵ月後のエックス線所見では|5の根尖周囲の透過像は消失し,歯根膜空隙がきれいに回復して,現在は骨梁の走行からも機能に適応していると見てよかろう(図2-10-3d).図2-10-3eは術後18年のエックス線所見である.

症例2-10-4　根尖まで根管治療できなかった症例

患者:46歳,男性
初診:1986年7月7日
主訴:6 5|の違和感
臨床診断:|5歯髄壊死による根尖周囲炎(図2-10-4a)
|6不適合冠による咬合異常

[治療経過]
　エックス線像では|5の根尖部病変が遠心側に偏位しており,根尖より約3mm手前までしか根管形成できなかったため(図2-10-4b),そこまで根管充填した(図2-10-4c).その結果を評価して外科処置の適応を考える,つまり予後不良な場合には外科処置を行う心づもりをしていたが,1年後のエックス線所見では予後良好と思われる(図2-10-4d).

症例2-10-5　上顎洞底の含気化を改善した症例

患者:28歳,男性
初診:1986年10月8日(図2-10-5a)
主訴:|6の知覚過敏
臨床診断:|6のう蝕治療と歯冠修復が終了し(1987.7.14),|5の根尖部病変について説明したが,差しあたり違和感もなく,仕事の都合で治療を延期した.2年半後に来院し,本格的に治療することになった.|5の根尖部の病変がいく分大きくなっていた(図2-10-5b/1989.8.14).

[治療経過]
　ポストインレー除去後に根管拡大を完了した.根管充填してメタルコアを合着し,最終補綴物を装着した.

[コメント]
　根管治療後1年,|5の根尖部病変は上顎洞底に食い込むように陥入していた像(いわゆる含気化)は改善され,健康な上顎洞底に戻ったと思わせるエックス線像になった(図2-10-5c).このように根尖部の根管空隙を再治療し,歯冠修復で歯の機能を回復したことにより一歯の運命が決まることもある.

症例2-10-6　オーバー・インスツルメンテーションかPeriapical Surgeryか

患者:35歳,女性
初診:1971年7月19日
主訴:口腔内全体の違和感および補綴物の審美的改善
既往歴:1968年に前歯部の不正咬合を改善するため,便宜抜髄し,歯冠部をポストクラウンで連結し補綴したという.その後,|1部根尖が腫脹し,歯根端切除(および逆根管充填)手術を受けたと思われる.
臨床所見:歯頸部の不適合な補綴物,歯肉の発赤腫脹,出血排膿を認める.エックス線では,全顎にわたりそれぞれ根尖部周辺に骨透過像を認める(図2-10-6a).ここでは下顎前歯に限って述べる.
　前歯部は継続歯が連結されており,歯軸の平行関係を確保するためにポストを2次的に短くせざるを得なかったであろう.|2のポストは遠心側に穿孔している.|1の根長は短く,根尖部は逆根管充填の痕跡である.|1の近心側および|2の遠心側の歯槽骨には著しい骨透過像があり,一見辺縁性歯周炎との合併症のように疑われた.患者の要望もあり,一応前歯部の審美性の回復を目的に先に手がけることになった.

[治療経過]
　3+3の連結された補綴物を除去した(1971.12.1).|2のポストを除去した際,遠心側歯頸部に穿孔を認めた.|1はかなり唇側転位しており,根も短いので2 1|は抜歯した(今であれば矯正的挺出を試みるべきところである).病理標本にしてスライドに残してあったのでその組織所見を簡単に付加しておく.

第2部　抜髄と感染根管治療（Non-surgical Endodontics）

［症例2-10-4］根尖まで根管治療できなかった症例

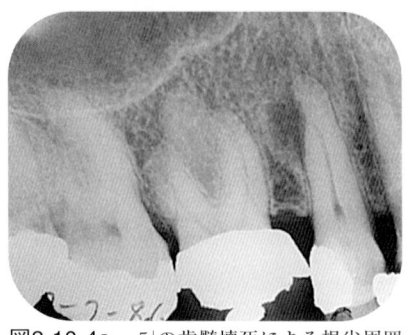

図2-10-4a　5|の歯髄壊死による根尖周囲炎（1986.7.7）．

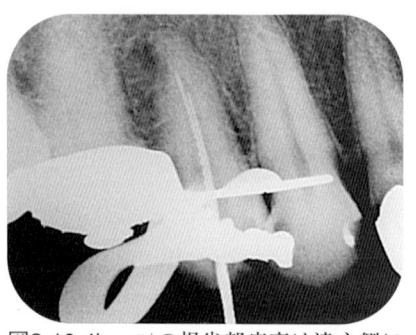

図2-10-4b　5|の根尖部病変は遠心側に偏位しており，根尖より3mm手前までしか根管形成できなかった（1986.9.5）．

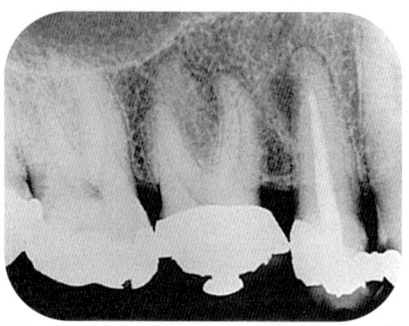

図2-10-4c　根尖より3mm手前まで根管充填する（1986.10.26）．

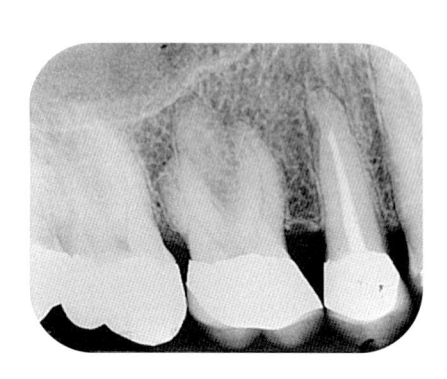

図2-10-4d　1年後のエックス線所見では透過像も消失しており，予後良好と思われる（1987.10.8）．

［症例2-10-5］上顎洞底の含気化を改善した症例

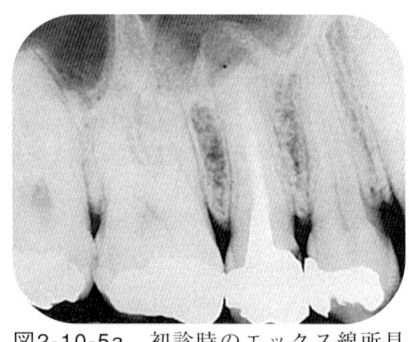

図2-10-5a　初診時のエックス線所見（1986.10.8）．|6の知覚過敏を主訴に来院した．|6のう蝕治療と歯冠修復を終え，5|の根尖部病変について説明したが，違和感も出ていないので治療を延期した．

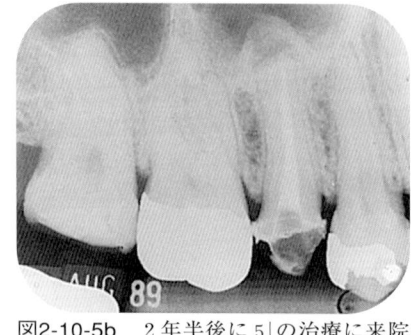

図2-10-5b　2年半後に5|の治療に来院した．5|の根尖部病変は幾分大きくなっていた（1989.8.14）．

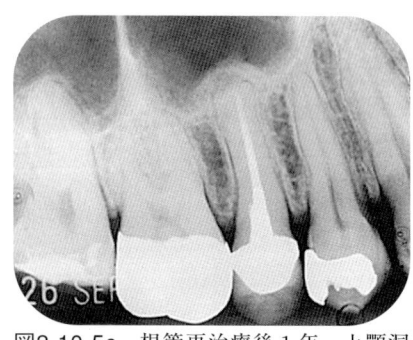

図2-10-5c　根管再治療後1年，上顎洞底の含気化は改善し健全な上顎洞底に戻った（1990.9.26）．

第10章 根管再治療の術後経過 感染根管治療と生活歯髄の抜髄

[症例2-10-6] オーバー・インスツルメンテーションかPeriapical Surgeryか

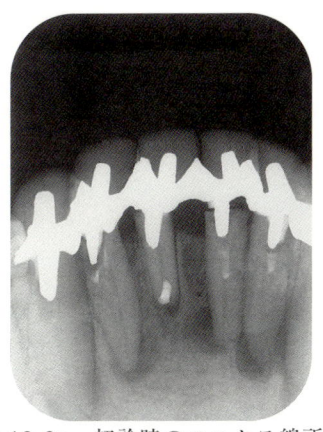

図2-10-6a 初診時のエックス線所見．不適合な補綴物が装着されており，全顎にわたって根尖部周囲に骨透過像を認めた（1971.7.19）．

図2-10-6b 根管治療5ヵ月後，徐々に根尖の透過像は消失してきている（1972.5.12）．

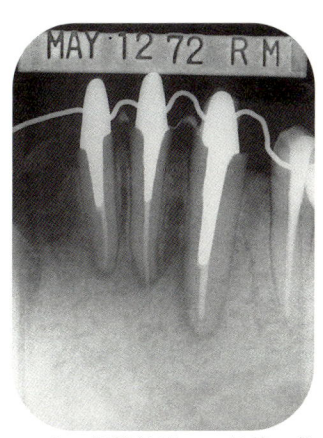

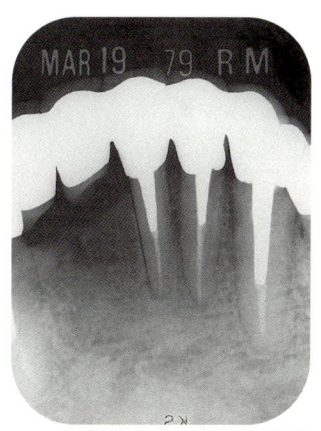

図2-10-6c 根管治療8年後，経過は良好である（1979.3.19）．

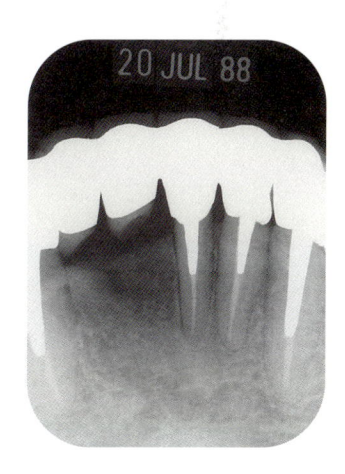

図2-10-6d 根管治療17年後のエックス線所見．経過は良好である（1988.7.20）．

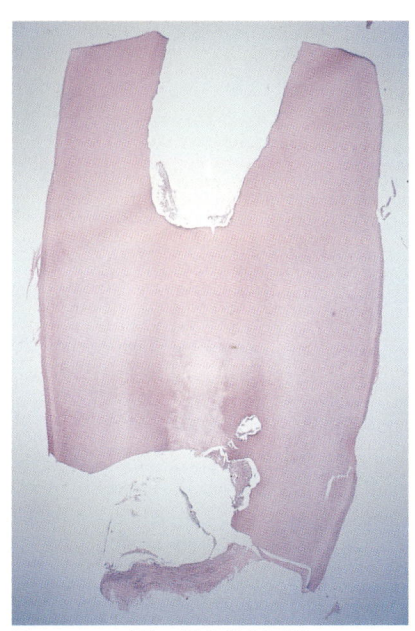

図2-10-6e 1̄の根矢状断面像

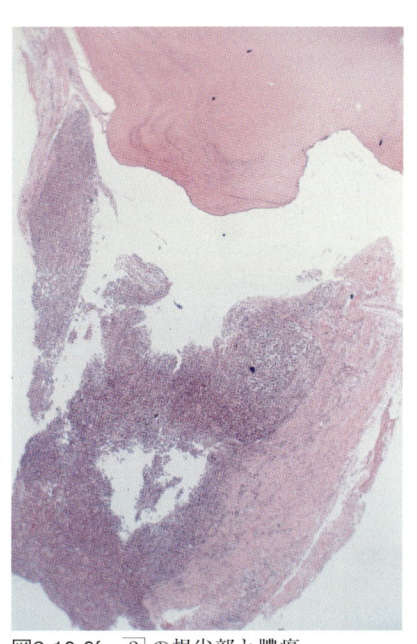

図2-10-6f 2̄の根尖部と膿瘍

第2部　抜髄と感染根管治療（Non-surgical Endodontics）

病理所見：1┘では歯根端切除術を行ったため根尖部が見られないが，歯根断端部に少量の嚢胞壁が見られる．嚢胞壁表層には非角化性重層扁平上皮が認められ，その最表層には歯根端切除術時に使用したと思われる異物（充塡剤）が付着している．上皮の下層には中程度の炎症性細胞浸潤を伴った肉芽組織が見られる．

2┘の根尖部には少量の軟組織が付着しており，中央部に小嚢胞の形成が見られる．軟組織の大部分は著明な炎症性細胞浸潤を伴った肉芽組織で構成されており，一部に上皮が認められる．炎症性肉芽組織の周囲には線維性結合組織が増生している（図2-10-6e,f／山口先生　昭和大学歯学部病理学教室助教授による）．

3┘1 2 3の根管治療をはじめ根管充塡を行った（1971.12.9）．図2-10-6bは5カ月経過後のエックス線写真である．3┘1 2 3のメタルコア装着し，暫間クラウンブリッジを仮着した（1971.12.9）．翌年末に③2 1┘①②③の最終補綴物を装着した（1972.12.24）．その後8年でも経過は良好である（図2-10-6c）．

[コメント]

術後17年のエックス線像（図2-10-6d）では1┘2の根尖部病変の治癒像と2 1┘の無歯顎堤像を比較検討すると，2 1┘部の歯根のない部位の歯槽堤の自然吸収はやむを得ない．2┘が保存されていればそれなり

[症例2-10-7] 排膿路を確保することによりPeriapical Surgeryを避けられた症例

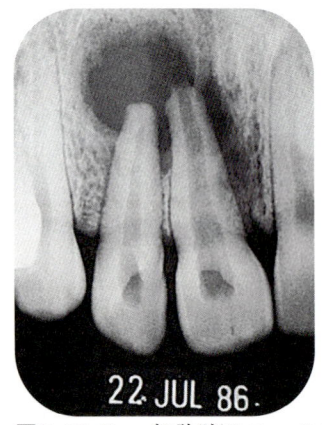

図2-10-7a　初診時のエックス線所見（1986.7.22）．2 1┘根尖部にまたがる2cm大の膿瘍様の透過像を認めた．

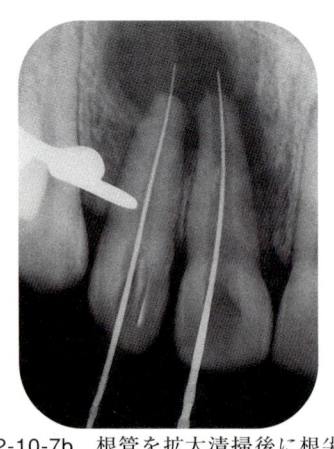

図2-10-7b　根管を拡大清掃後に根尖部を意図的に刺激した．

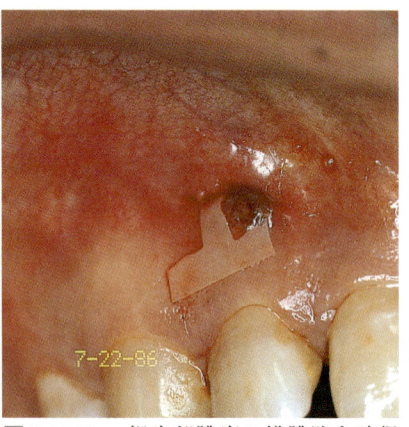

図2-10-7c　根尖部膿瘍の排膿路を確保するため，根尖部歯肉を切開しラバーダムで作ったI Wickドレーンを挿入し，排膿を図った（1986.7.22）．

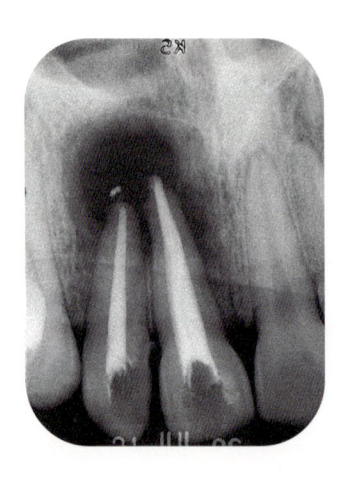

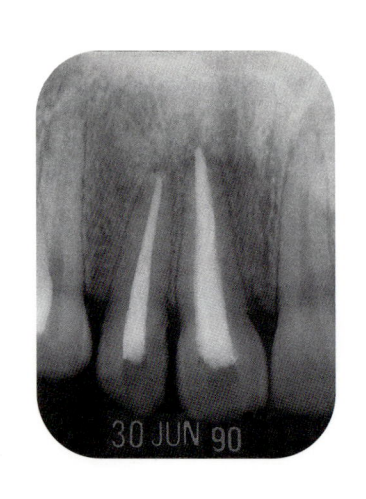

図2-10-7d｜図2-10-7e

図2-10-7d　根管内にヨードグリセリンを貼薬し，根管壁にホルマリンクレゾールを貼付した後に根管充塡を行った（1986.7.31）．

図2-10-7e　術後4年目のエックス線所見．経過良好である（1990.6.30）．

に歯槽堤の吸収は少なくてすんだであろう．

症例2-10-7　排膿路を確保したことによりPeriapical Surgeryを避けられた症例

患者：21歳，男性
初診：1986年7月22日
主訴：他院にて，根尖部病変のため外科的摘出が適応との診断を受け，母親のすすめで来院
臨床所見：2 1 根尖部周辺の粘膜に波動性の腫脹を認め，エックス線像では 2 1 の根尖部を含む直径約2cm大豆大の囊胞様の透過像を認めた（図2-10-7a）．また， 1 の近心側根面2/3までに及ぶ骨吸収像を認める．

[治療経過]

　根管拡大清掃後，根尖部を意図的に刺激した（図2-10-7b,c／1986.7.22）．根尖部を切開し排膿させ，ラバーダムで作ったI Wickドレーンを挿入した．根管治療中に根尖より多少排膿を認めたのでさらに注射針で根管経由で吸引した．

　根管内にヨードグリセリンを貼薬し，根管壁にホルマリンクレゾールを塗布した（図2-10-7d／1986.7.31）．ガッタパーチャと根管充填剤併用による根管閉塞（根管充填状態は 2 は根管充填剤のみ溢出し， 1 はガッタパーチャポイントが約2mm突出してしまった）．術後4年（1990.6），根尖部の骨透過像は消失している（図2-10-7e）．

　根管を通じた排膿路を作ることによりPeriapical Surgeryをすることなく，よい結果を得ることができた．

　「1つの疾患にいくつ治療法があり得たとしても，正しい診断は1つしかあり得ない―Amsterdam M」

症例2-10-8　オーバー・インスツルメンテーションに起因する予後不良例

患者：23歳，男
初診：1977年2月17日
主訴：前歯部違和感

既往歴：無髄歯を推測させるほどに歯冠部が変色しているが，自覚症状はない．根尖部に圧痛と打診による違和感がある（図2-10-8a）．
臨床所見： 1 2 無髄歯，根尖病変（球状上顎囊胞の好発部位）

[治療経過]

　 1 2 の根管長測定後，根管の徹底的な拡大清掃後に意図的に根尖からリーマーを突出させ，根尖部周囲組織を刺激する（図2-10-8b／1977.3.3）．

　ガッタパーチャと亜鉛華ユージノールセメントで根管充填後，セメント裏層，コンポジットレジン充填する（1977.3.31）．図2-10-8cは術後3年目のエックス線写真である．

　6年後， 1 2 根尖部の急性化で来院した（図2-10-8d／1983.7.1）．抗菌剤を投与し，腫脹部の切開排膿を行い，I Wickを挿入し排膿路を確保して様子を見た．2週間経過観察を行ったが，思わしい結果が出ないので外科に踏み切った．フラップし 1 2 根尖部周囲の囊胞状組織を一塊として摘出した（図2-10-8e／1983.7.14）．術後3ヵ月目に根尖周囲の病変は縮少傾向にあった．術後5年，術後の臨床症状はなく， 1 2 の根尖部透過像は術後の痕跡と推測される（図2-10-8f／1987.8）．図2-10-8g,hは外科手術後17年目のエックス線写真である．

[コメント]

　この症例は，術中の意識的なオーバー・インスツルメンテーションに起因すると思われる予後不良例である．この症例では臼歯部咬合は安定しており，咬合の因子は無関係と思われる．

　摘出した根尖部組織について，次のような病理検査報告を受けている．

病理所見：検体の中央部に囊胞が形成されており，囊胞壁は，上皮層，肉芽組織層，線維性結合組織層の3層に大別できる（図2-10-8i）．

　囊胞壁表層の大部分は，数層の上皮細胞より成る非角化性の重層扁平上皮で被覆されている．上皮層の一部には線状またはドーナツ状でエオジンに好染する硝子体（Hyaline Body）が散見される．中心部に黒色の物質（本態は不明）を含むものも認められる．

第2部　抜髄と感染根管治療（Non-surgical Endodontics）

[症例2-10-8] オーバー・インスツルメンテーションに起因する予後不良例

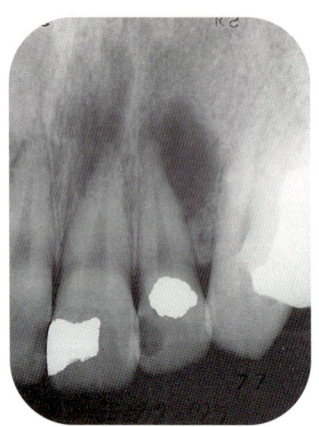

図2-10-8a　初診時のエックス線所見（1977.2.17）．無髄歯を推測されるほどに歯冠部が変色していたが，自覚症状はない．根尖部に圧痛と打診による違和感がある．

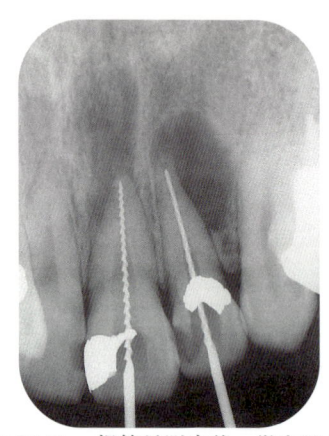

図2-10-8b　根管長測定後，徹底的な拡大清掃した後に根尖部から意図的にリーマーを突出させ根尖部周囲組織を刺激した（1977.3.3）．

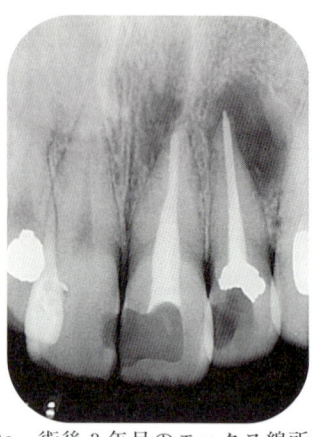

図2-10-8c　術後3年目のエックス線所見（1980）．根尖部透過像に変化が現れない．

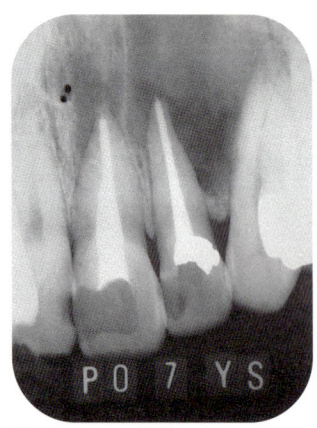

図2-10-8d　術後6年目に|1 2 根尖部が急性化して来院．腫脹部の切開排膿をしI Wickを挿入して排膿路を確保した（1983.7.1）．

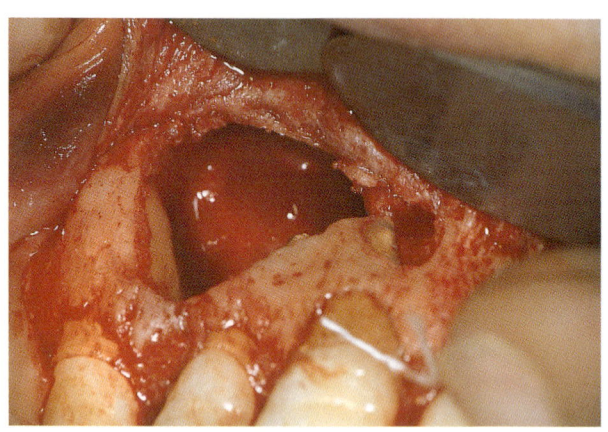

図2-10-8e　2週間の経過観察を行ったが，思わしい結果がでないので，フラップし嚢胞状組織を一塊として摘出した（1983.7.14）．

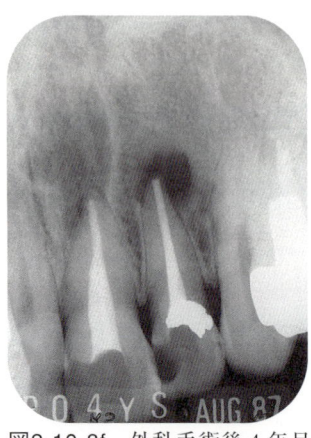

図2-10-8f　外科手術後4年目のエックス線所見（1987.8）．

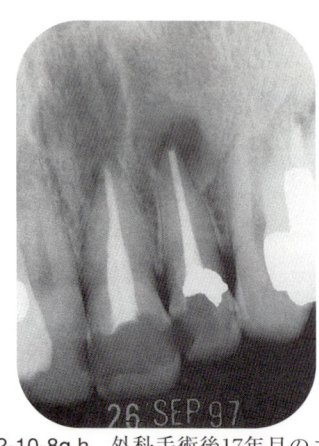

図2-10-8g,h　外科手術後17年目のエックス線所見．臨床症状はまったく消失しているので，|2 根尖部の透過像は術後の痕跡と推測される．

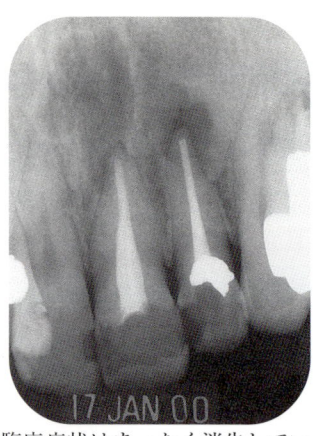

第10章 根管再治療の術後経過　感染根管治療と生活歯髄の抜髄

このような硝子体は，ある物質がコアとなって，上皮細胞がその周囲に硝子体を形成したことを思わせる（図2-10-8j）.

被覆上皮の下層には著明なリンパ球浸潤を伴った炎症性肉芽組織が認められる．リンパ球浸潤は一部の上皮層内にも浸潤している．また，肉芽組織層にはコレステリンの裂隙も見られる．

肉芽組織層の外側には多量の成熟コラーゲンと少数の線維芽細胞から成る線維性結合組織層が見られる．この層には炎症性細胞浸潤は，ほとんど認められない．また，この層の最外側には小さな骨組織が付着している．この骨組織の骨梁表面は立方型の骨芽細胞（Active Osteoblast［活発に骨形成をしている骨芽細胞］と呼ぶ人もいる）で被覆されている．成人の正常部顎骨の骨梁表面の多くは扁平な骨芽細胞（Bone Lining Cell；Inactive Osteoblastと呼ぶ人もいる）で被覆されているので，この所見は囊胞壁周囲では正常部に比べ，活発な骨形成が行われていたことを示唆するかもしれない（図2-10-8k）.
（山口先生　当時昭和大学歯学部病理学教室助教授／現在は東京医科歯科大教授による）

4. オーバー・インスツルメンテーションに関する代表的文献

根管治療の成功率を論じる場合，その成功の基準をどこにおくかによって，成績は全く変わってしまう．特に調査期間の設定が短期間であれば，その内容の希薄さのためにもの足りない．しかし長期間の臨床成績の集計は数において難しくなるだろう．また，術者らの技術レベル，手法，使用材料，根管充填の時期の決定，機能回復の条件，適応症の選択基準などによっても成功率にはバラツキが出てくる．

エックス線的に見て根尖に病変を持つ症例に対し，根管形成の器具操作を根管内に止めるか，あるいは根尖孔外に出すか，また根管充填の位置を根尖孔のところで止めるか，突出させるか，古来から大論争がある．

Bhasker SNらの調査ではエックス線的に根尖に認められる病変の45%が囊胞であったと報告している．Morse DRらは電気泳動法で根尖部がCystであることを確かめてから，ガッタパーチャ・クロロパーチャ法によって根管充填剤を病変部中央まで溢出させて82.3%成功率を得たと報告して，オーバー・インスツルメンテーションによって囊胞が容易に治癒したかのような印象を与えている．またMorse DRらは根尖の病変部までオーバー・インスツルメンテーションせずに，上記の方法でOver Fillingしない方が成功率において30%低くなったと報告している．一方，Bergenholtz Gらはオーバー・インスツルメンテーションやOver Fillingしない方が根尖部の治癒は優れていると主張している．

専門医の間でも根尖に病変があるケースにはオー

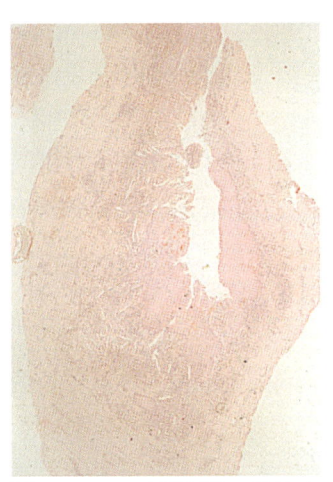

図2-10-8i　囊胞壁の弱拡大 ×6.6. 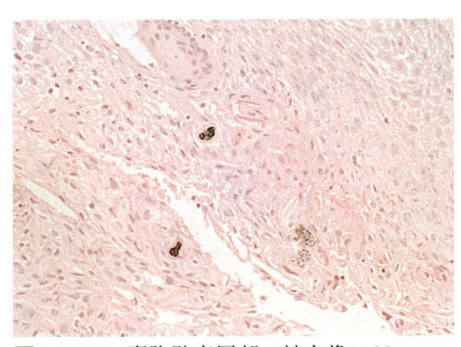　　図2-10-8j　囊胞壁表層部の拡大像×66. 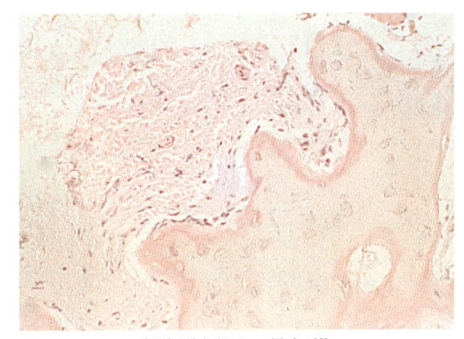　　図2-10-8k　囊胞壁周囲の骨組織×66.

バー・インスツルメンテーションすべきか，またその反対かで統一した見解はない．特に意図的にオーバー・インスツルメンテーションすることによって無症状の根尖部病変を急性化させる可能性が免疫学的にも理解できるようになった．また，Bender IBらは実験的にオーバー・インスツルメンテーション10分後に31％の被験者に菌血症が起きていたと報告している．米国では1977年の調査で4.1％の専門医が意図的にオーバー・インスツルメンテーションを行っていたが，1980年の調査では13.5％となっている．米国の歯科大学では根尖にエックス線透過像を認めるケースに対して，オーバー・インスツルメンテーションを推奨しているが，これは根尖部の病態がいろいろな角度から解明されてきたためであろう．

「根尖部病変の中心にまでリーマなど器具を挿入することは，嚢胞または膿瘍の壁を破ってドレーンを確保することになり，その組織の内圧を低めることになる．このようなオーバー・インスツルメンテーションによって引き起こされる炎症がおさまると，過剰な組織液は排出されるか，周囲の細胞によって吸収されて，線維芽細胞が増殖しはじめる．その線維芽細胞が成熟すると，コラーゲンを作り，それが増殖されると，破壊された細胞や死んだ細胞を含む組織（Granulomatous Tissue）の内部の血管に富んだネットワークを圧縮するような結果になり，細胞への血液や栄養の供給が止まることになる．このような反応は肉芽組織が治癒して瘢痕になる過程とよく似ている．コラーゲンが堆積すると上皮細胞は取り囲まれて退行性変化を生じ，マクロファージによって取り除かれてしまう」とBender IBは述べている．

5．嚢胞の非外科的療法と排膿路の確保

このように，病巣の中心には嚢胞の空洞があるから，根尖を通じて病巣の中心まで器具を届かせることでドレーンは確保される．また根尖部を傷つけることは根尖部の病変と関連して死んだ象牙質やセメント質，それにGranulomatous Tissueをも取り除くことを容易にすることになろう．またGranulo-matous Tissueは組織の修復が起こる前に吸収されねばならないとSeltzer Sは述べている．

以上のことを含めて筆者は，急性化している場合は，ときを見て粘膜を切開し同時に根管を通じての排膿路を作ることは大切であるが，無症状の病変にはまず根管内容物をできるだけ溢出させないように心がけている．透明な浸出液が出てきて明らかに嚢胞と推察される場合には，根管を通じシリンジで根尖内容物を吸引して治癒の促進を図るようにし，万が一急性化した場合には抗菌剤を服用できるように処方している．

根管充填剤は溢出しても早期に吸収されるであろうが，ガッタパーチャなどの根管充填材は根尖より出さない方が私の臨床ではよい結果を得ているように思う．それでも症例2-10-6のように予後不良となった症例も経験しており，最後の処置として外科処置にたよらなければならないこともある．

最近の研究によると，根尖周囲には*Genera Actinomyces and Arachnia*の存在が報告されていることから，100％の成功はあり得ない．それゆえ術後の管理をよくし，早期発見し処置すれば，外科侵襲の範囲を減少させ患者の苦痛も軽度になる．

新しいテクニックや材料の評価が，短期間の経過観察で判定されやすい．成功率が高いとされるテクニックについては，その報告の信憑性を確かめ，臨床家は自らの症例の経過を十分に検討し，しっかりとした理念を持ってまず基本のテクニックを駆使すべきであると考える．

本章では，一般歯科臨床における歯内療法の基本を忠実に実践すれば，かなりよい治療成績が得られるという代表的な症例を提示した．また外科療法を併用せざるを得なかった症例とその病理検査報告とを併せて反省資料とした．

特に臨床における予後の判定基準を何年と決めたものか，問題を提起した．エックス線像上の根尖部病変への非外科療法にまつわる根尖部刺激に絡んだ代表的な文献を紹介し解説をした．しかし根管治療に際して最も重要なことは，①診断と適応症の選択，②根尖周囲の解剖と病理をわきまえた根管形成，③緊密な閉鎖である．さらに④適切な機能回復があって，初めて一連の根管治療にかかわる仕事が完成するのである．

巷に見聞する短絡的な抜髄傾向に伴う安易な根管充填法の乱用と誤用，それの後始末の皺寄せを外科処置に持ってこないよう努めたいものである．

参考文献

1. American association of endodontists, an Annotated glossary of terms used in endodontics, 4th ed. Chicago：Am Assoc Endod, 1984.
2. Bender IB. A commentary on General Bhaskar's hypothesis. OS, OM&OP 1972；34：469-476.
3. Bender IB, Seltzer S, Tashman S et al. Dental procedures in patients with rheumatic hieart disease. OS, OM&OP 1963；16：466-473.
4. Bender IB. To culture or not to culture? OS, OM&OP 1964；18：527.
5. Bender IB, Mori K. The radiopaque lesion：a diagnostic consideration. Endod Dent Traumatol 1985；1：2-12.
6. Bergenholtz G, Lekholm U, Milthon R et al. Influence of apical overinstrumentation and overfilling on retreated root canals. J Endod 1979；5：310-314.
7. Bhasker SN. Periapical lesions：types, incidence, and clinical features. OS, OM&OP 1966；21：657-671.
8. Bystrom A, Happonen RP, Sjögren U, Sundqvist G. Healing of periapical lesions of pulpless teeth after endonontic treatment with controlled asepsis. Endod Dent Traumatol 1987；3：58-63.
9. Esposito JV. Apical violation in periapical "area" cases. Blasphemy of therapy? Dent clin North Am 1990；34 (1)：171-178.
10. 堀口精一，森　克栄（編）．Endodontic surgery，根管治療とその周辺，現代の歯科臨床3．東京：医歯薬出版，1980：151-162.
11. Kuttler Y. Microscopic investigation of root apex. JADA 1955；50：544.
12. 森　克栄．ガッターパーチャ根管充填法．歯界展望 1969；33 (6)：1069.
13. 森　克栄．Canal Preparation．歯界展望 1970；36 (6)：1045.
14. 森　克栄．根管充填の諸状態とその予後との関係．日本歯科評論 1979；446：49-60.
15. 森　克栄，三崎鈊郎，秋吉正豊．＜鼎談＞根管充填後の理想像を求めて，現代の歯科臨床3．東京：医歯薬出版，1980：115-140.
16. 森　克栄．X線写真による根管長測定法，上顎大臼歯を中心として，カラーアトラス歯科臨床講座2．東京：医歯薬出版，1982：95.
17. 森　克栄．羽生節．最近の継続歯，特にメタルコアーについて．補綴臨床 1972；5 (3)：401-407.
18. Donald R, Morse BS, John V. Esposito, cemil yesilsoy, recall radiopaque response determined from radiographic examination of 211 consecutive with initial periapical pathosis. Quintesence International 1985；6.
19. Morse DR, Patnik JW, Schacterle GR. Electrophoretic differentiation of radicular cysts and granulomas. OS,OM&OP 1973；35：249-264.
20. Morse DR, Schacterle CR, Wolfson EM. A rapid chairside differentiation of radicular cysts and granulomas. J Endod 1976；2：17-20.
21. Morse DR, Wolfson E, Schacterle GR. Nonsurgical repair of electrophoretically diagnosed radicular cysts. J Endod 1975：158-163.
22. Morse DR, Esposito JV, Pike C et al. A radiographic evaluation of the periapical status of teeth treated by the gutta-percha-eucapercha endodontic method：a 1-year followup study of 458 root canals. OS, OM&OP 1983；55：607-610, 56：89-96, 190-197.
23. Schilder H. Cleaning and shaping the root canal. Dent Clin North Am 1974；18；269-296.
24. Seltzer S. Endodontology, biologic considerations in endodontic procedures. New York：McGraw Hill Book Company. 1971：197-379.
25. Seltzer S, Bender IB, Tukenkopf S. Factors affecting successful repair after root canal therapy. JADA 1963；67：651.
26. Seltzer S, Bender IB. Cognitive dissonance in endodontics. OS, OM&OP 1965；20：505.
27. Seltzer S, Bender IB, Smith J, Freedman I, Nazimov H. Endodontic failures：an analysis based on clinical, roentgenographic and histologic findings. OS, OM&OP 1967；23：500.
28. Roane JB et al. The "Balanced Force" concept for instrumentation of curved canals. J Endod 1985；11 (5)：203.
29. Sjögren U. Hagglund B, Goran Sundqvist G, Wing K. Factors affecting the long-term results of endodontic Treatment. J Endod 1990；16：171-178.
30. Sjögren U, Happonen RP, Kahnberg KE, Sundqvist G. Survival of Arachnia propionica in periapical tissue. Int Endod J 1988；21：277-82.
31. Strindberg LZ. The dependence of the results of pulp therapy on certain factors. An analytic study based on radiographic and clinical follow-up examinations. Acts Odontol Scand 1956；14 (suppl 21)：1-175.
32. Tronstand L, Barnett F, Flax M et al. Anaerobic bacteria in periapical lesions of human teeth. J Dent Res 1986；65：231.

第3部
外科的歯内療法

第3部 外科的歯内療法

第1章
外科的歯内療法と非外科的歯内療法
31年経過症例

森 克栄

1. 外科的歯内療法

　一般臨床ではほとんどのケースで根管治療にかかわりが生じる．非観血的に患歯を保存するのが理想ではあるが，臨床では必ずしもそう首尾よくはいかない．それゆえ，観血的な処置である外科的歯内療法が検討されることになる．

　専門医制度の確立した米国では，ここ数年来，外科的歯内療法がトピックとなっている．特に顕微鏡を利用した外科的歯内療法の普及がすすんでいる．とはいえ日常臨床でそれを行っている歯科医は必ずしも多くないように思われる．その理由はともかく，外科的歯内療法が臨床において，本当に必要とされるかを問うことは十分意味があることである．

　1997年10月に横浜で行われた第3回日本国際歯科大会で，筆者らは歯内療法に関する外科の併用について総括し，その術式として以下を示した．
①根尖部切開と搔爬　Apical Drainage & Curettage
②歯根端切除術　Apicoectomy
③逆根管充塡　Retro Grade Filling
④歯根切除術　Root Resection (Hemi Section)
⑤外科的挺出法　Surgical Elevation
⑥再植と自家移植　Replantation & Transplantation
⑦組織再生法　Guided Tissue Regeneration

　本章では非外科的と外科的歯内療法で治療した長期症例を通して反省点と問題点を取りあげてみた．

症例3-1-1　2度の外科的歯内治療が行われた例から

患者：41歳，女性
初診：1972年11月20日（図3-1-1a～b）
主訴：2|部の審美性改善のための歯冠修復（残根）
臨床所見：2|2慢性歯槽膿瘍
治療方針：根管治療，根管充塡を行い，キャストコアのセット後，プロビジョナル・クラウンで経過観察後に最終補綴へ持っていく．

[治療経過]
　治療開始直後，仮封した状態にしたところ，|2に急性炎症が生じた．根管治療とともに|2は切開して排膿することで症状を軽減させ，抗菌剤の投与を行った．2|は洗浄して吸引した．
1972.11.23　2|の根管治療開始．根管長測定．JG（ヨードグリコール）貼付．ストッピング仮封．
同年11.27　|2は2日前より急性化し，腫脹して来院（図3-1-1d-①）．抗菌剤を服用中．切開し排膿させる（図3-1-1d-②）．排膿路を確保するためラバーダムをI字型に切ったドレーン（I Wick）を切開部に挿入する（図3-1-1e-①，②）．2|は根管内にシリンジで根尖部の滲出液を吸引した（透明液が約2.5cc吸引され

第3部　外科的歯内療法

た／図3-1-1c）．その2日後，2|2の根管充填（図3-1-1f,g）．

1972.12.5　2|メタルコアの印象採得．過剰充填材が溢出した（図3-1-1h）．1週間後，2|メタルコア，仮レジン冠装着（図3-1-1i,j）．

臼歯部の処置（限局矯正と歯肉歯槽粘膜形成術）をした後，⑦6 5④③と2|2の最終補綴処置を施した（図3-1-1k,l／1980.3.13）．

その後15年，初診時より24年，前歯の処置には歯周外科が必要であることを伝え続けたが，患者の都合で延期になり，前歯部の歯肉の退縮が著明になってきた．この間2～3回のリコールをしたが，夫の病気看護のため来院できず，1|1の歯頸部の違和感を主訴として来院したのは1995年12月25日であった（図3-1-1m-①,②）．患者は65歳となり，24年が経過している．

患者は以前から1|1の不揃いが気にかかり，|1の前突気味の切縁を治したいと希望していたため，1|の抜歯の機会に|1の抜髄と根管治療を行い，1|1を補綴的に整え②1|①②を支台としてブリッジを設計した．

再来院時治療経過：

1995.12.25　1|1の違和感で15年ぶりの来院．1|の骨吸収は顕著で保存不可能なことがわかる．

1996.1.17　2|2の歯冠を除去し，浸潤麻酔下で|1の抜髄と支台歯形成を行った．ついで保存不可能な1|の抜歯と同時に1|1 2のレジン仮ブリッジを作り仮着した．

1996.3.1　|3 5の形成．仮レジンブリッジ．

［症例3-1-1］2度の外科的歯内治療が行われた例から

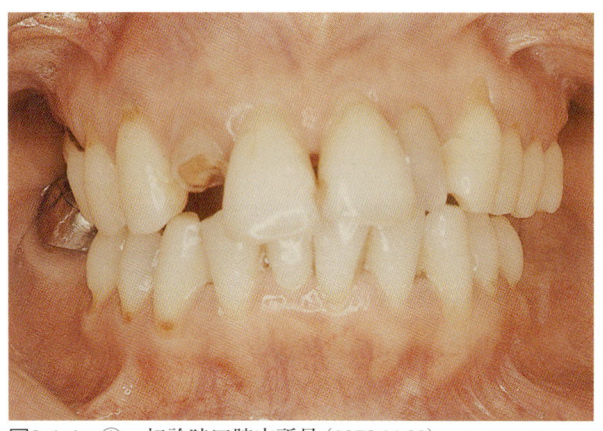

図3-1-1a-①　初診時口腔内所見（1972.11.20）．

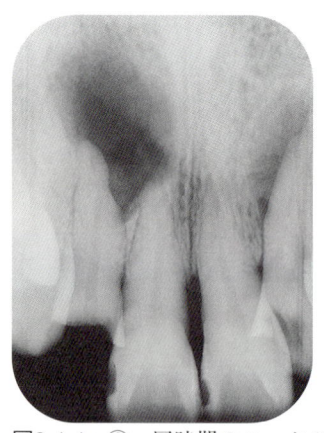

図3-1-1a-②　同時期のエックス線所見，2|に大きな根尖病変が見られる．

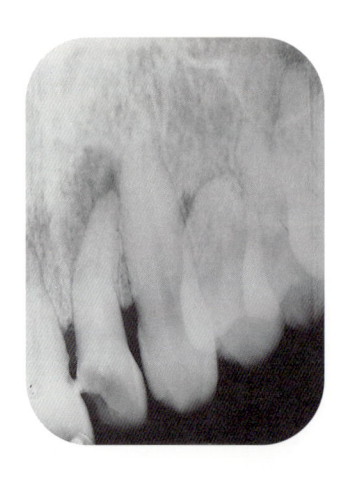

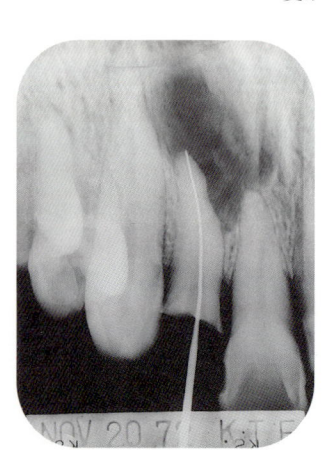

図3-1-1b-①図3-1-1b-②

図3-1-1b-①　|2の根尖にもエックス線透過像が見られた（1972.11.20）．
図3-1-1b-②　2|の根長測定時のエックス線所見．

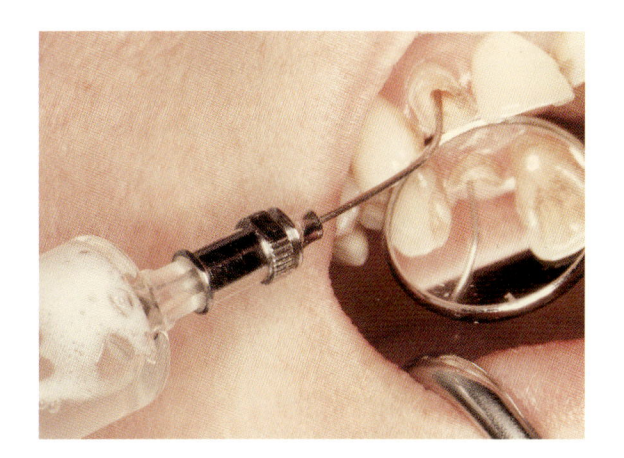

第 1 章　外科的歯内療法と非外科的歯内療法　31 年経過症例

図3-1-1c　2|根管から滲出液を吸引する．粘稠度の低いさらさらとした液が吸引された（1972.11.27）．

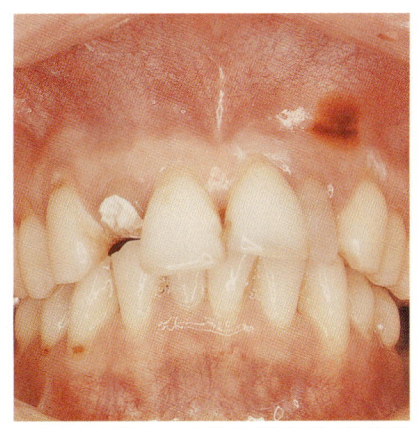

図3-1-1d-①　2|の根尖相当部に急性炎症症状が見られる（1972.11.27）．

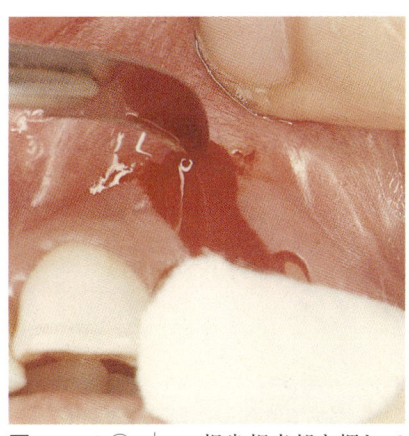

図3-1-1d-②　|2 の根尖相当部を押してみると羊皮紙音が聞こえる．切開して排膿させた（1972.11.29）．

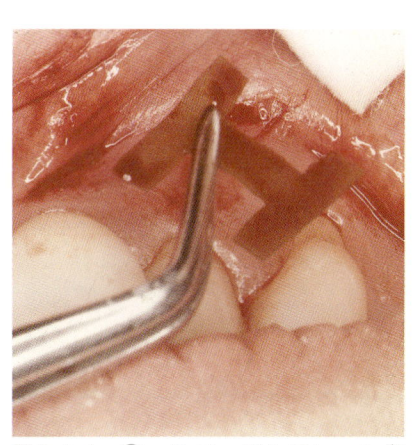

図3-1-1e-①　ラバーダムドレーン（I Wick）を切開部に入れ，排膿路を確保する（1972.11.29）．

図3-1-1e-②　図3-1-1f

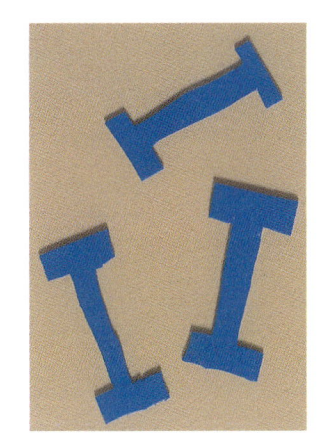

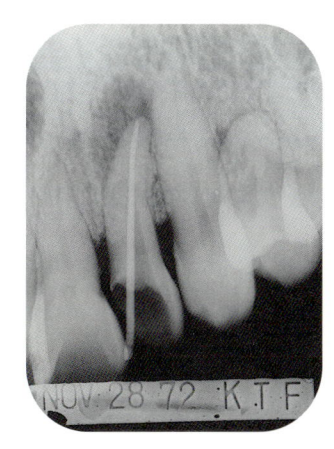

図3-1-1e-②　排膿路を確保するため，ラバーダムを I 字型に切った I Wick．
図3-1-1f　|2 の炎症症状が消退したため，根管充填用ガッタパーチャを試適する（1972.11.28）．

175

第3部　外科的歯内療法

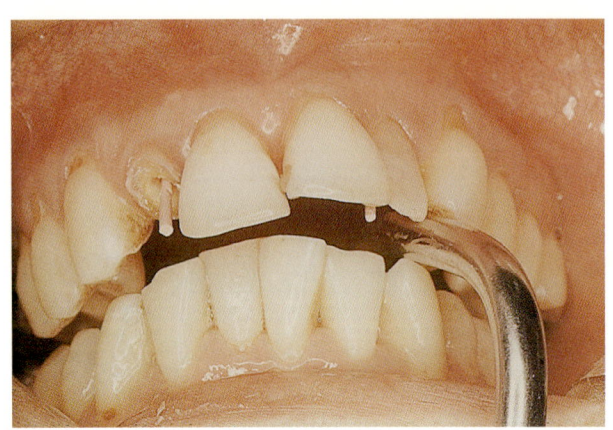

図3-1-1g　ガッタパーチャ試適時の口腔内所見（1972.11.29）．

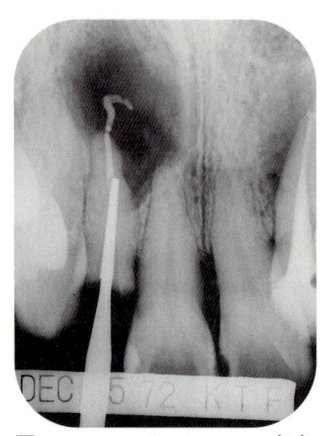

図3-1-1h　2│メタルコア印象時のエックス線所見．根管充填剤が溢出しているのがわかる（1972.12.5）．

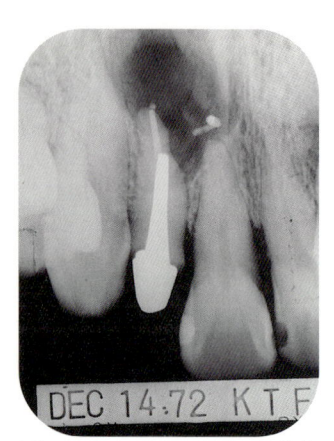

図3-1-1i　2│メタルコアの装着時（1972.12.14）．

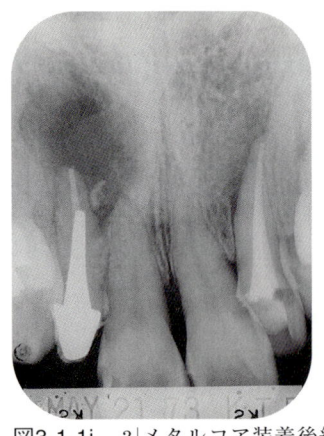

図3-1-1j　2│メタルコア装着後約5ヵ月のエックス線所見（1973.5.21）．

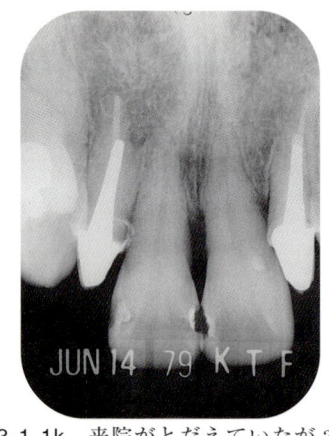

図3-1-1k　来院がとだえていたが2│のテンポラリー脱落のため，約6年後の再来院となる（1979.6.14）．2│の根尖部の骨透過像はきれいに消失している．

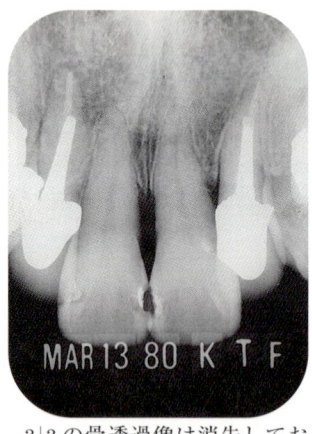

図3-1-1l　2│2の骨透過像は消失しており，治癒している．2│2に最終補綴物を装着する（1980.3.13）．

1996.4.3　2│1 2 3 5の印象採得．
1996.5.2　②1│①②③4⑤ブリッジ装着．

　2ヵ月後1│のポンティック基底部に瘻孔形成を発見した（自発痛なし／図3-1-1n）．瘻孔からプローブを挿入すると，2│の根の近心に彎曲している部分が認められた．メタルコアの先端がこの部位にあり，穿孔するおそれもある．1│の歯周ポケットが深くなって連続したのではないかと考えられた．
　1996年7月頃，某大学病院の外科医に診断を依頼したところ，根端搔爬されて帰院した（図3-1-1o）．それから1年4ヵ月経過を観察していたが，ポンティック基底部の瘻孔は消えず，エックス線上でも治癒傾向が認められなかったため（図3-1-1p-①，②），根尖部の破折が疑われた（図3-1-1q）．そこで再度外科的歯内療法を試みることとし，フラップして2│のメタルコア先端で歯根尖を切断し，積極的な搔爬の後，骨の実質欠損部に吸収性のゴアテックスを挿入した（図3-1-1r）．経過は良好で，現在に至っている

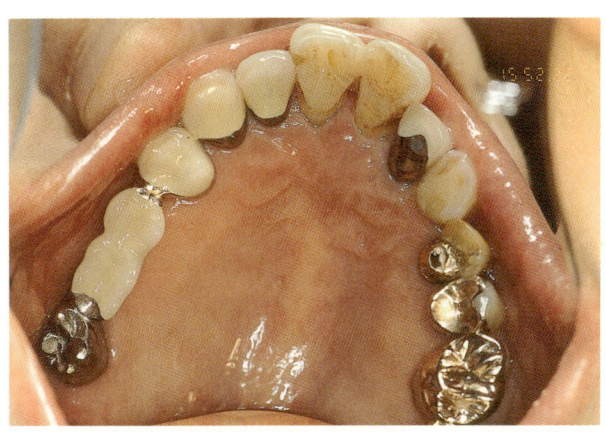

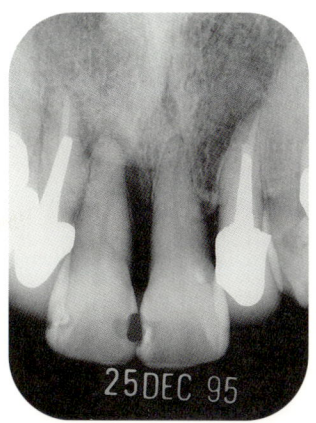

第 1 章　外科的歯内療法と非外科的歯内療法　31 年経過症例

図3-1-1m-①,②　来院がとだえていたが，1|1 の違和感で15年ぶりの来院となる．エックス線所見から歯槽膿漏がすすんでいるのがわかる．1| は保存不可能と考えて抜歯し，ブリッジを作製した（1995.12.25）．

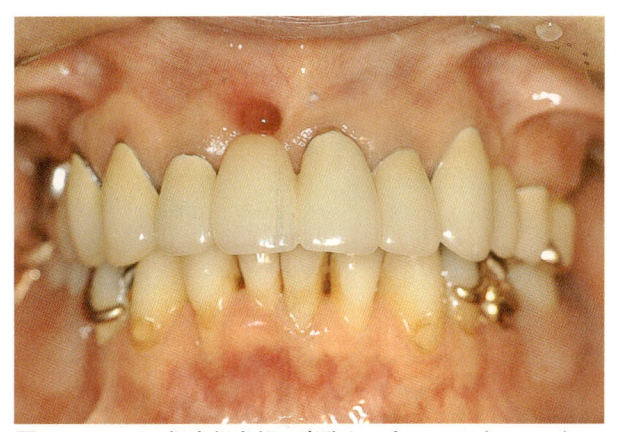

図3-1-1n　1| の根尖相当部に瘻孔ができている（1996.7.1）．

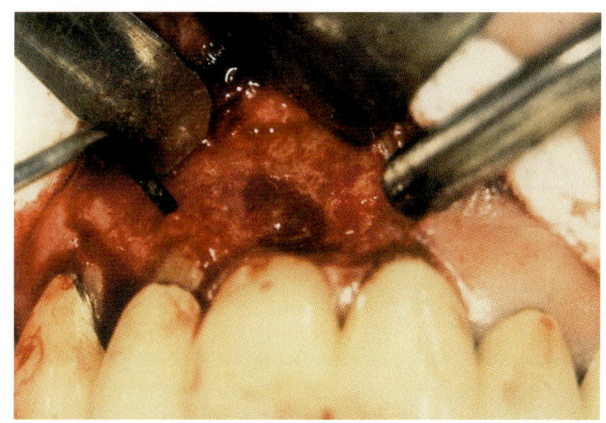

図3-1-1o　大学病院へ意見を聞くため紹介する．大学では 2|の根尖搔爬が行われ，そのときの写真が送られてきた．

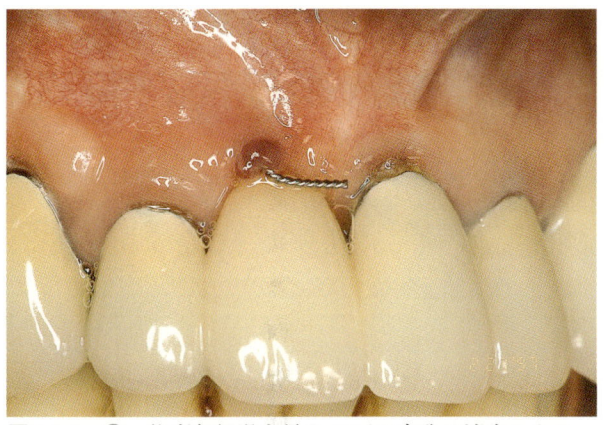

図3-1-1p-①　約半年経過を見たが 1|の瘻孔は消失しなかった．そこで瘻孔からワイヤーを入れてエックス線撮影をした．

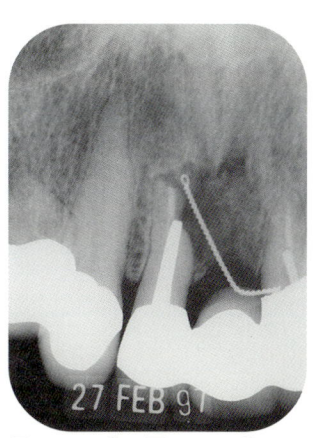

図3-1-1p-②　図3-1-1p-① のエックス線写真．

177

第3部　外科的歯内療法

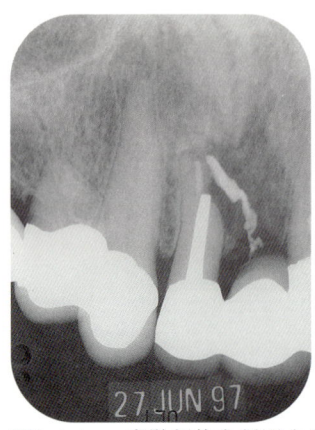

図3-1-1q　病巣部位を判別するため，瘻孔よりビタペックス®を挿入し，エックス線撮影する．2|あるいは1|の根尖相当部に病巣があるように見える（1997.6.27）．

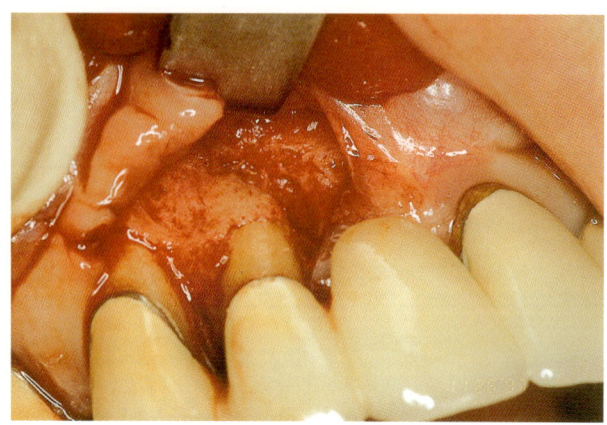

図3-1-1r　瘻孔が消失しないため再度外科を行い，積極的な掻爬の後，メタルコアの先端で歯根端切除を行った．

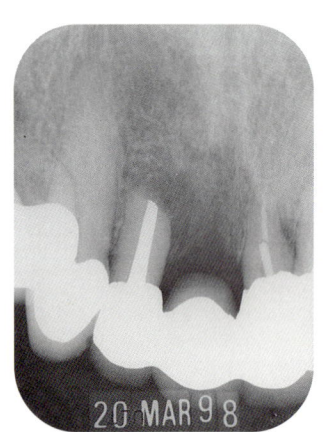

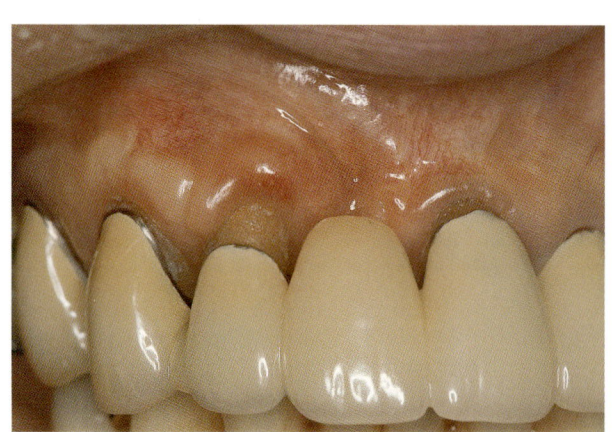

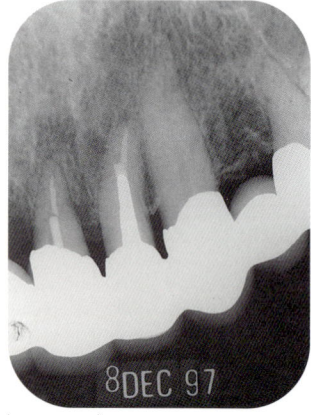

図3-1-1s-①～③　歯根端切除後約半年のエックス線と口腔内写真．瘻孔は消失し，治癒している（1988.3.20）．

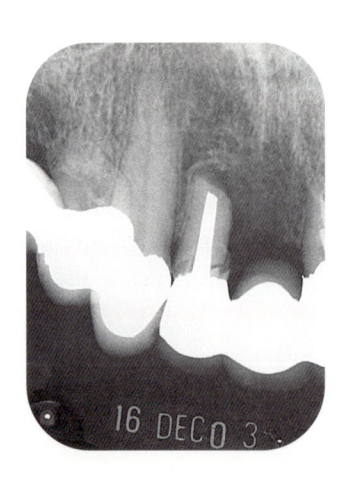

図3-1-1t　2度目の根尖掻爬手術より6年目のエックス線所見．違和感なく機能的にも問題はない．歯頸部の露出は目立つが，笑ったときに歯頸部は見えないので，患者の希望もあり補綴はやり直していない（2003.12.16）．

178

(図3-1-1s,t).

[コメント]

2|の根尖の病態は非外科的に根管治療（根尖部に観血的な外科処置は施さず）後，治癒傾向を示し，7年半後には消失（『Dental Mook 現代の歯科臨床3』に発表）．初診より24年後，1|の盲嚢底から歯周病的炎症が波及して再度問題が起きたと考えられる．その原因としては，

① 2|の根尖病変は浸出液の性状から見ておそらく歯根膿胞と推察され，その細胞が残っていただろうか？
② 1|の抜歯時の搔爬が不徹底であったため，上皮細胞が 2|の問題箇所まで波及していたのであろうか？
③ 2|1 2の補綴物の過重負担も一原因であったろうか？
④ 根尖部の破折がまだ存在しているのを見落していたのだろうか？

などが考えられる．

いずれにしても，2|の根尖に2度（術者は異なるが）も外科的侵襲を加えたことは好ましいことではない．最初の外科処置時に積極的に根尖を切断（必要ならば逆根管充填）しておけばすんだかもしれない．顕微鏡視下で根尖部を拡大しながらの適切な処置ができていれば1回の外科処置ですんだかもしれない．

参考文献

1. 堀口英一，森 克栄．Endodontic surgery，根管治療とその周辺，現代の歯科臨床3．東京：医歯薬出版，1980．
2. Luebke RG et al. In the dental speciality in general pracitice. Philadelphia：WB Saunders, 1969：361-371.
3. Gutmann JL. Harrison JW. Surgical endodontics. Boston：Blacknell Scientific Publications, 1991.
4. 井澤常泰，Kim S，須田英明，Decora G，Rubinetein R．歯内治療におけるマイクロサージェリーの現状．the Quintessence 1994；13(10)：2056-2067.
5. 森 克栄．根管再治療の術後経過から．the Quintessence 1990；9(12)：1811-1823.
6. 前田伸子．象牙質・歯髄の再生を妨げる微生物感染．the Quintessence 2003；22(2)：223-227.
7. Maeda N et al. Capability of biofilm formation by porphyromonas gingivalis. Medical Biofilm Abstracts, 2002.
8. 前田伸子．科学に裏付けられた根管治療への第一歩，根尖病変の成立とバイオフィルム．歯界展望 2002；100(5)：978-983.

第3部 外科的歯内療法

第2章
根管治療における外科的歯内療法の役割

森　克栄

1. 外科的歯内療法

一般臨床における歯内療法は，
①生活歯髄の保存療法　Preventive Endodontics
②非外科的歯内療法　Non-surgical Endodontics
③外科的歯内療法　Surgical Endodontics
に分類される．非外科的歯内療法を行っても，予後が悪い場合に外科的処置によりエンド由来の患歯を救うことができる．その他として
④根管治療を伴う外科的補助療法：ペリオとの合併症，意図的挺出，再植，自家歯牙移植など
に分けて考えることができる．

一般臨床医の立場からすると，患歯が非外科的歯内療法のみで保存できるかどうかは，しばしば判断に迷うところである．また適切な歯内療法を行えば，かなり大きな根尖病変でも非外科的歯内療法で治癒することも事実である．

しかし実際には根管内処置に加えて，余儀なく外科的処置をしなければならないもの，あるいは外科的処置を併用した方が結果がよいと判定されるものなどが多く見られる．

そこで，総合的な治療方針を決定するに際して，必要以外の外科的処置を行わないということを前提としつつ，歯内療法との谷間を埋めるものとして，いわゆる外科的歯内療法の役割を考えてみたいと思う．

本章では，Luebke RGらによるSurgical Endodonticsの分類（表3-2-1）の中から①，②について種々な理由で外科的処置を併用した症例を提示したい．

症例3-2-1　根管治療後に病変が拡大し，外科的処置を行った例から

患者：30歳，女性
初診：1972年12月8日
主訴：4 部違和感（図3-2-1a）

表3-2-1　Surgical Endodonticsの分類（参考文献6より引用）

①Surgical Drainage
　A．Incision
　B．Trephination
②Periradicular Surgery
　A．Periapical Surgery
　　1）Apicocurettage
　　2）Apicoectomy
　　3）Retro-filling
　B．Corrective Surgery
　　1）Periodontal Defect
　　2）Root Resorptive Defect
③Total Root Amputation
　A．Single or Multiple Roots
　B．Hemisection of Tooth
④Intentional Replantation

第2章 根管治療における外科的歯内療法の役割

[症例3-2-1] 根管治療後に病変が拡大し，外科的処置を行った例から

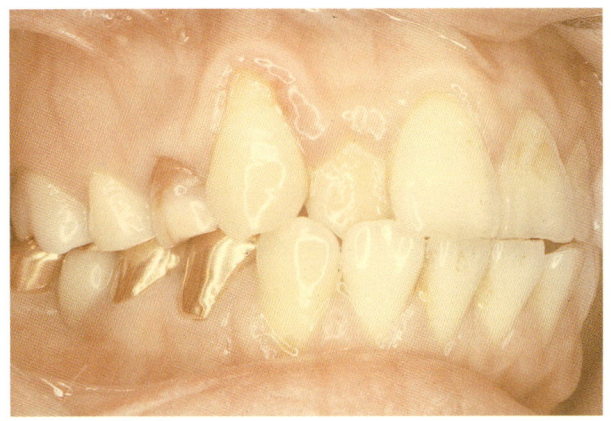

図3-2-1a 術前の口腔内写真．4|の歯冠歯頸部に着色がある．根尖部を押すと違和感がある．

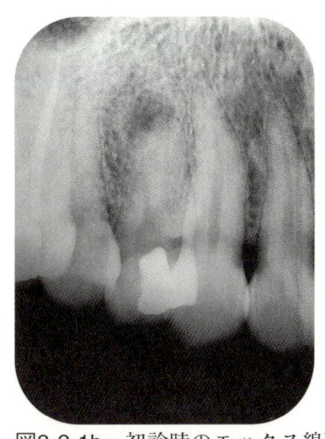

図3-2-1b 初診時のエックス線所見．歯髄の生活反応（－），根尖に病変を認める．

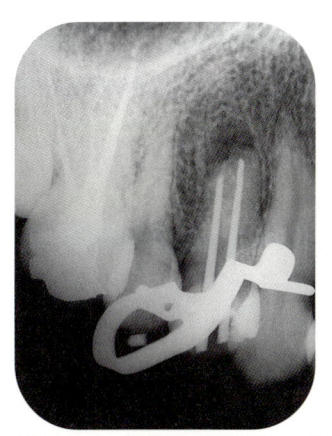

図3-2-1c 根管治療終了後，ガッタパーチャポイントの試適中（偏心投影／1972.12.8）．

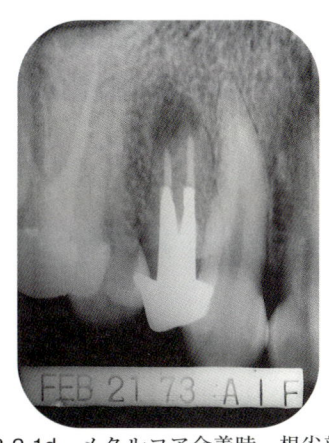

図3-2-1d メタルコア合着時．根尖部の病変は変化なし（1973.2.21）．

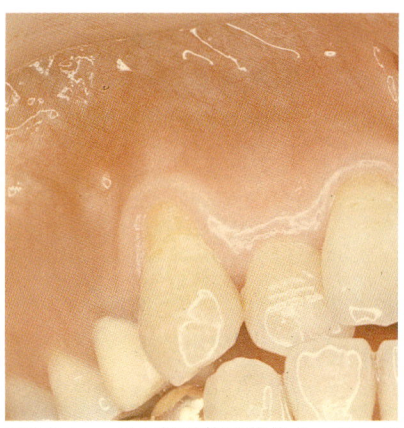

図3-2-1e 4|の補綴終了後約3ヵ月．4|の根尖部の歯肉にわずかな腫脹を主訴に再来院（1973.5.22）．

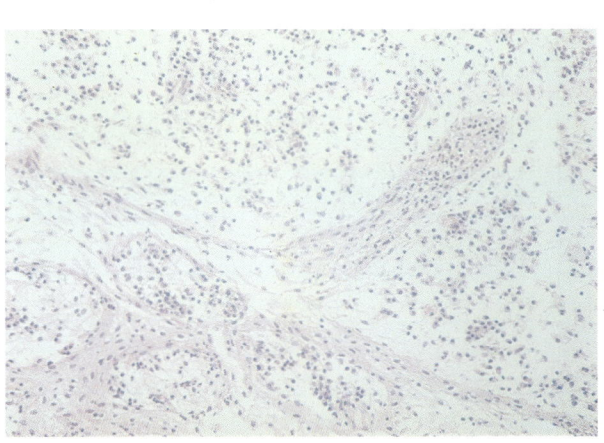

図3-2-1f 該当部を掻爬した病理組織標本．上皮が肉芽組織中に入り込んでいるのが中央部に認められる．

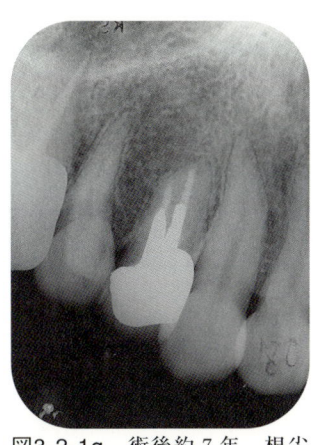

図3-2-1g 術後約7年．根尖部の病変消失（1980.2.19）．

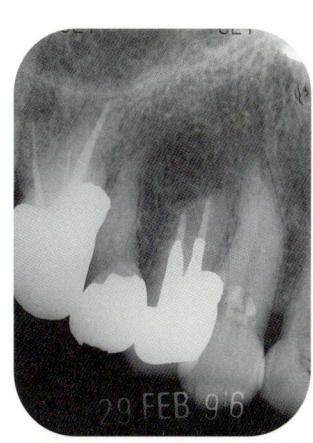

図3-2-1h 術後約24年，患者は54歳となっており，頬側根尖にわずかな透過像が認められる．外科処置後の瘢痕であろうか（1996.2.29）．

181

第3部　外科的歯内療法

臨床所見：歯髄壊死および根尖病変（図3-2-1b）
治療方針：根管治療，根管充塡を行いキャストコアをセットし，病変の縮小傾向が認められれば最終補綴を施す．

[治療経過]

根管治療2回目に根管充塡を行った（図3-2-1c）．病変はまもなく縮小するであろうことを期待して，キャストコアをセットした（図3-2-1d）．しかし補綴終了3ヵ月後，同部頰側に米粒大の無痛性の腫瘍を自覚して来院してきた（図3-2-1e）．エックス線像上では病変はかえって増大しているように思われた．

そこで直ちに外科的アプローチとして根尖部付近をキュレットで搔爬した．肉眼的には囊胞性の傾向は見られず，いわゆる不良肉芽組織様であった．しかし病理組織標本では，上皮を含んだ肉芽組織が観察された（図3-2-1f）．術後約7年目に根尖部病変像が消失した（図3-2-1g）．術後24年目に至るまで経過良好と思われる（図3-2-1h）．

[コメント]

通法の根管充塡を行ったが，初診時にエックス線像上で見られた根尖部の凹凸不整，病変の消失は見られず，歯内療法のみでは治癒傾向を示さなかった．

この症例は病理組織標本で上皮が認められることから，最初から囊胞性の病変であった可能性が大きい．根管治療中の刺激によりマラッセの残存上皮が，このような病理像に発展させたものと推察される．

症例3-2-2　オーバー根管充塡後に生じた肉芽腫への外科的処置例から

患者：21歳，男性
初診：1969年11月5日
主訴：左上小臼歯部の金属冠の交換を希望
臨床所見：不適合な金冠辺縁が認められ，エックス線上では|4 5ともに根管処置が施されているが，根尖までの治療が行われていない．
治療方針：金冠を除去し根管の再治療後，メタルコアと金属焼付ポーセレン冠装着．

[治療経過]

|4 5 6の不適合な金冠を撤去する．|4 5の根尖部にわずかな吸収像を認める（図3-2-2a／1969.11.5）．|4 5 6の根管治療を行う（1969.11.28）．|5の根管内1/3の部位で石灰化を疑う（図3-2-2b）．|5の根尖3mm手前の部位で知覚を認めたため，麻酔下での抜髄即日根管充塡を行った．|4は控え目の根管充塡で貼薬のみを行い経過を観察する．

|4 5のメタルコアと冠装着時に|5のオーバー根管充塡に気がつく（図3-2-2c／1969.12.24）．根管再治療4年後，|5の根尖部にわずかな骨吸収像を認めた（図3-2-2d／1974.2.7）．この|5の根尖部骨吸収は根管充塡の過剰溢出の結果，慢性の刺激が原因として起きたとも考えられる．ただし患者は違和感を訴えてはいない．

根管再治療17年後のエックス線診査では，|5根尖部の骨吸収像は少し縮小しており，ガッタパーチャポイントも吸収されていた（図3-2-2e／1986.2.24）．補綴物も歯頸部のメタル辺縁が目立ってきた．そこで冠を除去して支台の再形成後，印象し新しい金属焼付ポーセレン冠を装着した．

根管再治療24年後のエックス線診査で|4の根尖に新たな骨吸収像と，|5の根尖部病変の拡大傾向を認める．膿胞化ではないかとも疑われた（図3-2-2f／1993.1.12）

患者は心臓疾患の持ち主であるため，慎重を期して昭和大学病院へ根尖部外科手術を依頼した．いわゆる歯根端切除に類する処置を受け（図3-2-2g,h），後処置を当院で行うこととした（図3-2-2i）．

|5の根尖部の病理組織診断は「Periapical Region──Radicular Granuloma．所見：検体には上皮は見られず著明な炎症性細胞浸潤と結合織によりなる肉芽腫（Granuloma）」であった．その後の経過をエックス線診査で見ていくが，根管再治療32年目のエックス線診査では，根尖の透過像が徐々に回復しているように思われる（図3-2-2j／2001.3.17）．

第2章　根管治療における外科的歯内療法の役割

[症例3-2-2] オーバー根管充塡後に生じた肉芽腫への外科的処置例から

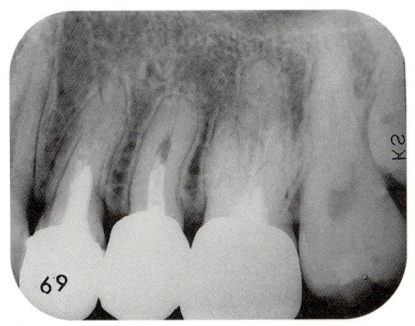

図3-2-2a　初診時のエックス線所見（1969.11.5）．主訴は金属冠の交換を希望．4 5 の根尖部にわずかな吸収像を認める．

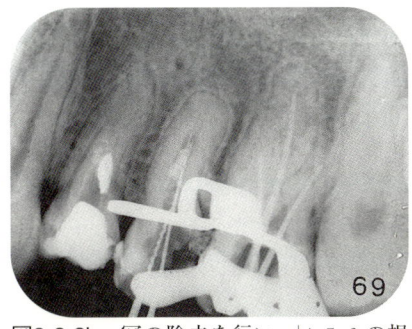

図3-2-2b　冠の除去を行い，4 5 6 の根管治療を開始する．特に 5 については根管内の石灰化を疑う．

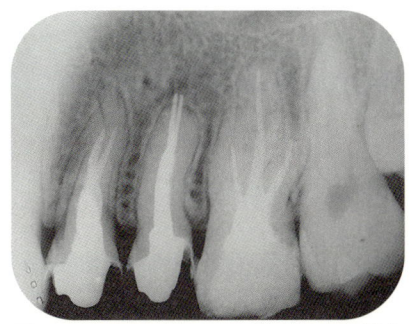

図3-2-2c　4 に関しては控え目な根管充塡で経過観察中．メタルコア装着時，5 のオーバー根管充塡に気づく（1969.12.24）．

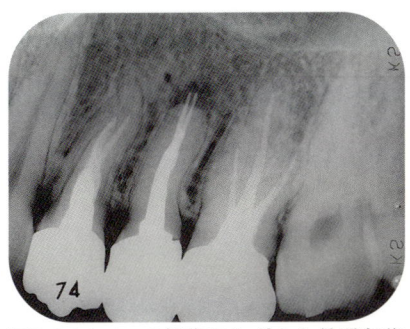

図3-2-2d　5 の根尖にわずかな骨吸収像を認める（1974.2.7）．

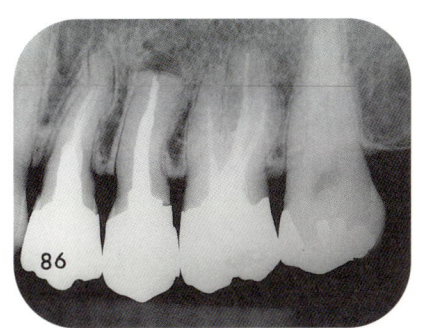

図3-2-2e　5 の根尖部から突き出ていたガッタパーチャポイントが吸収され，根尖部透過像にいく分縮小傾向が見られる（1986.2.24）．

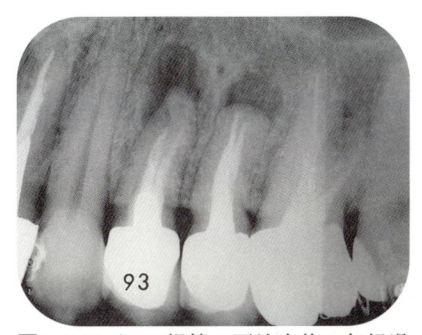

図3-2-2f　4 5 根管の再治療後24年経過する．4 5 根尖部のわずかな圧痛を主訴に来院する．エックス線診査で 4 5 の根尖部に骨透過像を認める（1993.1.12）．

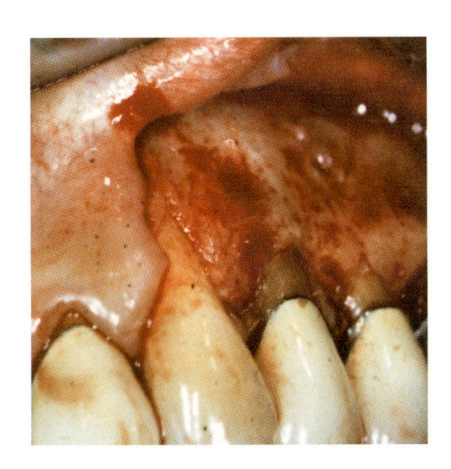

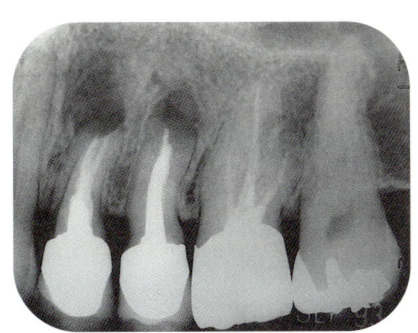

図3-2-2g｜図3-2-2h｜図3-2-2i
　　　　　　　　　　　　　　｜図3-2-2j

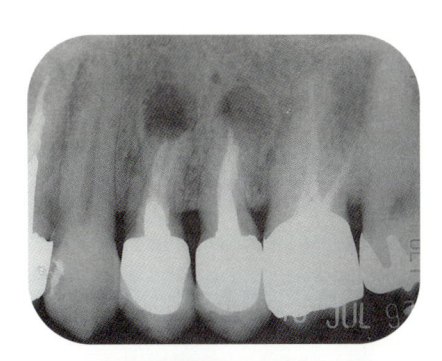

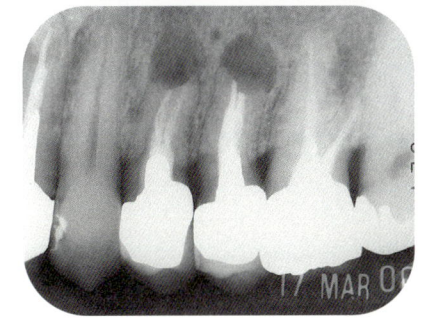

図3-2-2g　大学の口腔外科での術中写真（1993）．
図3-2-2h　歯根端切除後のエックス線像（1993）．
図3-2-2i　術後5年経過時のエックス線像．4 5 の根尖部透過像はやや改善している（1997.7.16）．
図3-2-2j　根管再治療31年後の現在に至るまで不快症状は現れていない．患者は53歳となっている．要観察（2000.3.17）．

183

第3部　外科的歯内療法

> **症例3-2-3** 再根管治療後に生じた瘻孔への対応として外科的処置を行った例から
>
> 患者：37歳，女性
> 初診：1972年7月12日
> 主訴：左下臼歯部の補綴
> 臨床所見：5̅の冠脱落，4̅5̅の（生活反応は）電気診（−），エックス線診断では4̅5̅の歯髄処置がされてある（図3-2-3a）．

[治療経過]

4̅5̅の再根管治療を行うが，4̅は根尖部でリーマーが破折，5̅の根尖は遠心に彎曲しており穿孔直前で止めることができた．できるだけ緊密な根管充填を心がけた（図3-2-3b／1972.9.12）．4̅5̅冠を装着して，引き続き6̅7̅の義歯を装着した．補綴物装着8年後に4̅根尖に新しい病変を認めたため，浸潤麻酔下で根尖の搔爬を行った（図3-2-3c,d／1980.11.25）．

根尖搔爬6ヵ月後に3̅4̅の中間に瘻孔を発見する．瘻孔よりワイヤーを挿入し歯周病とのかかわりを診断した．再手術をすすめるが，無痛のため様子を見ることにした（図3-2-3e／1981.6.3）．

様子を見はじめて5年後，4̅5̅の違和感を訴えて来院した．4̅5̅それぞれの歯の相当する部位に瘻孔を発見し，エックス線診査でも同部に骨吸収像が観察された（図3-2-3f,g／1985.6.4）．大学病院に歯根端切除術を依頼した（図3-2-3h／1985.6.10）．

歯根端切除11年目の経過観察では経過良好であった（図3-2-3i）．その後も経過を追い続けるが，歯根端切除19年後に違和感を訴えて来院した．エックス線診査を行ったところ歯根破折しているのがわかった．初診から32年目の経過である（図3-2-3j／2004.8.26）．

[コメント]

症例3-2-3においては，4̅の根尖の処置が首尾よく施されていなかったため，症状のある患歯だけ消極的に根尖を搔爬した．それから数年後，隣在歯にも根尖の病変が現れたため再度フラップし，根端部側枝の好発部位まで積極的に切除したため，術後は理想的な治癒像を呈した（図3-2-3i）．また補綴設計も予後良好な要素となっているだろう．ともあれ，予後不安な症状がなくても，2〜3年に1度はエックス線などを利用して診査し，早期に治療方針を立てることが必要であろう．

[症例3-2-3] 再根管治療後に生じた瘻孔への対応として外科的処置を行った例から

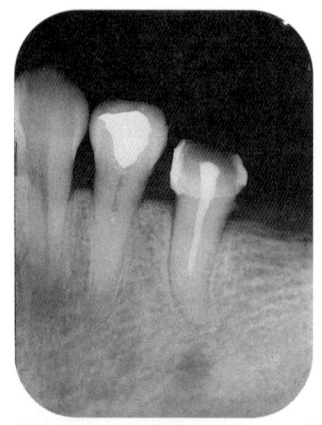

図3-2-3a　初診時のエックス線所見．主訴は左下臼歯部の補綴．4̅5̅の歯髄処置がされている（1972.7.12）．

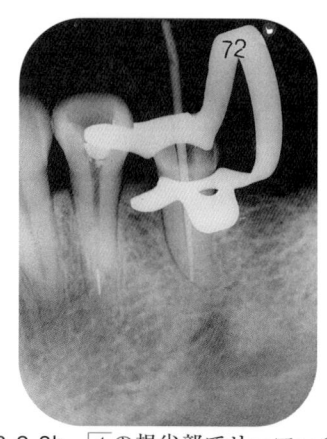

図3-2-3b　4̅の根尖部でリーマーの破折．5̅の彎曲根の穿孔直前のエックス線像（1972.9.12）．

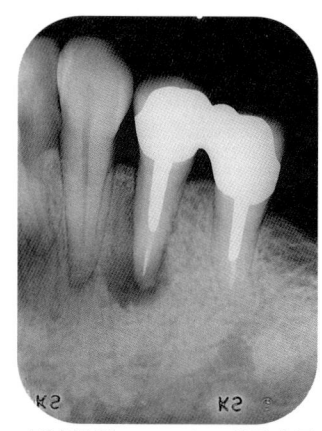

図3-2-3c　再来院時のエックス線診査写真．4̅の根尖に新しい病変を認める（1980.11.25）．

第2章　根管治療における外科的歯内療法の役割

図3-2-3d｜図3-2-3e

図3-2-3d ４ の根尖搔爬（1980.11.25）．
図3-2-3e 根尖搔爬6ヵ月後に ３４ の中間に瘻孔を発見した．瘻孔からワイヤーを挿入し，歯周病とのかかわりを診断する．再手術をすすめるが無痛のため経過を観察する（1981.6.3）．

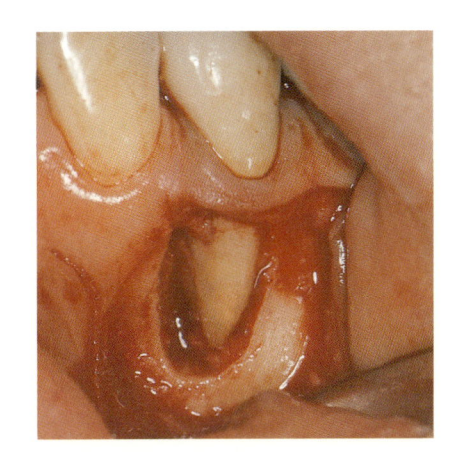

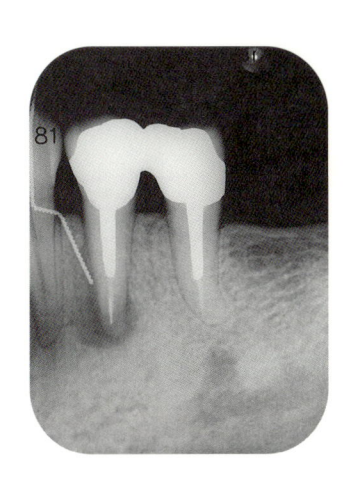

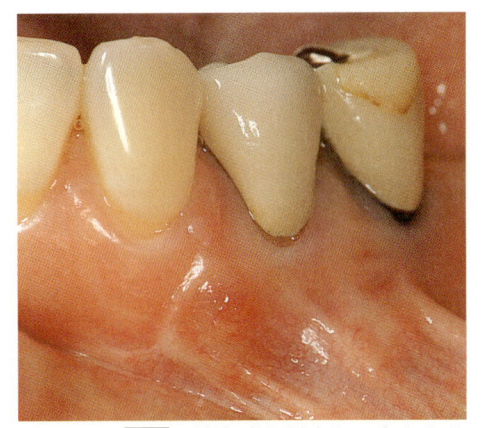

図3-2-3f ４５ の違和感が増大してきたため再来院． ４５ の根尖部にそれぞれ瘻孔を発見する（1985.6.4）．

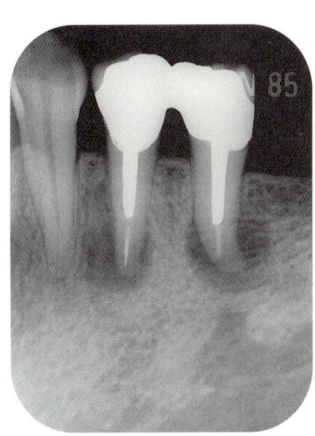

図3-2-3g 同日のエックス線所見． ５ 根尖部に透過像が認められた．

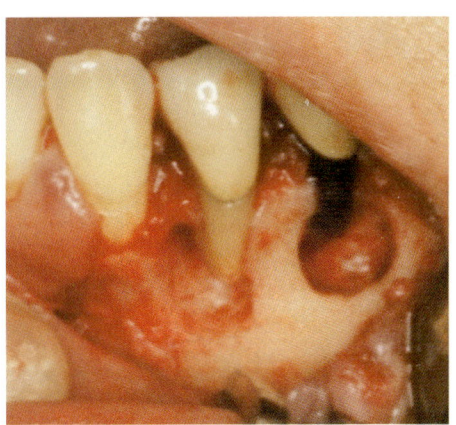

図3-2-3h ４５ の歯根端切除時の口腔内写真．

図3-2-3i｜図3-2-3j

図3-2-3i 術後11年目のエックス線所見．経過良好である（1996.7.26）．
図3-2-3j さらに8年経過するが，その間本人の都合で来院せず，歯根端切除から19年目に違和感を訴えて来院したときのエックス線所見．歯根破折しているのがわかった．義歯のリベースと咬合調整を適時行っていたらもう少し保存可能だったかもしれない．初診より32年目の経過である（2004.8.26）．

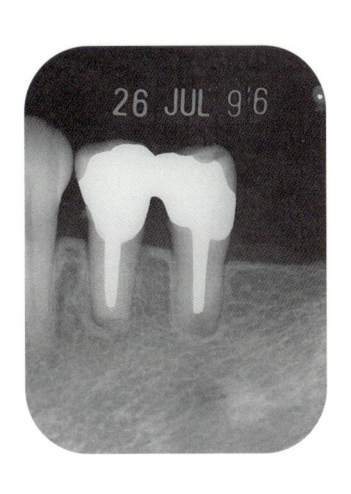

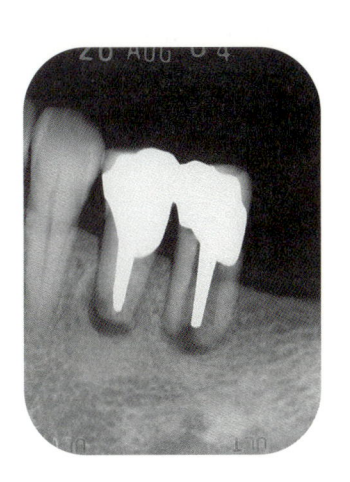

185

[症例3-2-4] リーマーの破折に歯根端切除と逆根管充填で対応し，根尖病変を安定させた例から

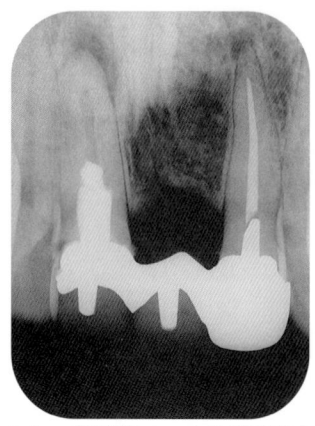

図3-2-4a　初診時エックス線所見（1970.7.12），主訴は ①|1② のブリッジの再製作．

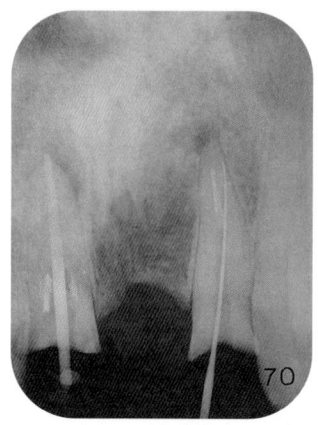

図3-2-4b　ブリッジを撤去し，1| はガッタパーチャポイントの試適中．|2 はリーマーの穿孔が疑われるエックス線像（1970.11.29）．

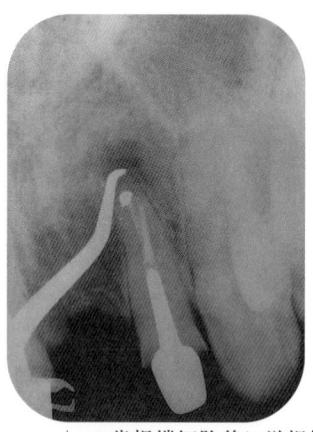

図3-2-4c　|2 の歯根端切除後に逆根管充填し，キュレットで根尖の口蓋孔と穿孔部の過剰充填部を調整中．

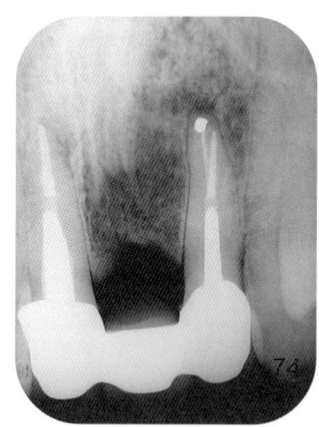

図3-2-4d　術後約4年のエックス線像（1974.2.7）．1|2 の根尖部はほとんど回復している．

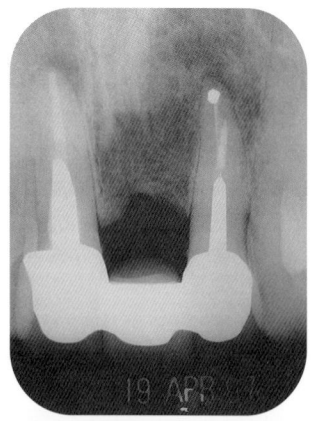

図3-2-4e　術後27年目のエックス線像（1997.4.19）．|2 の根尖部周囲の骨は安定している．ただし 1| の根尖部はわずかな吸収像が依然として存在しているが臨床症状は安定している．

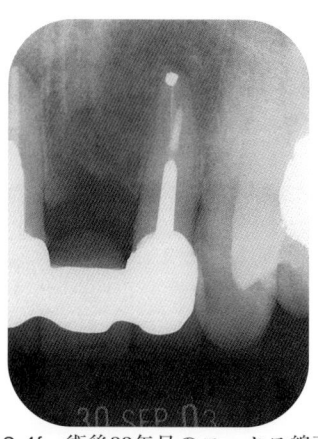

図3-2-4f　術後33年目のエックス線所見では経過良好である（2003.9.30）．

第2章 根管治療における外科的歯内療法の役割

[外科的歯内療法のエックス線的鑑別診断]

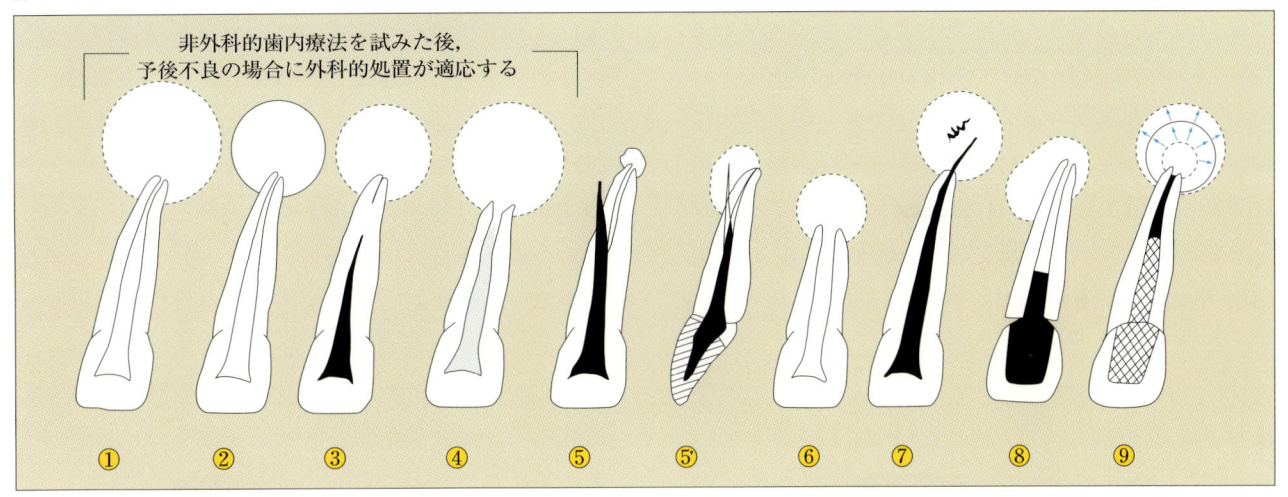

図A 外科的歯内療法適応のエックス線的基準を図表化したものである．①～④はまず非外科的歯内療法を試みた後，予後不良の場合に外科的処置が適応する
① 根尖に透過像があり，辺縁がはっきりしていない像
② 根尖の透過像の辺縁がはっきりしているとき
③ 根管処置が不十分で，根尖に透過像ができている症例
④ 根尖が概に明らかな吸収が認められるもの
⑤ 根尖の近遠心部が穿孔しているもの
⑤′根尖部の唇側が穿孔しているもの
⑥ 根未完成歯の感染歯髄による根尖透過像（年齢を考慮してアペキシフィケーションか）
⑦ オーバー根管充填による透過像
⑧ 不良補綴物のため，根管処置が不良な結果に終わり，透過像ができたもの（メタルコアを除去して再根管治療するのが望ましいが…）
⑨ 完璧な補綴で根管処置も一見きれいに思われるが，不幸にも透過像が拡大してきたとき（⑤の可能性もある）

症例3-2-4　リーマーの破折に歯根端切除と逆根管充填で対応し，根尖病変を安定させた例から

患者：37歳，女性
初診：1970年7月12日（図3-2-4a）
主訴：前歯部ブリッジの審美性改善
臨床診断：根尖部の病変
治療方針：1|2 に根尖部の病変が見られるので，根管充填剤除去後に根管再治療，根管再充填を行い，再補綴を施す．

[治療経過]

2| 根管治療中にリーマーの破折とパーフォレーションを起こした．そこでリーマーを残存したまま根管充填し，その後歯根端切除および逆根管充填を行った（図3-2-4b,c）．術後約4年を経過したところでの所見では，ほぼ経過良好と思われる（図3-2-4d）．この症例のように根尖部の病変が存在し，しかもリーマーが破折しバイパスが作れないときは，外科処置を施し逆根管充填で死腔を閉鎖することがその後の経過には重要である（図3-2-4e,f）．

2. 患歯の保存における外科的歯内療法のタイミング

一般臨床医の立場からすると，歯内療法が必要な症例においては，非観血的な方法のみで患歯が保存できることが望ましい．幸い，器材の進歩により，根尖病変像がかなり大きくても外科的処置が不必要な傾向になってはきた．しかしながら，明らかに経過が悪くなると予知された場合には，時期を見ていち早く外科的処置を施した方がよい．見極めが早くつけば手術部位も小範囲ですむし，患者の苦痛や不安を少なくすることもでき，予後もよいように実感している．

実際に外科的処置にかかる場合には，根尖掻爬か，切除か，ときには逆根管充填かをあらかじめ慎重に検討しておく必要がある．どの方法を選択するかは，

根尖周囲の術前術後のエックス線像を比較して，病変像の大きさ，形態，種類を参考にしながら決める（図A）．その際，取り分け側枝の存在を念頭に入れておかなければならない．例えば，根尖部の病変像が偏っていたら，そちら側に大きな側枝が存在する可能性がある．Kim Sらは顕微鏡を利用して根尖部を外科的に処置するにあたって，複数の側枝が根尖部周辺に存在する頻度が非常に高いことを発見報告している．

　かつては，根尖部の外科といえば，切除しても予後はあまり芳ばしくないという概念が浸透していた．これに対して最近では，根尖部の外科は根尖の一部を処置して患歯を保存するのであるから，根管治療の延長線上に位置するものと考えている．この結果，歯内療法の体系づけが図られるようになったと考えられている．

　最近の外科的歯内療法には，顕微鏡を利用することによって手術野が拡大され，より正確に行えるという利点がある．また超短波を利用した根尖部の形成は従来のエンジンドリルを用いた場合に比べ，破折や亀裂を作る機会の予防につながっているし，近年開発された逆根管充填剤を合理的に使用することでその成功率は向上したといえよう．ときには組織再生膜を利用することによって，従来保存不可能とされていた範囲が縮小してきたことも事実である．

　また，図Aの⑧のような症例に対し，処置後さらに意図的な矯正的挺出をさせると根尖の透過像の改善が早まることを経験している．

　このように，一般臨床医は古くても間違いのない理念を堅持しながら，科学的に証明された新たな技法を会得し，より精度の高い医療を施すことが望まれる．

参考文献

1. 森　克栄．根管再治療の術後経過から．the Quintessence 1990；9(12)：1811-1823.
2. 堀口精一，森　克栄．Endodontic surgery，根管治療とその周辺，現代の歯科臨床 3．東京：医歯薬出版，1980：151-162.
3. Walton RE, Torabinejad M. Principles and practice of endodontics, 2nd ed. Philadelphia：WB Saunders, 1996：401-422.
4. Gutmann JL, Harrison JW. Surgical endodontics. Boston：Blackwell Saientific Publications, 1991.
5. 井澤常泰，Kim S，須田英明，Gabriele P，Richard R．歯内治療におけるマイクロサージェリーの現状．the Quintessence 1994；13(10)：2056-2067.
6. Ingle J. Endodontics, 4th ed. Philadelphia：WB Sanders, 1994：500〜566, 687-763.
7. Molven O et al. Inconplet healing (scar tissue) after periapical surgery radiographic findings 8-12 years after treatment. J Endod 1996；22 (5)：264-268.
8. 森　克栄，高橋和人（編）．Intentional extrusion，意図的挺出の現在．東京：グノーシス出版，1997.
9. Luebke RG. Surgical endodontics. Dent Clin North Am 1974；18(2)：379-391

第3部　外科的歯内療法

第3章
最後臼歯の保存と長期予後の安定

森　克栄

1. 歯列の長期予後安定の鍵

　近年，歯科医療の多様化がすすみさまざまな領域で新しい材料，システムが開発されるようになったが，反面，臨床においては，新しいものの適用が従来のものとの比較で十分議論，整理されているのか，疑問を持つことも多くなった．例えば，歯の生命（歯髄）とそれを取り巻く歯質がきちんと保存されていれば，インプラントなどが適応とされる患者は少なくなるはずであるのに，現実はそうでないようである．天然歯の保存努力がなおざりにされ，インプラントのために短絡的な手技によるショートカットが優先されがちな傾向にないか，思慮したい．

　しっかりとした理念のもとに，誰もが保存治療された歯を持つ人は幸せであるとわかっているはずなのに，問題を見落したり，軽視したり，手を抜いたりしてしまい，結果的にはより早期に天然歯の喪失を招いてはいないだろうか．

　そこで，日常の臨床で誰もが扱う臼歯部の中に長期の予後との関連を考えてみたい．きちんとした臼歯部の保存療法，上下顎の咬合の保持が長期予後安定をもたらす第1の鍵であることを述べておきたい．

症例3-3-1　戦略的に7̄を保存し，6̄を抜歯した症例

患者：51歳，女性
初診：1968年9月18日
主訴：7̄6̄部の激痛
臨床所見：7̄に打診痛．エックス線像でも根尖部に透過像を認め，歯髄壊死と根尖部急性歯槽膿瘍と診断（図3-3-1a）．6̄は既処置で7̄とは直接関係ないものの不十分な根管処置が認められ，リーマー破折片も存在することから，再治療不可能と判断した．

[治療経過]
　7̄は冠の咬合面から開孔し，根管を拡大して根管治療を行ったのだが，臨床症状がなかなか消失せず，予想外に時間がかかってしまった．そのため補綴物の再製作は延期し，咬合面にアマルガム充填を行い経過観察することにした（図3-3-1b／1968.10.23）．
　6̄は前医による根管処置の際のリーマーの破折片が見られ予後に不安があったため，患者には痛みはじめたら再治療は難しく抜歯となることを一応説明しておいた．
　7̄の治療後約5年を経て6̄の急性膿瘍で来院してきた．6̄根尖部切開と抗菌剤を処方した（図3-3-1c,d／1973.8.7）．以前，患者に説明してはあるものの，近心根の除去か戦略的抜歯かの決定に悩んだ．

結果として，7̄の成功とあいまって，6̄の根幹が長かったことと，当時の筆者の知識と経験不足から抜歯をしてブリッジ（6̄の粘膜面は陶材のポンティックにして，リバースピンでセメント合着した）とした（図3-3-1e,f／1974.3.7）．

4年半後，陶材のポンティックがはずれて金属焼付ポーセレン・ブリッジに換える（図3-3-1g／1978.11.20）．7̄は約35年維持され（図3-3-1h,i），現在患者は86歳になっている．エックス線所見を観察していると，遠心根尖部の根管充填剤がわずかながら消失している（図3-3-1j）．

症例3-3-2　7̄を歯周外科手術後，根分割，挺出

患者：33歳，男性
初診：1978年12月1日
主訴：7̄の鈍痛
臨床所見：6ヵ月前，大学病院口腔外科にて8̄の抜歯を行ったが（図3-3-2a），抜歯後3ヵ月頃から7̄部周囲に継続的な歯髄痛と不快感が生じ，再診で抗菌剤と鎮痛剤を処方されたという（図3-3-2b）．7̄は3度の動揺を示し，歯髄は壊死していた．また，頰側分岐部から遠心根にかけて深い歯周ポケットが認められた（図3-3-2b）．遠心部歯肉表面を指で押すと歯頸部から排膿が見られた．エックス線所見では，7̄の根分岐部から遠心根周囲全体にわたる透過像が認められた（図3-3-2d）．7̄以外の残存歯の歯槽骨は正常範囲であり，上下顎ともすべて健全に残っていた．
臨床診断：7̄歯髄壊死ならびに進行性歯周炎
治療方針：エンド・ペリオの擬似合併症の場合，一般に根管治療を先に行い，予後を見極めたうえで，必要に応じて確定的な歯周外科処置を施すのが通例である．しかしこの症例は，8̄の摘出手術時に7̄近心頰側弁を翻転した瘢痕があり，歯周ポケットは根分岐部から遠心頰側周囲にかけて10mm以上あることから，8̄摘出後の再付着がうまくいかず，上皮が迷入しポケット化したものと考えられる．

また，術後3ヵ月目に上行性歯髄炎様の疼痛を経験していることから，7̄の歯髄壊死も疑われ，根管治療と同時に歯周外科（Modified Widman Flap）手術を施すことにした（図3-3-2d／1978.12.1）．

[治療経過]

7̄は既往歴からエンド・ペリオの合併症と思われるが，いわゆる歯周病由来に属しているものは予後が必ずしもよくないといわれている．そのうえ，筆者が近心根を穿孔させてしまった．

エックス線的には問題がないように見えるのだが，プローブで分岐部病変が認められた（図3-3-2e,f）．経過観察していたが，4年目に7̄の近心根の切除に踏み切った（図3-3-2g／1982.10.4）．しかし7̄遠心根は歯内治療的に予後が確信できるのだが，すでに2回のフラップ手術（1回は口腔外科における半埋伏の8̄の抜去手術，2回目は筆者の2壁性のOsseous Surgery）により歯肉が下がり，付着歯肉がなく歯頸部は可動性の頰粘膜がそのまま付着したような状態となっている．いわゆる生物学的幅径が欠除した形態であった（図3-3-2h,i）．

7̄遠心根は歯肉歯槽粘膜形成術が困難で不可能と判断したが，根は長く大きさと形態がいいという長所を利用し，矯正的挺出を計画し，治療に取り組んだ（図3-3-2j〜l／1982.11.29〜1983.5.6）．当時，この治療法は筆者の机上論であったが，1984年春のコロンビア大学大学院（歯周病科と歯内療法科合同）での講義の折，歯周病科の主任のGottsegen教授に「一考の価値がある」と勇気づけられた想い出がある（図3-3-2m）．術後十数年を経て，予後が予想外にいいことから，先生の慧眼に敬服させられた．

その後も経過観察を続けているが（図3-3-2n〜p），海外赴任などがあり来院不能になっており，初診から23年目のエックス線所見では病状が慢性的に進行していた（図3-3-2q／2001.5.29）．

第３章　最後臼歯の保存と長期予後の安定

[症例3-3-1] 戦略的に7|を保存し，6|を抜歯した症例

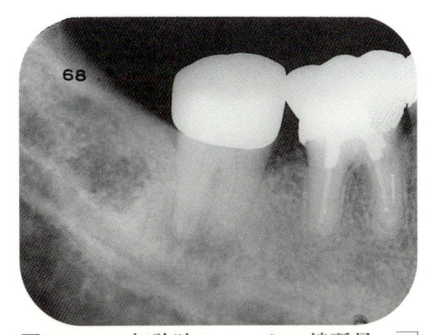

図3-3-1a　初診時のエックス線所見．7|に打診痛があり，根尖部に透過像が見られる（1968.9.18）．

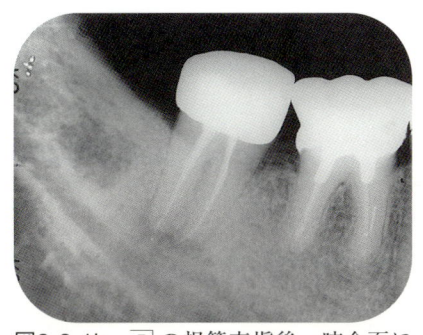

図3-3-1b　7|の根管充填後，咬合面にアマルガム充填を行い経過を観察する（1968.10.23）．

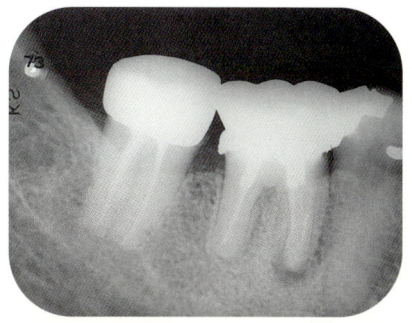

図3-3-1c　歯内療法後約5年，6|の急性膿瘍で来院時のエックス線所見．7|の根尖部の病変は消退している（1973.8.7）．

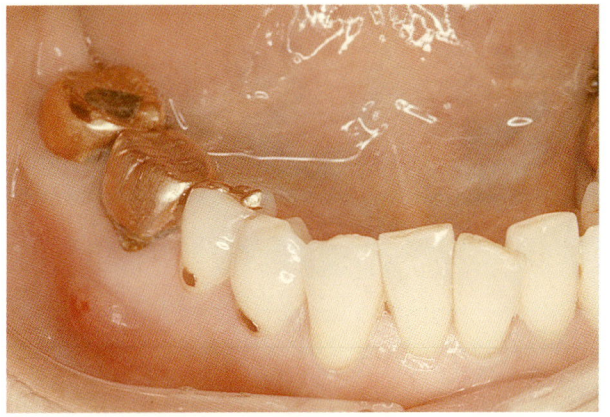

図3-3-1d　6|急性症状で来院時の口腔内写真．根尖部を切開し，抗菌剤を処方し経過を見る（1973.8.7）．

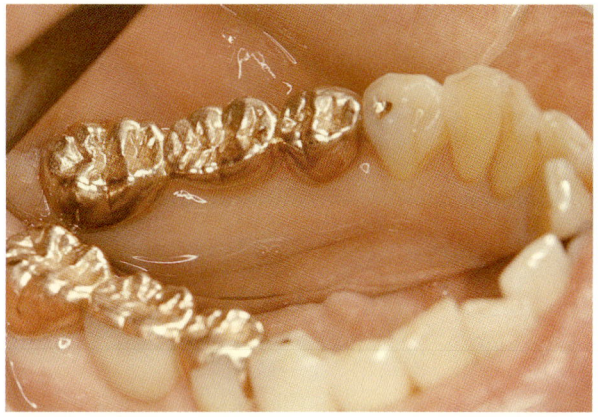

図3-3-1e　⑦6⑤のリバースピン・ブリッジを装着（1974.3.7）．

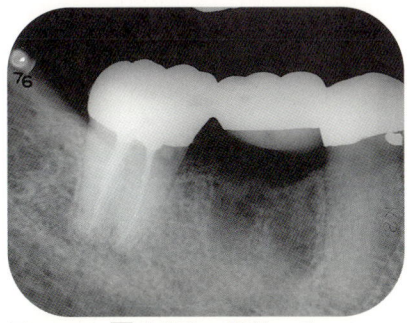

図3-3-1f　6|抜歯後，陶材のポンティックをリバースピンで把持した⑦6⑤のブリッジ装着（1974.3.7）．

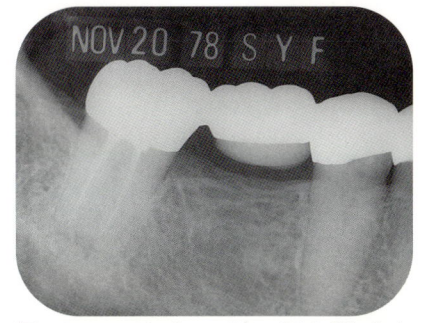

図3-3-1g　リバースピンがはずれたため，金属焼付ポーセレンブリッジに換える（1978.11.20）．

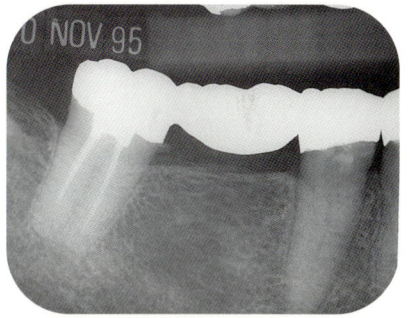

図3-3-1h　7|の根管治療後27年のエックス線所見（1995.11.10）．

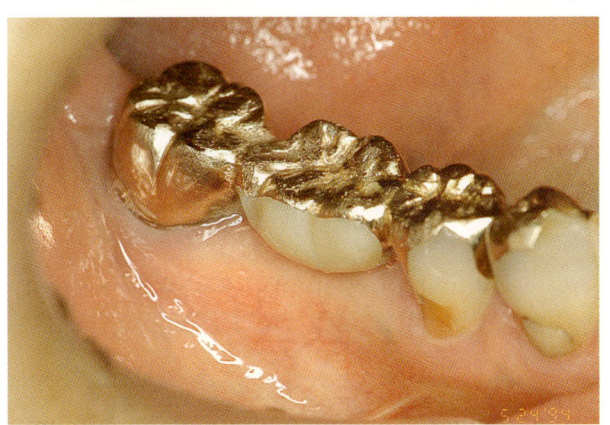

図3-3-1i　術後27年目の口腔内写真（1995.11.10）．

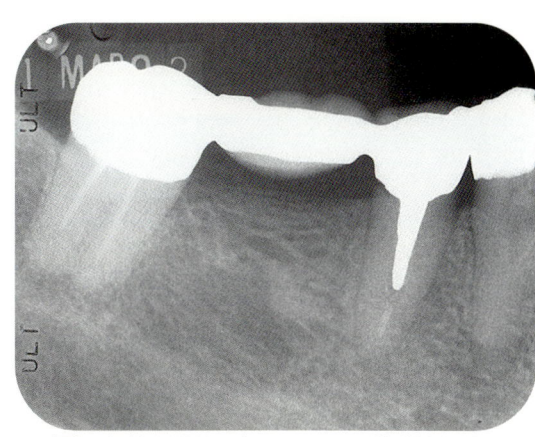

図3-3-1j　7|の根管充填後35年のエックス線所見を見ると，7|遠心部の根管充填材がわずかながら消失しているが，経過良好である（2002.5.1）．

第3部　外科的歯内療法

[症例3-3-2] 7̄ を歯周外科手術後，根分割，挺出

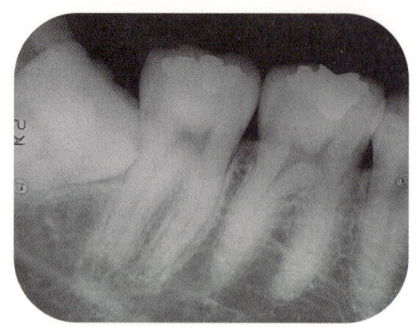

図3-3-2a　初診時のエックス線写真．8̄ の抜歯を大学でする直前（1978.6.19）．

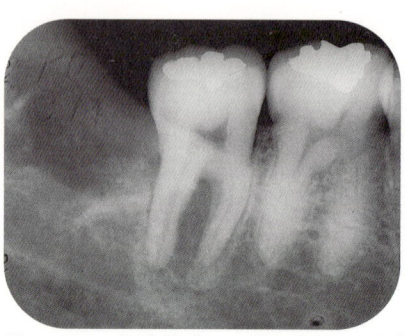

図3-3-2b　智歯抜歯3ヵ月あたりから 7̄ の疼痛を訴え薬物療法を継続中（上行性歯髄炎／1978.9.21－大学から借用）．

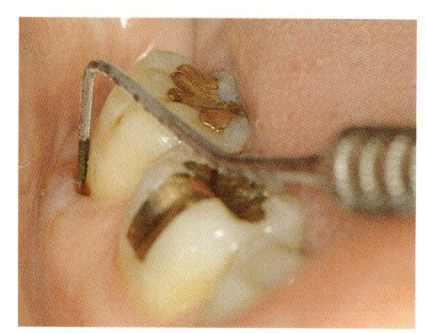

図3-3-2c　7̄ 分岐部から遠心頰側根にかけて10mmの歯周ポケットが見られる（1978.12.1）．

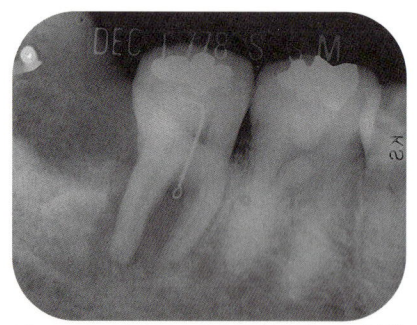

図3-3-2d　同日，プローブを入れて撮影する．

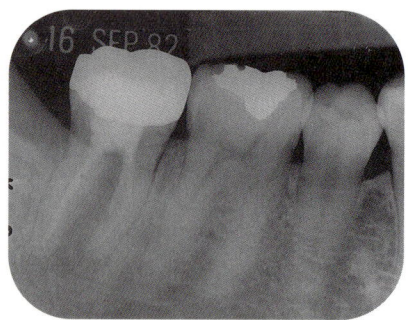

図3-3-2e　術後3年目のエックス線写真（1982.9.16）．

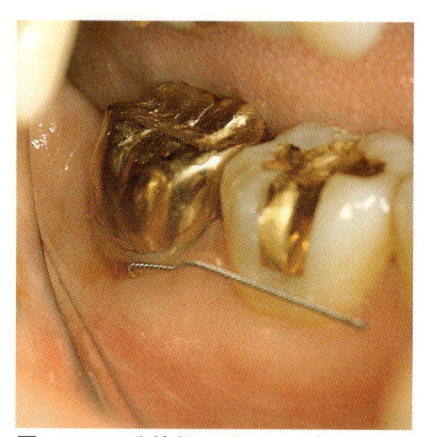

図3-3-2f　分岐部にプローブを入れるとThrough and Throughに近くなっている（1982.10.4）．

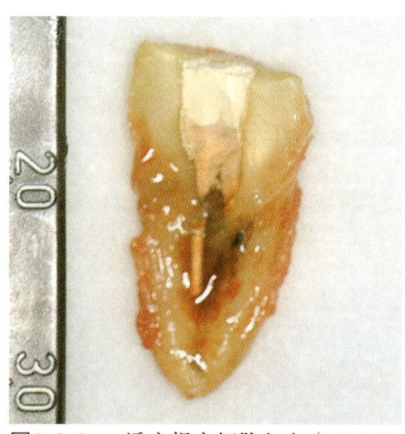

図3-3-2g　近心根を切除した（1982.10.4）．

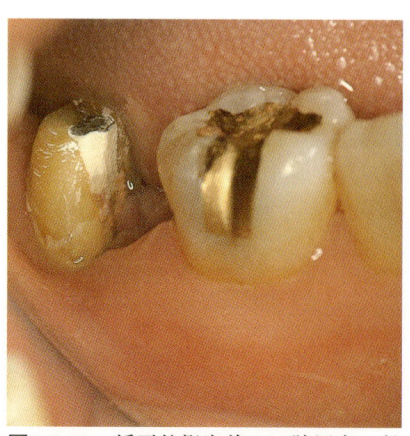

図3-3-2h　矯正的挺出前の口腔写真．付着歯肉の幅に注意（1982.11.10）．

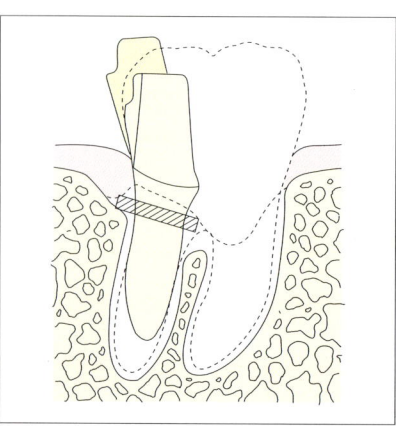

図3-3-2i　生物学的幅径を得るための挺出の模式図（斜線部は挺出によって期待される骨縁の増生）．

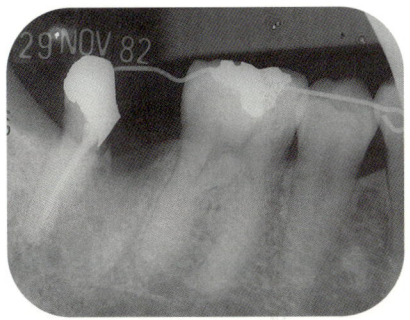

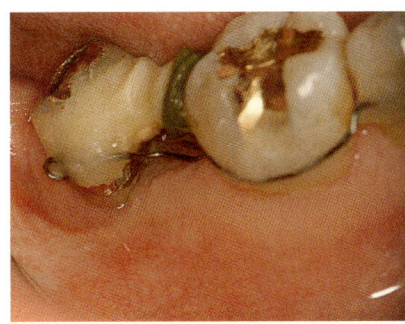

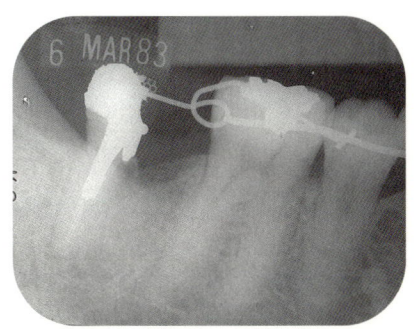

第3章　最後臼歯の保存と長期予後の安定

図3-3-2j〜l　矯正的挺出中のエックス線像と口腔内写真．もう少し挺出を続けたかったが，転勤という特別な事情で矯正を切りあげた（1982.11.29〜1983.5.6）．

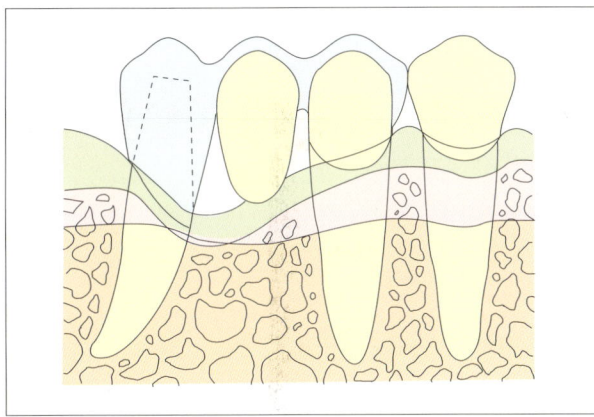

図3-3-2m　成書には根分割後の典型的な模式図としてあげられているが，ペリオ由来の場合，付着歯肉の幅が欠除していることに触れていない（ピンクの部位）．

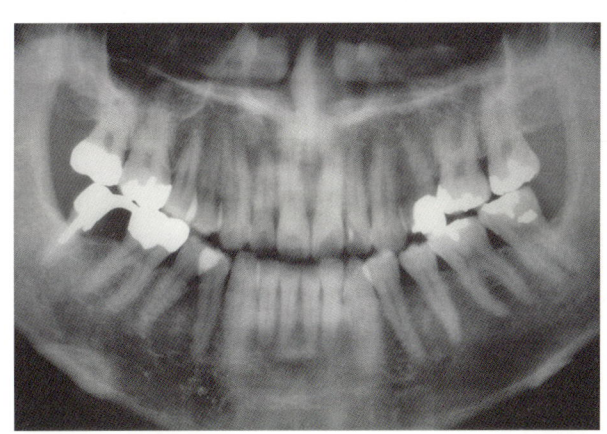

図3-3-2n　補綴物装着後3年目のパノラマエックス線写真（1986.3.8）．

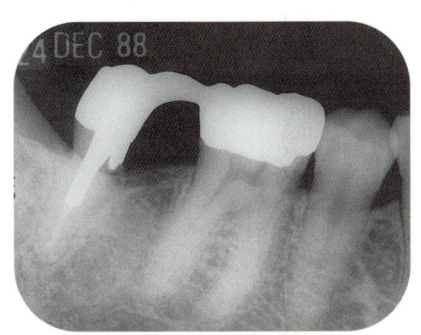

図3-3-2o　初診時より10年目のエックス線所見（1988.12.24）．

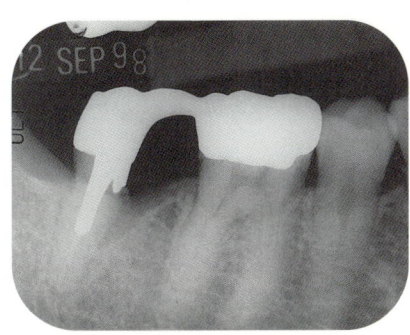

図3-3-2p　初診時より20年目のエックス線所見では7|遠心根の近心にポケットを認めたので，小手術をすすめたのだが，時間をとれないとの返事であった（1998.9.12）．

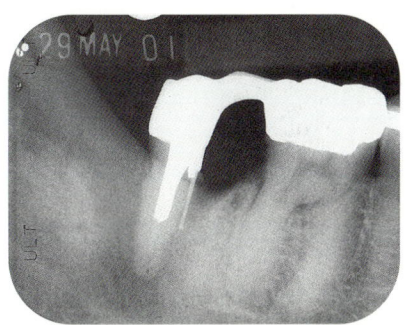

図3-3-2q　初診より23年目のエックス線所見．この間，海外赴任で来院不能．抜歯の道をたどることになった．

193

2．臼歯を守ることの重要性

臼歯分岐部病変に対する治療の予後を左右する要素は，
①歯周組織の病変の進行度
②根管治療が的確に施されるか否か
③補綴が絡んだ咬合との問題，歯軸との関連，歯根の型態，隣接歯根との近接の状態，根のボリュームの問題
④分岐部の形態とメインテナンスの難易度
などがあげられる．

診断はできても術者の治療の不手際や，理想的にことが運ばない場合は，やむを得ず治療方針を変更することもある．臨床家にはそれに対応できる柔軟性が，常に必要であろう．一時，フルマウスリコンストラクションと称し，華やかな症例発表が誌上を賑わしたが，それらは首尾よくいっているのかとときどき疑問を抱いていた．これらにおいてはメインテナンス療法がうまくいくような適切な歯間距離，矯正的歯軸の修正も加味した補綴設計が予後を左右するものと考えられる．まさに学際的なアプローチにおける包括治療の重要性が痛感される．

加藤は臼歯咬合虚脱症候群として，大臼歯喪失による咬合位低下からはじまる悪循環の表をあげ，臼歯を守る重要性を説明している．それによると大臼歯の喪失は臼歯部安定の支持喪失に通じ，臼歯部の咬合低下は前方歯部への負担過重，やがては動揺，移動，後方歯部の咬合崩壊を招き諸相を呈してくるとまとめている．

元来，下顎第二大臼歯はう蝕や歯周病にかかりやすい位置にある．その理由としては，解剖学的形態からも臨床の面からも清掃困難などの悪条件，それに加え特に下顎における診断は，上行枝が近接していてエックス線学的にも歯周病による骨吸収像が把握しにくいからである．また頬粘膜が迫っていることがあり，特に智歯の埋伏や半埋伏状態の摘出手術には歯周病的アプローチが大切である．術者にも器具の届きにくい部位でもある．

米国では歯科が極度に専門分化しすぎてしまい，挺出に関する応用はまだ広くいき渡っていないようである．例えば，残根は補綴支台に活用できないと判断して，抜歯してしまう症例を見たことがある．残根といえども，挺出によって補綴支台に活用できることもあるし，臨床においては挺出によって周囲骨組織の造成を図ることも可能である．今や抜歯とインプラントとが強い関係で結ばれ，臨床における選択肢となっているが，どうして残った歯根を利用しないのであろうか．根管治療を厄介なファクターと見なすことが多いからであろうか．

予防歯科医学がすすみ，今世紀は自分の歯で咬める国民がかなり多くなることであろう．今まで受けた治療のやり直し程度で，何とか次の世代にバトンタッチするためには，包括医療的な視点に立った治療方針の確立と，その実践の準備にかからねばならない．これからのわが国の臨床医は，本質的なイデーを身につけて生きぬいていくことこそ患者に対する真の奉仕となり，より信頼の高い臨床医となる道であろうと信ずる次第である．

参考文献

1．森　克栄．歯科臨床の特殊性からみた診療計画．現代の歯科臨床1．東京：医歯薬出版，1973：93-110．
2．Seibert JS, Goldman HM and Cohen DW. Surgical management of osseous defects, chapter 28, Periodontal therapy. 5th ed. St. Louis：Mosby, 1973：758-828.
3．Rosman L, Genco RJ, Goldman HM, Cohen DW. Relationship between pulpal and periodontal disease, Contemporary periodontics. St. Louis：Mosby, 1990：605-618.
4．Basaraba N, Shuluger S, Yuodelis RA, and Page RC. Furcation Invasions, chap 24, Periodontal Disease. Philadelphia：Lea & Fehiger, 1977：540-558.
5．加藤導孝，森　克栄，高橋和人（編）．矯正的挺出による最後臼歯の蘇生，Intentional extrusion，意図的挺出の現在．東京：グノーシス出版，1997：170-179.
6．森　克栄，丸森英史．下顎智歯の処置をめぐって，歯周病学的アプローチ．歯界展望 1978；52：279-288.

# 第4部
エンド・ペリオの相関関係

第4部 エンド・ペリオの相関関係

第1章
エンド・ペリオの合併症
Part 1
鑑別診断を中心にして

東郷達夫

1. エンド・ペリオの鑑別診断

　エンド・ペリオの合併症は病変の由来や進行経路の違いにより，いくつかの病型に分類できる．病型には各々特徴があり，その違いを判別し理解してこそ，あやまりの少ない診断をくだすことができる．そのために鑑別診断が必要であり，またエンド・ペリオの合併症を把握するために欠かせない項目でもある．同時に鑑別診断は合目的な治療方針の組み立てにつながり，予後を見通すためにも役立つ重要な要素の1つである．

　そこでエンド・ペリオの合併症の症例を提示し，病変の由来を分析し，特徴，診査，診断，治療方針，予後などについて検討してみたい．さらにエンド・ペリオの合併症の病変を持ちあわせたKey Toothの取り扱いについての治療方針やその組み立ての多様性についてもふれてみたい．

2. 成因と分類

　エンド・ペリオの合併症の病変には，病因がエンドかペリオのどちらか一方に由来している場合もあり，また両方の因子が合併して病変を形成している場合もある．歯髄や根管内の起炎物質によるエンド単独由来のそれと，プラークなどによるペリオ単独由来のそれとの鑑別診断は一般的に難しくない．

　エンド単独の病変は多くの場合，根尖周囲組織に，ペリオ単独の病変は歯冠側の歯周組織に限定されていることが多い．しかし症例によっては，エンドかペリオのどちらかの因子が進行過程で側枝や根尖孔を介して他方の組織に波及し，その結果二次的に病変を生じるときもある．あるいは同一歯にエンド由来の病変やペリオ由来の病変が個々に独立してあるにもかかわらず，実際合併するまでに至っておらず，見かけ上合併症のような様子を呈しているときもあり，病変の鑑別を複雑にしている．そして適切な処置が行われないときには，実際に合併する可能性もある．

　そこで，Rossman LEらはエンド・ペリオの合併症を理解しやすくするために，病変がエンド，ペリオのどちらに由来するかを基準にして病型を次のように分類している[1]．

1. Primary Endodontic Lesion
2. Primary Endodontic Lesion with Secondary Periodontal Involvement
3. Primary Periodontal Lesion
4. Primary Periodontal Lesion with Secondary Endodontic Involvement
5. True Combined Lesion
6. Advanced True Combined Lesion

第4部 エンド・ペリオの相関関係

7. Vertical Cracks and Fracture

次にエンド・ペリオ合併症の症例を炎症の波及経路と病変の成立過程を考慮に入れながらRossman LEらの分類にあてはめ解説していきたい.

3. 鑑別診断と症例分析

症例4-1-1　Primary Endodontic Lesion

患者：48歳，男性
初診：1982年9月2日
主訴：6⏋の違和感
臨床所見：軽度の打診痛あるが，自発痛はなし. 歯肉-歯槽粘膜境界付近に瘻孔が見られるが，病的な歯周ポケットはなく（図4-1-1a），歯周病の傾向は少ない. エックス線所見では病変が分岐部と根尖に見られる（図4-1-1b）.
疼痛：なし
腫脹：歯肉-歯槽粘膜境にそう.
診査：歯髄生活反応（－）
プローブは瘻孔開口部から1本のみ病変部にむかう，動揺（－），全体に歯周病の傾向は少ない.

[治療経過]

6⏋の根管再治療を行った. 根管充填より約2ヵ月後（1982.11.24）の補綴物装着時にはほぼ瘻孔は消失した（図4-1-1c）. 根管治療後3年目のリコール時のエックス線所見では，術前の分岐部と根尖の病変はほぼ消失している（図4-1-1d／1985.12.3）.

[コメント]

分岐部病変の由来は歯肉-歯槽粘膜境界付近に瘻孔が開口していることや，病的な歯周ポケットが見られないことからエンド由来と診断し，根管治療のみで終えることにした. いかにもペリオ由来かのように思われる病変が実際はエンド由来であった.

これは本症例において分岐部病変が髄床底の側枝を介して細菌やその毒素が分岐部歯槽骨に波及したためであり，ペリオの要素は全くかかわっていない

ことに注意しなければならない. 近心の頬，舌側根は非常に細く，また彎曲しているため根管充填にはNo.30のK型ファイルを用いた. 髄床底部はユージノールとガッタパーチャの小片を加熱圧接した. 根管充填後約2ヵ月にはほぼ分岐部の透過像が消失傾向にあった.

[鑑別診断基準／Primary Endodontic Lesion]

特徴：瘻孔が開口
疼痛：ときによりあったり，なかったりする.
腫脹：歯肉-歯槽粘膜境にそう.
診査：歯髄生活反応（－），プローブは瘻孔開口部から1本のみ病変部にむかう，動揺（－）
治療：根管治療
予後：非常に良好
留意点：側枝の存在
口腔内環境：一般的に歯周病の傾向は少ない.

症例4-1-2　Primary Endodontic Lesion with Secondary Periodontal Involvement

患者：51歳，男性
初診：1987年5月18日
主訴：咬合痛
臨床所見：⏌4の不適合な補綴物のため歯頸部全周にわたり発赤が見られ，4mm程度のポケットが存在する. また，中等度の水平的な歯の動揺がある（図4-1-2a）. 歯頸部には歯槽骨頂隅角欠損（4壁性骨縁下欠損），根尖部には小範囲の吸収と透過像，歯根膜腔拡大，それを取り囲むような歯槽骨の緻密像などが観察できる（図4-1-2b）. 全体に初期から中期に及ぶ歯周病の傾向がある.
疼痛：咬合痛
診査：歯髄生活反応（－），歯肉発赤，4壁性骨縁下ポケット，動揺（＋＋）
治療方針：⏌4の根管治療と矯正的挺出

[治療経過]

補綴物撤去後に咬合力を避け，約1ヵ月間の歯の安静を図る. 根管治療後，歯槽骨頂隅角欠損の改善を図るため矯正的挺出を行い，約2ヵ月で終了した

（図4-1-2c,d）．

術後12年目の経過観察では根尖病変や歯頸部の病変も消失し機能に適応したエックス線像が見られる（図4-1-2e,f）．

[コメント]

鑑別診断のため，根尖部吸収，歯槽骨頂隅角欠損，歯根膜腔拡大の成り立ちを考えてみる必要がある．根尖部やその周囲の歯周組織の病変は既往歴や診査から個々に独立したものと推測できる．

歯槽骨頂隅角欠損と歯根膜腔拡大は異常咬合圧に由来する．根の吸収と周囲の透過像は，根管内由来の病変と歯の動揺によるジグリングの影響と考えられる．

[鑑別診断の基準／Primary Endodontic Lesion with Secondary Periodontal Involvement]

特徴：根尖病変の他に歯垢や歯石沈着
疼痛：ときによりあったり，なかったりする．
腫脹：歯肉-歯槽粘膜境にそう．
診査：歯髄生活反応（－），ポケット（＋），動揺はときにより（＋）であったり（－）であったりする．
治療：根管治療，歯周治療（初期治療）
予後：病変の程度に応じて良好または不良
留意点：歯の形態，咬合関係
口腔内環境：一般的に初期から中期の歯周病の傾向がある．

[症例4-1-1] Primary Endodontic Lesion

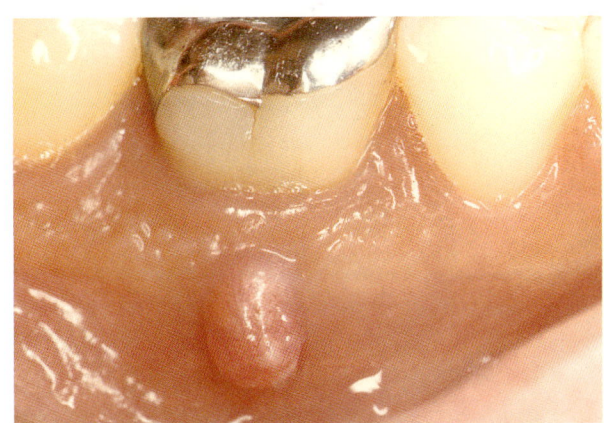

図4-1-1a　歯肉-歯槽粘膜境界に瘻孔が見られるが歯周ポケットは見られない．

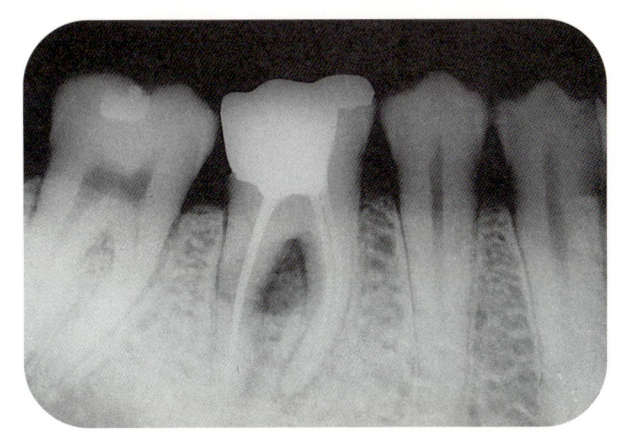

図4-1-1b　分岐部の病変はエンド由来かペリオ由来か．

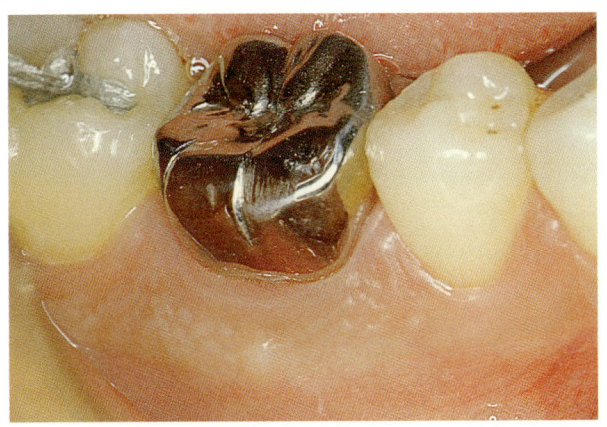

図4-1-1c　根管充塡より約2ヵ月後瘻孔はほぼ消失した．

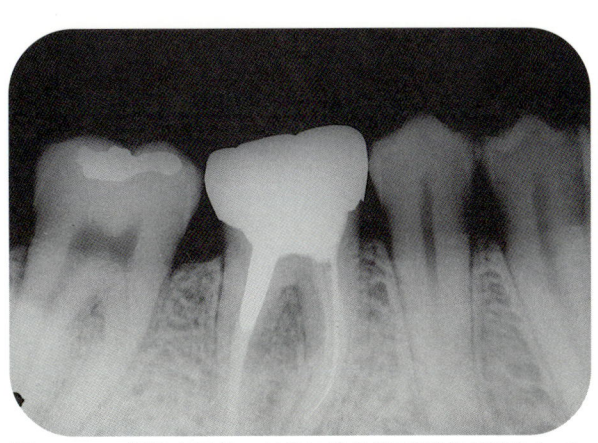

図4-1-1d　根管充塡後3年目には分岐部病変が消失していた．

第4部　エンド・ペリオの相関関係

[症例4-1-2] Primary Endodontic Lesion with Secondary Periodontal Involvement

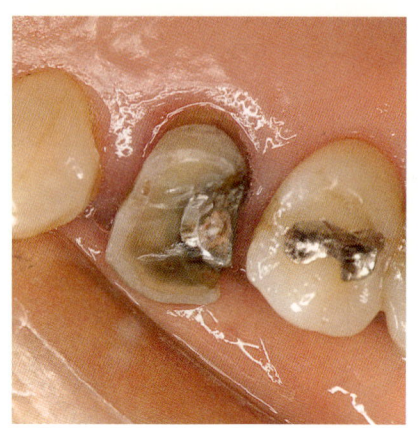

図4-1-2a　歯頸部全周に発赤と中等度の水平的な動揺がある．

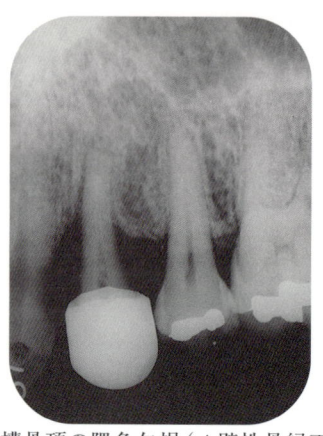

図4-1-2b　歯槽骨頂の隅角欠損（4壁性骨縁下欠損），根尖部の透過像，歯根膜腔拡大，それを取り囲むような歯槽骨の緻密像などが観察できる．

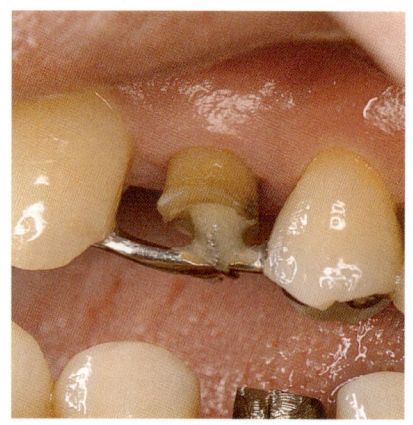

図4-1-2c　約2ヵ月の矯正的挺出を終え，保定中．術前に見られた発赤もほぼ消失している．

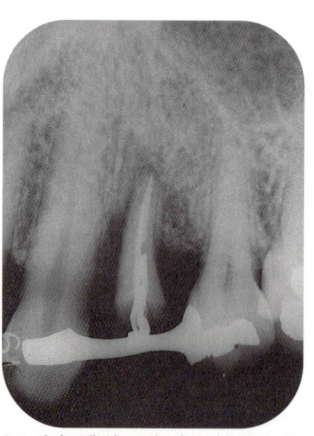

図4-1-2d　骨梁や歯根膜腔は術前と様子を異にしているが，矯正力などの影響を受けて明瞭ではない．

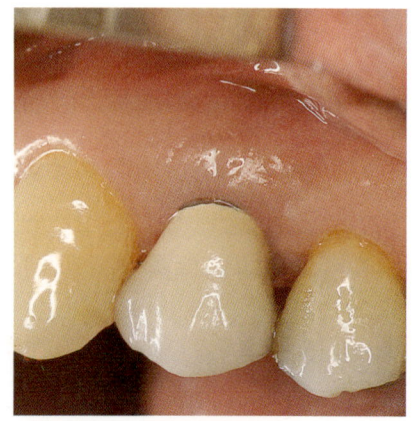

図4-1-2e　術後12年の口腔内所見．

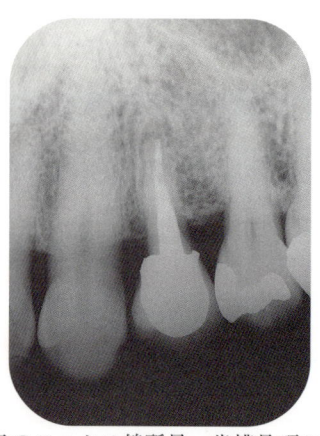

図4-1-2f　同日のエックス線所見．歯槽骨頂の隅角欠損や歯根膜腔の拡大も消失し，咬合機能に調和している．

第1章　エンド・ペリオの合併症／Part 1　鑑別診断を中心にして

症例4-1-3　Primary Periodontal Lesion

患者：57歳，男性
初診：1984年1月13日
主訴：|7 歯頸部歯肉の腫脹
臨床所見：頬側から口蓋の歯頸部にかけて腫脹と鈍痛．腫脹軽減後，頬側歯頸部より根尖付近まで及ぶ病的なポケットが観察され，軽度の歯の動揺もある（図4-1-3a）．病変の形態は歯頸部から根尖方向に拡大し，根尖を取り囲むように透過像が観察できる（図4-1-3b）．患歯にはわずかなう蝕を認めるが，病変に影響しているとは思えない．全体に歯周病の傾向がある．
疼痛：鈍痛
腫脹：疲労時に歯頸部付近に出現
診査：歯髄生活反応（＋），プローブが根尖部病変方向に到達，動揺（＋）

[症例4-1-3] Primry Periodontal Lesion

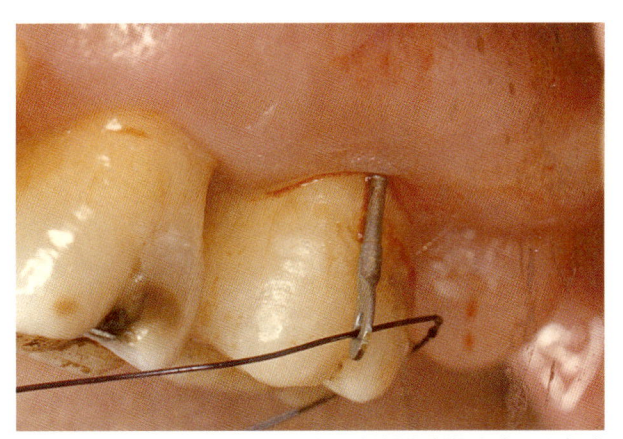

図4-1-3a　プローブを入れると，頬側歯頸部中央から根尖方向に12mm入った．

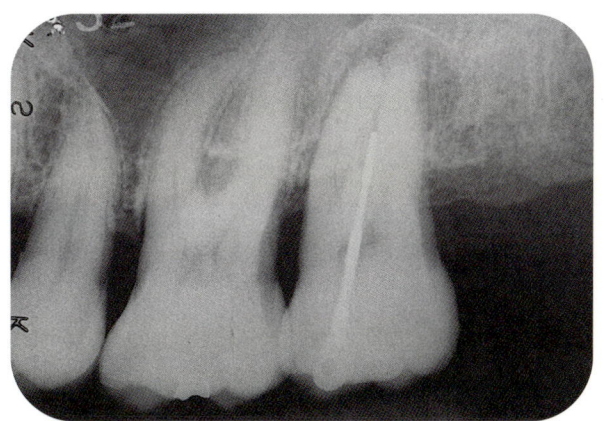

図4-1-3b　根尖部を取り囲むような透過像にプローブの尖端が近接している．

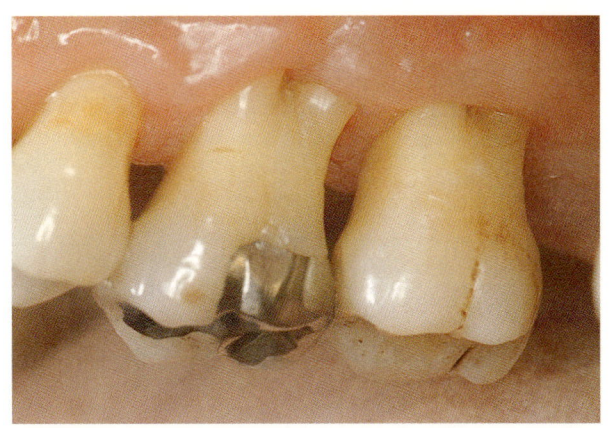

図4-1-3c　オープンフラップ・キュレタージ後，7ヵ月目の口腔内所見．歯肉は退縮し，分岐部の一部が露出しエナメル滴が観察できる．しかし術前に見られた深いポケットは存在しない．

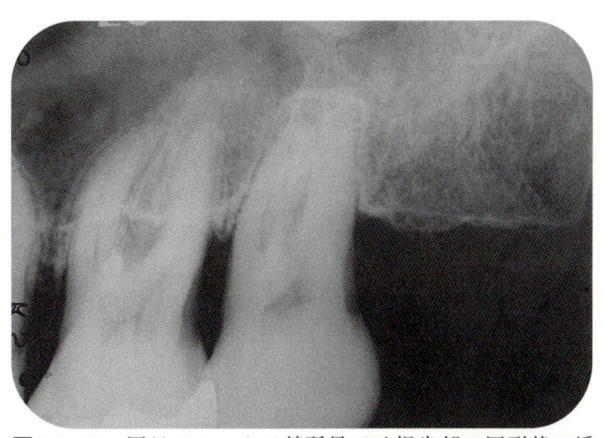

図4-1-3d　同日のエックス線所見では根尖部の円形状の透過像も消失した．

第4部 エンド・ペリオの相関関係

[治療経過]

　消炎後，プラークコントロールやスケーリングをはじめとする初期治療を開始した．特にルートプレーニングには重点をおいたが，再評価では良好な結果が得られなかった．おそらく上顎臼歯部領域の特異性のため，視野の確保や治療器具の到達性の問題，そして癒合根と思われる根の形態，さらにはエナメル滴などの解剖学な要素に治療効果が左右されたと考える．その後，オープンフラップ・キュレタージを行った（図4-1-3c）．

　約7ヵ月後のリコール時には根尖部の透過像は消失し，機能しているように考える（図4-1-3d／1988.4.11）．

[コメント]

　根尖部の透過像が歯髄由来の病変と判断される傾向があるが，ここで見られたようにペリオ由来の場合もある．診断用プローブを歯頸部のポケットから挿入すると14～15mm入り，エックス線所見では根尖の透過像に接近しているように見える．病変の位置からするとエンド由来の病変に思われるが，所見や診査からペリオ由来の病変と診断するのが妥当である．

　この段階ではペリオの処置特にルートプレーニングやキュレタージなどの初期治療は欠かせない．エンドの要素は全くかかわっていないため，エンド処置は必要としない．しかし，歯の部位や形態により初期治療で予定していた治療効果が得られないときは歯周外科処置も必要になるときもある．

　また，処置後治療操作やその刺激により，逆行性歯髄炎を生じることがあるので注意が必要である．

[鑑別診断の基準／Primary Periodontal Lesion]

特徴：他歯にも歯周病変の傾向があり，歯の解剖学的な形態が素因になるときがある．
疼痛：軽度またはなし
腫脹：歯頸部付近
診査：歯髄生活反応（+），プローブは根尖部の病変へむかい，その尖端は根尖部病変付近に接近する．
治療：歯周治療（初期治療），必要に応じてエンド
予後：治療後逆行性歯髄炎に注意
留意点：再評価の必要性，歯の形態が素因になる可能性あり，病変の形態は歯頸部から根尖方向に拡大
口腔内環境：全体に歯周病の傾向がある．

症例4-1-4　Primary Periodontal Lesion with Secondary Endodontic Involvement

患者：43歳，女性
初診：1992年7月11日
主訴：7|の疼痛
臨床的所見：昨晩より自発痛と咬合痛があり，歯髄生活反応は冷熱ともに（++／図4-1-4a）．歯周病の傾向が強く，全体的に歯槽骨の吸収が見られる．特に患歯は骨吸収が著しく，近心歯頸部からは複数のガッタパーチャ・ポイントが根尖付近まで到達する（図4-1-4b）．動揺も他歯よりも激しい．8|は近心傾斜し咬合運動時に患歯と干渉している．なお，顕著なう蝕は認められない．
診査：歯髄生活反応（+），根尖部付近まで及ぶ深いポケットを伴う4壁性骨縁下欠損，動揺（++）

[治療経過]

　7|の抜髄・根管充填し，8|との咬合干渉を避けるため咬合面を削合した．また根面のルートプレーニングを行った．しかし，その後，約2年間の来院がなかった．2年後の再来院時に7|の歯冠修復と8|の抜歯を行った（1994.6）．

[コメント]

　歯周初期治療と根管充填後に疼痛が消失したためか，約2年間来院がとだえてしまった．そのため7|は再来院時に対合歯と咬合する程度まで自然挺出していた（図4-1-4c）．しかし，エックス線所見では術前に見られたような骨縁下欠損は消失し，動揺も認められなかった．そこで再来院ではペリオ的な処置をすることなく，歯冠修復を施した（図4-1-4d）．

第1章　エンド・ペリオの合併症／Part 1　鑑別診断を中心にして

本症例においては全体に歯周病の傾向が強く，特に 7| には |8 との異常咬合圧も関与し，他の部位よりも歯周病が進行し，エックス線像で見られるような根尖付近にまで及ぶ深い骨欠損が生じたのであろう．

7| には際立ったう蝕は認められない．疼痛の由来はこのような状況から判断すると，歯周ポケットから感染し，根尖孔や側枝から歯髄へと炎症が波及したものと考えられる．

2年後の再来院時では骨縁下欠損や動揺は改善されていた．これは咬合干渉を避けるため歯冠部を削合した結果，来院のなかった空白期間に 7| が自然挺出するともに骨縁下欠損が改善したのであろう．

症例4-1-5　歯髄壊死を伴う症例

患者：59歳，男性
初診：1983年3月1日
主訴：|2 の違和感
臨床所見：う蝕はないが，軽度の打診痛があり，歯髄生活反応（-）である．

診断用ワイヤーを歯頸部から入れると根尖部の病変付近に到達する（図4-1-5a）．

［症例4-1-4］Primary Periodontal Lesion with Secondary Endodontic Involvement

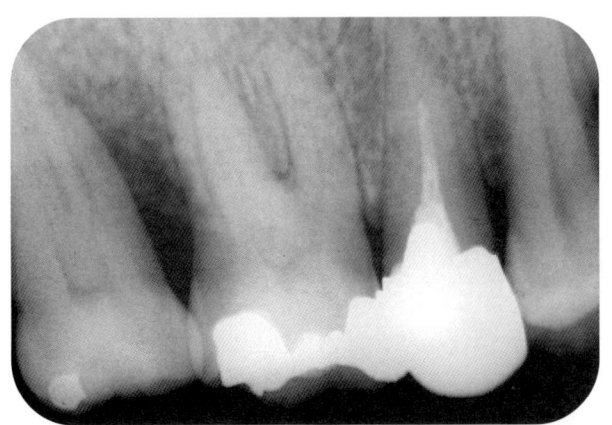

図4-1-4a　初診時エックス線所見．7| は自発痛と動揺が見られ，歯槽骨の吸収も顕著に表れている．異常咬合圧のためか歯根膜腔が拡大している．顕著なう蝕は見られない（1992.7.11）．

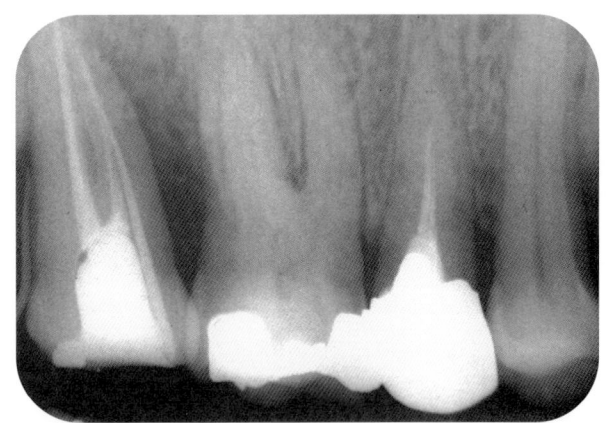

図4-1-4b　根管充填時に診断のためアクセサリー・ポイントを歯頸部に挿入すると，根尖付近まで到達した．

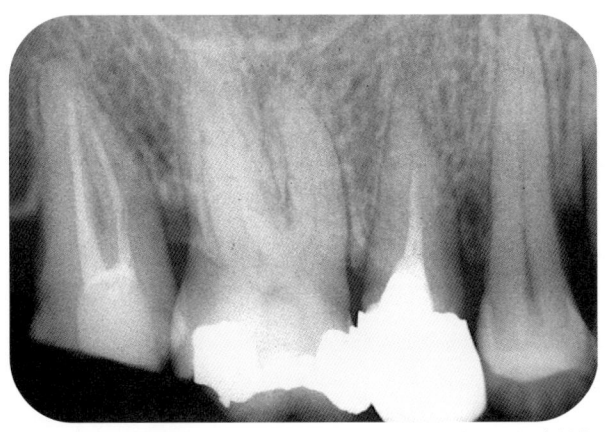

図4-1-4c　2年後の再来院時のエックス線所見．7| は自然挺出し，骨縁下欠損も同様に改善されていた（1994.6）．

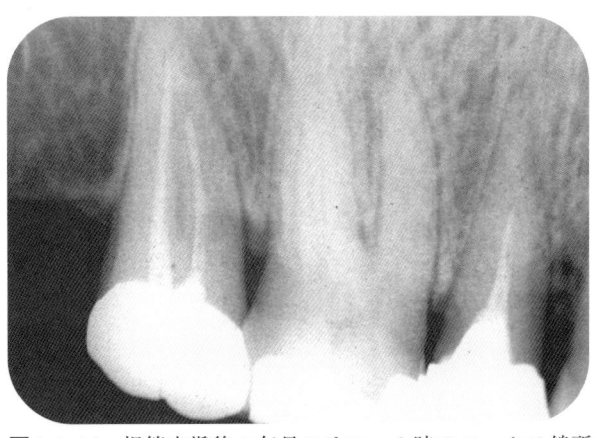

図4-1-4d　根管充填後6年目のリコール時のエックス線所見．7| 周囲の骨の状態もよく経過良好である（1998.9）．

203

第4部　エンド・ペリオの相関関係

|2 はやや唇側転位し|2 とは異常咬合の傾向があり，中等度の動揺を示している．また，付着歯肉の幅は他の部位と比較すると少なく，口腔全体は歯周病の傾向がある（図4-1-5b）．さらに上下臼歯部は欠損し，局部床義歯を装着している．
疼痛：軽度な咬合痛
診査：歯髄生活反応（－），プローブが根尖部病変方向に到達，動揺（++）

[治療経過]

|2 の根管治療とルートプレーニングを行った．また咬合調整などの初期治療を完了し，再評価を行ったがポケットは消失しなかった（図4-1-5c）．

そこでポケットの減少と付着歯肉の幅の確保のため，歯肉弁側方移動術を施した（図4-1-5d）．治療13年後の所見では，プラークコントロールなどに問題を残しているが，ポケットや根尖の病変は消失しており，経過は良好である（図4-1-5e,f）．

[コメント]

まずポケットからの細菌感染にはじまり，一次的に歯周病由来の病変が生じた．そして，さらに感染は根尖孔や側枝を介して歯髄組織に波及し，歯髄壊死に至る経過をたどったと考えられる．その修飾因子として歯の唇側転位や咬合異常，そして動揺や付着歯肉の幅などの局所環境が重なった結果であろう．

この症例のように，ペリオ由来の病変が歯髄組織まで進行し，二次的に新たな病変を生じたときは，歯周治療は避けられないが，抜髄などの根管治療も必要になる．なお，歯周治療は初期治療の範囲でとどまるときもあるが，必要に応じて歯周外科を施すこともある．

[鑑別診断の基準／Primary Periodontal Lesion with Secondary Endodontic Involvement]

特徴：ペリオ由来で根尖や側枝を介して逆行性歯髄炎を生じるときがある．
疼痛：ときに激痛を伴うことがある．
診査：歯髄生活反応（±複根歯に注意）プローブは根尖部病変の方向へ
治療：根管治療，歯周治療は初期治療（ルートプレーニング，暫間固定，咬合調整），必要に応じて歯周外科を行う．
予後：歯周治療の成果に左右される．
留意点：病変の形態は一般的に歯頸部から根尖方向に拡大している歯の形態や位置，異常咬合圧などに注意，口腔全体に歯周病の傾向がある．

症例4-1-6　True Combined Lesion

患者：53歳，女性
初診：1987年3月25日
主訴：|4 歯頸部の腫脹

過去には根尖部に咬合痛や違和感，また疲労時には根尖付近が腫脹したことが何度かある．

臨床所見：④ 5 6 ⑦ブリッジの|4 遠心歯頸部がポンティック下部を埋めつくすように腫脹している．

開口部の広いロート状の3壁性から2壁性の移行型の骨縁下欠損があり，その深さは約10mmにおよび根尖部に到達しているように思われる（図4-1-6a）．

根尖部の病変像はエックス線所見で明瞭ではないが，過去の既往歴からエンド由来の何らかの病変があり，今回の腫脹の原因となったペリオ由来の病変と合併しているのではないかと考えた．

また|7 はう蝕が進行し，支台歯としての役目は果たしておらず，咬合時にはブリッジの沈下を呈していた．そのためか特に|4 の骨縁下欠損はポンティック下部の清掃性の問題に加え，異常咬合圧が加わり病変が憎悪の傾向を示したのだと思う．

[治療経過]

化学療法（抗生剤）による緊急処置を行った（図4-1-6b）．ブリッジを撤去し，|4 の根管再治療と|7 を抜歯する．|4 の根管充填後にプロビジョナル・レス

[症例4-1-5] 歯髄壊死を伴う症例

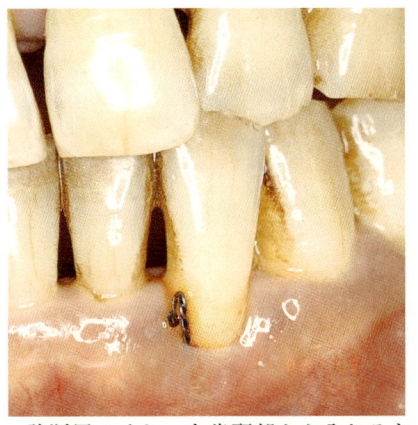

図4-1-5a 診断用ワイヤーを歯頸部から入れると，根尖部病変付近に到達する．

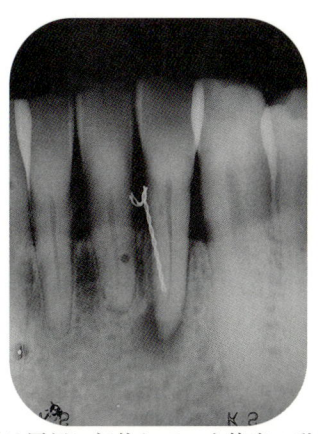

図4-1-5b 2| は唇側に転位して，中等度の動揺を示す．付着歯肉の幅は狭い．

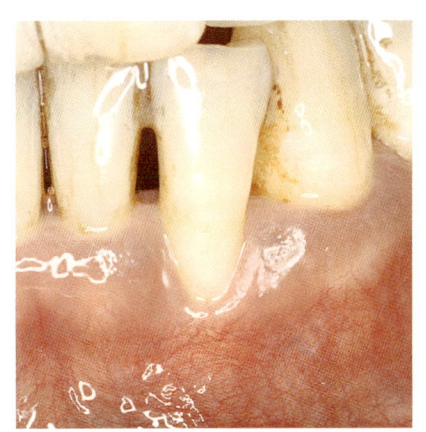

図4-1-5c 初期治療終了時の口腔内所見．

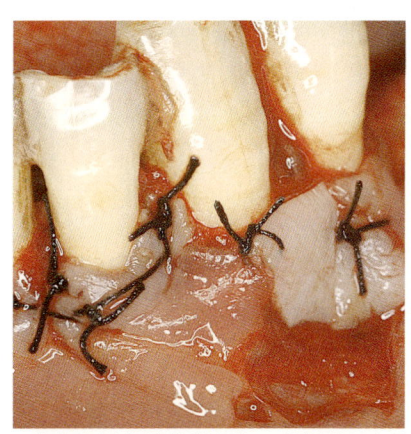

図4-1-5d 歯肉弁側方移動術直後．手術野が小範囲のため側方移動弁は全層弁で根面を被覆した．弁の供給側は歯槽骨の一部が露出したため，無歯顎部より歯肉の小片を採取し遊離歯肉移植をした．

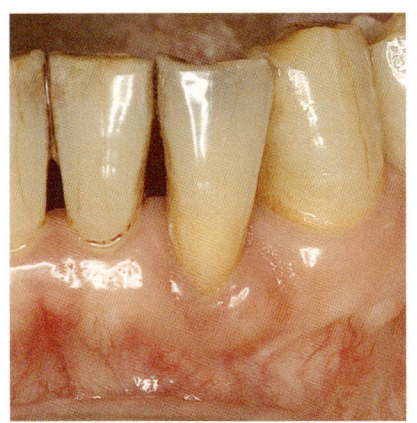

図4-1-5e 術後13年目の口腔内所見．プラークコントロールなどには問題もあるが，付着歯肉の幅も維持しておりポケットも消失している．

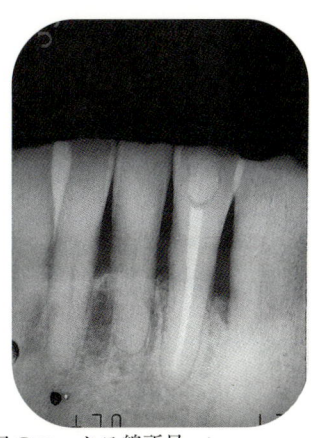

図4-1-5f 同日のエックス線所見．

第4部　エンド・ペリオの相関関係

[症例4-1-6] True Combined Lesion

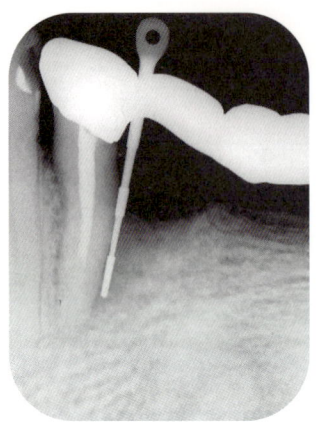

図4-1-6a　4̅遠心には診断用プローブが根尖部付近まで入る.

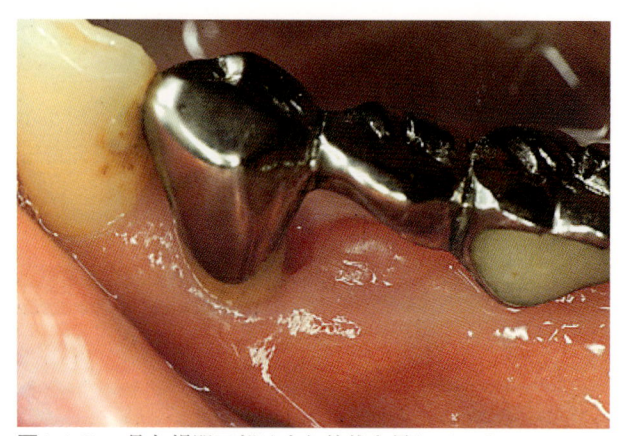

図4-1-6b　骨欠損開口部はすり鉢状を呈している.

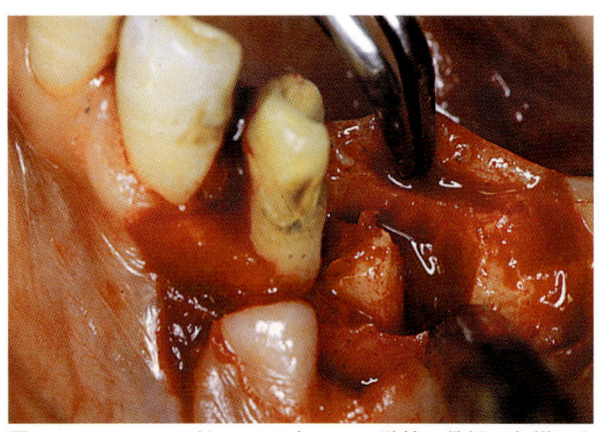

図4-1-6c　フラップしてみると3〜2壁性の骨縁下欠損であり，歯槽骨外科手術(生木骨折片移動術)を行った(1982.8.20).

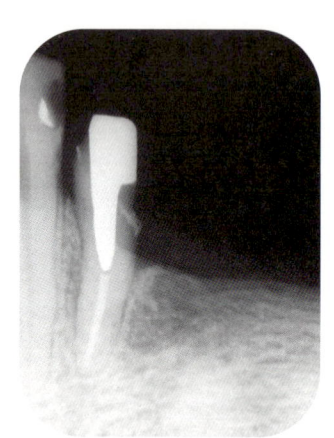

図4-1-6d　コア装着時のエックス線所見．骨縁下欠損もほぼ消失したので，鉤歯として使えそうである.

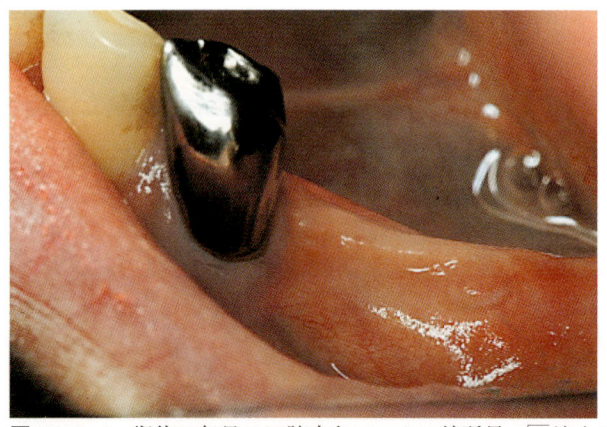

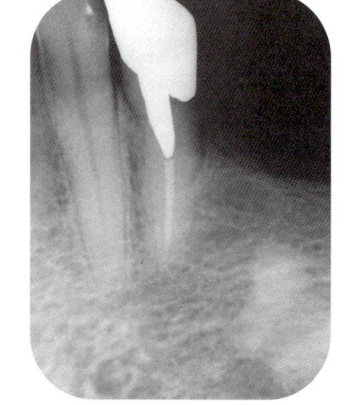

図4-1-6e,f　術後18年目の口腔内とエックス線所見．4̅遠心には骨縁下欠損が見られるが，鉤歯としての機能に順応しているようである.

206

トレーションを装着し，欠損部の仮義歯にて4ヵ月程度の経過観察を行う．

その後，腫脹などの炎症症状の再発はないが，病変部の改善の兆しが見られないので，歯槽骨外科手術の中の生木骨折片移動術（Swaging）を行う（図4-1-6c）．さらに約5ヵ月間の経過観察後に病変部の改善を確認し，メタルコアとクラウンを装着（図4-1-6d）．引き続き⑤⑥⑦の義歯を作製した．18年後の経過観察では病変も消失し，義歯の鉤歯としての機能を果たしているように思われる（図4-1-6e, f）．

[鑑別診断の基準／True Combined Lesion]

特徴：エンド・ペリオの病変が個々に進行し，その後に結合したもの．

腫脹：頸部

疼痛：ときとして激痛を伴うことがある．

診査：歯髄生活反応（−），プローブは歯頸部から複数形に入る，動揺は（＋）となったり（−）となったりする．

治療：歯内療法と歯周治療（初期治療，必要に応じて歯周外科）の両方の処置が必要，根の分割・切除など

予後：患者には限界のあることを説明し協力を得る．

留意点：歯根破折と類似点があり，鑑別が必要，全体に歯周病の傾向がある．

4．真の合併症と擬似合併症

エンド・ペリオの合併症をRossman LEの分類にしたがって症例提示してきた．

一方，森，飯島[3]はエンド・ペリオの合併症を臨床的な見地からエンド，ペリオそれぞれの病変が合併した状態を真の合併症，見かけ上両病変が合併しているかのような状態を擬似合併症に大別している．そして真の合併症を炎症波及経路別に，Endodontic Origin, Periodontal Origin，エンド，ペリオの個別に発病した病変が合併したものをConcurrentと分類している．さらに真の合併症を歯周炎の進行度にしたがって初（Early），中期（Moderate），末期（Advanced）と分類している．

1．エンド由来の擬似合併症
2．ペリオ由来の擬似合併症
3．合併症（初期〜中期）
　a．エンドと歯周炎
　b．エンドと咬合性外傷
　c．エンドと，歯周炎と咬合性外傷
4．合併症（末期）

エンド由来の擬似合併症はPrimary Endodontic Lesionに，ペリオ由来の擬似合併症はPrimary Periodontal Lesionに相当し，合併症（初期〜中期）にはPrimary Endodontic Lesion with Secondary Periodontal Involvement, Primary Periodontal Lesion with Secondary Endodontic Involvement, True Combined Lesionが相当するであろう．

ここで，それぞれの診断や治療順序の組み立てや，予後の見通しなどの要点に触れてみたい．

4-1 鑑別診断

エンド由来の擬似合併症は，歯髄炎や歯髄壊死により炎症が根尖孔や副根管（根端分岐や側枝）を介して歯周組織まで波及し，二次的に病変が生じた状態を意味する．ペリオ的な要素とのかかわりは少ないことに注意しなければならない．そこで根管形成，清掃や緊密な根管充填に努めなければならない（症例4-1-1 P.198参照）．

反面，ペリオ由来の病変がエックス線像上では歯頸部から根尖付近に及んでいるように見えても，実際歯髄が生活しているような場合があり，このような症例がペリオ由来の擬似合併症に属する．その理由は，病理組織学的に歯髄への脈管組織が歯周炎による病変とは隔離しているからであろう[4]．しかし，エックス線所見で根尖部と病変が重なり合い，診断にとまどうことがある（症例4-1-3 P.201参照）．これらの擬似合併症は疼痛，腫脹，歯髄の生活反応，瘻孔の有無などや歯周炎の傾向や進行程度の違いが鑑別診断の手がかりになる．

特に，急性歯周膿瘍と急性根尖部膿瘍の主症状は，疼痛と腫脹を伴う病変の急速な広がりが共通した特徴である．しかしその他にも臨床症状が類似しているため，エンドまたはペリオ由来の鑑別診断は慎重を要する．

第4部　エンド・ペリオの相関関係

表4-1-1　エンド・ペリオの鑑別診断

	Primary Endodontic Lesion	Primary Endodontic Lesion with Secondary Periodontal Involvement
特　徴	根尖に慢性の歯周炎症状 歯頸部，分岐部付近にこの歯根膜を介して瘻孔が開口 歯周病の傾向は少ない 疼痛はあったりなかったりする 腫脹は歯肉-歯槽粘膜境界にそう 急性時には激痛，腫脹 慢性時には無症状	Primary Endodontic Lesionの持つ特徴の他に歯垢や歯石の沈着 初期から中期の歯周病の傾向がある
診　査	歯髄生活反応（－） プローブは1本のみ病変部にむかう ポケット（－），動揺（－）	歯髄生活反応（－） プローブ　プラークや歯石の存在を感知する ポケット（＋／－），動揺（－）
治　療	根管治療	根管治療 ルートプレーニング（根管清掃後）
予　後	非常に良好 治癒過程も速やか	エンドに関する予後は良好 支持組織の修復や再生は歯周治療の結果による
留意点	側枝の存在	歯の形態，咬合関係

　一般的に原因が歯髄由来の場合は，単根歯では歯肉-歯槽粘膜境界に腫脹をきたし，複根歯では分岐部にも腫脹をもたらす．一方，急性歯周炎は歯頸部付近が腫脹することが多い．また下顎の場合，舌側の腫脹は歯髄由来が多いが，急性歯周膿瘍でも引き起こされることもあるので注意を要す．

[4-1-1 的確な診断をするために]

　そこで的確な診断をするためには，フレキシブルで造影性のあるガッタパーチャ・ポイントや細い診断用ワイヤーなどを併用したエックス線写真撮影が望ましい．これにより病変が歯髄炎由来か歯周炎由来かの区別の一助となる．

　ガッタパーチャ・ポイントや診断用ワイヤーが示すポケット底が根尖より数ミリ短い位置を示しているようであれば，膿瘍は歯周由来であり，仮に歯髄が感染していても歯周炎とは直接関係がなくなる．これに対して根尖に達するか，近接していれば歯髄炎と歯周炎の合併の可能性もある．

[4-1-2 総合診断の重要性]

　合併症にはエンド由来とペリオ由来の病変がある．前者は歯髄組織が原因で二次的に歯周組織まで病変が波及し歯周炎を引き起こした状態を意味し，後者は歯周組織が原発で二次的に歯髄組織まで病変が波及し歯髄炎や壊死を引き起こした状態を意味する（症例4-1-2,4参照）．さらに，エンド由来とペリオ由来の両者がそれぞれ個別に発病した病変が合併した状態のものがある（症例4-1-6参照）．それぞれの合併症はエックス線やその他が類似したところも多いので，総合的な立場に基づき鑑別診断を行う必要がある．

　疼痛，腫脹，歯髄の生活反応，ポケットの有無，診断用プローブの到達方向や本数，病変の形態，う蝕や歯周病の傾向や進行程度の口腔内環などの相違を表4-1-1にまとめてみたので参考にしていただきたい．

Primary Periodontal Lesion	Primary Periodontal Lesion with Secondary Endodontic Involvement	True Combined Lesion
エンド由来の病変に似ている 病変の形態は歯頸部から根尖方向に拡大 他歯にも歯周病の傾向がある 疼痛は軽度かなし 腫脹は歯頸部付近	ペリオ由来の病変が根尖，側枝を介しての逆行性歯髄炎を誘発 全体的に歯周病の傾向がある 根面平滑化や象牙質の摩擦も間接的原因になりうる ときとして激痛を伴う	一般的にペリオ由来とエンド由来の病変が個々に進行しその後両者が統合 穿孔などの医原性疾患も原因になりうる 全体的に歯周病の傾向がある
歯髄生活反応（＋） プローブ 根尖の病変部に到達 ポケット（＋），動揺（＋／－）	歯髄生活反応（±） 　（複根歯に注意） ポケット（＋＋），動揺（＋／－）	歯髄生活反応（－） プローブ 歯周ポケット歯髄部から複数形に入るポケット（＋＋），動揺（＋＋）
歯周治療 歯髄生活反応に異常があれば根管治療	歯周治療 根管治療 ペリオ処置はエンド処置より先行または同時進行	歯周治療 根管治療 根の分割，抜根 歯内療法外科
歯周治療の成果による 治療後，逆行性歯髄炎が生じるときがある エナメル滴や癒合根など歯の形態が素因となり歯周病的な問題を助長	歯周治療の成果に左右されるエナメル滴や癒合根など歯の形態が素因となり歯周病的な問題を助長	歯周治療の成果による 患者には予後の限界を説明し理解を深めること
再評価の必要性	局所環境に注意	垂直的歯根破折との鑑別

4-2 治療順序の組み立て

治療法はエンド由来の擬似合併症は歯髄処置（症例4-1-1），ペリオ由来の擬似合併症は歯周処置（症例4-1-3）のみで解決を見ることが多い．しかし，合併症ともなると治療順序の組み立ては多様性を示す．

原則的に急性，慢性にかかわらず有髄歯の場合は歯周治療を先に行い，無髄歯の場合は根管治療を先に行うようにしている．特に歯周治療についてはまず初期治療を行い，その効果を時間をかけて評価するように心がけているので，暫間固定やプロビジョナル・レストレーションは欠かせないものとなっている．

その後，初期治療の効果を評価して再度診断を行い，改善の兆しがあるようであれば引き続き予後観察を行う．反面改善の兆しが見られないときや増悪の傾向があるときは，歯周外科処置が必要となる場合がある．最近は人工膜や特殊な薬物も手術の補助として使用し，その効果も認められるようになってきた．ペリオ由来の合併症の予後は，特に歯周治療の成果に左右されることを念頭にとどめなければならないと思う．

そして，いわゆるRossman LEによるTrue Combined Lesion，森，飯島によるConcurrentに関する症例は，根管系，歯周系由来の因子の他に異常咬合圧やエナメル滴，口蓋裂溝など歯の形態が素因として複雑に絡み合うことが多く，予後の見通しがつきにくい．患者にはこのことを事前に説明し，理解を求めておくことが肝要である．

真の合併症の末期（Advanced）ともなると，歯周炎も重度に進行し病変はさらに広がり，患歯ばかりでなく隣在歯や周囲の歯周組織まで巻き込みその存在さえ危うくすることがある．そのためやむなく患歯を戦略的に抜歯し，隣在歯の保存につとめる方が臨床的に得策と考えられることもある[5]．

Goldman HMとChoen DWは戦略的抜歯について歯周病学的観点から，

「広範囲に歯周病に冒された歯の中でも特に骨欠損のひどい歯を選択的に抜歯した後，その抜歯窩が骨に置き換わるという学理的に認められた治癒機転をうまく利用することにより，重要な鍵となる歯の支

持骨を保護できる．また正しい骨形態を得るために外科的処置を行うと多量の骨を削除せざるを得ないし，それを避けることができる」
と定義している[6]．

　肉眼的所見，エックス線所見や他の診査結果がエンド・ペリオの合併症に似通ってはいるが，鑑別診断のどの分野にもあてはまらず，診断がつかない症例がある．そのようなときは破折や穿孔を疑うことが多い．破折線が明瞭なときは当然であるが，太い鋳造ポスト，スクリューポスト，幅広い，ときにはテーパー状の根管拡大や根管充填，薄い残存歯質などが見られるときは歯根破折や，穿孔の疑いが濃い．確定診断を得るため歯肉弁を展開，肉芽を取り除き，根面を肉眼的に観察する診断的外科が症例によっては必要になる．このように歯根破折や穿孔は，その原因は医原性のものもあるが，エンド・ペリオの鑑別診断には忘れてはならない項目である．

5．良好な予後を求めて

　エンド・ペリオの合併症の鑑別診断は絡まった釣り糸を解くことに似ている．絡まった釣り糸の根元を懸命に探そうとするが，同じ色や透明度のため困り果て，釣果を台なしにすることがある．エンド・ペリオの合併症も急性，慢性炎症やその経路や進行程度，根管や歯周組織の解剖学的形態，また異常咬合圧などが直接，間接に絡み合っている．そこで，それぞれの類似点相違点を踏まえながら，病因の由来を把握し，炎症や波及経路を理解して鑑別診断にあたらなければ，合目的的な治療方針や順序を組み立てられず，また良好な予後は望めない．

　複雑な要素を持った真の合併症ともなると，たとえ的確な診断をくだしたとしても，患歯ばかりではなく隣在歯や周囲の歯周組織，対合歯，咬合などを巻き込み，その治療は複雑多岐にわたる．そしてその効果を確認しながらすすめるため，どうしても治療期間が長期にわたり予知せぬ事態や，新たな医原性疾患を招くことすらある．特に分岐部病変に絡む臼歯部に関しては，より複雑化してくるのは当然のことである．その都度問題に対処し，持ちあわせている全知全能を注ぎ込み治療をすすめなければならない心労がある．さらに患者の社会的，経済的な背景，最終補綴の材料の選択や吟味までも考慮に入れておかなければ良好な予後を得られず，患者や術者にとっても寂しい結果（釣果）になるであろう．

　そこで，エンド・ペリオの合併症の症例を取り扱うには，鑑別診断とともに以下のことも大切な事項になると思いつつ，診療にあたっている．

①歯列に及ぼす患歯の重要度

　歯列は解剖学的特徴を異にした歯の集合体であり，それぞれの歯の状態を考慮して予後を判定する必要がある．歯根の形態と長さ，歯周ポケットの深さ，付着歯肉の幅，骨植状態，歯列内の位置と配列状態，歯髄状態などがあげられる．不適合な修復物，う蝕，分岐部病変などの存在も予後に悪影響を及ぼす．

②病変の範囲と病型，過程，継続期間
③咬合関係
④残存歯の位置と数
⑤患者の年齢
⑥術者の能力
⑦患者の理解と協力度

参考文献

1．Genco RJ, Goldman HM, Choen DW. Contemporary periodontics. St. Louis：Mosby, 1990：605-618.
2．飯島国好．根管性破折の診断，歯根破折，臨床的対応．東京：医歯薬出版，1994：38-43.
3．森　克栄，飯島国好：森　克栄（編）．歯周疾患との相関，現在の歯科臨床 3．東京：医歯薬出版，1980：195-214.
4．Grossman LI. Endodontic practice, 8th ed. Philadelphia：Lea & Febiger：1974：386.
5．茂木正秀：森　克栄，石井正敏（編）．戦略的抜歯，現在の歯科臨床 8．東京：医歯薬出版，1985：225-242.
6．Goldman HM, Cohen DW. Periodontal therapy, 4th ed. St. Louis：Mosby, 1968：383-385.

第4部　エンド・ペリオの相関関係

第2章
エンド・ペリオの合併症
Part 2
症例を通した包括治療への指針

森　克栄

1. 種類別エンド・ペリオの合併症

症例4-2-1　Primary Periodontal Lesion

患者：38歳，男性
初診：1993年10月24日
主訴：下顎歯肉腫脹と疼痛
臨床所見：下顎 3 2 の歯間乳頭の腫脹，3 2 の隣接面には空隙があり，食片圧入が見られた．2 は動揺，咬合時の疼痛（＋）．プローブは遠心ポケットから根尖部まで入る．
臨床診断：2 の亜急性歯周膿胞（疑似合併症というべきであろう（図A⑤P（＋＋）E（－））．

[治療経過]
　3 のスケーリングと 2 遠心根面のキュレタージを行い，咬合調整してポケット内へペリオクリンを注入して対応した（図4-2-1a〜c／1993.10.24）．約半年後には 2 の違和感はなくなった．1年後の定期検診時のエックス線診査では 2 の遠心にまだ3壁性の骨縁下盲嚢を認めたため，より安定した予後を得るために再手術（Periodontal Osseous Surgery）をすすめたが，患者が多忙のため延期した（図4-2-1d,e／1995.11.22）．
　その後1年に2回の割合で来院，その都度意識して 2 の遠心を注意深くスケーリングし，咬合診査して経過観察をする．定期検診時のエックス線ではさらに改善されているが，要注意の旨を患者に伝えた（図4-2-1f／1998.9.14）．

[コメント]
　急性の歯周膿瘍の場合は適切な処置でドラマチックに治癒することがある．ただ，最終のエックス線所見では主放線の方向が異なっていて，明らかなことは断言できないが，わずかな隅角欠損が残っており再発のおそれがないとも限らない．
　確定的治療として歯周外科を試みる（ときにはゴアテックスなどを使用する）こともある．5年後の改善を見ると，患者の口腔衛生に対する関心と実践が功を奏したのであろうか．術後2年の経過を見たとき，安直に再手術を思いついたが，年2回のスケーリングとキュレタージで経過を観察したのが好転につながったのではないかと考えさせられた症例である．

症例4-2-2　Endodontic Origin

患者：59歳，男性
初診：1997年6月4日
主訴：3週間前に硬いものを噛んで 1 がグキッ

第4部　エンド・ペリオの相関関係

とした．2日前より腫脹を覚えた．
臨床所見：1⃣の粘膜移行部に瘻孔が認められ，エックス線診査では根尖部周囲に透過像が見られる（図4-2-2a,b）．
診査：歯髄電気診（－），動揺（＋＋＋），歯肉からのポケットは浅い
臨床診断：咬合性外傷とエンドの合併症を疑った．

[治療経過]
　初診時，瘻孔よりワイヤーを入れエックス線撮影を行ったが，歯周ポケットからの診断用ワイヤーは入らない．1⃣は，動揺度（＋＋＋）のため2⃣1⃣1⃣を連結固定した（図4-2-2c）．1⃣の根管治療を開始したが，根管が見つからず帰宅させた．1⃣の歯内治療では根管上部の石灰化が著しく形成に手間どり，一時は外科的歯内療法も考えたほどであった（図4-2-2d,e）．
　気を取り直して，冷静に根管を探りあて，3回目に根管充填を行った．現在まで経過観察中であるが，エックス線透過像は次第によくなり，歯槽硬線もしっかりしてきている（図4-2-2f〜i）．

[コメント]
　高齢者の歯髄は石灰化の傾向があり，歯周病を併発しているような動揺歯の場合，根管を探りあてることは難しい．短気を起こして外科的歯内療法で逆根管充填しても根長は短くなり，予後は必ずしも芳しくない．一般に高齢者の2 1⃣1 2の根管形成時に根管孔を間違えると穿孔の可能性もあり，ますます予後に不安な問題が出てくるのであろう．
　この症例はエンド由来の疑似合併症であろう（図A④P（－）E（＋＋））．根管治療のみで問題解決した．

[症例4-2-1] Primary Periodontal Lesion

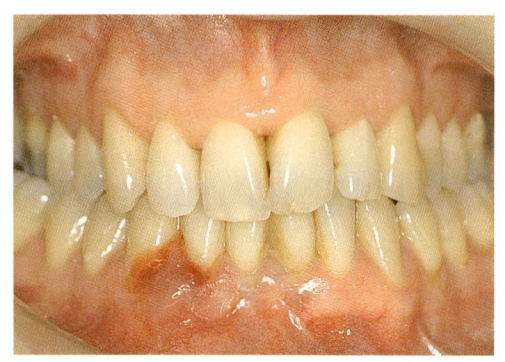

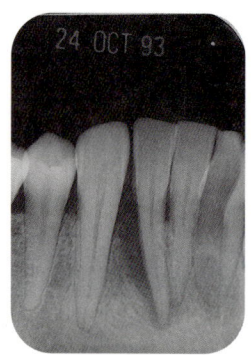

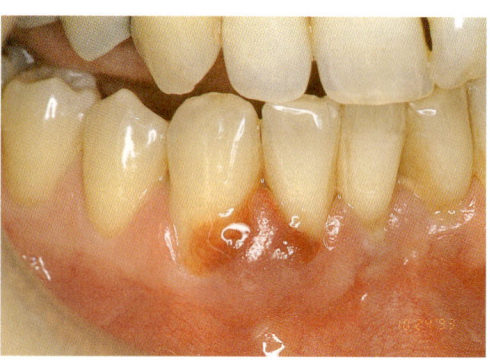

図4-2-1a〜c　38歳，男性．初診時口腔写真とエックス線像．プラークを除去し，ペリオクリンをポケット内へ注入する（1993.10.24）．

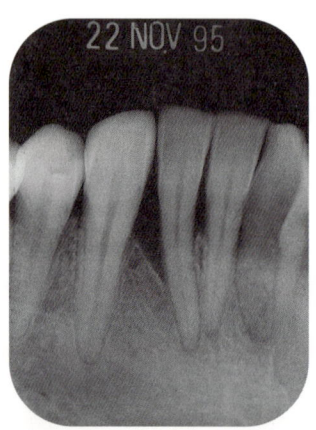

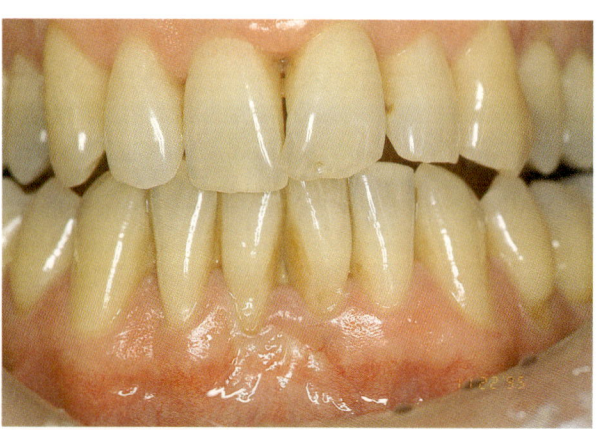

図4-2-1d,e　2⃣の遠心の骨吸収像は，まだ3壁性の骨縁下盲嚢を認める（1995.11.22）．

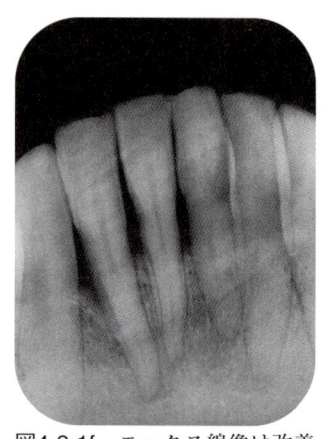

図4-2-1f　エックス線像は改善してきているが…（1998.9.14）．

第2章 エンド・ペリオの合併症／Part 2 症例を通した包括治療への指針

[症例4-2-2] Endodontic Origin

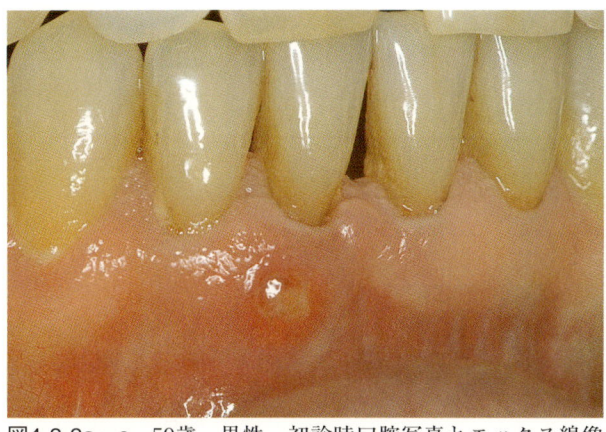

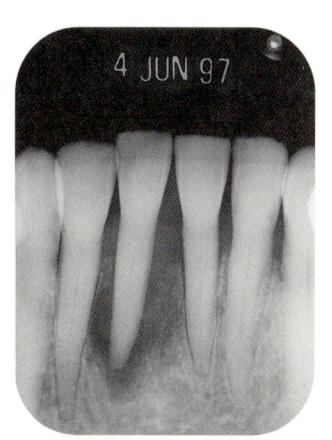

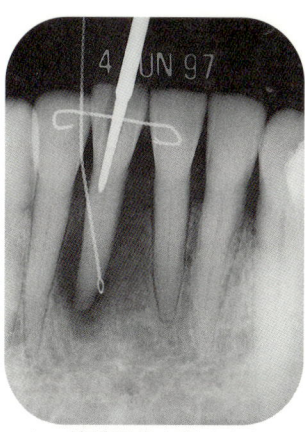

図4-2-2a〜c　59歳，男性．初診時口腔写真とエックス線像．1|の粘膜移行部には瘻孔を認めエックス線透過像が認められる．瘻孔よりワイヤーを入れエックス線撮影した．歯周ポケットからは診断用ワイヤーは入らない．1|は動揺度（+++）のため，2 1|1 を連結固定した（1997.6.4）．

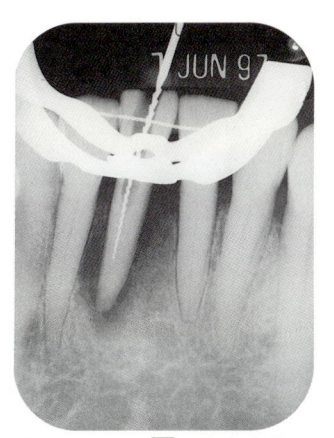

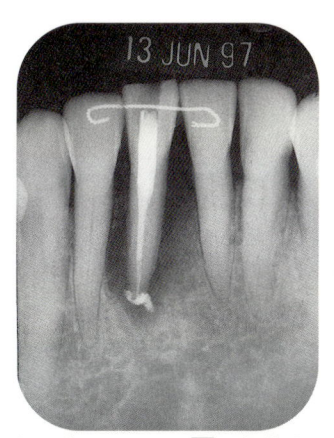

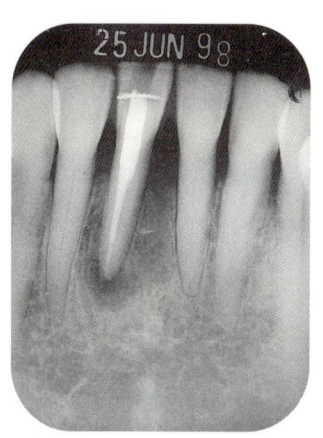

図4-2-2d〜f　1|の歯内療法では根管上部の石灰化が著しかった．1|の根管充填を行うとエックス線透過像が次第によくなっていくのが観察される．

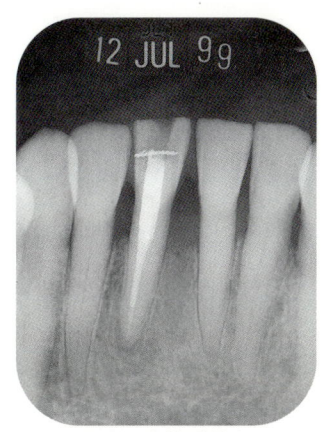

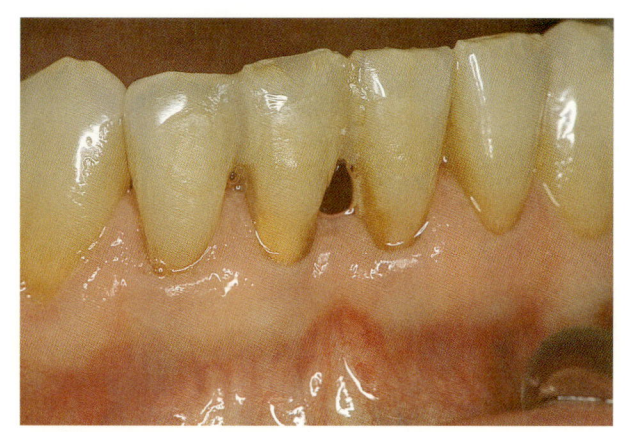

図4-2-2g,h　歯槽硬線もしっかりと回復してきている（1999.7.12）．

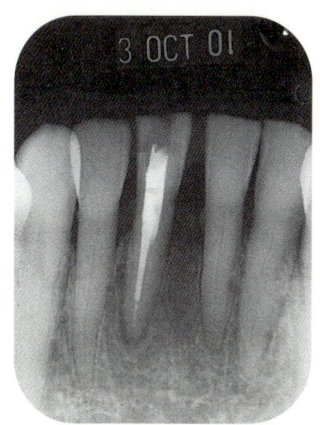

図4-2-2i　経過良好である．（2001.10.3）．

第4部 エンド・ペリオの相関関係

[症例4-2-3] Concurrent（Combined Lesion）

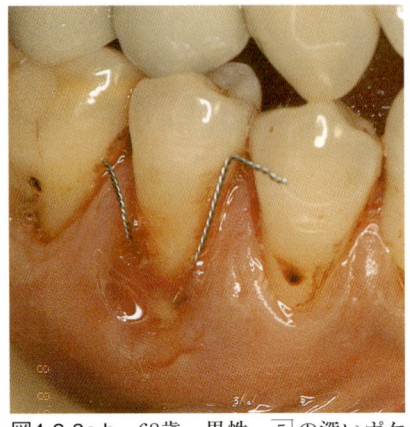

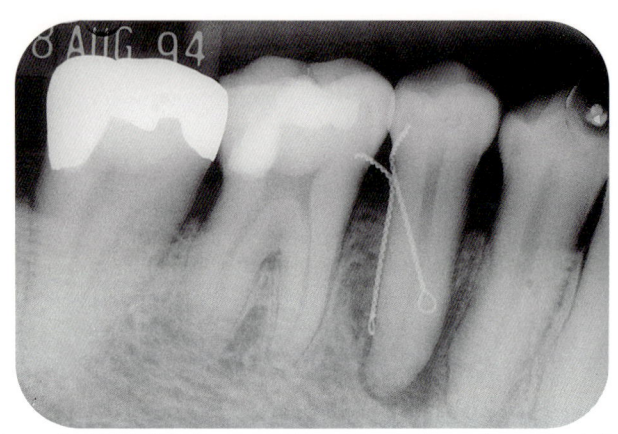

図4-2-3a,b　68歳，男性．5⏌の深いポケットからワイヤーを入れてエックス線撮影を行い，ペリオクリンをポケットに入れて経過観察を行う（1994.8.8）．

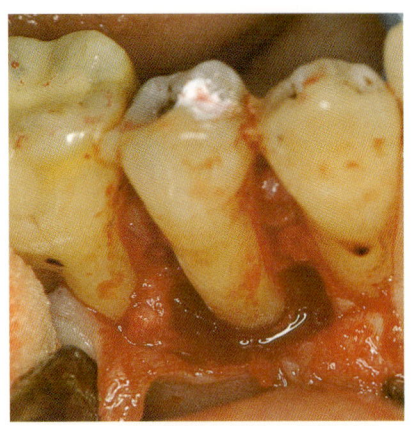

図4-2-3c　浸麻抜髄と同時に歯周外科で対応した．

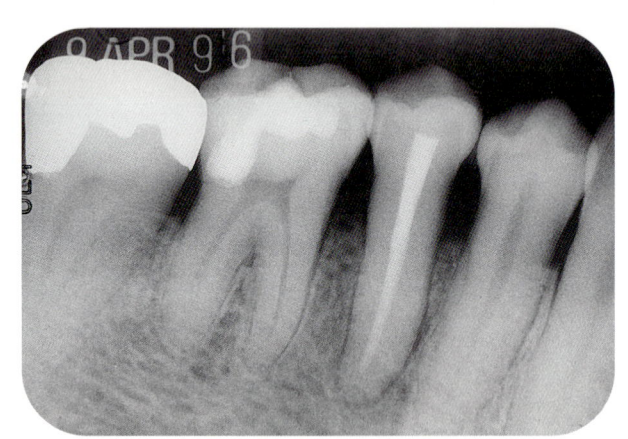

図4-2-3d　骨植もしっかりとしてきており，経過観察中である（1996.4.9）．

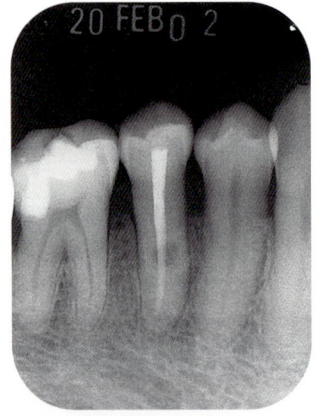

図4-2-3e　歯周外科8年後のエックス線診査で5⏌の内部吸収が認められた．根管再治療を行い，従来のZOEで対応した（2002.2.20）．

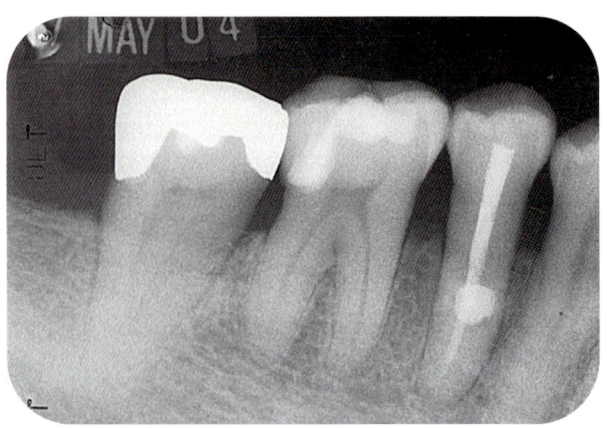

図4-2-3f　経過良好である．5⏌根中央部の内部吸収が現れていたところが充填されている（2004.5.14）．

鑑別診断の要が強調される症例である．さもなければ，必要以上のオーバー・トリートメントが，みじめな結果を招くことも考えられる．

| 症例4-2-3　Concurrent (Combined Lesion) |

患者：68歳，男性
初診：1994年7月26日
主訴：5⏋の歯肉腫脹
臨床所見：歯肉は発赤・腫脹し，6 5⏋の歯頸部歯肉はさがっている．う蝕（−）
診査：5⏋の歯髄電気診（+），高い電気抵抗で反応した（おそらく歯髄は辛うじて生きている）．
臨床診断：エンド・ペリオの合併症（おそらくPrimary Periodontal Lesion with Secondary Endodontic Involvement）

[治療経過]

　頬側近心から遠心にかけての深いポケットからワイヤーを入れてエックス線撮影を行う（図4-2-3a,b）．ペリオクリンをポケットに注入し様子を見ることにした．次回，浸麻抜髄を行うと同時に，歯周外科で対応した（図4-2-3c,d）．歯周外科8年後の定期検診時のエックス線診査で5⏋の内部吸収が認められた．そこで，根管再治療を行い従来のZOEで対応した（図4-2-3e／2002.2.20）．現在まで経過観察中であるが，骨植もしっかりとしてきている（図4-2-3f／2004.5.14）．

[コメント]

　歯髄が生活反応を呈しても，必ずしも正常であるとは限らない．スケーリングやルートプレーニング（根面滑沢）や外科手術時の根面操作によって歯髄が刺激を受けて，非可逆的な反応を呈することもあろう．歯周外科の後，余儀なく抜髄をすることは臨床においては患者との信頼を失うことにもなりかねないので，前もってよく説明をしておく必要があろう．さもなくば，麻酔をしたときに抜髄をしてから歯周外科をしておいて，次回抜糸の来院時に根管充填をするのが得策となることもあろう．

| 症例4-2-4　Primary Periodontal Lesion with Secondary Endodontic Involvement |

患者：45歳，男性
初診：1991年6月21日
主訴：前歯動揺のためよく噛めない．
臨床所見：下顎の叢生が顕著，歯肉腫脹発赤，2⏋2は捻転，⏌2/23は交叉咬合で動揺が著しく（図4-2-4a〜d），ともに前医から抜歯を宣告されたとのことである．
診査：⏌2はポケット（−），フレミタス（++），唇舌に著しく動揺（++）している．エックス線上の歯槽骨頂はやや正常なものの，あまりの動揺から唇舌側の歯槽骨が消失しているのではないかと思われた．しかしプローブの挿入は困難であった．
　⏌2は舌側遠心のポケットからプローブが根尖まで入り，根周囲の骨は吸収している．う蝕（−），歯髄反応（−），動揺（+++）．
　2⏋は90°捻転．歯髄反応（+），根遠心側の骨は著しく吸収している．3⏋の近心から根尖に連なるポケットが幅広く，プローブは根尖部まで挿入できるが，歯髄の生活反応（+）であった．この部位はP（++）E（±）のCombined Lesionで，この前の状態はP（+）E（−）のLesionであったと考えられる（図A②参照）．
臨床診断：下顎前方歯群はOcclusal Periodontics，臼歯部の咬合は比較的安定している．

[治療経過]

　表4-2-1に示すイニシャル・プレパレーションの順に図にそって治療に入る．すなわち，ブラッシングを中心とした口腔衛生指導，スケーリング，ディープスケーリングを行った．⏌2は咬合性外傷による唇舌的動揺のため⏌1 2 3をボンドで連結固定した．
　⏌2は保存不可能と判断し，戦略的抜歯（1991.6.12）を行った（図4-2-4e）．また，咬合調整を慎重にしながら，下顎前歯部の特に⏌2/3の咬合改善をするために限局矯正（1991.11）をはじめた．4 3 1⏋1 3 4にブラケットをつけ積極的に矯正治療（1991.11.14）を試みるが，患者の都合で最小限にし即時固定を行った（図4-2-4f〜h／1991.11.27）．

第4部　エンド・ペリオの相関関係

[症例4-2-4] Primary Periodontal Lesion with Secondary Endodontic Involvement

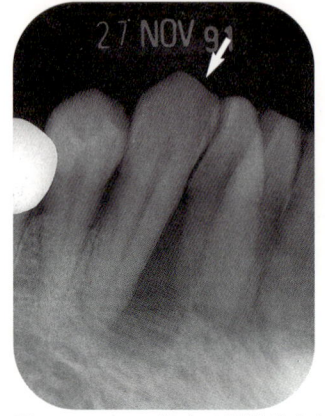

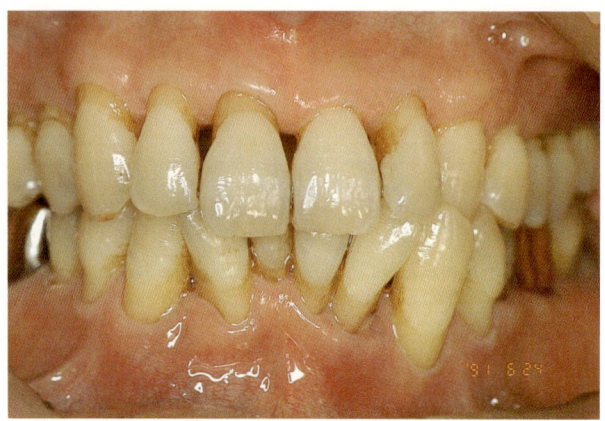

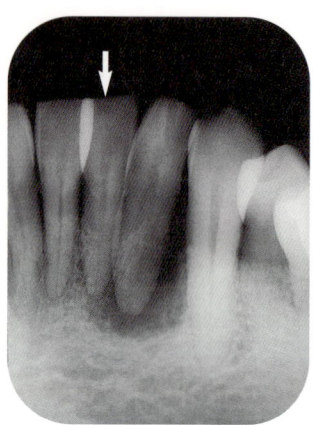

図4-2-4a〜c　歯肉は腫脹発赤し，2|2 は捻転，2|2 は交叉咬合している．|2 は舌側遠心のポケットからプローブが根尖まで入り，根周囲の骨は吸収しているため，保存不可能と判断した．

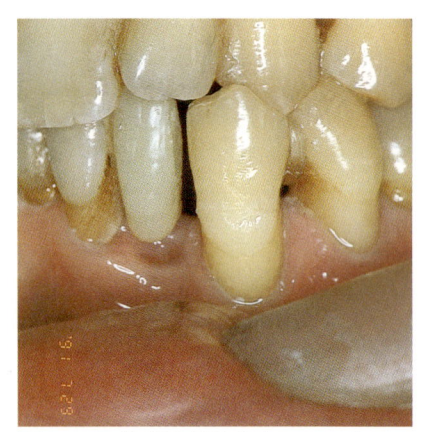

図4-2-4d　3|3 が交叉咬合（1991.7.28）．

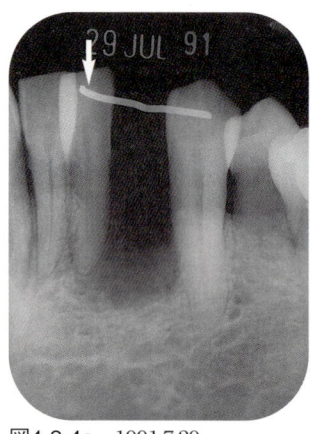

図4-2-4e　1991.7.29．

下顎左右の側切歯・犬歯間のエックス線上の骨欠損に対して，臨床家の診断能力と技量によって，多様な治療方針があると思われる．

この患者は年齢からも働きざかりであり，日常のスケジュールは過密に立てられていた．患者からの要望として，連続して来院できないが，約束時間を少しずつならとれることと，できるだけ歯は抜きたくないという条件がつけられている．

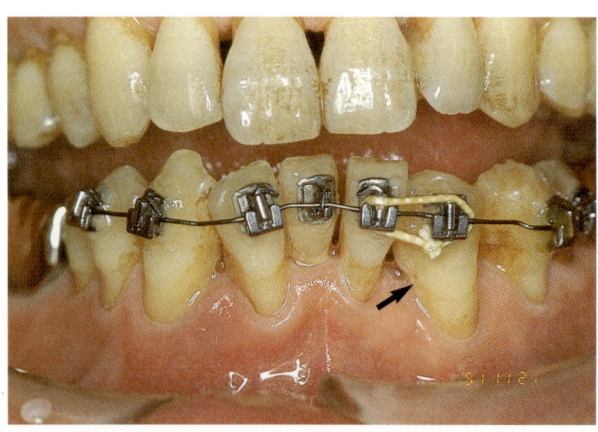

図4-2-4f,g　患者の都合により矯正は最小限として即時固定する（1991.11.27）．

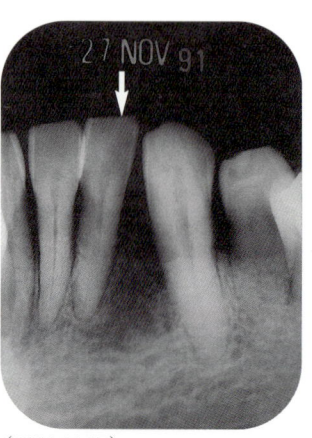

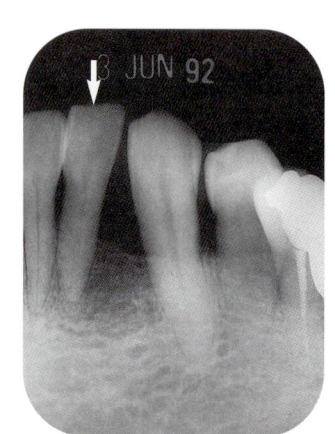

図4-2-4h　1992.1.3．

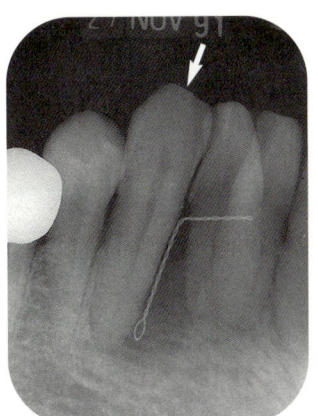

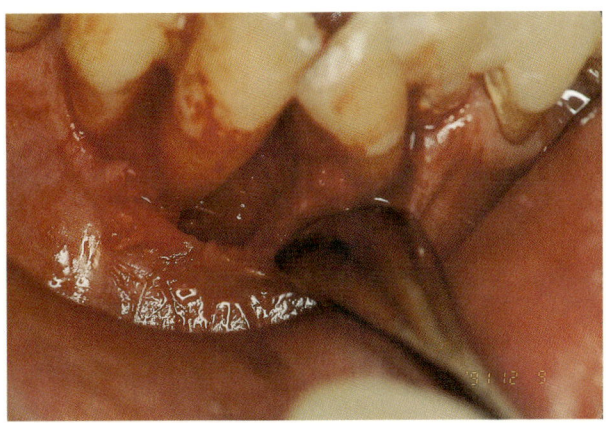

第2章 エンド・ペリオの合併症／Part 2 症例を通した包括治療への指針

図4-2-4i,j ③の近心面は根尖に及ぶ実質欠損のあることを確認した．

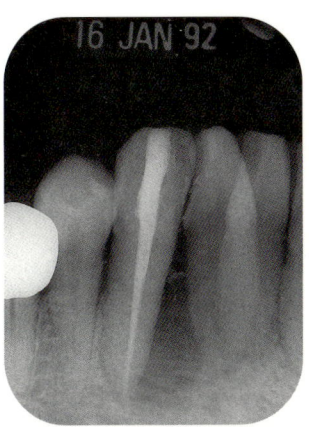

図4-2-4k 歯髄の炎症反応が予知できたので抜髄し，根管充填した（1992.1.16）．

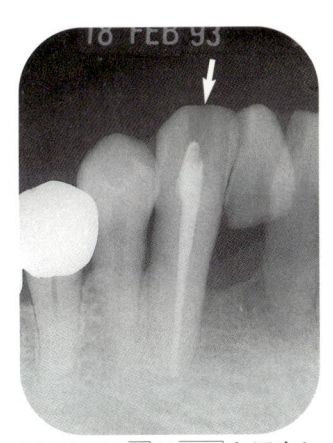

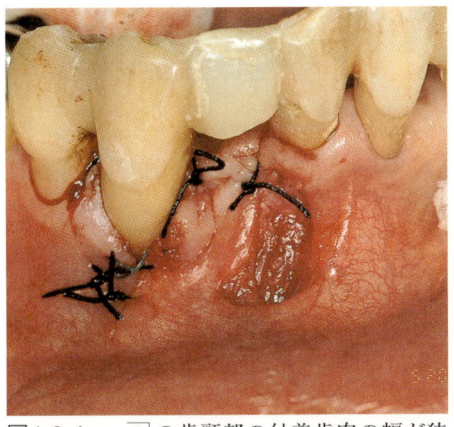

図4-2-4l ②は③①と固定し抜根した．

図4-2-4m ③の歯頸部の付着歯肉の幅が狭いので有茎弁側方移動術を施した（1993.5.10）．

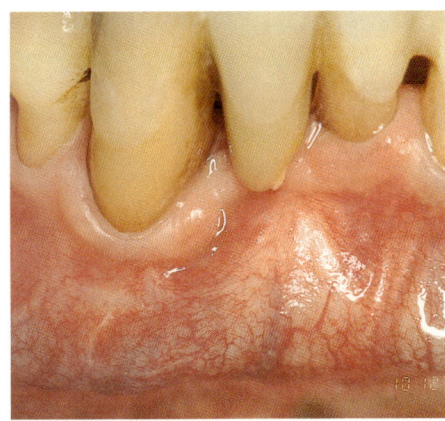

図4-2-4n 暫間のレジンポンティックを修正し，経過観察中（1995.10.12）．

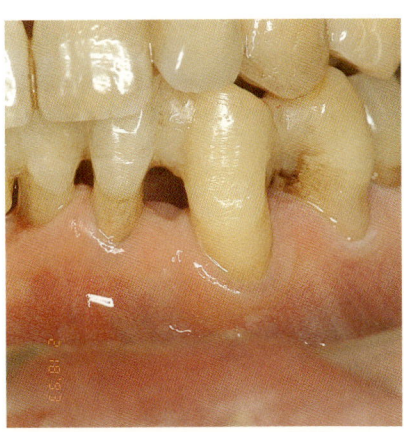

図4-2-4o 限局矯正終了．①②固定中（1993.2.18）．

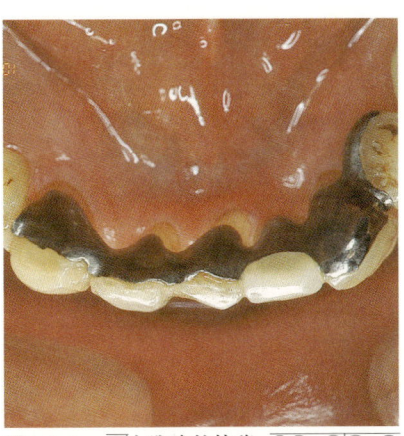

図4-2-4p ②も戦略的抜歯，④③②①①②③の接着性レジンブリッジにした（1995.10.12）．

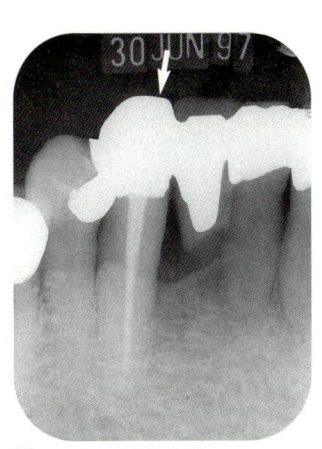

図4-2-4q 1997.6.30．

217

第4部　エンド・ペリオの相関関係

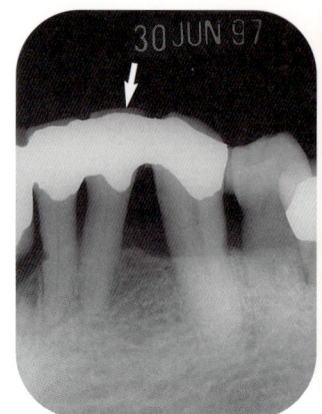

図4-2-4r　1997.6.30.

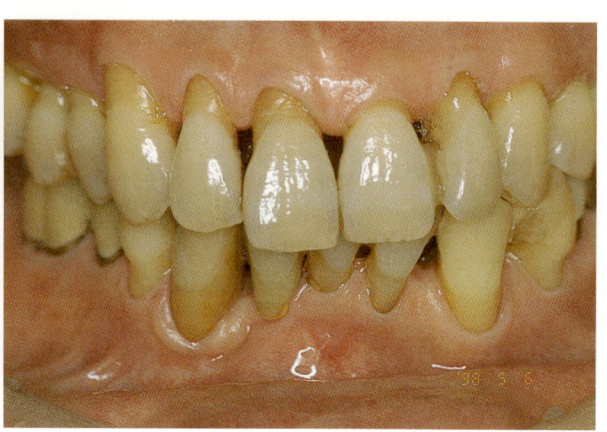

図4-2-4s　初診より9年．治療終了より経過観察中（1998.5.6）．

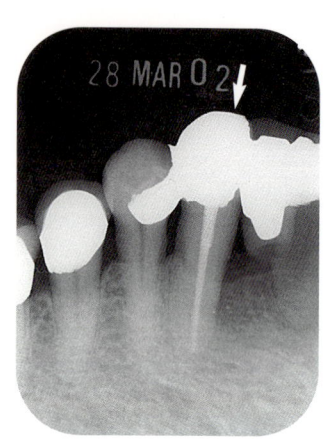

図4-2-4t　接着ブリッジ装着7年後のエックス線所見も経過良好である（2002.3.28）．

表4-2-1　エンド・ペリオに関連した治療順序の組み立て（※橋義歯・床義歯も含む）

	病変 治療内容	初期	エンド由来の病変	ペリオ 炎症由来の病変	ペリオ 咬合性外傷の病変	初期のエンド・ペリオ由来	中期のエンド・ペリオ由来	末期
初期治療 (Initial Preparation)	仮診断 (Intial Diagnosis)							
	①Plaque Control	●		○	●	●	●	
	②Oral Physiotherapy	●		○	●	●	●	
	③Scaling & Root Planing			○	●	●	●	
	④Odontoplasty	○		○		·	·	
	⑤Caries Control	●				○	●	
	⑥Strategic Extraction					○	●	●
	⑦Root Canal Treatment		●			○	●	
	⑧Orthodontic Tooth Movement（いわゆるMTM）			◉			◉	
	⑨Splinting					·	○	
	⑩Provisional Restoration			◉		·	●	
	⑪Occlusal Adjustment			○	○	·	●	
確定的外科治療 (Definitive Suegery)	再診断 (Re-evaluation)							
	Periodontal Surgery							
	Curettage				●	○	◉	
	Flap Operation				○	·	·	
	Root Amputation		○			·	·	
	Tissue Graft (MGS)					·	●	
	①Provisional Restoration		○			·	●	◉
	②Reentry of Extraction						·	
	③Final Restoration		●	◉		◉	●	●
	Periodic Recall Visit	●	●	●	●	●	●	●

● 通常行う処置　　　・ 必要なら行う処置
○ 症例に応じて行う処置　　◉ 必要に応じ，また症例に応じて行う処置

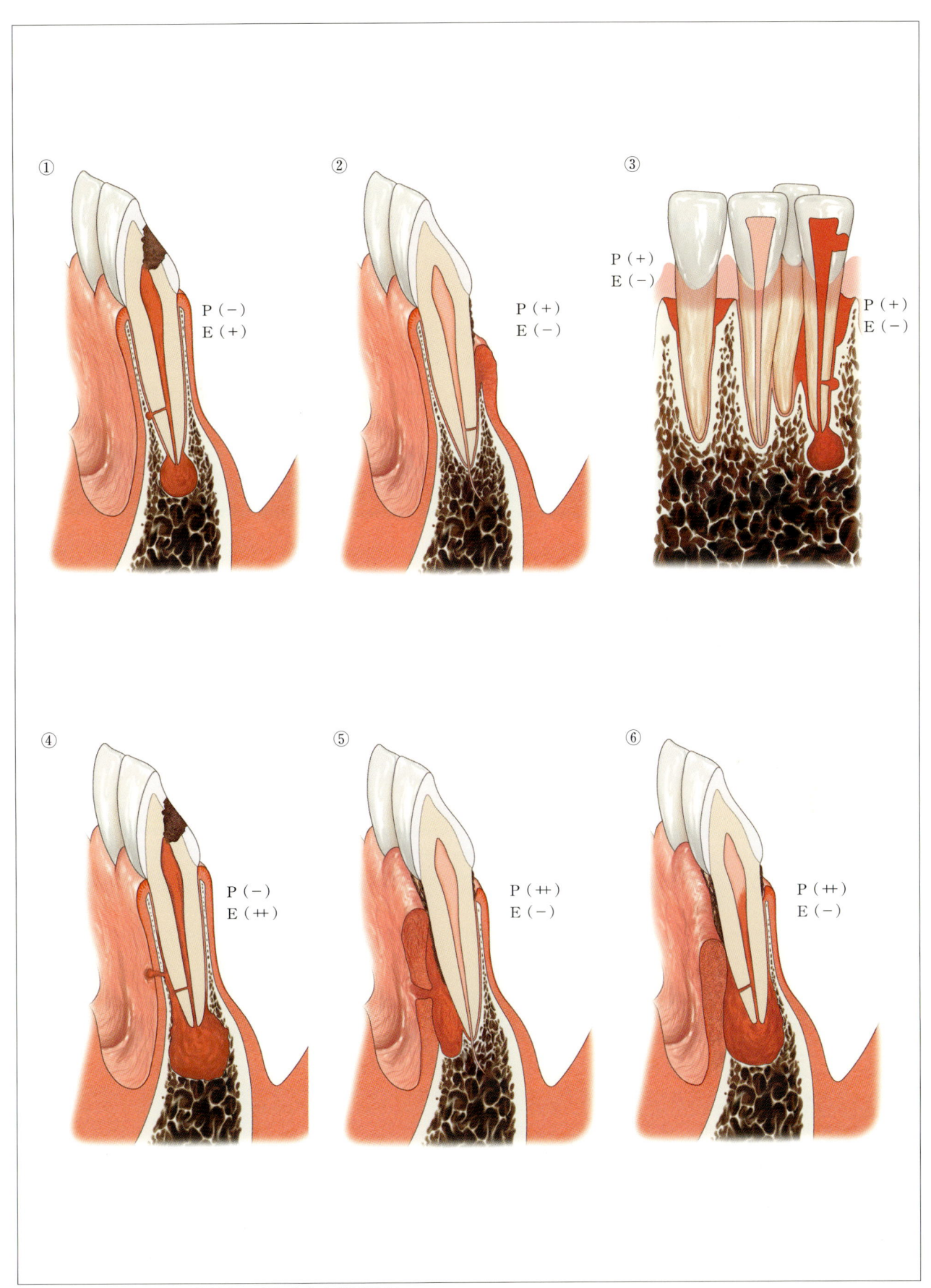

第2章 エンド・ペリオの合併症／Part 2 症例を通した包括治療への指針

①　P (−) E (+)
②　P (+) E (−)
③　P (+) E (−)　　P (+) E (−)
④　P (−) E (++)
⑤　P (++) E (−)
⑥　P (++) E (−)

図A　エンド・ペリオの合併症の成り立ちと鑑別診断

219

3̲ ̲2̲の部位に対してはフラップを行い，3̲の根の近心面は根尖に及ぶ実質欠損を確認した（図4-2-4i,j／人工骨，メンブレンなど使用していない／1991.12.9）．根の露出が著しく，術後知覚過敏から歯髄の炎症反応を予知できるようになったため，抜髄し根管充塡した（図4-2-4k／1992.1.16）．

捻転した2̲は3 2 1̲と固定しておいて抜根した（図4-2-4l／1993.2.18）．3̲の歯頸部の付着歯肉の幅が狭いため有茎弁側方移動術を施し（図4-2-4m／1993.5.10），より予後のよい歯周環境に整えた（図4-2-4n,o）．多忙な患者のスケジュールとわれわれの時間的技術的制約があり，治療は思うようにすすまない．理想的な歯軸も得られないまま，捻転した2̲は戦略的に抜歯したが，1̲|̲3̲の生活歯髄を最終的には保全するために，接着レジンの④③2①①2③ブリッジが適応と判断し，設計・製作・装着した（図4-2-4p／1995.4.24）．接着ブリッジ装着後7年目のエックス線診査でも経過良好である（図4-2-4q～t／2002.3.28）．

［コメント］

下顎左右の側切歯・犬歯間のエックス線上の骨欠損に対して，臨床家の診断能力と技量によって，多様な治療方針があると思われる．この患者は年齢からも働きざかりであり，日常のスケジュールは過密に立てられていた．患者からの要望として，連続して来院できないが，約束時間を少しずつならとれることと，できるだけ歯は抜きたくないという条件がつけられている．

参考文献

1. Torabinejad M, Trope M. Endodontic and Periodontal interrelationships. Principles and practice of endodontics, 2nd ed. Philadelphia：WB Saunders, 1990：442-456.
2. Carranza FA：Carranza, Newman（ed）. Periodontal response to external forces, In Clinical periodontology, 8th ed. Philadelphia：WB Saunders, 1996：313-323.
3. 森　克栄，東野達夫．歯槽骨の異常形態に対する処置，Periodontal osseous surgeryをめぐって．日本歯科評論 1982；474：85-96.
4. 森　克栄．歯髄の診断と処置，特集歯髄をまもる，プライマリ・ケアの要．the Quintessence 1987；6(1)：43-57.
5. Hansson Ola. Clinical result with resin-bonded prosthesis and an adhesive cement 2. Quintessence International 1994：125-132.
6. 増原英一．歯科接着性レジンの基礎と臨床（上）．東京：クインテッセンス出版，1982.
7. 森　克栄．歯科臨床の特殊性からみた診療計画，現代の歯科臨床，総合診断へのアプローチ．東京：医歯薬出版，1992：93-110.

第4部 エンド・ペリオの相関関係

第3章
長期症例から歯根破折の臨床像を考える

森 克栄

1. 歯根破折

　情報が溢れるなか，特に保存治療に関心が寄せられ，いろいろな角度から検討が加えられるようになった．そのこと自体は喜ばしいことであるが，反面，必要以上に根管治療が施されてはいないだろうか．臨床における成功の基準をどのレベルにおくかによって治療結果に差が生じ，評価もかなり異なるだけに懸念される．

　本章では根管の再治療後に遭遇することがある「招かれざる客＝根の破折」について問題提起してみたい．

　そもそも根の破折は，Cameron CEが最初にCracked Tooth Syndromeとして1964年に発表して以来，注目を集めるようになった．

　わが国では筆者が，1970年代に臨床例を示しながら警鐘を鳴らしたのが初めてであろう．その後，飯島・森は1985年に小論文としてまとめたが，それ以来，歯根の破折に対する臨床医の関心も高まっていた．

　ここでは筆者が手がけた症例を基本に，根管の再治療からクラウン装着後に長期間（15年〜27年）経てから出現してきた問題について検討し，その対策について報告したい．

　歯根破折の原因は，外傷性，医原性，病的破折に大別される．ここでは破折の誘因とも考えられる医原性から病的破折に至ったものを提示して対策についてふれてみたい．

症例4-3-1　鋳造冠装着から24年後の歯根破折

患者：35歳，女性
初診：1974年6月25日
主訴：よく噛めない，口臭
臨床所見：左右臼歯部に不適合な金冠が装着してあり，無髄歯，根尖病変，初期の咬合性外傷が疑われた（図4-3-1a／1974.6.25）．
治療方針：クラウンをはずし根管再治療して咬合回復を図る．

[治療経過]

　6 7 の補綴物を撤去し，無麻酔下で根管再治療を行い， 8 を抜歯した． 6 にレジン前装鋳造冠を 7 に鋳造冠を装着した（図4-3-1b）．経過は良好で，患者も定期的にリコールに応じてくれていた（図4-3-1c）．

　鋳造冠装置19年後に「噛んだときに薬臭がする」といって来院してきた． 6 7 のエックス線診査を行ったが，明確な原因がわからず，しばらく経過を見ることにした．22年後には「噛むと違和感がある」といって来院した．破折を疑ってエックス線診査を

第4部　エンド・ペリオの相関関係

[症例4-3-1] 鋳造冠装着から24年後の歯根破折（症例1-9-3の反対側）

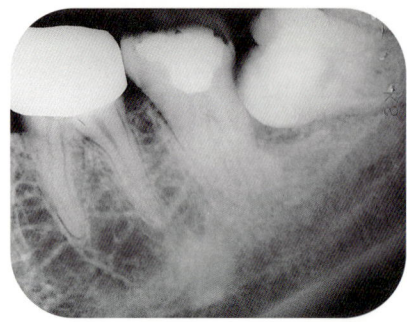

図4-3-1a　初診時のエックス線所見（1974.6.25）．不適合のクラウンが認められた．断髄された痕跡がある．

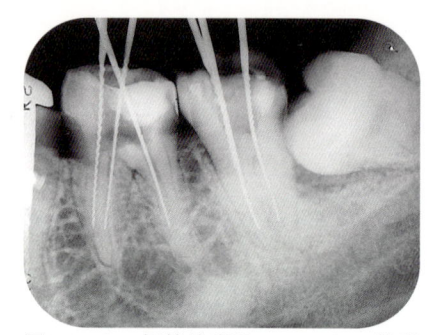

図4-3-1b　根管治療時のエックス線所見．6 7には鋳造冠を装着することにした．根管治療後，8を抜歯した．

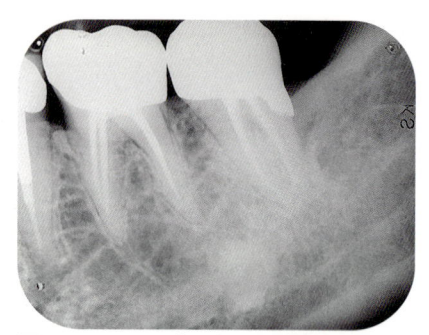

図4-3-1c　その後，経過は良好で，鋳造冠装着5年後のエックス線写真（1979.2.14）．

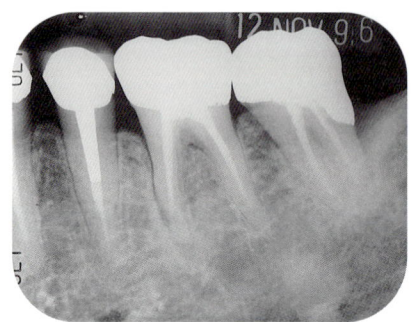

図4-3-1d　22年後の再来院時，噛んだとき違和感があると訴えた折のエックス線所見（1996.11.12）．近心根歯根膜空隙の差に注意．

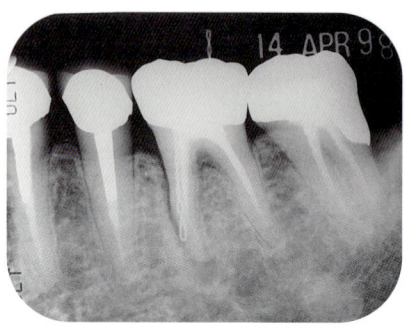

図4-3-1e　6の根尖部に腫脹で来院．歯根破折の典型的なエックス線所見（1998.4.14）．自家製のプローブで頬側の骨欠損を測定中．

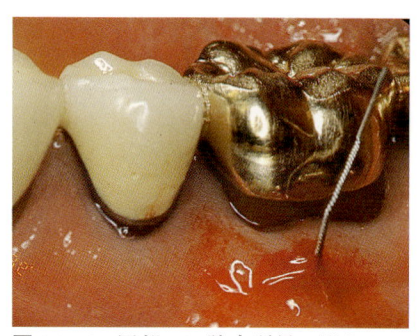

図4-3-1f　同部の口腔内所見．明らかに腫脹が認められる．

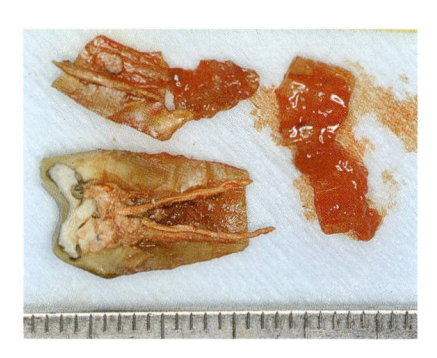

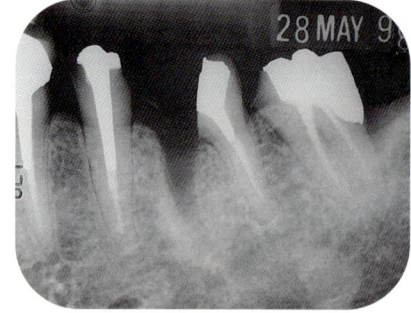

図4-3-1g　図4-3-1h

図4-3-1g　近心根根尖部の破折線から炎症の伝播が認められる．
図4-3-1h　6の近心根をヘミセクションしたエックス線写真．

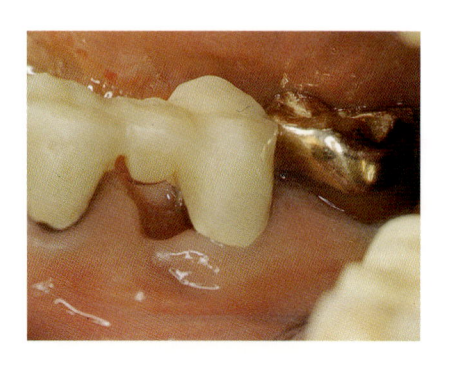

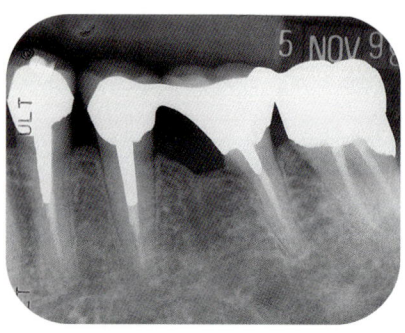

図4-3-1i　図4-3-1j

図4-3-1i　5と6遠心根を支台としたテンポラリー・ブリッジの装着．
図4-3-1j　最終補綴時のエックス線所見（1998.11.5）．7遠心に不安を抱えている．

行うが，破折と診断するだけの決め手がない（図4-3-1d／1996.11.12）．そのまま経過観察する．

その2年後に同部に痛みを訴えて来院する．6̄の根尖部が腫脹し瘻孔が見られた．プローブを瘻孔より抵抗のあるところまで挿入してエックス線診査を行った（図4-3-1e,f／1998.4.14）．歯根破折を疑い，フラップを開いてみると頬側の歯槽骨の消失を認めた．肉芽を掻爬すると近心歯根の歯頸部から根尖にわたる破折線が認められた．

近心根をヘミセクションし（図4-3-1g,h／1998.4.23），5̄と6̄遠心根を支台としたテンポラリー・ブリッジとした（図4-3-1i,j）．

[コメント]

本症例は無髄歯の再治療，補綴処置から21年後に違和感が現れ，23年後に歯根破折のために根の分割除去を行ったものである．他院ではなく，自医院の処置の経過を示すものであり，日常臨床で遭遇する処置歯の歯根破折の発症経過を如実に示す症例といえる．

破折の初期は咬合時に一時的に違和感や軽度の圧痛があり，しばらくすると消失するという既往があったが，そのままにして表面に症状が現れたのは2年経てからであった点が特記できる．一方，生活歯の歯冠破折の臨床症状は，外部刺激に対し激痛を訴える．

症例4-3-2　15年ぶりの来院時に歯根破折の徴候

患者：35歳，女性
初診：1981年7月1日
主訴：咬合違和感
臨床所見：根尖病変（おそらく膿瘍）

[治療経過]

6̄の不適合補綴物を撤去し，根管再治療を行った（図4-3-2a）．メタルコア支台の鋳造冠を装着15年後に歯頸部歯肉の腫脹を主訴に来院した（図4-3-2b／1996.3.1）．6̄のポケットにペリオクリンを注入し（1996.3.1），近心根をキュレットした（1996.3.8）．経過観察するが病状の回復が見られないため，6̄の歯根破折を疑いフラップしてみると近心根の頬側に破折線を認めた（図4-3-2c,d／1996.4.13）．患者に破折しているところを確認してもらい，近心根をヘミセクションすることに同意を求めたが，当日は都合で抜きたくないと否まれたため，肉芽を掻爬して縫合することにした．

1ヵ月後に患者の同意を得て，6̄近心根をヘミセクションし（図4-3-2e），遠心根にレジン・テンポラリークラウンを装着した．5̄にはフルクラウンの形成をせず，DOインレー遠心部にSubocclusal Seatを形成し，5̄遠心レストと6̄の遠心根を支台にしたブリッジを装着した（1996.11.28）．5̄への侵襲をなるべく避けたかったからである．後年，必要ならば7̄も整直し，7̄ 6̄ 5̄のクラウンブリッジになることを予測しての処置であった（図4-3-2f,g）．

[コメント]

本症例は，一見歯周病と思われる腫脹が，実は歯根破折を原因とする根尖病変であることを口腔内所見とエックス線所見の中から見出したものである．口腔粘膜の変化とエックス線像には微妙な徴候が現れる．特にエックス線写真に現われる根破折の微小変化から根表面を取り巻く明らかなJ型像に注意したことが，歯根破折発見の決め手となった．

症例4-3-3　25年後に根の不完全破折を起こし抜歯

患者：25歳，男性
初診：1972年5月2日（図4-3-3a）
主訴：7̄のインレー脱落
臨床所見：7̄の不完全根管治療と歯冠部の欠損

[治療経過]

7̄の根管再治療を行い，鋳造冠を装着した（1972.10.4）．その後5年間海外出張のため来院がとだえた．久しぶりに歯石とヤニをとりに来院の折，7̄の遠心部歯肉に線維性結合組織の慢性肥厚を認めた．エックス線診査で確認の後，患者にポケットの掻爬のための手術を提案したが，そのまま再渡航となった．

さらに5年後に来院するまでそのまま放置された（図4-3-3b,c）．患部は外国でときどき腫れたが，そのつどプロポリス液をつけ，腫れと鈍痛をしのいだ

第4部　エンド・ペリオの相関関係

[症例4-3-2] 15年ぶりの来院時に歯根破折の徴候

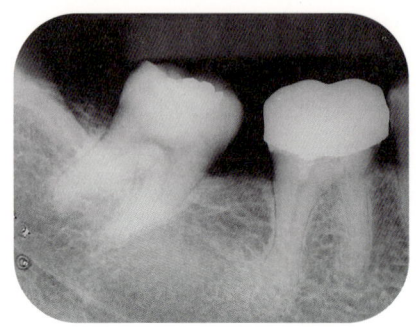

図4-3-2a　初診時エックス線所見．6┘の根尖病変と不適合クラウンが見られる（1981.7.1）．

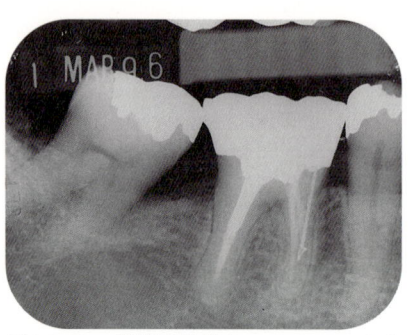

図4-3-2b　根管再治療とメタルコア支台の鋳造冠を装着後，15年ぶりの再来時のエックス線所見．6┘の歯肉膨瘤の所見（1996.3.1）．

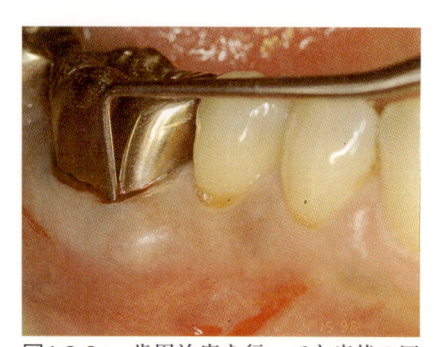

図4-3-2c　歯周治療を行っても病状の回復が見られないことから，6┘の歯根破折を疑う．結果的にはこの時点で歯根破折を疑ったことが功を奏した（1996.4.13）．

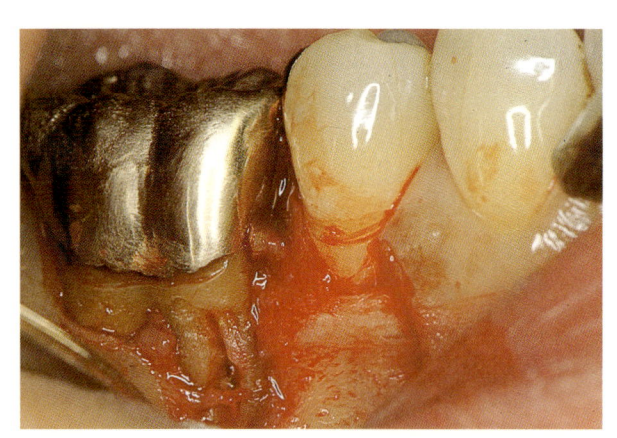

図4-3-2d　フラップを開けて6┘の近心根の頰側に破折線を認める．

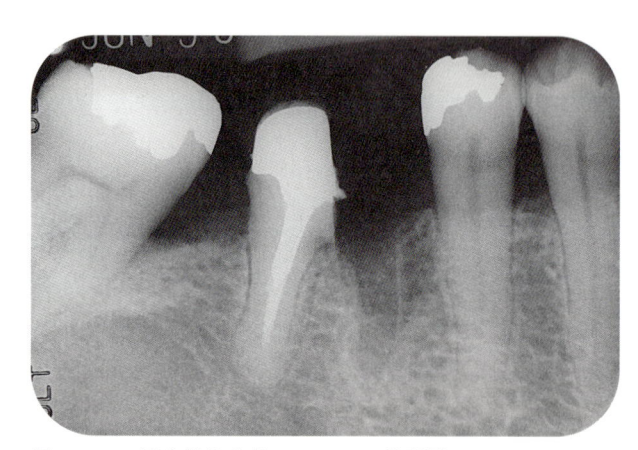

図4-3-2e　近心根抜去後のエックス線所見．

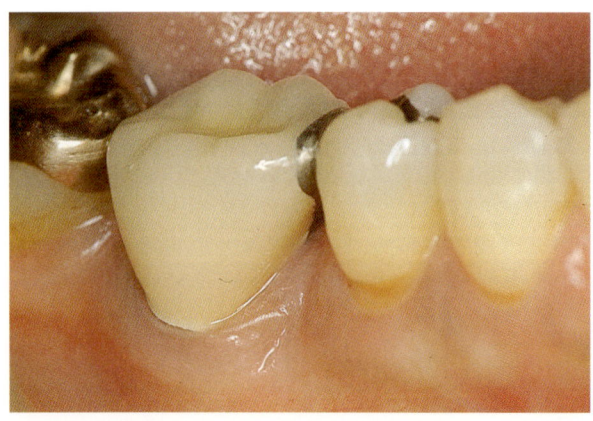

図4-3-2f　5┘のDOのインレーにレストを設計し，6┘遠心根を支台としたブリッジを装着．

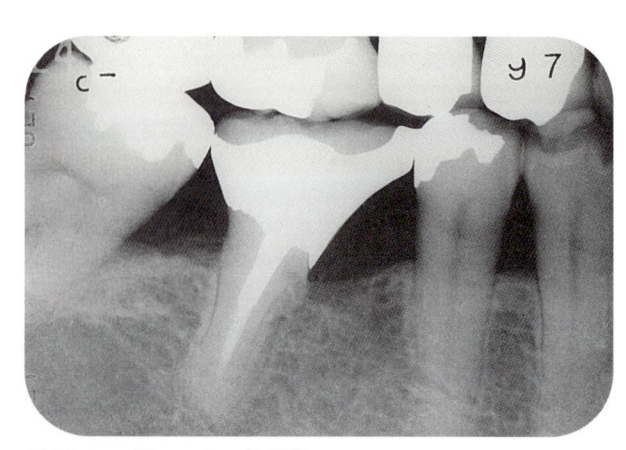

図4-3-2g　同エックス線写真．

第3章 長期症例から歯根破折の臨床像を考える

という．結果的に再来院時には7̅は抜歯せざるを得ない状態となっていた（図4-3-3d,e／1997.7.23）．

抜去歯牙を観察すると遠心根面には歯石が根尖までついていたが，近心根尖に不完全破折と思われる破折線が認められた．

[コメント]

本症例は歯石の沈着と歯肉腫脹から，慢性歯周疾患により抜歯に至ったものということもできるが，近心根尖には抜歯時に明らかな破折線が認められ，これが病巣をさらに悪化させる要因となったことが疑われる．患者の再来院が本人の都合でルーズになったとはいえ，27年前の根管再治療，クラウン装着時にその遠因はなかったか，再考させられた症例といえる．

[症例4-3-3] 25年後に根の不完全破折を起こし抜歯

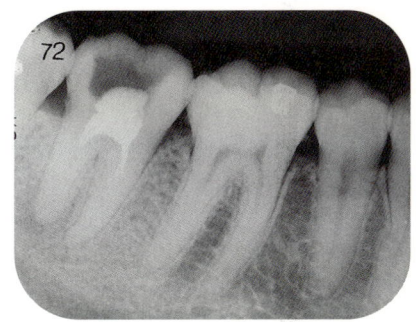

図4-3-3a 初診時のエックス線所見（1972.5.2）．

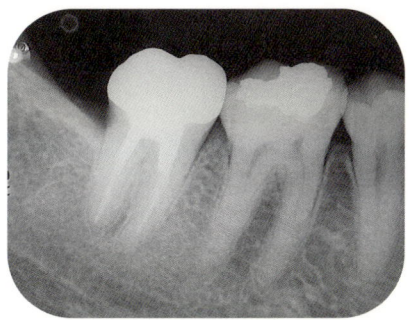

図4-3-3b 治療後10年のエックス線所見（1982）．

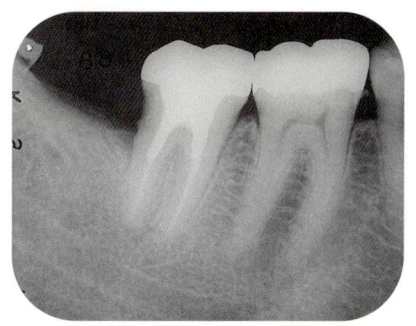

図4-3-3c 1988年のエックス線所見．

図4-3-3d｜図4-3-3e

図4-3-3d 補綴治療25年後，近心根の根尖部の根管充填剤が消失しているように見える（1997.7.23）．
図4-3-3e 抜去歯牙，近心根根尖部に破折線が見られる．

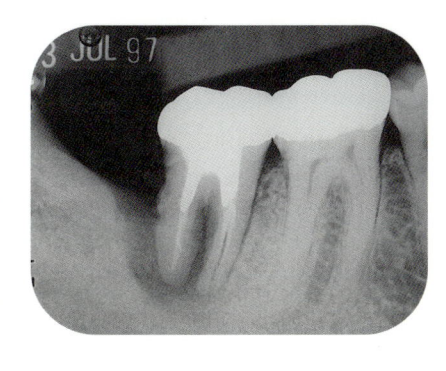

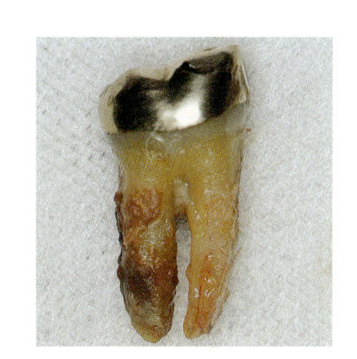

第4部 エンド・ペリオの相関関係

[症例4-3-4] 補綴27年後，歯根破折を疑いながらも歯髄を保存した症例

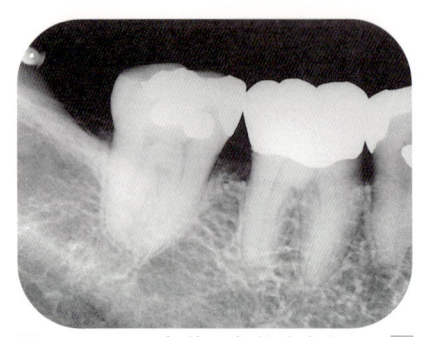

図4-3-4a 27年前にう蝕治療として6⏋に鋳造冠を装着したときのエックス線所見(1974.11.12)．

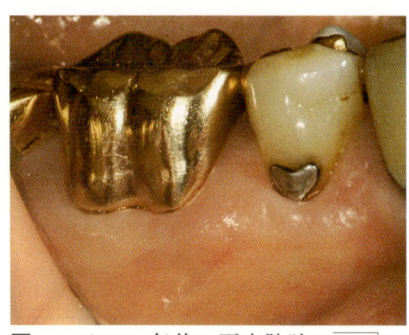

図4-3-4b 15年後の再来院時．⏌6 5⏋の歯間乳頭の下部に瘻孔と6⏋歯頸部にう蝕を発見した(1989.2.13)．

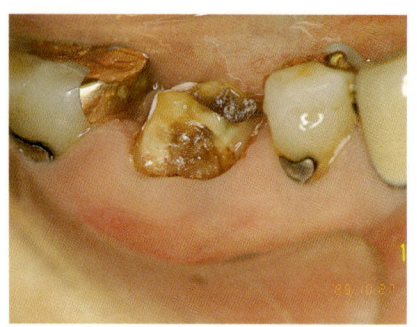

図4-3-4c 6⏋のクラウンを除去したところ，歯髄まで達しそうな実質欠損が認められた．

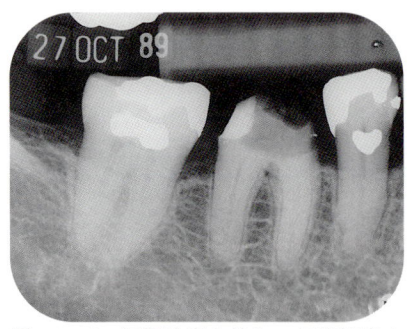

図4-3-4d 初期治療を施し，経過観察中のエックス線所見．歯根破折を疑うが，経過良好のため歯髄の保存を図ることとした．

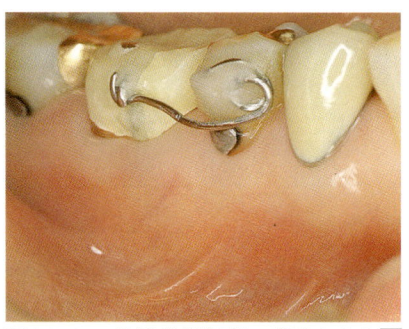

図4-3-4e 生活歯髄保存の意味からも5⏋からフックをかけて，6⏋の挺出を行った(1989.10.27)．

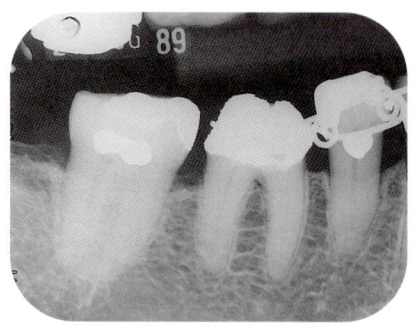

図4-3-4f 同部のエックス線所見．

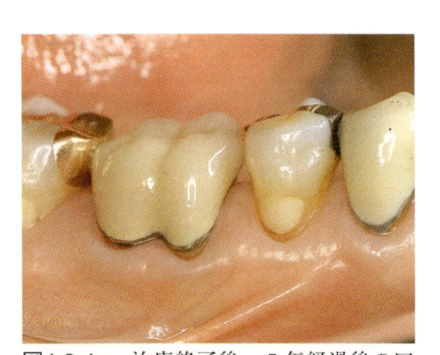

図4-3-4g 治療終了後，5年経過後の口腔内所見(1995.2.14)．

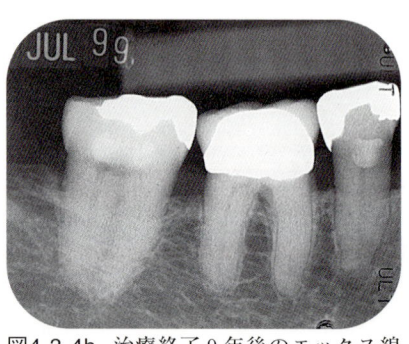

図4-3-4h 治療終了9年後のエックス線所見(1999.7.26)．

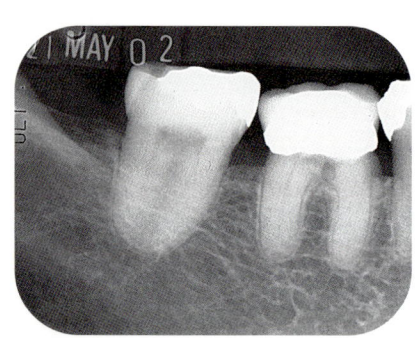

図4-3-4i 治療終了12年後のエックス線所見を見ても経過良好である(2002.5.21)．

[外傷や咬耗による初期の亀裂]

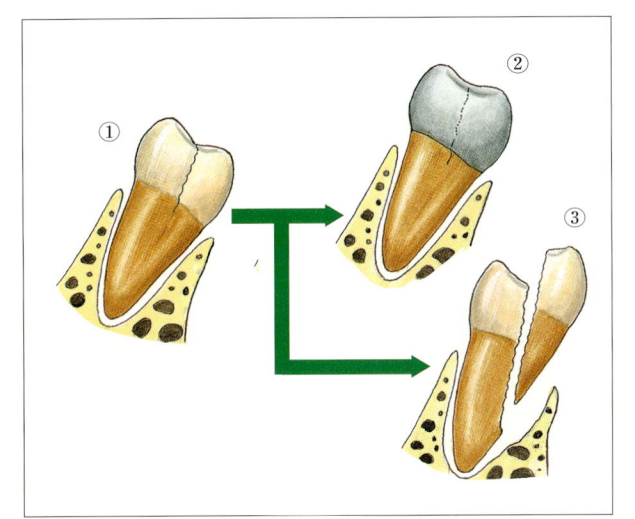

図A　外傷や咬合面の咬耗による初期の亀裂は（①），接着レジンで処置し，咬合調整後に咬合面を被覆すれば歯髄の保存可能（②）．遅れると保存不能となる（③）

[根尖からの亀裂]

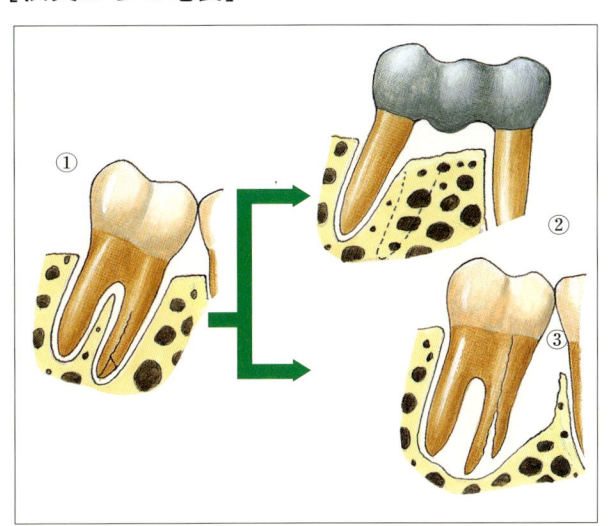

図B　根尖からの亀裂は，根管形成の過剰拡大や穿孔などが原因と考えられる（①）．破折の早期発見は，歯根の分割で保存できることがある（②）．破折の見逃しや患者の来院の遅れは，骨破壊を進行させ，歯牙保存を不利にさせる（③）

症例4-3-4　補綴27年後、歯根破折を疑いながらも歯髄を保存した症例

　この患者の|6̅|は1971年に筆者が鋳造冠を製作したもので（図4-3-4a），装着後27年経過している．

　久しぶりの来院時，患者は66歳となっていた．|6̅5̅|の歯間乳頭の下部に瘻孔様歯肉の異常を発見，歯頸部う蝕が深く歯周膿瘍を形成したものと考えられる（図4-3-4b／1989.2.13）．歯肉形態は歯根破折の症状とは異なるが，線維性の凸状形態は類似している．

　|6̅|のクラウンを除去したところ，歯頸部からの二次う蝕に侵されていた（図4-3-4c）．幸い歯髄は生活反応を呈したので，抜髄か挺出かを検討した．患者は時間的な余裕もあったため，生活歯髄の保存を目的とした矯正的挺出を図ることにした（図4-3-4d～f／1989.10.27）．

　歯根破折は根管治療後の歯質が弱くなるため，咬合に耐えられず，生じたものと考えられる．その意味で，生活歯髄が保存できれば破折は予防されるのではないかということで，予防の一策の例としてあえて提示した（図4-3-4g～i）．

2．無髄歯の破折

　無髄歯の破折は，たとえ根管処置が首尾よくなされていても，有髄歯のそれとは比較にならないほど頻度が高い．しかし筆者は無髄歯といえども，適切な処置が施されていれば4半世紀以上も保存可能なことを体験している．根管治療が施された歯がより長く機能を維持できるための要因をあげてみると，
①抜髄時の根管形成

　根管孔の形成は拡大しすぎると歯質が薄くなり，歯冠被覆しても歯頸部から破折するおそれがある．次項の歯質の保存であることを念頭におき，フェルール効果を考えた形成が必要である．歯頸部の残存歯質が乏しいときは矯正的挺出法もある．

②ポストやコアのデザインや様式の決定，特に形態と材質，合着材の選択・組み合わせ

　最近では，グラスファイバーの素材をコアとして臨床に導入されている．

③歯周組織との関連
④咬合と補綴設計の絡み
などが考えられ，予後の決定要素を含んでいる．

表4-3-1 歯根破折の治療経過を良好に導く方策

①患歯の既往歴をよく聞く
②綿密な診査（視診，触診，打診など）
③咬合分析
④歯周ポケットのプロービング
⑤エックス線診査
⑥充填物と補綴物の除去
⑦外科的にフラップして破折線の有無を確認

歯根歯折の治療経過を良好に導くためには，表4-3-1のような手順で慎重に診査を行い，最終手段として，患歯の歯肉をフラップし，直視下で破折線の有無を確認することが最もよい方法と考える．

その際，患者の意向を確認することを忘れてはならない．歯根破折の初期には，臨床症状が軽度で日常生活に耐えられることが多いため，一般に患者は抜きたがらない．初期徴候が現れて，積極的な処置をするまで3年もかかった例を経験している．そのときには周囲の歯周組織は慢性的にかなり破壊され，隣接歯にまで及んでいた．またしばらく様子を見ているうちに旅先で急性化したり，転医したケースもある．

有髄歯歯冠にひびが入っているような初期の部分破折の場合は，冠の破折線を接着系レジンで封じ，冠できっちり被覆することが肝要である（図A）．何事も鑑別診断が重要であるが，特に歯根破折は臨床的に難しい問題を含んでいる．症例（図4-3-4）は鑑別診断の重要さと歯髄の保存の重要さが示されたケースである．すなわち歯根の破折予防は，有髄歯であることが第1条件である．これは必要以上に根管治療をしないことの意識を示唆するものであろう（図B）．

参考文献

1. 飯島国好，森　克栄．歯根破折の診断と処置．日本歯科評論 1985；12：60-76.
2. 森　克栄，高橋和人（編）．Intentional extrusion，意図的挺出の現在．東京：グノーシス出版，1997：231.
3. Endodonties by AAE Fall/winter 1997.
4. Zimet PO. Cracked Tooth Syndrome. Aust Endod J 1998；24(1)：33.
5. Sorensen JA, Engelman MJ. Ferrule design and fracture resistance of endodontically treated teeth. J Prothet Dent 1990；63：529-536.
6. Bender IB, Freedland JB. Adult root frecture. J Am Dent Assoc 1983；107：413-419.
7. 森　克栄．1本の歯を守る長期症例に学ぶ．the Quintessence 1998；17(2,6)：61-64, 55-62.

第4部　エンド・ペリオの相関関係

第4章
歯周補綴における初期治療の重要性

森　克栄

1. 治療の第1ステップとしての初期治療

　近年，歯周病の原因が予防と基礎医学の立場から究明され，治療方法にも光明がさしてきた．しかしながら臨床応用においては，まだ十分に満足する効果が現れてきたとはいえない．特に中等度以上に進行した歯周疾患や咬合の問題をも含んだ症例における治療方針には迷いが生ずることがある．患者の歯をできるだけ保存し，予知性を高める治療体系としての歯周補綴学が，わが国でもようやく臨床家の間で定着し，確立されようとしている．

　一般に臨床における歯周補綴は，次のような順序ですすめられることになろう．

　①初期治療
　②確定的診断
　③外科手術（必要に応じて）
　④最終補綴
　⑤メインテナンス

　このような流れの中でも，第1ステップである「初期治療（Initial Preparation）」は，後のステップを支える意味でも，決して軽視できない項目といえる．初診時の予備診断と患者の生活環境を考慮に入れながら行われる口腔内改善の前準備としての「初期治療」に焦点をあて，その細項目を取りあげ，それぞれの重要なポイントを具体的に提示してみたい．

2. 初期治療の意味

　歯科において，「初期治療」という言葉が使われるようになって久しいが，この言葉はこれまできちんとした形で定義されることがなかったようである．このことは日本のみならず，欧米の著名な成書を見ても明らかで，この言葉が持つ意味合いを統一した用語もなければ，その取りあげかたも千差万別である．

　例えば，スウェーデンのLindhe Jは，治療計画に際して歯周病の諸検査，う蝕，根管治療，咬合の問題から顎関節の異常などを総合的に診査して診断をくだす意味として「初期治療」という言葉を使っている．そして彼はこの診断内容を，症例提示してから治療にかかるという．

　一方，スイスのRateitschakは歯周治療の点検項目として，病歴と臨床診査をしっかり行ってから診断を行う．そして患者には病状の説明，情報伝達とモチベーションを行い，暫定的な予後，暫間的な治療計画―緊急処置の後に初期治療に入るとしている．この場合の「初期治療」とは，口腔清掃指導，歯肉縁上プラークと歯石の除去，医原性刺激物とプラークの蓄積しやすい部位の除去，ルートプレーニング，掻爬，機能的治療（全身的投薬）－暫間的修復，根管治療，矯正治療，暫間固定をして再評価に持っ

表4-4-1 初期治療の治療項目

①緊急処置
②診断資料を集めて咬合の異常と広域細部にわたる気配りをしたDocumentationと治療方針の説明
③プラークコントロールの動機づけと実践
④スケーリングとルートプレーニング
⑤う蝕処置
⑥根管治療と支台築造
⑦プロビジョナル・レストレーション
⑧戦略的抜歯またはヘミセクション
⑨矯正治療
⑩固定，ときには必要なら咬合挙上を兼ねる
⑪選択的咬合調整

ていくことをいう．

　これに対し，筆者のいう「初期治療」とは，その原典をGoldman HMとCohen DWの『Periodontal Therapy』の第5，6版に求めたものである．ただし，同書は現在Genco RJが新しい編者に加わり，第7版に相当する『Contemporary Periodontics』ではその扱いは独立した章ではなくなっている．

　またGottlieb BとOrban BJの伝統を引き継ぐ『Perio-dontics』の第6版にも「初期治療」の項目が記されている．こちらの方は「Initial Therapy」としてスケーリングとルートプレーニングのみふれられていて，その取り扱いは『Periodontal Therapy』に比べ希薄である．これは，欧米においては「初期治療」の取り扱いが変わってきたことを意味しているのであろうか．

　筆者のいう「初期治療」とは，初診時の予備診断と患者の生活環境を考慮に入れた口腔内改善の前準備の治療のことである．このことをわが国の実状に合わせ，自分の臨床にあてはめると，その必要性，重要性は以前にも増して高い．

　特に臨床においては中等度以上に侵された歯周病患者の初期治療の著しい効果に目を見張る場合がある．まず炎症の消退によって歯肉の色や形態の変化が現れ，ポケットの改善とともに付着歯肉の幅が明瞭化してくる．それに付随して歯の動揺の減少，ときには矯正治療に伴う審美性の改善，嚙める快感とその喜びなどが期待できる．

　もっともこれらは一時的なもので，さらにその状態を永く安全に，再発予防の観点から再評価するステップが次に待っている．つまり初期治療は効果的であるが，それだけでメインテナンスに持っていける症例ばかりではないということである．

　一方，初期治療には，再評価診断後の確定的な外科療法をしやすくするという目的がある．すなわち，初期治療の成果が外科療法後の歯周補綴の予後を左右する重要な因子になるのである．

　初期治療における具体的な治療項目をまとめると，表4-4-1のようになる．

3．初診治療の項目に症例で考える

　表4-4-1に示した初期治療における具体的な治療項目を，症例をもとに検討してみよう．

症例4-4-1　咬合に関する異常

　表4-4-1の項目である①緊急処置と，②診断資料の収集とDocumentation，治療方針の説明について検討する症例をまず示す．これは①はできているが，結果的に②ができていない症例である．

患者：45歳，女性
主訴：他の医院で治療が完了したばかりだが，咬合の不安定を主訴として来院した（図4-4-1a，図4-4-1b参照）．
臨床所見：図4-4-1a，図4-4-1bからも中心位と中心咬合位が全く異なっているのがわかる．

[治療経過]

　本症例は，初期治療として咬合調整をしただけで

第4章 歯周補綴における初期治療の重要性

は改善されず，多くのクラウンをはずし，無髄歯の根管再治療および一部限局矯正を施して，緊急処置として，まずは咬合の安定を図った．

歯科の基本は「咬合」といわれるように，局所的な見かけばかりにこだわると，このような咬合異常の誘発につながる危険もある．現在，歯科治療には多くの情報があふれているが，その分ベーシックなところでわれわれのコンセンサスが得られない状態になっているのでは，と危惧する昨今である．

このような症例の場合，初診時における診断資料の収集と患者への治療方針の説明が重要な項目となる．特に咬合に関する資料収集とその病態の把握，広域細部にわたる気配りをしたDocumentationが大切である．

[症例4-4-1] 咬合に関する異常

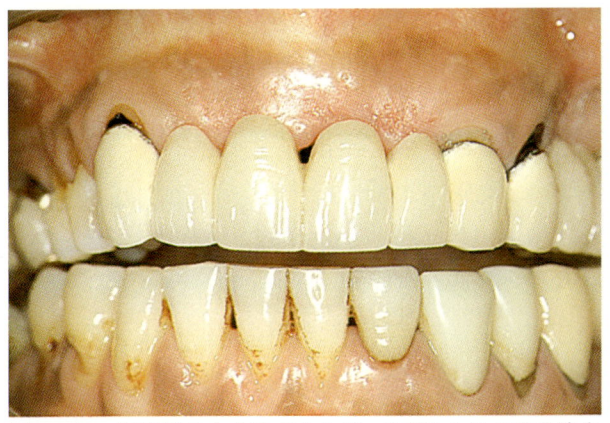

図4-4-1a 初診時の中心位であるが，右図4-4-1bの中心咬合位とかなりのずれがある．

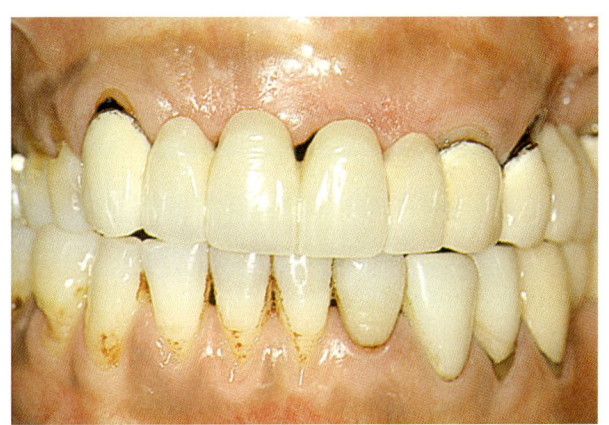

図4-4-1b 中心咬合位と左図中心位との大きなギャップが見られる．このような差があると必然的に咬合の問題が出てくる．

[症例4-4-2] 初期治療

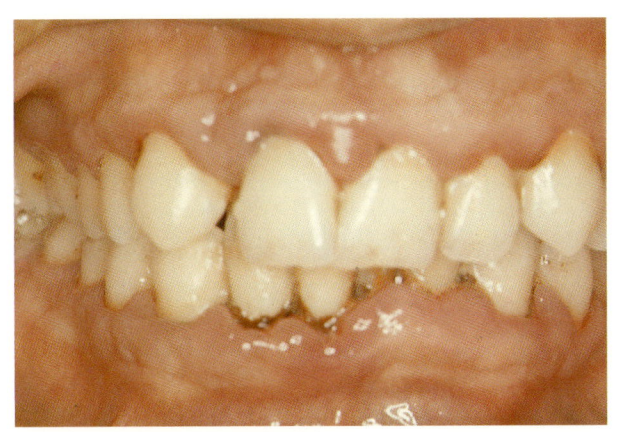

図4-4-2a 初診時の口腔内所見．

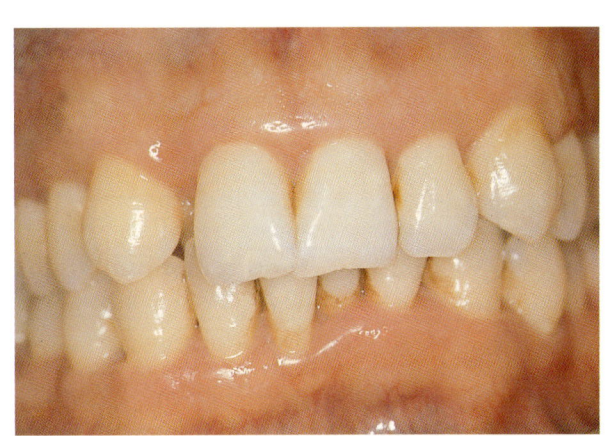

図4-4-2b プラークコントロールとスケーリングの終了時の口腔内所見．

第4部　エンド・ペリオの相関関係

症例4-4-2　初期治療

表4-4-1に示す③プラークコントロールの動機づけと実践，④スケーリングとルートプレーニングについて検討する症例を示す．

患者：31歳，男性
主訴：出血と口臭であり，中等度歯周疾患に罹患した症例

[治療経過]

初期治療として，プラークコントロールの動機づけがある程度効果をあげ，スケーリングも行い，一定の歯周環境を患者自身が確立すること（炎症のコントロール）ができた（図4-4-2a）．しかし，初期治療はそれで終ったわけではない．本症例は，この段階で，次の処置である舌側転位 2| の抜歯か矯正かを，患者自身の歯周環境の維持能力と秤にかけながら検討する必要がある．

症例4-4-3　根管治療と支台築造

歯髄の診断を正確に行うのは難しいが，かといって安易に抜髄にかかることは，厳に慎しむべきである．

歯髄処置に関し未だに臨床家の間では，昔の予後不安定な断髄処置の上に最新スタイルの補綴物を装着してよしとする傾向があることも否定できない．

しかしながらたとえ無髄歯で，かつ根尖部にエックス線像での病変が認められても，多くの場合，適切な根管処置だけで歯根の延命策を図れることが今では，われわれの常識になってきた．

患者：72歳，男性
主訴：3| の歯冠の崩壊

[治療経過]

臼歯部にはコーヌスクローネの内冠が入っていた．しかし根管治療も支台築造も不十分である．5 4| には根の吸収とその周囲に骨の透過像が見られる（図4-4-3a）．3| と同時に 5 4 2| の根管再治療を行った（図4-4-3b）．透過像が明らかだったが，5年目のエックス線像では 5 4| の根尖の吸収とその周囲の骨の病変は消失していた（図4-4-3c）．

コーヌスクローネの設計で必要以上に歯髄を痛めつけていないか，前術者の初期治療時の方針に不満が残る．

初期治療としての根管治療では，根尖までリーマーが挿入できるようならそこまで拡大清掃し，緊密な根管充填を行い，さらにメタルコアを立て，仮レジン歯，ときにはプロビジョナル・レストレーションで様子を見ることになる．

症例4-4-4　彎曲根管

患者：38歳，女性
主訴：|3 の処置で来院

[治療経過]

|3 の根管は曲がっており，根管治療が不十分である（図4-4-4a）．|2 の予後に疑問があるため，|3 の治療に不安を残したくない．そこで根管再治療を試みる．根管処置は難しい．ファイルにプレカーブをつけて十分注意して根管形成を心がければうまくいく場合もある（図4-4-4b〜f）．

症例4-4-5　戦略的抜歯かヘミセクションか

保存治療の限界を越えたものが抜歯ということになるのであろうが，その基準が難しく，術者や症例によりまちまちである．筆者の場合，臨床検査特にプロービングにより骨縁下ポケットの深さと形態をつかみ，自分の手術の能力を考慮に入れ，かつ患者のインフォームド・コンセントを得て，協力度を確認したうえで決定している．歯内療法は術者の努力と誠意で反応が出るが，歯周病絡みのものは患者の家庭療法への関心の高さ次第で決まることがあるというのが，筆者の臨床実感である．

以上を総合的に判断して最終決定するわけであるが，この決定は微妙で臨床の機微といえる．

患者：47歳，女性
主訴：重度な歯周疾患で，|6 の疼痛を主訴として来院

[治療経過]

上顎は義歯であり，下顎も骨量の極度の低下が認

第4章　歯周補綴における初期治療の重要性

[症例4-4-3] 根管治療と支台築造

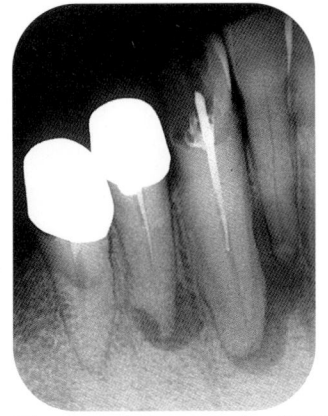

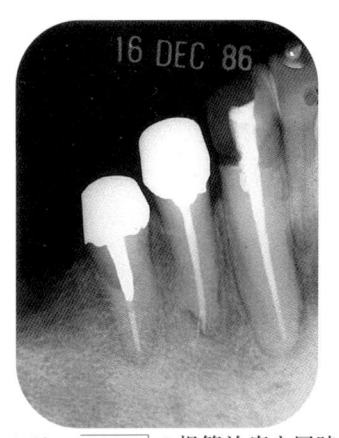

図4-4-3a　初診のエックス線所見．主訴は3⏌の歯冠崩壊．エックス線上では，5 4⏌の歯髄はこれでよいのか疑問．ほぼ不完全な根管処置がしてある（1985.12.16）．

図4-4-3b　5 4 3⏌の根管治療を同時にはじめ，2回目に根管充填後約1年，各根尖部の病変が改善してきているのがわかる（1986.12.16）．

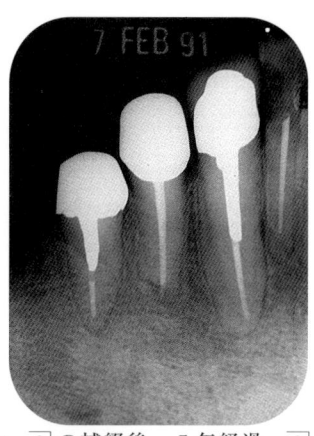

図4-4-3c　3⏌の補綴後，5年経過．⏌2の根管治療直後（1991.2.7）．

[症例4-4-4] 彎曲根管

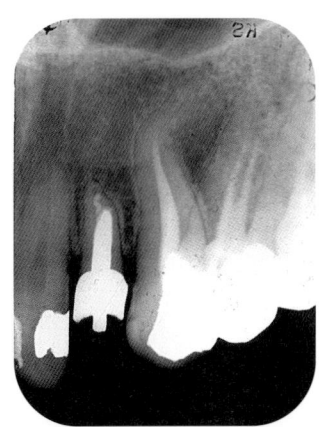

図4-4-4a　初診時のエックス線所見．⏌2の予後に疑問の像があるので，⏌3の治療をしっかりしておきたい（1968.5.22）．

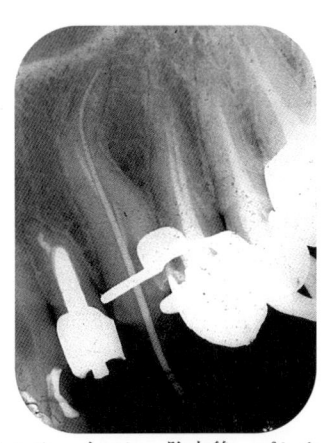

図4-4-4b　インレー除去後，プレカーブをつけて根管を探る（1972.7.28）．

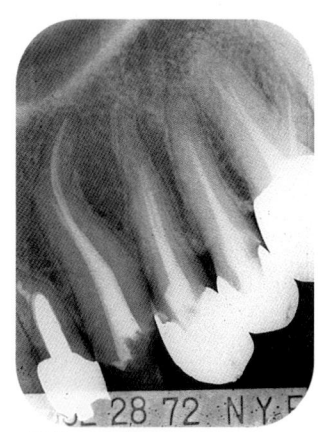

図4-4-4c　根管充填直後（1972.7.28）．

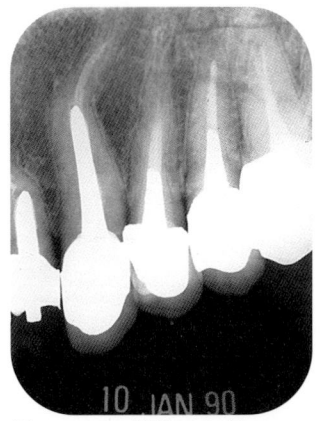

図4-4-4d　術後18年目のエックス線所見．予後良好である（1990.1.18）．

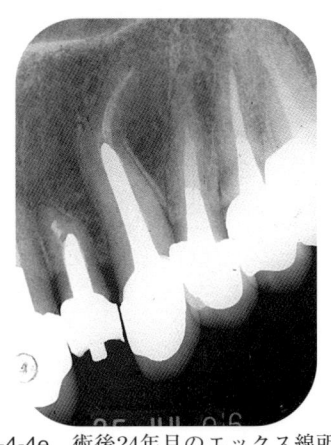

図4-4-4e　術後24年目のエックス線所見（1996.7.25）．

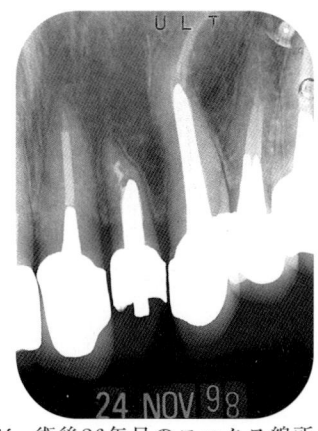

図4-4-4f　術後26年目のエックス線所見．経過良好である（1998.11.24）．

められた（図4-4-5a）．ここですぐ抜歯せず，初期治療として6|の遠心根のみを抜去した．術後未だ2年であるが，この状態のままでかなり安定してきていることが，歯槽骨頂のエックス線像からも窺える（図4-4-5b,c）．

歯周病はある程度進行しないと症状が現れないためSilent Diseaseともいわれる．特に臼歯部は骨植がよいために分岐部の病気を見落すことがある．そのようなケースを見逃して不用意にもブリッジの支台にすれば，後で悲惨な経験をすることになる．それゆえエックス線の偏心投影法やプローブを上手に使いこなして，ポケットの状態を診断することが肝要である．

症例4-4-6　根管治療と挺出

筆者は27年ほど前に，「歯の移動による口腔内の局所的環境の改善が，機能的な咬合の回復，歯周疾患の外科手術の前準備，歯周疾患の再発の予防，メインテナンスの容易さや便利さのため，治療過程において重要な位置を占める場合がある」と述べたことがあるが，今もその主張は変わらない．

自身の歯周補綴の予後から反省すると，限局的矯正，特に整直や挺出は有効な治療法であり，ときには外科手術が省略できたり，手術範囲を狭くすることに役立つ．この限局的矯正を活用すれば，たとえ外科手術をしても，術者は容易にこれを行え，患者には術中術後の不快感が減少し，予後に大きな影響を与えることを体験している．

> 患者：35歳，女性
> 主訴：|6の疼痛を主訴として来院

[治療経過]

きちんとした方で，立派な歯医者さんに熱心に通院していたにもかかわらず，口腔内全般に不十分な治療が施されていた（図4-4-6a,b）．「できるだけ抜歯を避けたい」という強い要望もあり，さしあたり|6が亜急性症状だったので，根管治療を開始した．

約3ヵ月後，|6を根管充填した．6ヵ月後，|7 5の根管治療中に|7の根尖1/3に石灰化を認めた．しかも|7が劣形の根であるため|6の予後を確かなものにするため矯正的挺出を試みた（図4-4-6c,d）．

その後，|7 6 5を単独のプロビジョナル・クラウンで経過を見ること4年で，最終的に近心根をヘミセクションして，|7 6 5のブリッジを装着した（図4-4-6g）．

本症例は|7の根管が樋状態で，しかも石灰化しているため予後も不安である．一方，根管充填後に挺出させた|6の根尖部の病変は改善しているが，分岐部に将来不安を感じた（図4-4-6f）．また歯髄が壊死し，長い間放置された後，マージンの不適合なクラウンが装着され，その歯に異常咬合圧が長期にわ

［症例4-4-5］戦略的抜歯かヘミセクションか

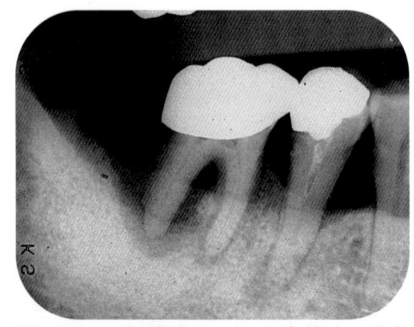

図4-4-5a　初診時エックス線所見．残存している上顎はほとんど治療不可能な状態のため抜歯（1988.9.9）．

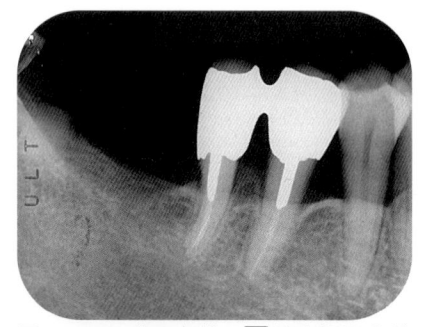

図4-4-5b　約2年後，|6遠心根除去後5|と連結．歯槽骨頂が安定してきている（1990.9.13）．

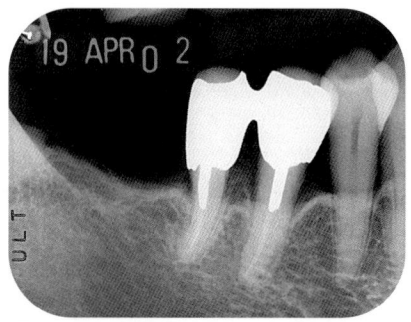

図4-4-5c　ヘミセクション後14年目のエックス線所見．予後良好である（2002.4.19）．

[症例4-4-6] 根管治療と挺出

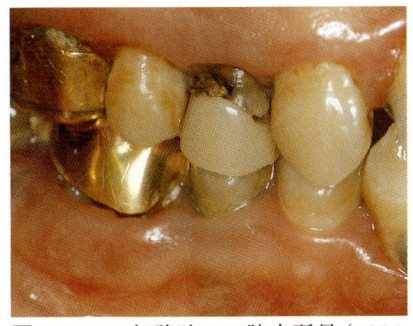

図4-4-6a 初診時の口腔内所見（1984.3.7）．

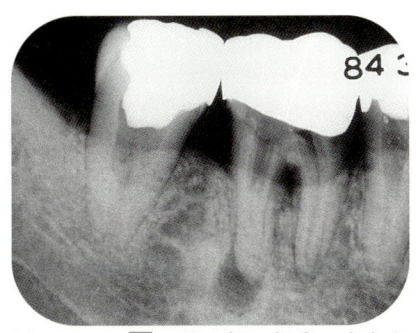

図4-4-6b 6|の遠心根の根尖に大きな病変，分岐部は3級の病変，近遠心骨頂に骨縁下盲嚢．

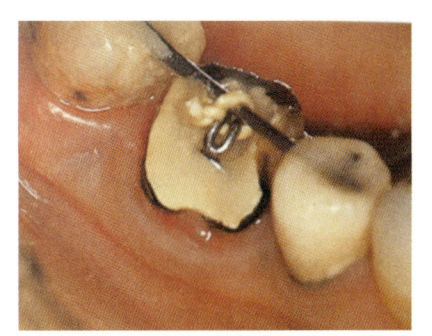

図4-4-6c 7 6 5|の補綴物を除去．根管再治療後6|の矯正的挺出中．

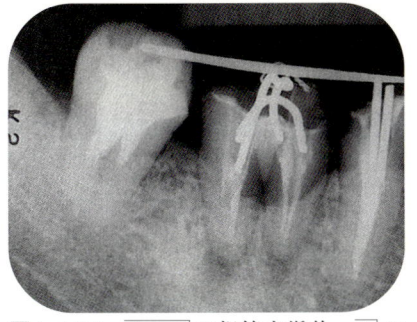

図4-4-6d 7 6 5|の根管充填後，6|の矯正的挺出開始から2週間（1984.11.28）．

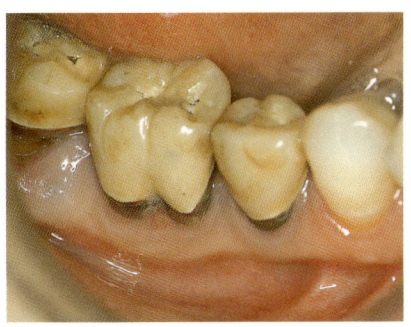

図4-4-6e 6 5|の固定後，プロビジョナル・レストレーションで様子を見ている．付着歯肉の色と幅に注意．

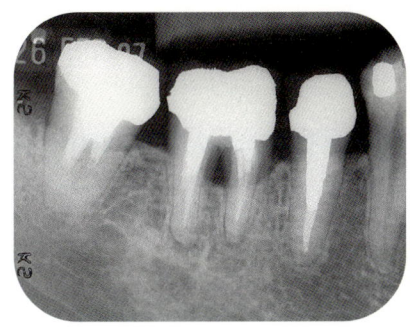

図4-4-6f 術後約3年半．根尖の病変像は改良したが，根分岐部の病変は依然として存在している（1987.2.26）．

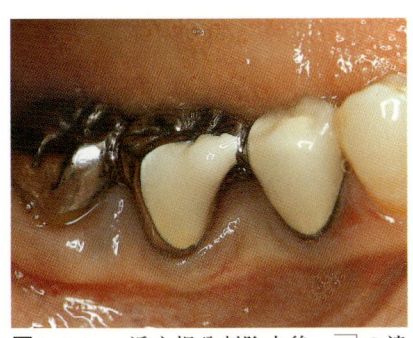

図4-4-6g 近心根分割除去後，6|の遠心根と6|を支台としたブリッジ像（1989.10.5）．

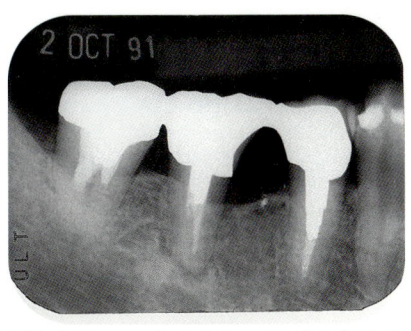

図4-4-6h ヘミセクション後2年目のエックス線所見．6|の遠心の歯槽骨の改善が認められる（1991.10.2）．

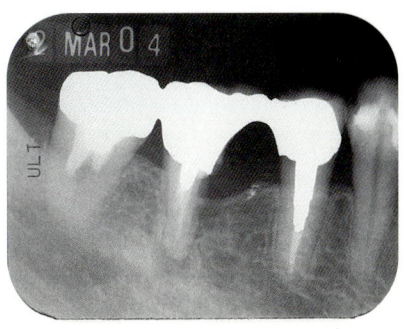

図4-4-6i ヘミセクション後15年目のエックス線所見（2004.3.2）．経過良好である．

たって加わった結果，浅い明瞭な骨縁下盲囊で何とかしのいできた状態が認められる．このような症例に初期治療で即効性を求めるのは無理である．

このようなときは，内冠をメタルで鋳造し，外側の形態を自由に変えられるレジンを盛りつけたプロビジナル・レストレーションの長所を活用する（図4-4-6e）．破損，脱落や二次う蝕の心配がなく，歯としての機能を維持しながら咬合や審美的形態が変えられ，組織病勢が判断できないところを時間をかけて窺うことができる．

5年後，確かな自覚症状はないが，分岐部の病変は徐々に進行しているようにも窺えるので，近心根を除去して$\overline{7|}$と$\overline{6|}$の遠心根と$\overline{5|}$を支台としたブリッジを製作した（図4-4-6g）．図4-4-6h,iに予後を示す．

症例4-4-7　歯軸の改善を面倒がらずに

患者：53歳，男性
主訴：前歯部の歯間空隙
臨床所見：臼歯部の咬合崩壊によると考えられた症例．全顎的な治療計画を立てたが，治療経過とその予後の観察から学ぶべきところがあると思い，$\overline{4|}$にスポットをあてて提示する．
　初診時，$\overline{8|}$に不適合な金冠，$\overline{7|}$は不適合な金冠（生活歯C_2〜NC_3）があり，かつ近心傾斜，$\overline{6|}$は不適合な金冠で，近心根破折，$\overline{5|}$に舌側傾斜でC_3，生活反応（＋），骨縁下ポケットが認められる．また$\overline{4|}$はレジン充填，無髄歯で根尖病変を伴っていた（図4-4-7a,b）．
治療方針：$\overline{8\ 6|}$抜歯，$\overline{7|}$を整直し，$\overline{5|}$を矯正して咬合に参加させ，$\overline{⑦⑥⑤④|}$のプロビジナル・ブリッジを作って評価することにした．

[治療経過]
　治療経過は，$\overline{6|}$の戦略的抜歯の後，$\overline{4|}$の根管充填，$\overline{7\ 4|}$を固定源に$\overline{5|}$を矯正する（図4-4-7c）．矯正が終わり固定した後，$\overline{5|}$を抜髄し，$\overline{8|}$の抜歯を行った．その後$\overline{5|}$の根管充填を行い，$\overline{5\ 4|}$にメタルコアを立て，$\overline{7|}$の整直を開始した（図4-4-7d）．8ヵ月後$\overline{7\ 5\ 4|}$ブリッジの支台歯形成，印象後，ブリッジを仮着した（図4-4-7e,f）．

症例4-4-8　4壁性骨縁下ポケットの処置に矯正的挺出

患者：45歳，男性
主訴：数年来，大学病院保存科へ通院していたが，どうもしっかり噛めないということで来院した．年齢の割にかなり進行した歯周炎の状態であった．全顎的に治療をはじめたが，この症例の特に浅い骨縁下欠損を伴う$\overline{|3}$に問題の焦点をあててみたい（図4-4-8a）．

[治療経過]
　このような症例に対し，かつてはポケット除去の目的でラジカルな歯周外科が適応された．しかし筆者は現在，矯正的挺出を試みている（図4-4-8c）．
　術前（図4-4-8b），術中（図4-4-8d,f），術後（図4-4-8h）の歯槽骨の変化を見ていただきたい．術中（図4-4-8f）から$\overline{|2}$をプロビジナル・クラウンに変更し，$\overline{|3}$の矯正的挺出の目的に$\overline{|4}$とともにアンカーとして活用した（図4-4-8e）．
　術前術後のエックス線像で$\overline{|3}$の歯槽骨の隅角部や根尖部などと口腔内写真の歯肉の色や形態を比較してみると，明らかにその変化がわかる．固定期間中，他の部位の処置をすすめながら，折を見て最終補綴にかかる予定である（図4-4-8g,h）．

4．初期治療の重要性

　中等度以上に進行した歯周病の症例は，上記初期治療の項目を忠実に，それを合目的に組み合わせて治療をすすめていく．そして一段落したときに再評価を行う．患者の家庭療法のレベルが不十分であるときには，今一度，初期治療の③，④を繰り返さねばならないであろう．モチベーションの角度を変えたとき，急に患者の態度が変わることがある．なおかつ，組織を著明改善する必要がある場合は歯周外科治療に入る時期が適切どうか．再評価の時期を診断する．

　筆者は一般臨床医であり，よき家庭医を目指している立場から，必要以外の外科処置はしない方針である．かといって非外科の固守もしていない．

第4章　歯周補綴における初期治療の重要性

[症例4-4-7] 歯軸の改善を面倒がらずに

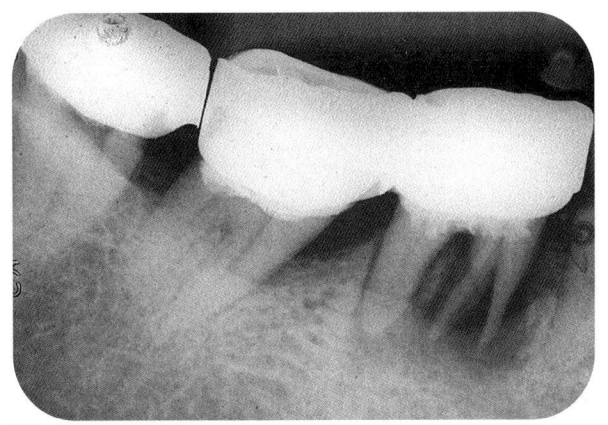

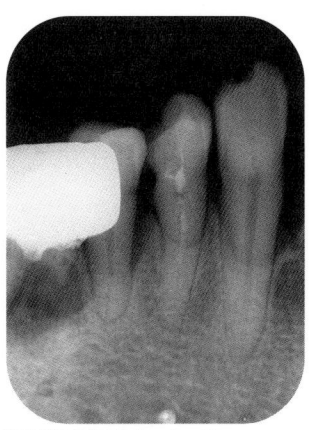

図4-4-7a,b　初診時のエックス線所見（1982.2.4）．5̄|の舌側傾斜による大臼歯群は近心傾斜している．

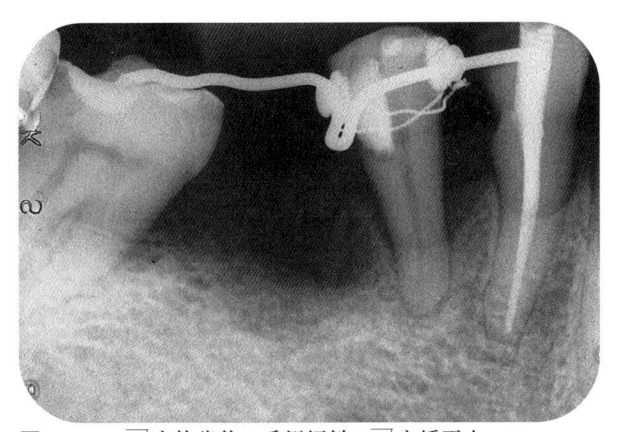

図4-4-7c　6̄|を抜歯後，舌側傾斜の5̄|を矯正中．

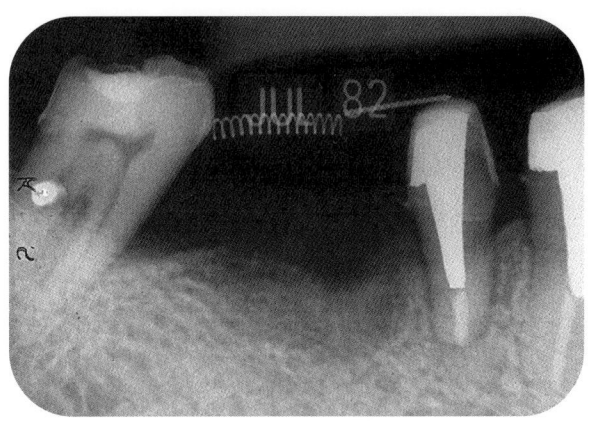

図4-4-7d　5̄ 4̄|を固定源として，7̄|をオープンコイルで整直中．

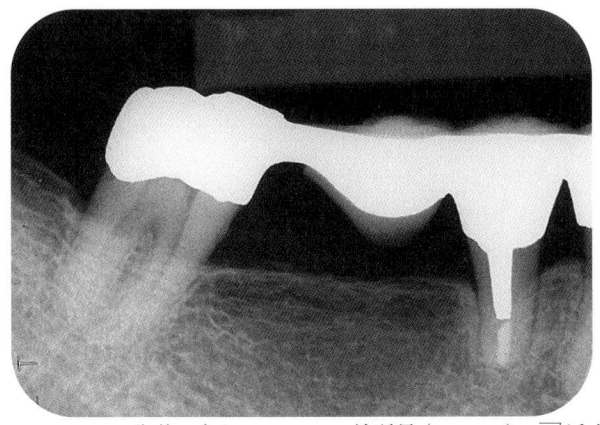

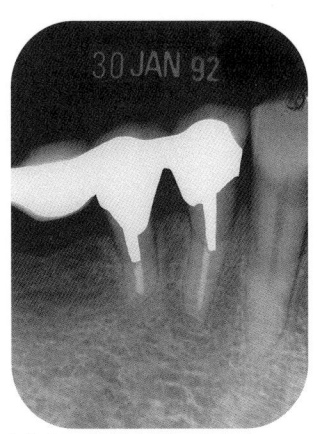

図4-4-7e,f　術後10年目のエックス線所見（1992.1.3）．7̄|近心のポケットもなくなり，経過良好である（1992.1.30）．

237

第4部　エンド・ペリオの相関関係

[症例4-4-8] 4壁性骨縁下ポケットの処置に矯正的挺出

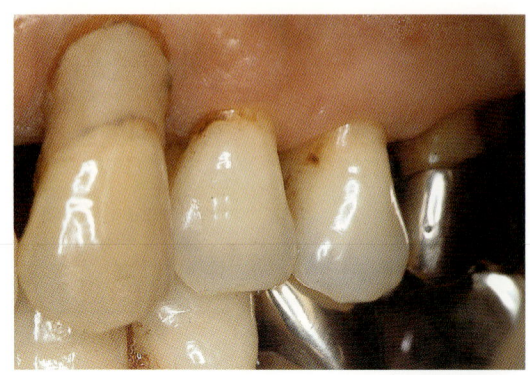

図4-4-8a　初診時の|3を中心とした口腔内所見（1990.6.25）．

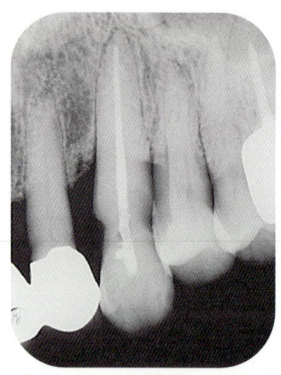

図4-4-8b　初診時，|3の歯槽骨頂部の骨縁下ポケットを認める（4壁性）．

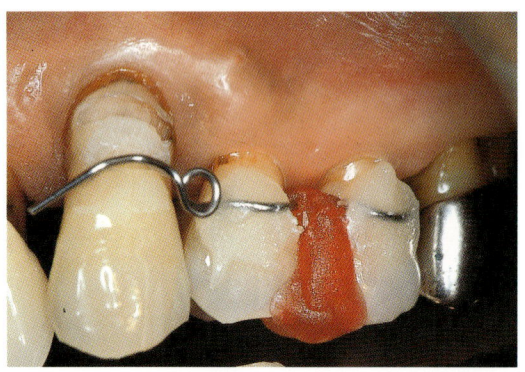

図4-4-8c　|3の矯正的挺出のために，|4 5を固定源とした簡単な矯正装置．

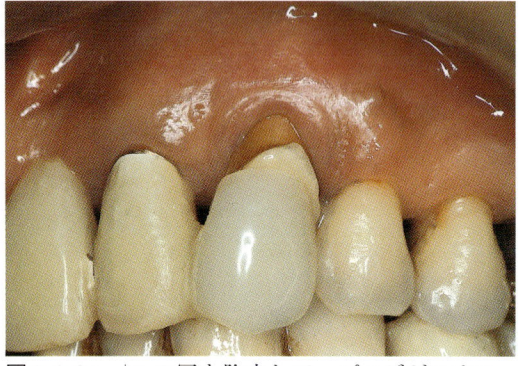

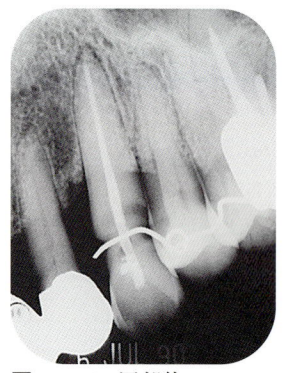

図4-4-8d　同部位のエックス線所見．

図4-4-8e　|2の冠を除去して，プロビジョナル・レストレーションとする．|4とともに固定源とし，|3の挺出を続行．

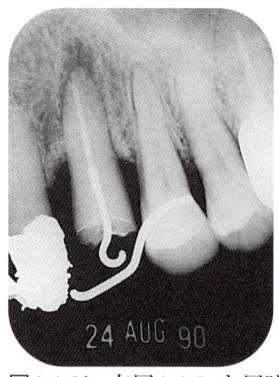

図4-4-8f　左図4-4-8eと同時期のエックス線所見．矯正に伴う根尖周囲の変化出現．

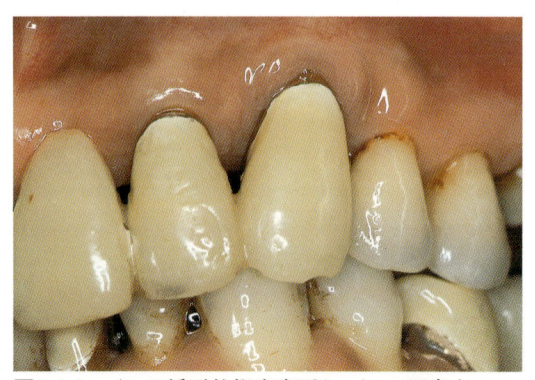

図4-4-8g　|3の矯正的挺出完了し，|2 3固定中．

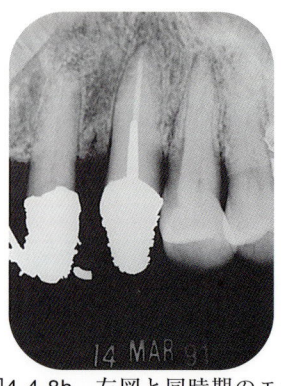

図4-4-8h　左図と同時期のエックス線所見．歯槽骨頂および根尖部の吸収像は消失している．

しかし，一見重篤な患部でもスケーリングとルートプレーニングと限局矯正で，十分に治療効果があがることも経験している．かつての歯周外科一辺倒の専門医よりもGPである筆者の方が臨床的には予後のよい成果をあげるいることを自負している．

一般に局所的な，歯周組織の病変は特殊な場合を除いては，歯肉の辺縁部からの病変と付着装置部（Attachment Apparatus）の病変といえる．その直接的原因の大部分は細菌苔によるものと考えられる．咬合の異常な因子によって修飾されたものとして咬合性外傷がある．それらの原因の除去を最優先した治療を適確に行うことが肝要である．初期治療の中でも，スケーリングとルートプレーニング，搔爬を特に徹底することは大切で，必要に応じて他項目もしっかり行っておくことで歯周外科療法の治療効果を高め，良好な経過をたどることを経験している．

また，症例によっては初期治療だけで，予定していた外科処置を施さなくてもよい場合がある．重度な症例には患者の悪癖や好ましからざる習慣の是正，食生活の改善などにまで，患者の生活に立ち入らねばならぬこともあろう．いずれにしても，初期治療を軽視したよい歯周補綴はあり得ないと断言したい．

参考文献

1. Lindhe J. Textbook of clinical periodontolgy. Copenhagen：Munksgaard, 1983.
2. Rateitschak et al. Parodontologie 2. Thieme：Auflage, 1989.
3. Goldman HM, Cohen DW. Periodontal therapy, 6th ed. St. Louis：Mosby, 1980：439-453.
4. Genco RJ, Goldman HM, Cohen DW. Contenporary periodontics, St. Louis：Mosby, 1990.
5. Grant DA. Periodontics：In the tradition of Gottlieb and Orban, 6th ed. St. Louis：Mosby, 1988.
6. 森　克栄，飯島国好：森　克栄（編）．歯周疾患との相関，現代の歯科臨床3．東京：医歯薬出版，東京，1980；195-214.
7. 高山利夫：森　克栄，石井正敏（編）．初期治療，現代の歯科臨床8．東京：医歯薬出版，1985；93-108.
8. 森　克栄．歯髄の診断と処置，特集歯髄をまもる，プライマリ・ケアの要．the Quintessence 1987；6(1)：43-57.
9. 森　克栄．根管再治療の術後経過から．the Quintessence 1990；9(12)：39-52.
10. 中澤　権：森　克栄（編）．根管治療後の処置－キャストコアーとプロビジョナルレストレーション，現代の歯科臨床3．東京：医歯薬出版，1980；95-106.
11. 森　克栄，丸森英史．Minor Tooth Movement, ペリオドンティックスの臨床．歯界展望別冊 1977.
12. 森　克栄（編）．一般臨床におけるエクストルージョンの現在．東京：グノーシス出版，1987：189.

第4部 エンド・ペリオの相関関係

第5章
歯牙移動後に歯肉歯槽粘膜形成術を行った2症例 31年経過症例

森 克栄

1. 戦後の日本のペリオドンティックス

　36年ほど前のことである．その頃，わが国では歯周病を歯槽膿漏症として取り扱ってきたが，その全貌を明らかにするため，文部省の科学振興研究費を得て，今川らが中心となって，全国的規模での研究の依頼がなされた．その研究結果の一部の英訳をお手伝いさせていただき，それは海外にも配布された．

　この研究の推進団体はその後，歯周病学会と名称を改め，大学の保存科から歯周病科が独立したものとなりはじめる．しかし，まだ暗中模索の時代である．歯周病の基礎研究が世界に胸を張って発表できる現在とは雲泥の差であった．

　その頃の臨床といえば，全身的にはパロチンと称する唾液腺のホルモン注射や服用剤が盛んに推奨され，局所的にはノイマンの手術や歯ブラシの効用がOral Physictherapyとして，やっと研究されはじめた程度であった．教育機関である大学では縦割り制度を固守し，歯周病に矯正を導入する考えなど，もとよりなかったようである．

　一方，当時の米国では，すでに歯周治療と矯正とが密接に関連していることを示す文献が出はじめていた．1960年にHirschfeld JRが著した『Minor Tooth Movement』もその1つであった．私は初版を持ち帰って，故神山（当時高橋矯正研究所副所長）に紹介するとともに，私自身の臨床でも包括的な歯科治療としての成人矯正に手を染めはじめた．

　当時，歯周治療の延長線上に矯正治療を行い，最終的に予後良好な補綴物を装着する道が真摯な試みとして行われるようになった．しかし，実際には矯正後の最終補綴の結果は必ずしも芳しくなかった．

　神山が，「歯周病にかかった歯の成人矯正は，簡単に歯は動くが，どうも予後が疑問である」と述懐したことからも，当時の状況が理解できるはずである．今にして思えば補綴志向の臨床医が，矯正依頼した後，歯周病的配慮をせずに補綴処置をしたわけであるから，予後がよくないのはけだし当然といえるだろう．

　いうまでもなく，歯の位置異常を改善する方法として，矯正治療は大変有効な治療戦略の1つといえる．しかし，この治療戦略が有効に生きるためには，予防歯科的なセンスで歯の移動に伴う骨や歯肉の変化を見極め，かつ最終補綴前に必要な前処置として，歯周病的な再評価，ときに応じての歯周外科手術が不可欠と考えられる．

　以下に示す症例は，このような視点を如実に示す長期的な臨床記録といえる．

第5章　歯牙移動後に歯肉歯槽粘膜形成術を行った2症例　31年経過症例

［症例4-5-1］限局矯正＋歯肉歯槽粘膜形成術後31年経過観察症例

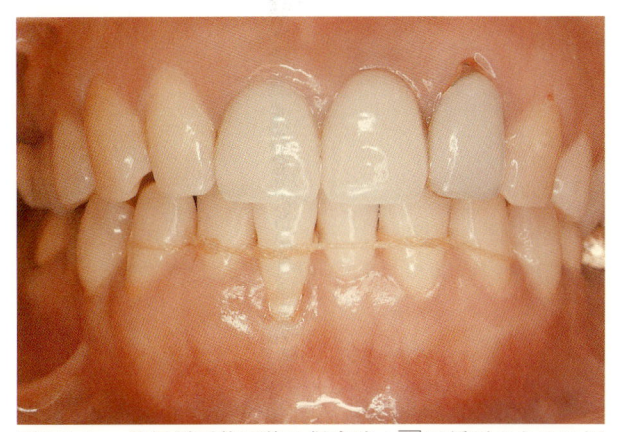

図4-5-1a　限局矯正終了後の保定時：1̄は矯正のために辺縁歯肉が退縮し，根面露出を呈している．付着歯肉の幅はほとんどなく，露出した根面の知覚過敏を訴える．

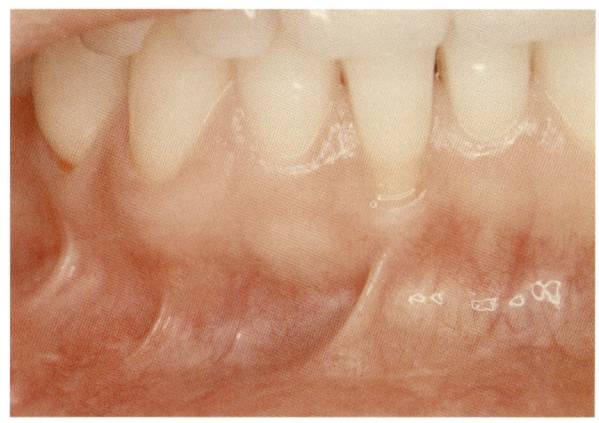

図4-5-1b　1̄の辺縁歯肉は，歯肉-歯槽粘膜境界を越え小帯がポケット形成に関与している（1976.10.14）．

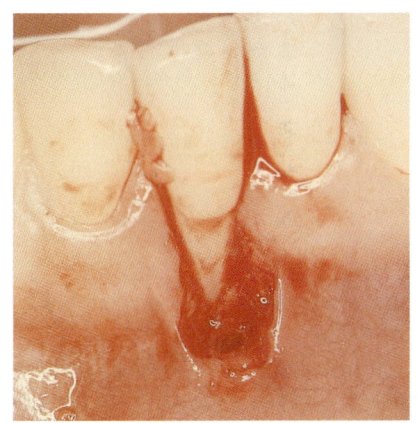

図4-5-1c　切開．盲嚢底まで根面を露出させ，ルートプレーニングを行う直前．

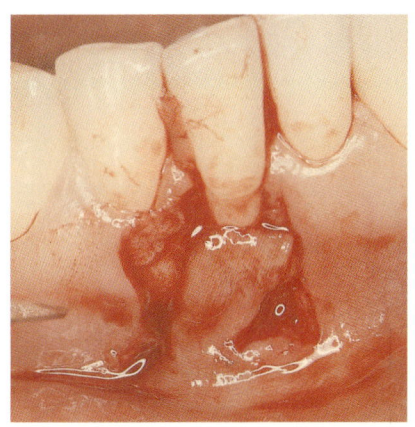

図4-5-1d　2̄部の全層弁の有茎弁を側方に移動した．

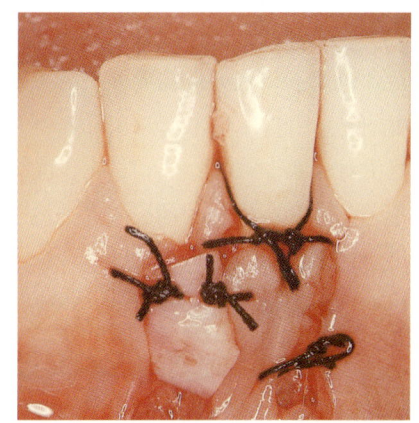

図4-5-1e　さらにそこに，口蓋から遊離歯肉を移植し，縫合パックした．

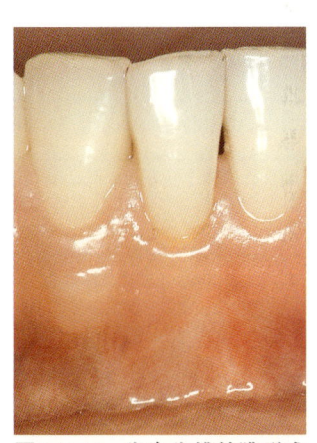

図4-5-1f　歯肉歯槽粘膜形成術3年経過後．

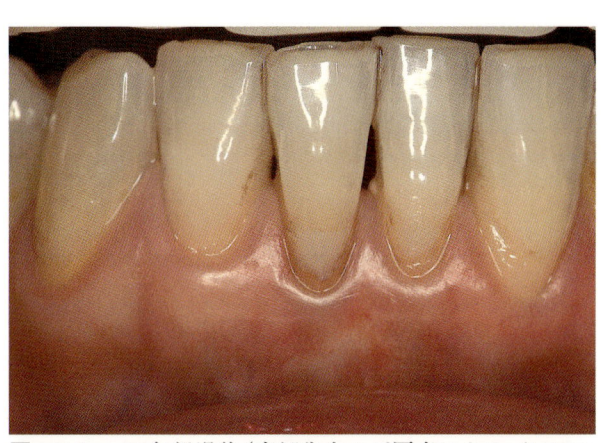

図4-5-1g　25年経過後（東郷先生のご厚意による／1997.6.30）．

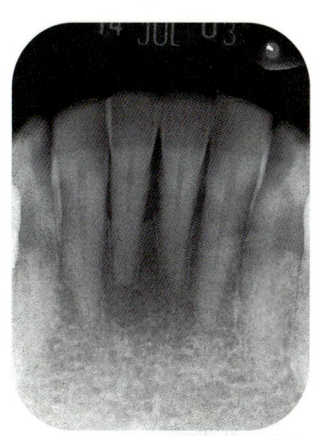

図4-5-1h　限局矯正と歯肉歯槽粘膜形成術の術後31年経過時のエックス線所見（東郷先生のご厚意による／2003.7.14）．

第4部 エンド・ペリオの相関関係

症例4-5-1　限局矯正＋歯肉歯槽粘膜形成術後31年経過症例

患者：27歳，女性
初診：1974年7月22日
主訴：1̄の歯頸部根面露出と知覚過敏
臨床所見：1̄はわずかに唇側転位し，付着歯肉の幅はほとんどなく，引っ張り試験では歯肉辺縁が動く．小帯は歯肉-歯槽粘膜境界を越えて存在している．唇側の盲嚢は5mm（図4-5-1a,b）．

[治療経過]

　限局矯正終了後（1974.10.14），2̄部から全層弁の歯肉弁を作り，側方移動を行い，露出部には口蓋からの遊離歯肉を移植した（図4-5-1c〜e）．1週間目にパックを除去し抜糸する．術後3年の所見では明らかに歯肉の状態の改善を認めた（図4-5-1f）．

　この患者は夫の勤務先の都合で，札幌・福岡・大阪と転居し久しぶりに来院した．そのときの臨床所見では，歯頸部にコンポジット充填はされてはいるものの，歯肉は経年的にやや退縮が認められる程度

であった（図4-5-1g,h）．

症例4-5-2　限局矯正＋歯肉歯槽粘膜形成術後24年経過症例

患者：41歳，女性
初診：1972年11月20日
再診：1979年6月19日
主訴：2̄の補綴（図4-5-2a／初診時）
　　　6 5̄の補綴（図4-5-2b／再診時）
臨床所見：6 5̄が欠損しており，最終的には義歯かブリッジで咀嚼の安定を図る必要がある．しかし現状では
　7̄は近心傾斜，4̄の歯根は奇形のように短く，3̄部の歯肉はいわゆる玉葱の被覆粘膜（オニオンスキン）が根表面にあるのみで付着歯肉が欠如していた．また7̄は口腔前庭が浅かった．
　これらを考えると，補綴処置に至る前に，何とか生物学的幅径の確保が必要であり，そのためには7̄の整直と歯肉歯槽粘膜形成術が適応と考えられた．

[症例4-5-2] 限局矯正＋歯肉歯槽粘膜形成術後24年経過観察症例

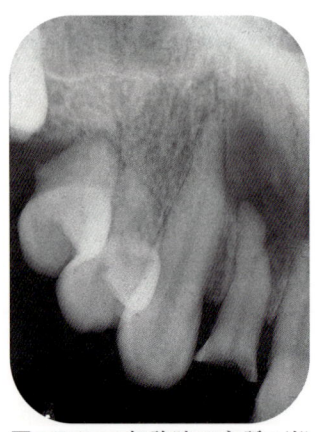

図4-5-2a　初診時の主訴2̄部のエックス線所見．

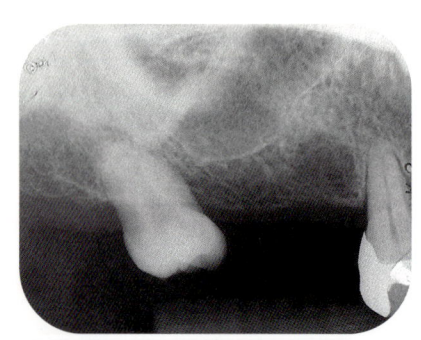

図4-5-2b　近心傾斜が見られる7̄．5̄は抜歯された（患者の再来院時／1979.6.19）．

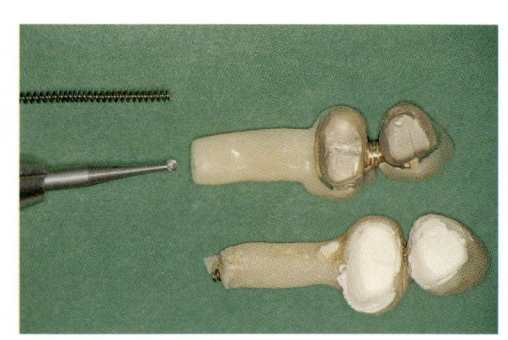

図4-5-2c　7̄の整直のために4 3̄のプロビジョナル・クラウンにモジュールを利用した整直装置．

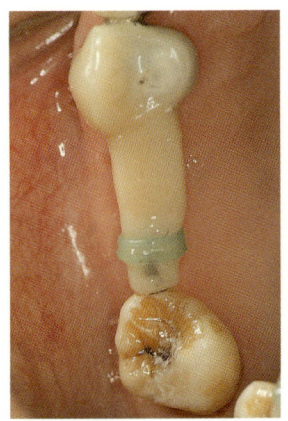

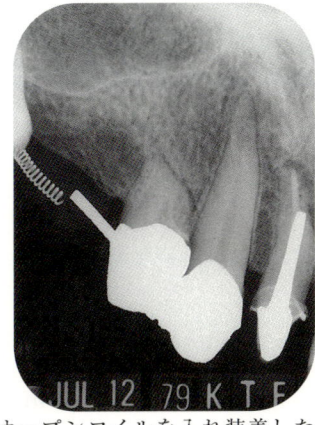

第5章　歯牙移動後に歯肉歯槽粘膜形成術を行った2症例　31年経過症例

図4-5-2d,e　7|の整直のためポンティックの中にオープンコイルを入れ装着した（1979.7.12）.

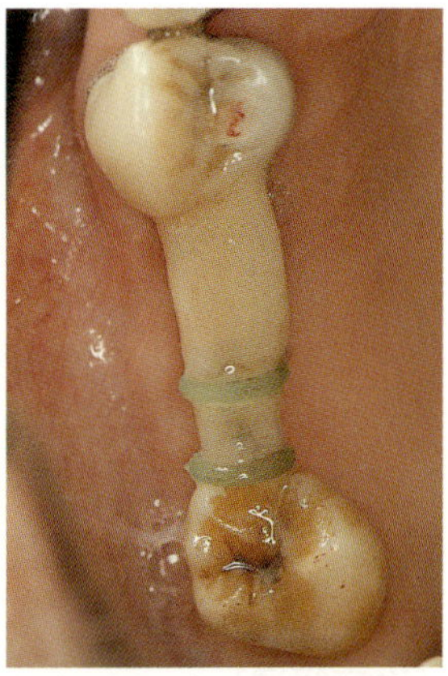

図4-5-2f　さらにモジュールをポンティックの外側に待機させ，限局矯正での整直中（1979.7.19）.

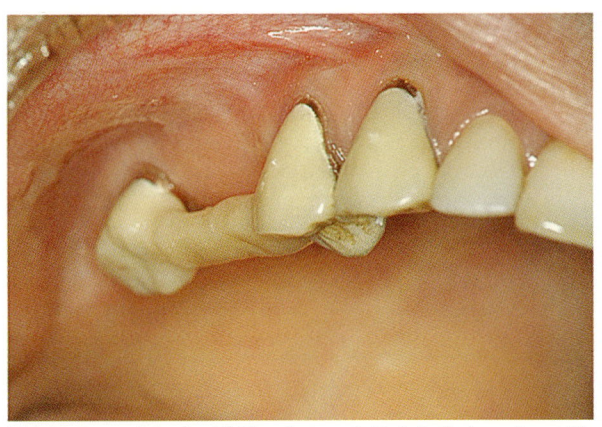

図4-5-2g　7|のプロビジョナル・クラウンと(65)43|を固定する（1979.10.4）．歯肉歯槽粘膜形成術直前の口腔内.

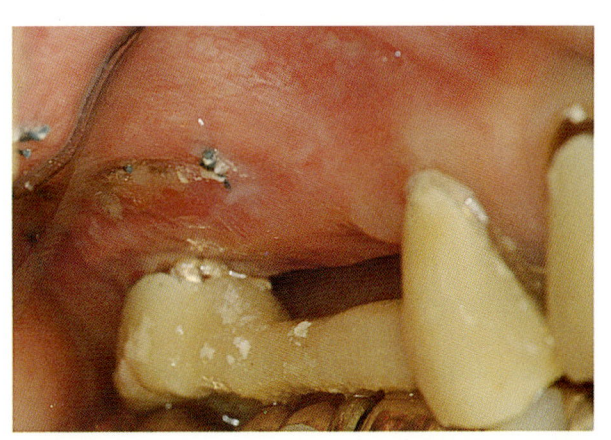

図4-5-2h　7|のルートプレーニングと前庭拡張後に遊離歯肉移植を行った（1979.10.11）.

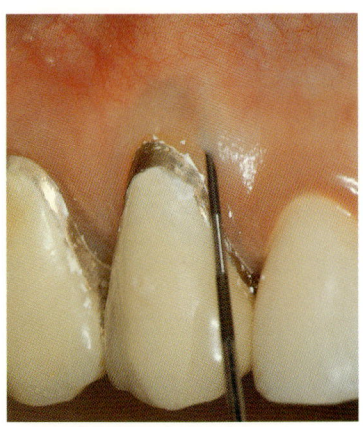

図4-5-2i　3|の盲嚢底部にプローブで未だ抵抗感がある.

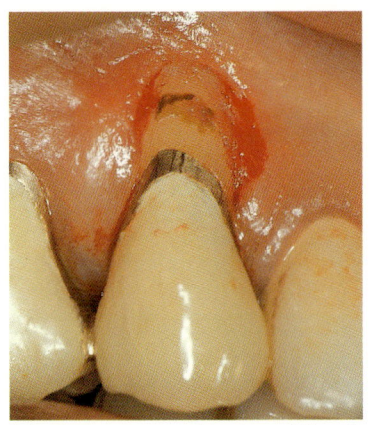

図4-5-2j　フラップして4 3|部の盲嚢底までのルートプレーニングを行った.

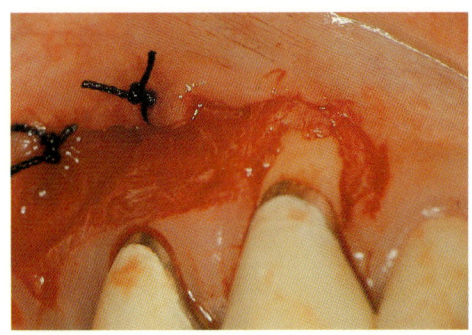

図4-5-2k　前庭拡張後，さらに口蓋から遊離歯肉移植するためにフラップする.

243

第4部　エンド・ペリオの相関関係

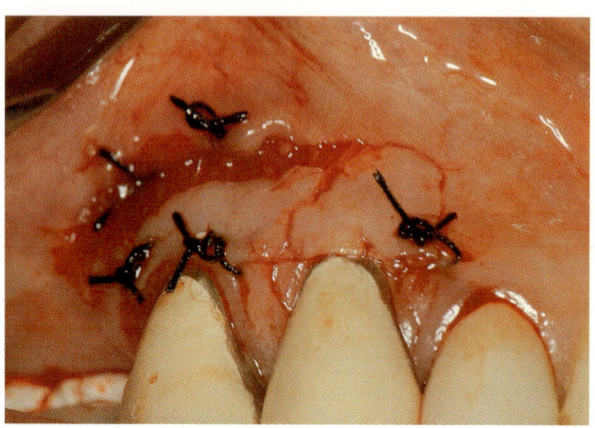

図4-5-2l　遊離歯肉を移植し縫合する.

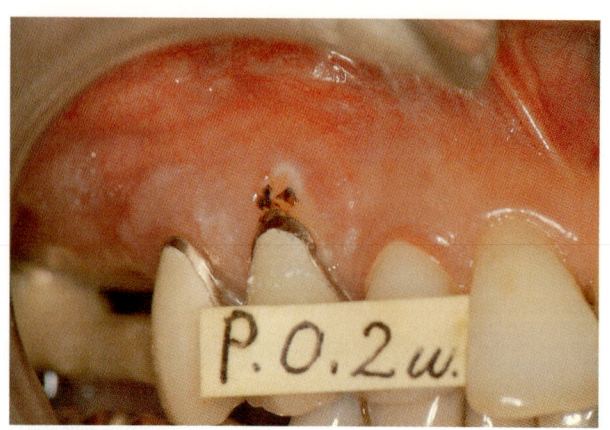

図4-5-2m　抜糸後, 2週経過（1979.11.15）.

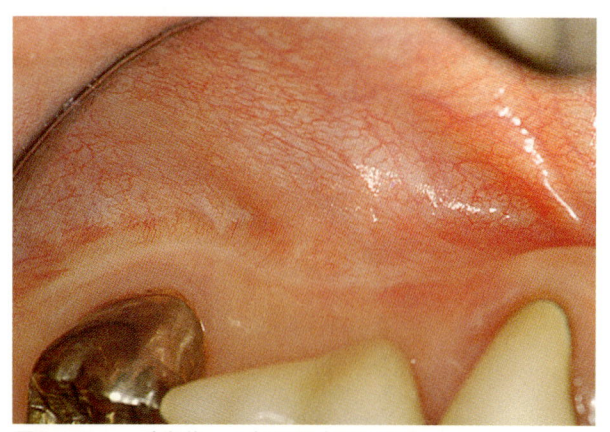

図4-5-2n,o　手術後, 1年経過（1980.12.1）.

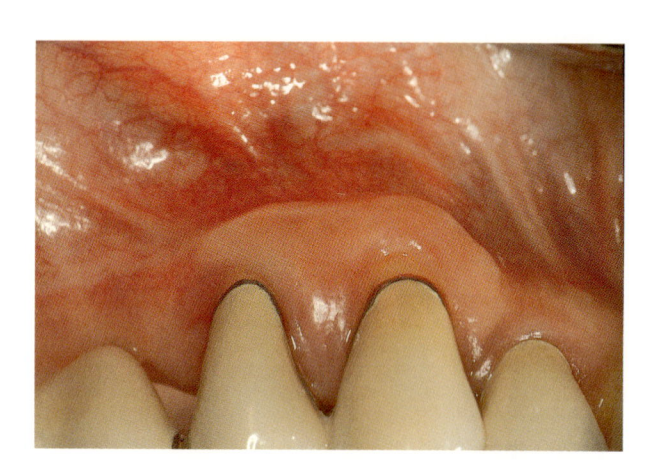

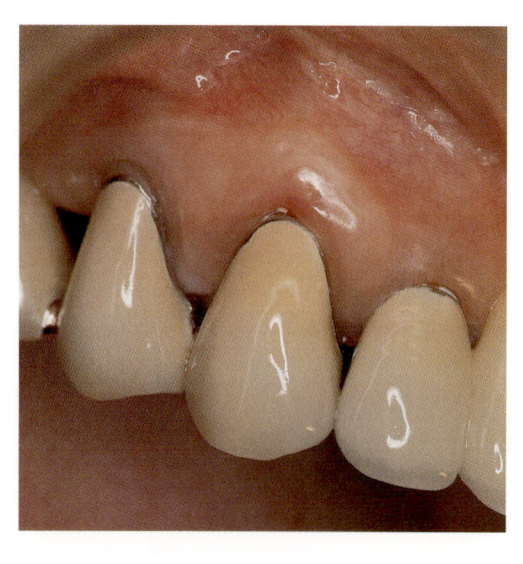

図4-5-2p　術後17年経過の口腔内所見（1996.5.2）.

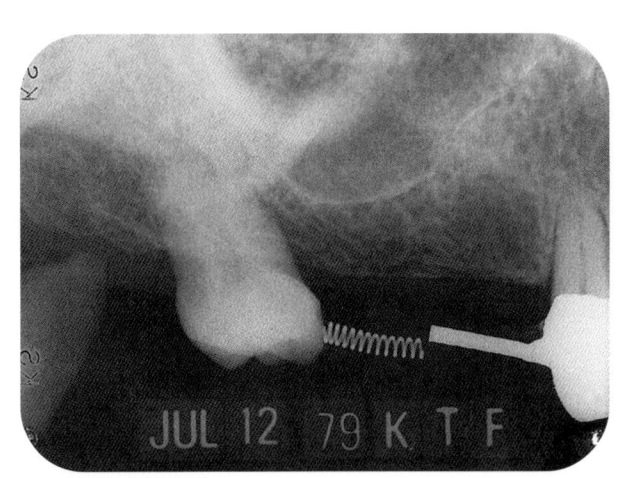

第5章　歯牙移動後に歯肉歯槽粘膜形成術を行った2症例　31年経過症例

図4-5-2q　1979.7.12

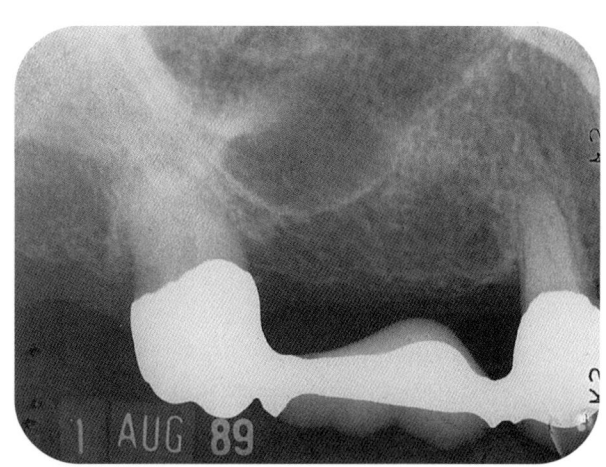

図4-5-2r　1989.8.1

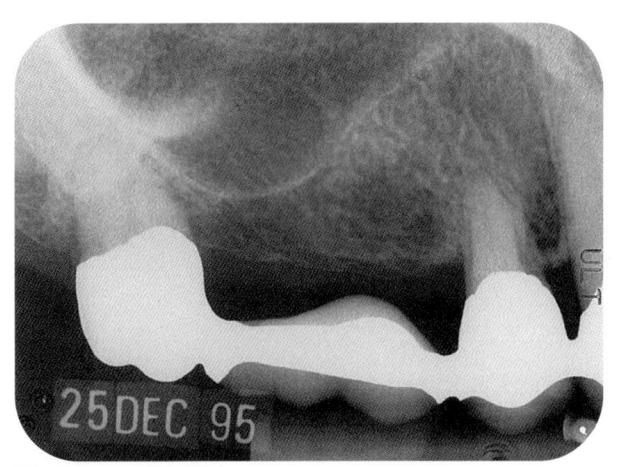

図4-5-2s　1995.12.25

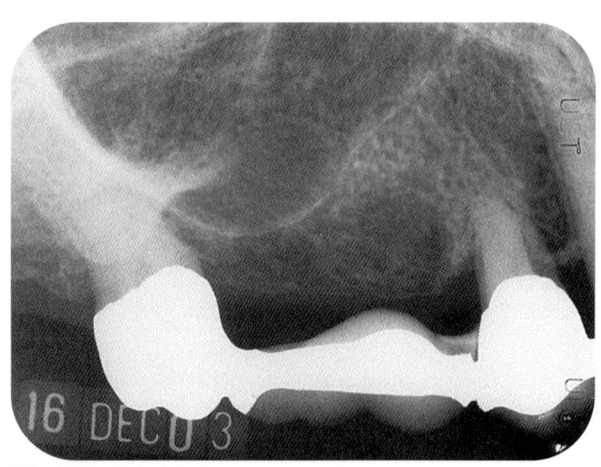

図4-5-2t　2003.12.16

[治療経過]

　主訴の 2| については，保存療法の後，補綴処置を行った．また欠損部 6 5|4 に対しては，有床義歯を製作した．しかし，7年後の1979年，6 5|4 の有床義歯がなじめず，⑦6 5 ④ のブリッジを希望して来院した．そこで，同ブリッジのために，7| と 4 3| の支台歯に手をつけることになった．同部の詳細な経過は，以下の通りである．

　4 3| にプロビジョナル・レストレーションを装着するための形成を行う．7| の整直も兼ねるため 4 3| のプロビジョナル・クラウンを利用した整直装置を作る（図4-5-2c／1979.7.5）．そのクラウンの中へオープンコイルを入れ仮着する（図4-5-2d～f／1979.7.12～1979.7.19）．7| が整直してきたので，7| のプロビジョナル・クラウンと 4 3| を固定した（図4-5-2g／1979.10.4）．

　7| 部のルートプレーニングと口腔前庭拡張後に遊離歯肉移植を行った（図4-5-2h／1979.10.11）．また 3| 部をフラップしてルートプレーニングを行い，4 3| 部の口腔前庭拡張後に口蓋からとった遊離歯肉移植を行い縫合パックした（図4-5-2i～l／1979.10.11）．

　最終補綴物 ⑦6 5 ④③| を装着する（図4-5-2m～s）．再診から24年後のエックス線診査では経過良好である（図4-5-2t／2003.12.16）．

245

2. 歯肉歯槽粘膜形成術の目的と種類

　口腔内の小帯の位置異常や，歯肉の解剖学的に不利な形態異常によって引き起こされる問題はご承知の通りである．これらの問題に対する処置法はいくつかあるが，取り分け歯肉歯槽粘膜形成術は効果の高い方法である．

　そこで歯肉歯槽粘膜形成術の目的と方法を述べてみると．
①適切な幅の付着歯肉を作り，口腔前庭を拡張する．
②歯肉-歯槽粘膜境界や，それより根尖側に波及している盲嚢の除去．
③小帯や筋付着の異常を取り除き，辺縁歯肉に対する緊張を除去・軽減する．
④露出した歯根面を被覆し，適当な歯肉の辺縁と付着歯肉の形成とその維持をする．

ことなどがあげられる．

　この目的を果たすための各種の術式が開発されてきて今日に至っている．概要すると，
①小帯切除術や小帯整形術
②有茎歯肉移植術
　　歯肉弁側方移動術
　　両側歯間乳頭弁移植術
③遊離歯肉移植術
④結合組織移植術
　　遊離結合組織移植術
　　上皮下結合組織移植術
などがあげられる．

　提示した2症例はともに限局矯正後に歯肉歯槽粘膜形成術を行ったもので，各々十数年経過したものである．最近は歯肉歯槽粘膜形成術の臨床的な体系も確立してきたのと，各種器具や材料も進歩してきたので，その成果が大いに期待できるようになった．

参考文献

1. 森　克栄，丸森英史．Minor Tooth Movement, ペリオドンティックスの臨床，歯界展望別刷　1977：276-295.
2. 東川達夫，森克栄．付着歯肉および小帯の異常形態について，一般臨床医のMGSの症例から．日本歯科評論 1980；447(1)：67-68.
3. Hirschfeld L. Minor tooth movement in general practice. St. Louis：Mosby, 1960.
4. Imagawa (ed). Studies on Periodontal Disease. Tokyo, 1961.
5. Sullivan HC, Atkins JH. The role of free gingival grafts in periodontal therapy. Dent Clin North Am 1969；13：133.
6. 佐藤謙次郎，花村裕之．歯肉歯槽粘膜手術(MGS)と根分岐部病変について，注目されるスカンジナヴィア歯科学の源流を探る，(9)歯肉歯槽粘膜手術，根分岐部病変. the Quintessence 1998；17(3)：131-136.

第4部　エンド・ペリオの相関関係

第6章
Distal Wedge法の臨床応用

森　克栄
東郷達夫

1．最後方臼歯遠心の肥厚した歯肉・粘膜組織への対応

　最後方臼歯遠心領域が肥厚した歯肉や粘膜組織に被われている状態に遭遇することがある．その由来が元来解剖的な形態によるものか，歯周病などの影響の結果によるものかは症例により違いがある．しかし，このような環境のもとではややもすると清掃を困難にし，歯周病を誘引したり増悪する傾向や，補綴処置が必要な場合，その処置の妨げになるときがある．
　一般的にその対策としてはDistal Wedge法が採用される．しかし肥厚した歯肉や粘膜組織を切除するだけでは，術後再発を招いたり，さらには術前よりも歯周環境を悪化させ，補綴物などの予後に問題を残すときがある．Distal Wedge法には種々の方法があり，手術部位の歯肉や粘膜が占める領域の範囲や，解剖学的な状態の違いにより選択される．
　本章では，Distal Wedge法についての目的や適応症を，症例の提示とともに一般臨床家の立場から検討を加えてみたい．

2．Distal Wedge法

　上下顎の最後方臼歯部遠心，すなわち上顎結節部や臼後三角は肥厚した歯肉や粘膜に被われているため，歯周病学的，補綴学的立場から外科的に検討する必要がある．しかし，これらの部位はそれぞれ解剖学的な特徴を持ち，切開線や弁の剥離法に注意を払わねばならない場合が多い．
　上顎結節部の骨壁は薄く，骨表面には歯槽孔と呼ばれる小孔が数個存在している．上顎神経の後上歯槽枝はこの歯槽孔から骨中に入り大臼歯に分布している．また下顎の肥厚した組織の部分は粘膜分泌腺（臼後腺）の腺塊が包埋された組織である．その下の下顎骨体部の後臼歯三角には筋付着部，下歯槽神経の分枝，脈管が分布し，複雑な解剖学的様相を呈している．
　切開や剥離の際に下部組織を損傷しないよう，また肥厚した部分の内部組織を確実に除去できるような方法を選択する必要がある．そのために図Aに示すようなDistal Wedge法が適用される．
　その方法を要約すると基本的に下記のようになる．
①第1番目の内斜切開は臼歯後方の隆腺の歯槽頂頬側斜面から最後方臼歯遠心にむかい，弁が容易に展開しやすくするため頬側溝まで切開する．筆者らは手術野が確保できず，歯肉弁を損傷すると思われる症例には，頬側に限り必要に応じてその切開線を歯間乳頭部手前付近または1歯前方まで延長し，さらに縦の減張切開を用いるときもある．

第4部 エンド・ペリオの相関関係

[Distal Wedge（結節部・最後方臼歯部遠心部）法の各種切開法]

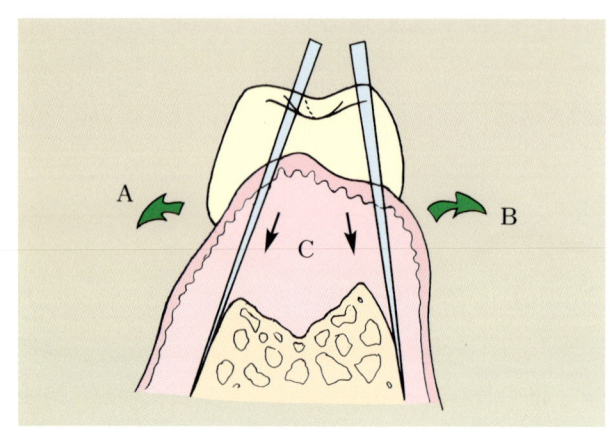

図A 内斜切開は，歯槽骨隅角部にむかって矢印の方向のように骨面に到達するように切開し，A，Bの薄い歯肉弁を作り剥離する．Cの内部組織を骨面から剥離除去し縫合する．骨欠損があれば必要に応じて切除，整形などの処置をする場合もある

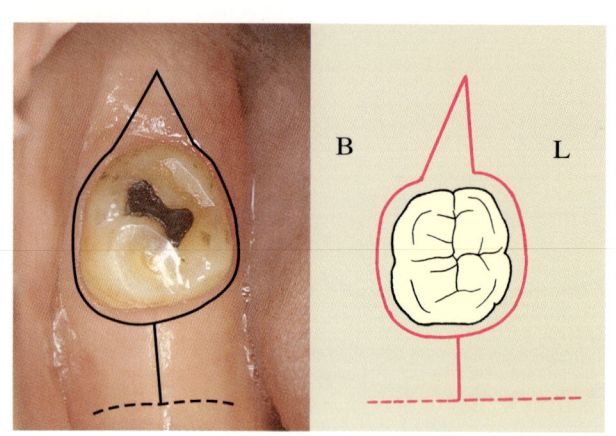

図B パイ型（ケーキのパイの形状）の切開法は十分な歯肉の幅のある時に適用．前方歯が欠損のときは弁を容易に翻転するためと，視野の確保のため，無歯顎部まで切開線を延長することがある

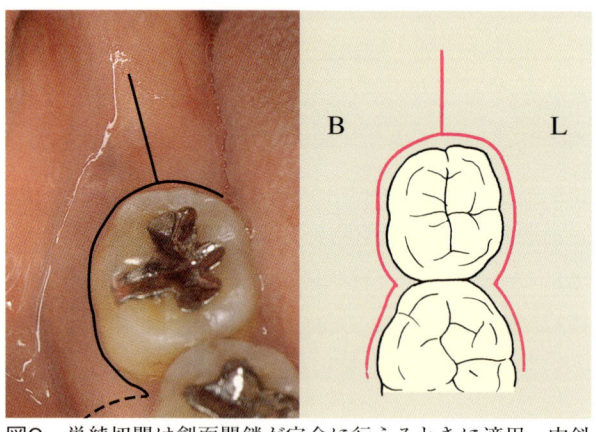

図C 単純切開は創面閉鎖が完全に行えるときに適用．内斜除切開後，弁縫合の際，弁の辺縁が重ならないように整形が必要

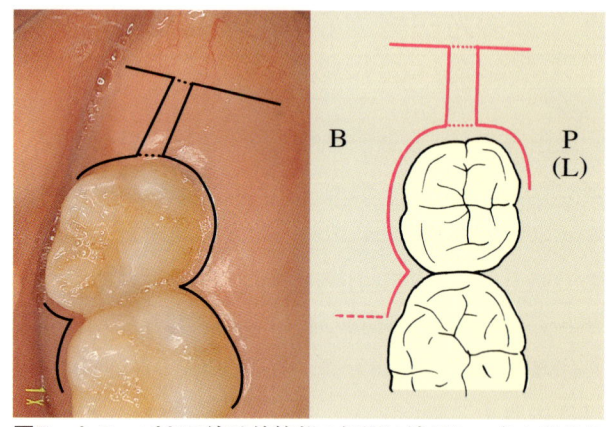

図D トラップドア法は結節部の切開に適用し，弁を密着させるため，縦減張切開と平行なモホーク切開を併用．特に最後方臼歯からハムラーノッチまでの距離が短いときや，移植に必要な海綿骨の採取のときにも用いる

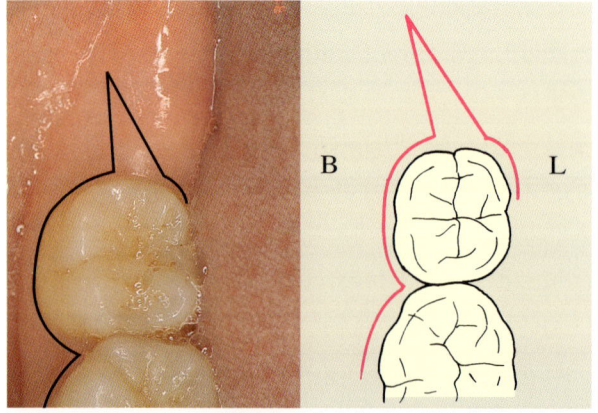

図E Wedge法は，下顎最後方臼歯遠心の付着歯肉の狭い領域に適用する．歯肉の領域内に確実な切開を施すため，通常，頰方向にある一定の角度をつける

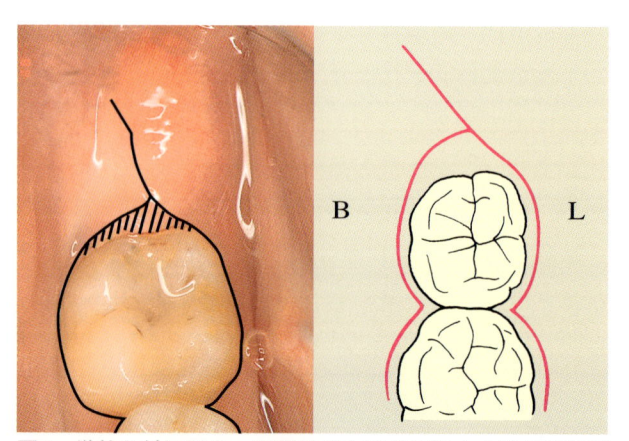

図F 単純な斜切開は，下顎最後方臼歯部遠心の付着歯肉領域が狭く，大部分が歯槽粘膜に被われているときに適用する．下顎枝が高位で，外斜線が臼歯部遠心に接近している場合は頰側方向に切開後，粘膜の小さいウェッジ（斜線部分）は切除する

そして形成された歯肉粘膜弁を翻転する
②次いで同様の方法を用い舌側も切開する．ただし縦切開は下部組織の損傷を避けるため使用しない
③歯槽骨頂部には扇型またはケーキのパイ型の組織塊，トラップドア方式のときは方形の組織塊が残る
④その歯肉塊の遠心端を小型の止血鉗子などで把持し，メスを底部を骨面まで到達するように，また近心方向にメスができるだけ骨面にそうように切開する．その後，Ochsenbeinのチゼルや大型のキュレットタイプのスケーラーなどで粘膜骨膜を含む組織塊を除去する
⑤残留した繊維組織などを除去，初期治療で取り残した最後方臼歯根面の歯石の除去，ルートプレーニング，歯槽骨に病変があるときは歯槽骨外科を行う
⑥薄い頬・舌側弁を注意深く寄せ，上皮が重ならないように縫合．必要ならば弁の辺縁を整形するときもある．パックが可能な場合は行い，領域が狭くパックができないときはより感染予防に努める

特に下顎最後方臼歯部遠心は，良好な歯周環境を維持する付着歯肉の領域も狭く，その存在を損傷することなく，可能な限り保存するように切開線の方向を考慮することも忘れてはならない．このような目的から適応症に応じて図B～Fに示した方法を選択するのが望ましいのではなかろうか．

症例4-6-1　|7整直後，遠心部の肥厚歯肉の処置

患者：37歳，女性
初診：1985年3月8日
主訴：左上臼歯部の補綴希望
臨床所見：|6欠損，|7が近心傾斜，|8は挺出，傾斜している．そのため欠損部領域が狭くなり，食片圧入や歯石沈着が顕著に見られる（図4-6-1a,b）．
治療方針：|8の抜歯．|7の整直後⑤6⑦のブリッジ

[治療経過]
　|8の抜歯後，抜歯窩の安定を得るためと他の部位の治療のために約4ヵ月間後|7の整直を開始した．整直にはオープンコイルを用い，約2ヵ月間要した．その後プロビジョナル・レストレーションで保定し，約3ヵ月間経過観察をする．
　|7とその遠心部の領域は幅広い付着歯肉に囲まれているが，遠心部歯肉が肥厚した状態になった．
　診断のため麻酔下でプローブを歯槽骨頂にふれるまで挿入すると，その厚みは6mm程度認めた（図4-6-1c,d）．
　また|7遠心直下の歯肉は盃状を呈し，底部には炎症症状が見られる（図4-6-1e）．なお，近心部は整直の効果もあり歯槽骨の新生が見られる．

問題点：このように|7の遠心部歯肉の肥厚は整直による歯の位置的変化や，歯周組織の環境変化に歯肉が適応できなかった結果であると考える．歯を近心や遠心へ矯正移動の際，圧迫側の歯肉は移動したり，収縮したり，両者が合併して歯と正常な関係を保つようになる．
　しかしこのような歯肉の適応能力のない場合もあり，組織は圧縮されて刺激され，その結果，歯肉の増殖反応が起こるといわれている．この環境は，局所のプラークコントロールなどの清掃性を低下したり，ときには不可能にし，病的なポケットの形成や歯周病の進行につながる可能性がある．
　またこの症例のように，終末処置に歯冠補綴が必要とされる場合，印象操作やクラウンの辺縁位置の設定に苦慮する．このような理由から遠心部の|7肥厚した歯肉の外科的処置が必要となる．

処置：肥厚した歯肉の領域は頬舌的に，また近遠心的にも幅広い付着に取り囲まれているので，トラップドア法で切開，歯肉弁を展開し内部の組織を除去した（図4-6-1e）．この際，パックが必要とされるときは合成樹脂で作ったプロビジョナル・レストレーションを併用とすると，その固定に役立つことを経験している（図4-6-1f）．

治癒後：約1ヵ月半後に⑤6⑦のブリッジを装着する（図4-6-1g,h）．

第4部　エンド・ペリオの相関関係

[症例4-6-1] |7 整直後，遠心部の肥厚歯肉の処置

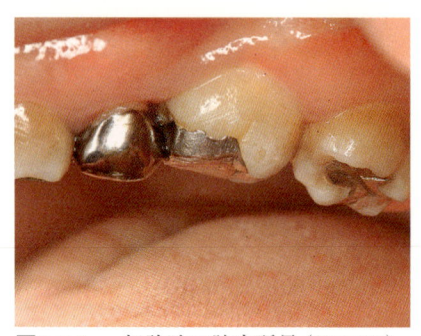

図4-6-1a　初診時口腔内所見（1985.3.8）．|6 欠損，|7 は近心傾斜，|8 は挺出，傾斜している．

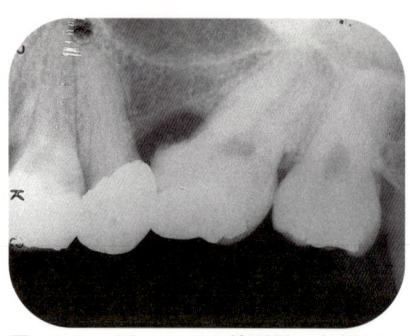

図4-6-1b　同エックス線所見．欠損部には食片圧入や歯石沈着が顕著に見られる．

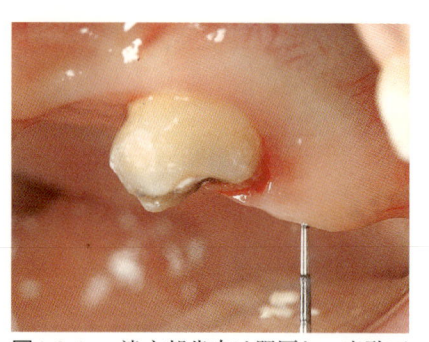

図4-6-1c　遠心部歯肉は肥厚し，麻酔下でのプロービングデプスが約6mm程度認めた．

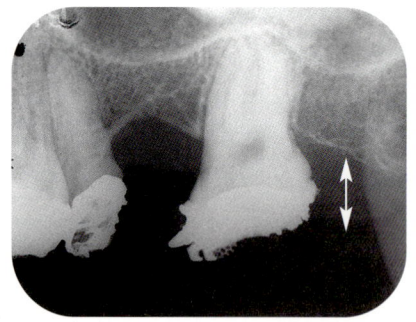

図4-6-1d　整直終了時，矢印部分が肥厚歯肉の厚みを表す（1985.10.7）．

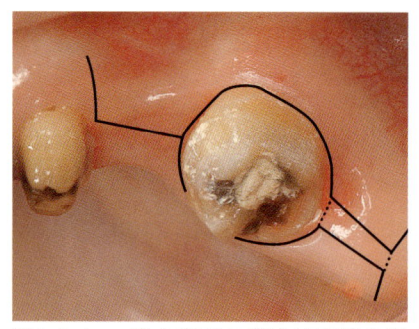

図4-6-1e　遠心直下の歯肉は盃状を呈し，底部には炎症症状が見られる．トラップドア法（黒線）で歯肉弁を展開し内部の組織を除去した．

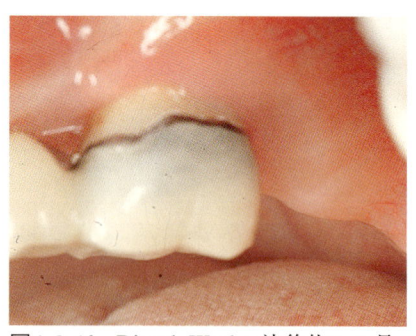

図4-6-1f　Distal Wedge法後約1ヵ月，歯周環境は改善された．

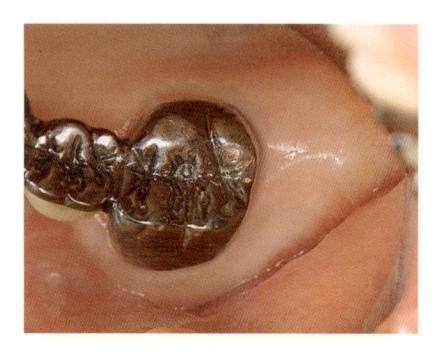

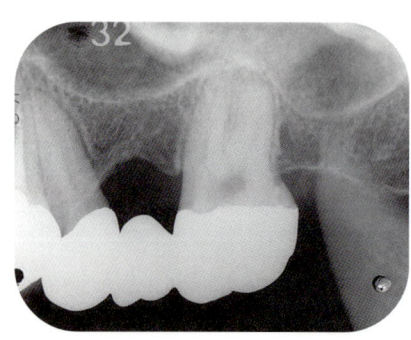

図4-6-1g | 図4-6-1h

図4-6-1g　リコール時の口腔所見（1987.9.10）．|7 遠心部は幅広い付着歯肉に囲まれ良好な状態を維持しているようである．

図4-6-1h　同エックス線所見（1987.9.10）．

第6章　Distal Wedge法の臨床応用

症例4-6-2　7̄遠心歯槽骨の異常形態を伴う肥厚歯肉の処置

患者：43歳，女性
初診：1981年3月8日
主訴：7̄6の咬合痛
臨床所見：7̄6には根尖部病変がある．7̄はやや近心傾斜し，その遠心部は歯槽骨の隆起とともに，それを被うように歯肉が盛りあがっている（図4-6-2a,b）．

[治療経過]
問題点：7̄6には根管治療後歯冠修復が必要となる．しかし，7̄がやや近心傾斜しているため，補綴物遠心の辺縁隆線が不揃いになり，また歯間空隙が狭くなる傾向があり，歯周環境に問題を生じる可能性がある．

その問題の解決のために，7̄をやや整直し環境を改善し，同時に7̄の遠心の肥厚した歯肉の歯周環境も改善した方が予後が優れているように思う．

処置：7̄6の歯内療法とプロビジョナル・クラウン装着．

エラスティックゴム（モジュールを2週間使用）により7̄をわずかに整直をする．7̄遠心部の肥厚した領域は，単に歯肉が肥厚しているのではなく，歯槽骨の隆起の形態に準じた結果と考える．

この問題の解決には，歯肉と歯槽骨の両方に対する処置が必要である．同部位は頬舌，近遠心ともに幅広い歯肉に囲まれているのでパイ型（ケーキのパイの形状）Distal Wedge法を適用し（図4-6-2c〜e）．歯肉弁を展開し肥厚した組織を除去した（図4-6-2f）．同時に隆起した歯槽骨を切除，整形を行った．約1ヵ月後にクラウンを装着した（図4-6-2g,h）．

症例4-6-3　7̄のDistal Wedge法と6̄の遊離歯肉移植例

患者：22歳，女性
初診：1977年3月15日
主訴：5̄の激痛

臨床所見：5̄にC_2〜C_3歯髄炎症状，6̄にC_3舌側傾斜，7̄の近心舌側傾斜，6̄の$C_4$7̄，8̄の近心傾斜．前歯部1|1は捻転，7̄6̄，7̄は交叉咬合で咬合崩壊の初期と認められた（図4-6-3a〜c）．

[治療経過]
処置：緊急治療として5̄の根管治療後，8̄6̄，6̄8̄を抜歯して，7̄|7を整直する（図4-6-3d〜g）．患者は遠方より来院のため，患者の住まいに近い矯正医に依頼した．7̄遠心のDistal Wedge法を行い，⑦6⑤|⑤6⑦のブリッジを作り咬合の回復を図る（図4-6-3h〜r）．

[コメント]
7̄|7の矯正的整直後の遠心の骨頂隅角部と歯肉の形態は必ずしも予知性が高いと考えられない．近心・内側傾斜の7̄を矯正的に整直しDistal Wedge法と遊離歯肉移植例を施して⑦6⑤のブリッジ支台とした．患者は遠方に在往し，数年ごとに来院（図4-6-3s,t）．プラークコントロールはかなり行き届いているが，治療終了後24年目のエックス線診査（図4-6-3u）では，5̄の遠心と7̄の近遠心に浅いポケット形成がはじまっているようである．

3．各種Distal Wedge法の選択にあたって

最後方臼歯，特に上下第二大臼歯は歯列弓の保持や咬合高径の保持のため重要な役割を果たす．また補綴設計などを左右するKey Teethである．特に第二大臼歯は，口腔内では歯の位置や解剖学的構造や歯周環境が，他歯に比べて様子を異にする部位である．そのため歯周病学的，補綴学的面からも慎重な診断と治療の配慮が必要であろう．

上顎結節部や臼後結節部はアコーディオン状に歯肉が積み重なるように肥厚し，他の部位よりポケットが深い場合がある．これは病的な状態ではなく，解剖学的に粘膜下組織が豊富に存在し，粘膜が厚く広くなっているためである．しかし，この部位は清掃が行きとどきにくく，ポケットの深さが進行し病的な状態に移行する傾向がある．また補綴処置が必

第4部　エンド・ペリオの相関関係

[症例4-6-2] ⌐7遠心歯槽骨の異常形態を伴う肥厚歯肉の処置

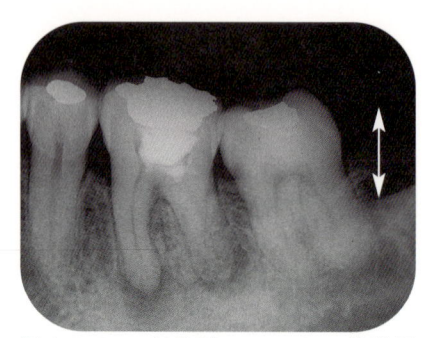

図4-6-2a　初診時のエックス線所見（1981.3.8）．⌐7はやや近心傾斜し，その遠心部は歯槽骨が隆起している．矢印は肥厚した歯肉の厚みを示す．

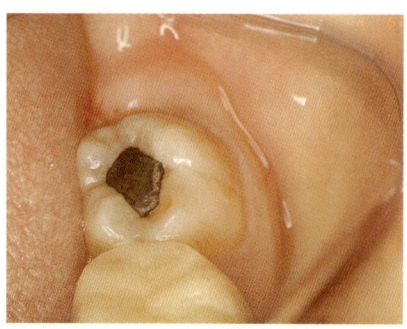

図4-6-2b　隆起した歯槽骨を被うように歯肉が盛りあがっている．頬舌，近遠心的に幅広い付着歯肉がある．

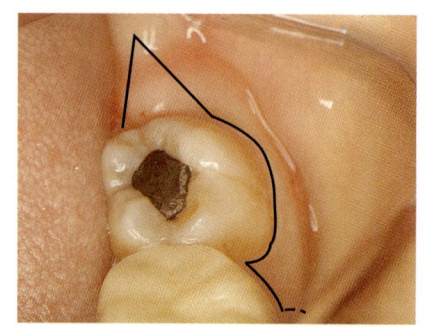

図4-6-2c　切開法はパイ型のDistal Wedge法を適用した．

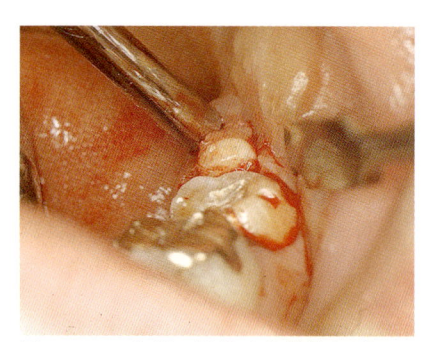

図4-6-2d　内部の組織は歯槽骨と硬固に付着しているので，チゼルや大型のキュレットなどで一挙に剝離除去する．

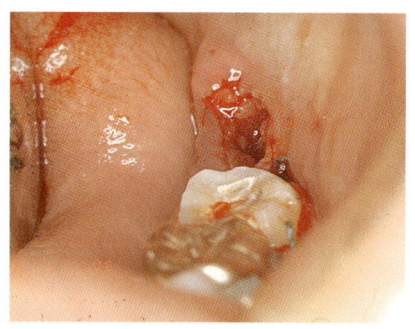

図4-6-2e　内部の結合組織除去後，縫合は8の字マットレス縫合法などで，頬舌の歯肉弁辺縁ができるだけ密着するように縫合する．

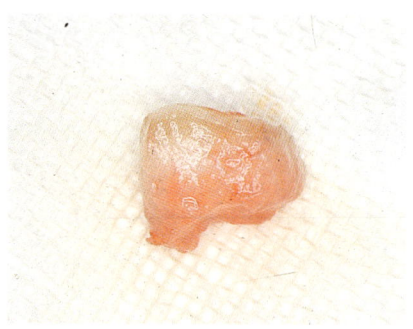

図4-6-2f　除去した組織．

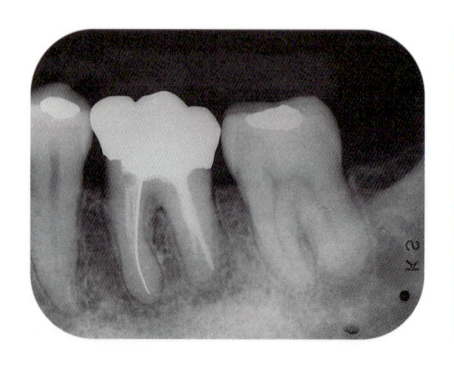

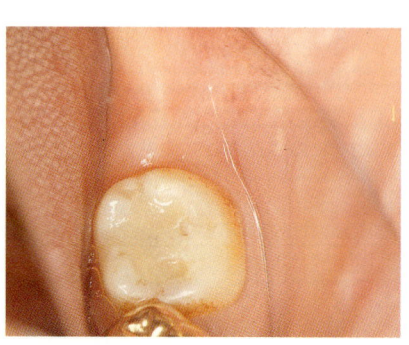

図4-6-2g｜図4-6-2h

図4-6-2g　術後17年後（1998.7.18）．術前に見られた骨隆起は消失している．
図4-6-2h　遠心部の歯肉は歯槽骨の形態に準じた様子を示している．

第6章 Distal Wedge法の臨床応用

[症例4-6-3] 7̄のDistal Wedge法と6̄の遊離歯肉移植例

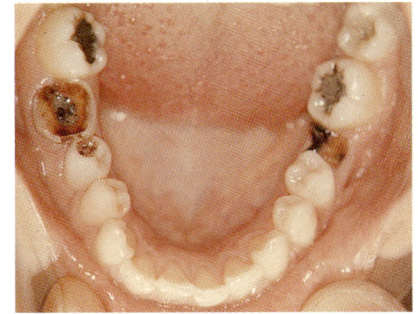

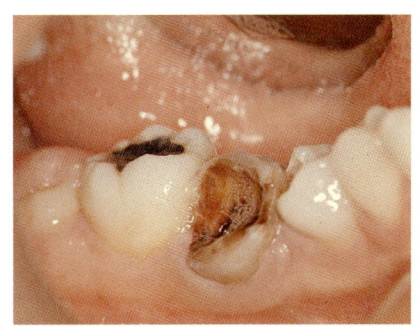

図4-6-3a,b　初診時の口腔内所見（1977.3.15）．6̄はC₃，7̄は著しく舌側近心傾斜している．

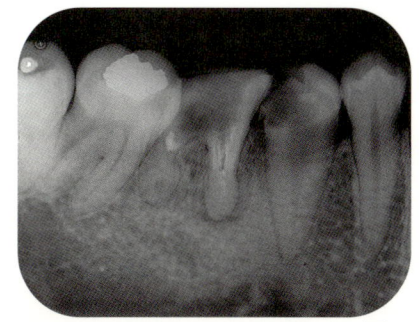

図4-6-3c　初診時エックス線所見．6̄の根周囲は著しい緻密性骨炎の像を呈している．

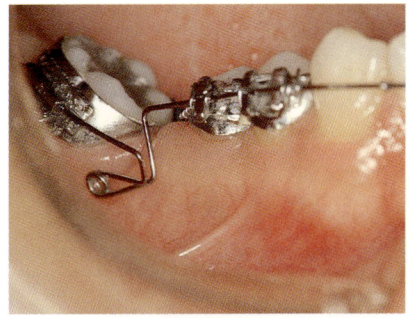

図4-6-3d　5̄の根管充塡後，8̄6̄を戦略的抜歯．7̄の矯正開始後9ヵ月目の口腔内所見（1978.6.1）．

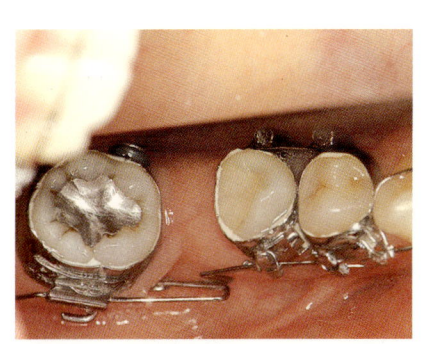

図4-6-3e　同咬合面観．

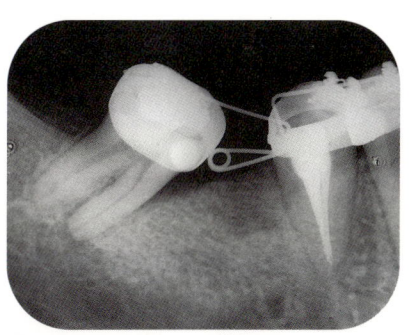

図4-6-3f　同エックス線像．

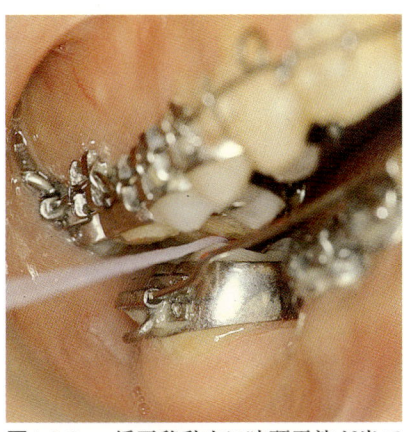

図4-6-3g　矯正移動中に咬頭干渉が出てきたときは，咬合性外傷を予防する意味で削合する（1978.10.11）．

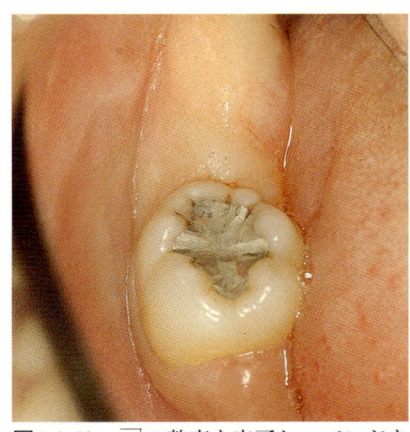

図4-6-3h　7̄の整直を完了し，バンドを除去．7̄の遠心に線維性に富んだ肥大した結合組織が見られる．ポケットはプローブで8mmにも達する（1979.3.28）．

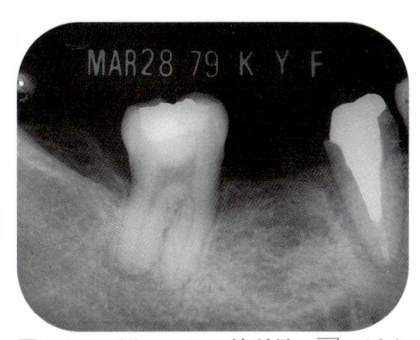

図4-6-3i　同エックス線所見．7̄の近心根の歯槽骨頂は整直によって新生骨の形成が認められる．
　また遠心側の歯槽骨隅角には過剰の骨頂の形成が窺われ，歯肉も増殖して7̄の遠心は必ずしも予後がよくないと考えられDistal Wedge法にかかる．

第4部 エンド・ペリオの相関関係

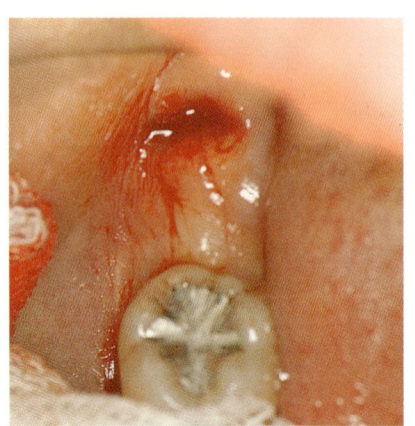

図4-6-3j 7｜遠心のDistal Wedge法の切開線（1979.3.28）．

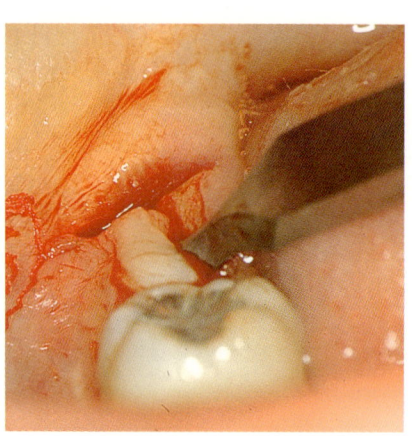

図4-6-3k 過剰な結合組織をOchsenbeinのチゼルで一塊としてとるよう心がける．

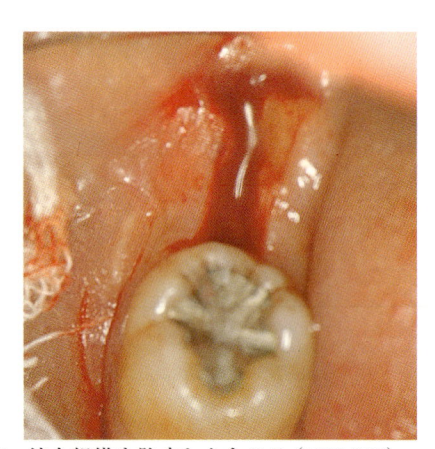

図4-6-3l 結合組織を除去したところ（1979.3.28）．

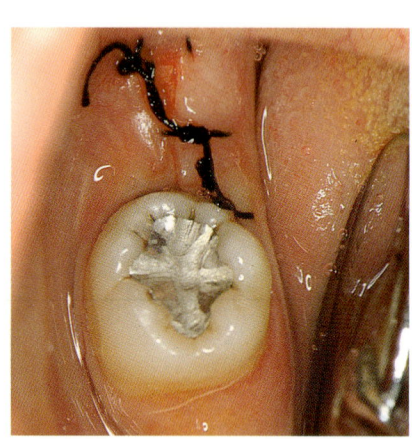

図4-6-3m 縫合終了（1979.3.28）．

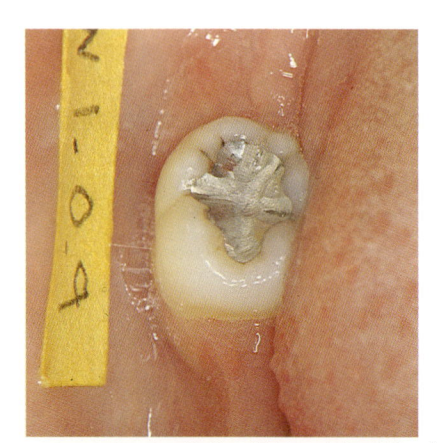

図4-6-3n Distal Wedge法後1週目の咬合面観．抜糸直後（1979.4.4）．

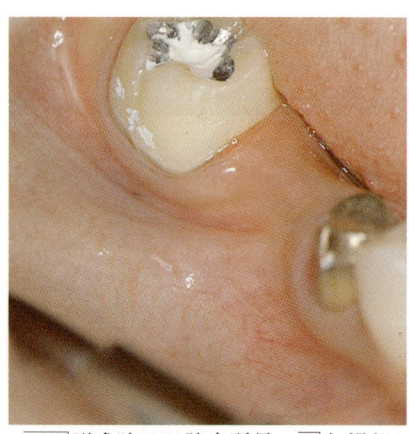

図4-6-3o 7 5｜形成時の口腔内所見．6｜欠損部の小帯異常の処置前（1979.5.29）．

第6章　Distal Wedge法の臨床応用

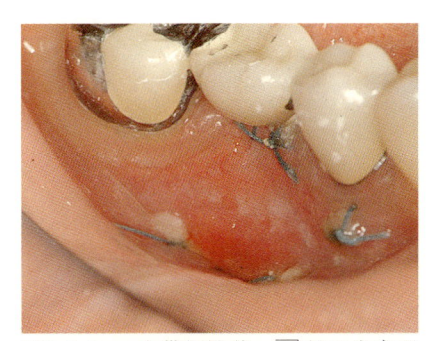

図4-6-3p　小帯切除後，6┘部の歯肉再構築のため遊離歯肉移植例を施して1週目．ペリオパックを除去し，抜糸したところ（1979.6.19）．

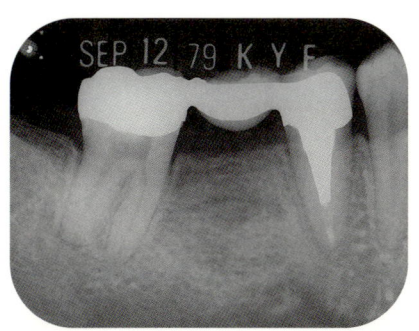

図4-6-3q　矯正終了後約6ヵ月．歯肉歯槽粘膜形成術，Distal Wedge法後5ヵ月目のエックス線所見．斑状の不規則な骨梁は，抜歯と矯正，補綴と絡んだ治療に耐え機能に適応したと考えられる平均化した骨梁が現われてきた（1979.9.12）．

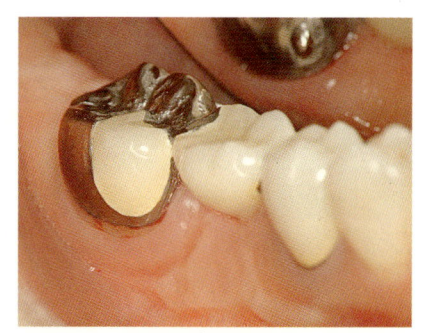

図4-6-3r　遊離歯肉移植から1年後の口腔内．ブリッジは仮着状態（7┘舌側にノブがついたまま／1981.2.20）．

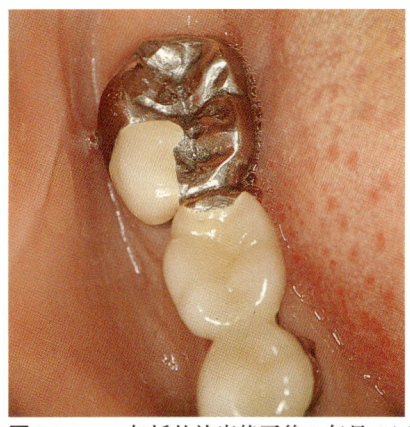

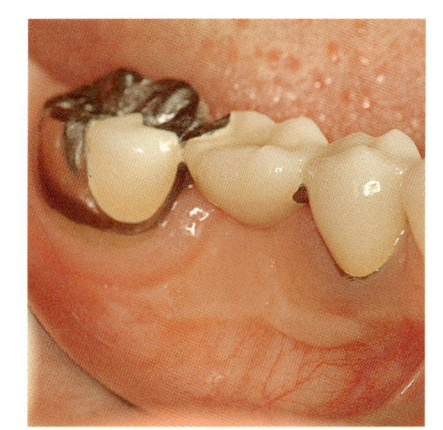

図4-6-3s,t　包括的治療終了後2年目の口腔内所見（1981.10.21）．

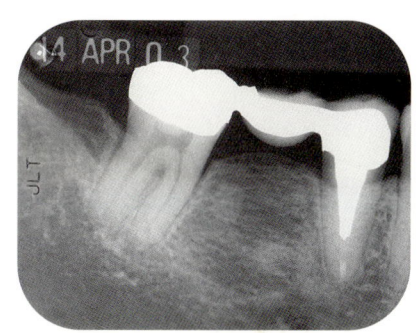

図4-6-3u　包括的治療終了後24年目のエックス線所見（2003.4.14）．

要な場合，肥厚した歯肉は正確な形成や印象の精度を欠き，あるいは補綴物の維持に必要な遠心面の広さや辺縁が十分確保できず，脱離の原因になることも考えられる．

そこで症例に応じては病的なポケットの減少や，補綴処置のより確実性を増すため，肥厚した組織の一部を除去し，整形する歯周外科が必要となり，この目的達成にあたって一般的に「Distal Wedge法」が適用される．しかし，解剖学的にまた位置的に手術野の確保や治療器具の操作が難しい部位で，治療効果にも限界があって，ややもすると妥協的になることもあろう．

より治療効果を得るためには，部位の特異性を熟知し治療方針や切開線などの方法を熟慮しなければならない．特に下顎第二大臼歯遠心部領域は，解剖学的形態から元来付着歯肉の欠乏や幅の狭い部分であり，その存在を損ねることなく，保護につとめる手術法の選択が重要になってくる．また同時に歯槽骨の異常隆起や骨縁下欠損を伴う症例では，それに対する処置も同時に必要になってくる．

各種のDistal Wedge法は，最後方臼歯遠心部の付着歯肉の存在の有無，その領域の範囲や広さ，上行枝と最後方臼歯の位置関係などにより決定されると考える．そして，このような特異的な部位については，手術の成否や予後の見通しのため次のようなことを考慮する必要がある．

①肥厚した組織が付着歯肉を含むものか，弛緩した歯槽粘膜で構成されているものか

②ポケットの深さが歯肉の範囲（仮性ポケット）か，骨縁下（骨縁下ポケット）まで及んでいるのか

③上行枝と最後方臼歯の距離が非常に接近している場合，必要な手術野が確保できるのか

④外斜線が最後臼歯の舌側歯槽骨骨縁と同じ高さ，またはその舌側歯槽骨骨縁より歯冠側にあり，最後臼歯遠心から頰側面にかけ盃状くぼみがある解剖学的形態を示しているとき

⑤舌側の歯槽骨が厚く棚状で種々の骨欠損を伴う場合

⑥歯の位置

⑦軟組織の退縮量

⑧患者の協力度（理解と開口など）

また臨床的知見によれば，埋伏智歯や半埋伏智歯に接する第二大臼歯の遠心部は過形成組織の存在や，上皮迷入のため骨縁下ポケットの存在するときがある．その結果，抜歯創治癒後に歯肉肥大を生じたり，骨縁下ポケットが残り，より深くなる傾向がある．

抜歯により新たに生じた歯周病的な問題の解決のため，さらに第二大臼歯遠心部に外科的処置が必要になり，患者，術者ともに二重の負担となりかねない．

このような問題を未然に防ぐため，また歯周病進行の予防のため，抜歯の際にDistal Wedge法の理念を応用し過形成組織の除去や，第二大臼歯遠心面のスケーリングやルートプレーニングを行うことは重要な学際的行為である．二次的な歯周疾患予防において，埋伏智歯の抜歯における基本処置として一般臨床家にとっては見逃せないところである．しかし，歯肉や粘膜組織の肥厚が該当部位に存在しても，プラークコントロールが十分維持できるときはしばらく様子を見てから外科的処置の決定をすべきであり，過剰な適用は術後結果として，歯根露出や根面う蝕などを生じ逆効果を招きかねない．

参考文献

1. 関根 弘ほか. 歯科医学大辞典. 東京：医歯薬出版, 1995：565, 1303.
2. Prichard JF. The diagnosis and treatment of periodontal disease. Philadelphia：WB Saunders, 1979：322.
3. Brown IS. Effect of orthodontic therapy on periodontal defects. J Periodontol 1973；44(12)：742-756.
4. 森 克栄, 東郷達夫. 歯槽骨の異常形態に対する処置, Periodontal osseous surgeryをめぐって. 日本歯科評論 1982；474：85-96.
5. Bender IB, Mori K. The radiopaque lesion：a diagnostic consideration. Endod Dent Traumatol 1985；1(1)：2-12.
6. 東郷達夫, 森 克栄. 付着歯肉および小帯の異常形態について, 一般臨床医のMGSの症例から. 日本歯科評論 1980；447：67-78.
7. 森 克栄, 丸森栄史. 下顎智歯の処置をめぐって, 歯周病学的アプローチ−. 歯科展望 1978；52(2)：279-288.
8. Pollacc RP. Modified distal wedge procedure. J Periodontol 1980；51(9)：513-515.
9. Robinson RE. The distal wedge operation. Periodontics 1966；4(5)：256-264.
10. 石井正敏ほか. 歯周治療と修復処置の現在. 東京：医歯薬出版, 1991.

第4部 エンド・ペリオの相関関係

第7章
歯周補綴

治療の幅と限界

森　克栄

1. オーバートリートメントを避けるために

　第4部4章で筆者は初期治療の重要性を強調した．その目的は
①歯周組織の炎症の消退を目的とした微生物の抑制（スケーリングとルートプレーニング，およびホームケアの指導と実践）
②う蝕のコントロールと歯内療法，支台築造
③外科処置を容易にする環境の改善（戦略的抜歯，不適合な補綴物の除去，プロビジョナル・レストレーション）
④咬合性外傷のコントロール（限局矯正，スプリント，咬合の調整）
⑤患者の生活や体質を改善することへのアドバイス
などであった
　歯周補綴が予知性を持った治療法とされるなら，その適用の範囲を厳密に守るべきであろう．特に日常臨床では，個々の症例に対しオーバートリートメントにならないよう常に心がけるべきである．

症例4-7-1　骨縁下盲嚢の外科的処置と矯正的挺出で抜歯を免れた症例

患者：41歳，女性
初診：1981年3月16日
主訴：6|の歯頸部よりの排膿（＋）
既往歴：転医前，すでに根管処置が施されていた．クラウン作製のため印象採得され，次回クラウン装着の予定であったが，患者が訴える症状に何ら納得のいく処置もされないままに作業がすすめられるのに不信を感じ，再診断のため来院（図4-7-1a）
臨床所見：6|はレジンクラウンが仮着され，隣接面のコンタクトがあまく，食片の圧入を認めた．遠心頰側の一番深いポケット底まで12mm，プローブで骨縁下ポケット（2壁性）を確認した（図4-7-1b,c）．

[治療経過]
　7|が欠損しているため，6|を抜歯して⑦6⑤のブリッジも考えられたが，患者の強い要望もあり，さしあたり6|の保存治療を試みることになった．通法通りの再根管治療（図4-7-1d），テンポラリー・レジンクラウン，歯周外科処置後，予後が不安なため（図4-7-1e），プロビジョナル・レストレーションを装着して経過観察する．その後，15カ月で歯槽骨の

第4部　エンド・ペリオの相関関係

回復を認めたため最終補綴にかかった．図4-7-1fは最終補綴後2年3ヵ月目のエックス線所見である．

この患者はさらに|5にも深いポケットが存在し（図4-7-1g,h）ており，治療にいろいろな選択肢があることを説明した．

治療方針：|5を抜歯してブリッジにすることもできるが治療時間の短縮にはなっても，|5の抜歯には，充塡物はあるもののほぼ天然歯に近い|4 6の削合を必要とする．また|5をポンティックにすると同部の付着歯肉の幅が狭いことなどが問題となる．そこに患者のたっての希望もあり，保存することにした．

しかし一応の初期治療を行い，外科的な侵襲を加えて歯周ポケットの改善を図るにしても限界がある．そこで根が長いことを利用し，矯正的挺出法を併用することによって骨の実質的欠損がさらに改善されると考え，処置を予定した（図4-7-1i）．

|5の戦略的抜髄と根管充塡を行う（1981.3）．|8の抜歯と同時に|5の部位にはフラップ手術を行う（図4-7-1j,k／1981.4.23，1981.5.19）．|5の矯正的挺出開始する（1982.1）．|5にプロビジョナル・レストレーションを装着して経過観察（図4-7-1l）．|5と|6それぞれ単冠で最終補綴した（図4-7-1m）．

|5は約3ヵ月でおよそ4mm挺出し，付着歯肉の幅も術前より広くなった．|5の近遠心の歯槽骨頂の高さの差こそあれ，プローブは深く入らないし，出血もない．

このようにして患者の臼歯部の見通しがつき，ようやく前歯部に取りかかることになった（図4-7-1n,o）．初診からかなり時間が経過しているが，患者の社会生活など個人的な事情も絡んで，前歯部にかかるのがこのように遅れたことと思う．一応初期治療が終わり，フラップ手術を行い，プロビジョナル・レストレーションを装着した（図4-7-1p,q），最終補綴物装着し（図4-7-1r,s／1986.6.5），術後約1年，歯槽骨の改善とともに歯周組織もおおよそ健康状態を回復した．後はいかにメインテナンス治療を続けるかにかかっている．

前方歯部の保全には臼歯部の保全が重要な鍵であることは臨床家なら誰もが承知しているはずであるのに，臼歯部が簡単に抜歯されてしまっている昨今である．

症例4-7-2　臼歯の保護

患者：32歳，女性
初診：1970年4月21日
主訴：|1の急性歯髄炎

[治療経過]

|1の抜髄と2回目根管充塡（図4-7-2a），頬色充塡で一応治療ずみとなったが，翌年|4の歯冠色の異常を主訴に来院（図4-7-2b）．根管再治療後，メタルコアと歯冠補綴を装着した（図4-7-2c）．その後，顕著に悪い部位から再治療を施していき，最後に左上顎部位になった．

左上顎臼歯部をエックス線で再診断後（図4-7-2d／1988.7.18），予後のよい処置として，|8を戦略的に抜歯し，|7を整直してから，|6部位の最終補綴を見ることを提案した．

もちろん放置しておいて，適時歯石除去と咬合調整で様子を見ているだけの消極策もある．また|7 8の根の近接改善策として積極的な矯正も考えられる．患者は最終的に最初に提案した処置を選ぶことになったが，治療の決心がつくまでに1年半を要した．

|8を抜歯（1990.1.19）．数日後，モジュールで|7の歯間離開を図る．引き続き，隣接面にコンポジットレジンを盛りあげ，かつモジュールを大小選択しながら，|7の整直を計った（図4-7-2e）．

スプリングを利用した|7矯正治療（Extra-coronal Appliance）に入り（1990.3.9），固定（1990.4.3）．|5 7の印象採得後，|5は金属焼付ポーセレンと|7金冠（隣接部鑞着）を装着した（1990.5.17）．

|1の歯冠破折のため来院時，左上臼歯部のエックス線撮影をし，術後2年余りの|7の歯槽骨頂の安定を確認した（図4-7-2f）．|7の歯周組織，特に骨頂が水平に自然にレベリングされ，骨梁の機能適応したと考えられる均等な配列が観察される．

[コメント]

初診当時，患者は2人の子育てに懸命，その間に適時臼歯部などの典型的な再治療を最小限に抑えて

第7章 歯周補綴 治療の幅と限界

[症例4-7-1] 骨縁下盲嚢の外科的処置と矯正的挺出で抜歯を免れた症例

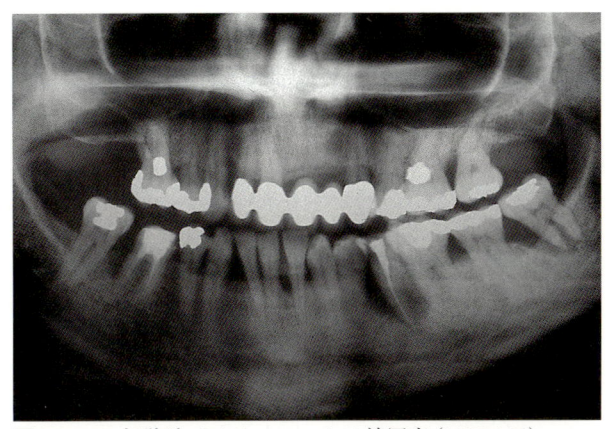

図4-7-1a 初診時パノラマエックス線写真（1981.4.22）．

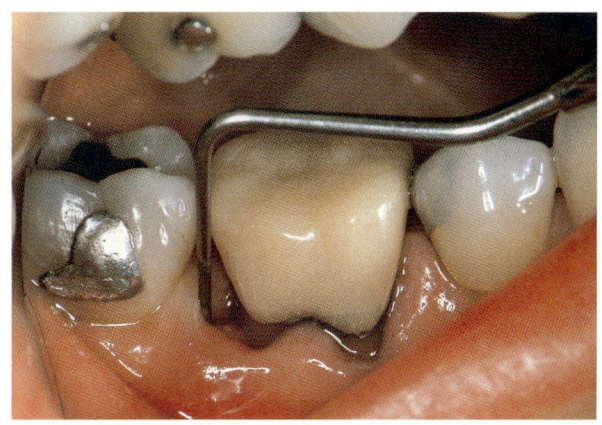

図4-7-1b 6̄の遠心から排膿し，ポケットの深さは12mmあった（1981.9.29）．

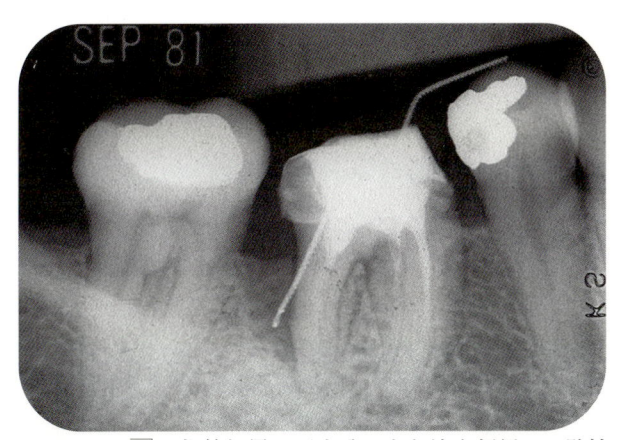

図4-7-1c 6̄は根管処置が不十分であり遠心頰側に2壁性の骨縁下欠損を認める（1981.9.29）．

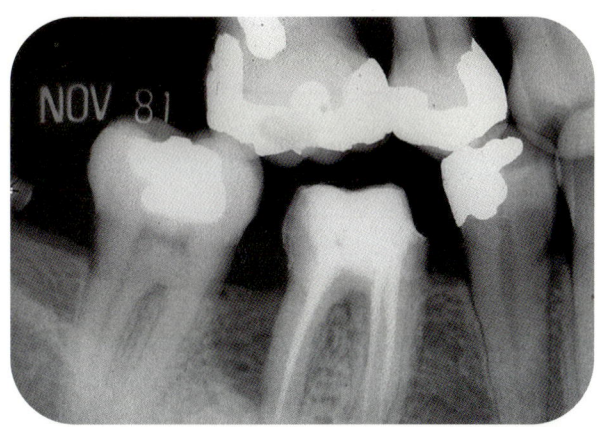

図4-7-1d 6̄の根管再治療後2週間目のエックス線所見（1981.11.30）．

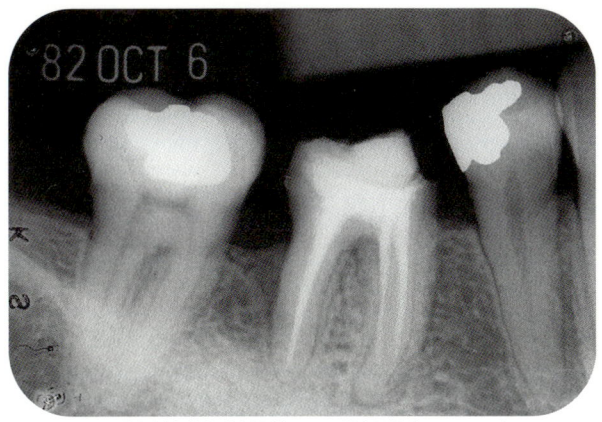

図4-7-1e 歯周外科処置後約9ヵ月経過（1982.10.6）．

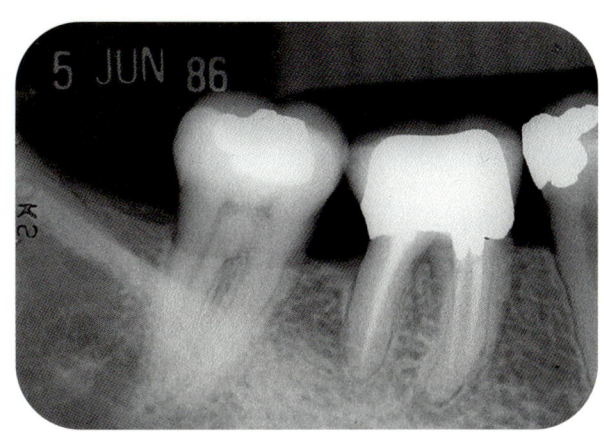

図4-7-1f 最終補綴後2年3ヵ月経過（1986.6.5）．

259

第4部 エンド・ペリオの相関関係

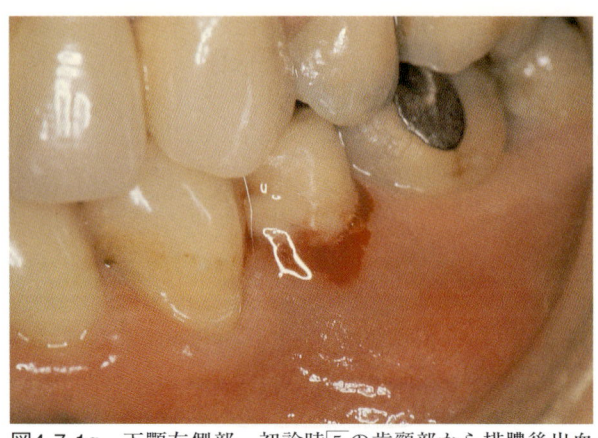

図4-7-1g 下顎左側部．初診時⌞5の歯頸部から排膿後出血を認める．

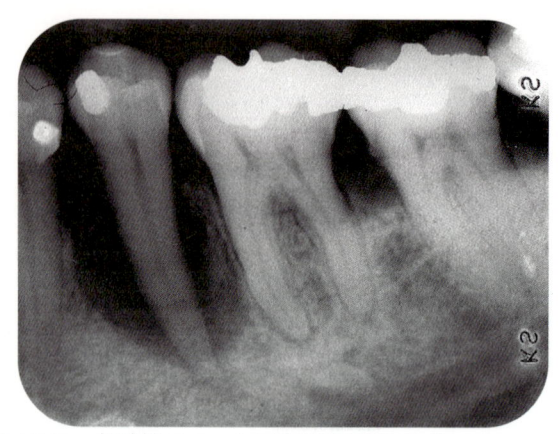

図4-7-1h 初診時のエックス線所見（1981.3.16）．

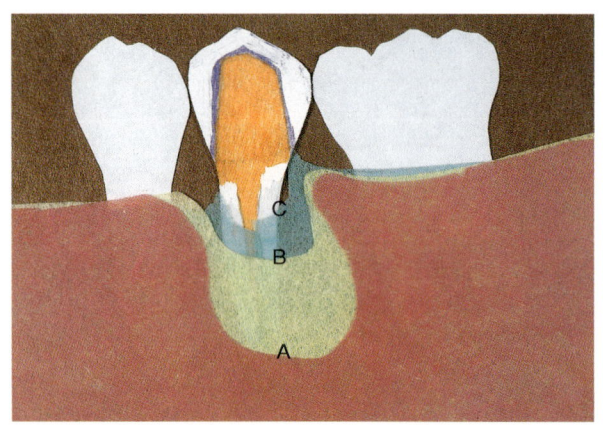

図4-7-1i 術前，治療の各ステップの骨頂変化の予想図．A：術前，B：歯周外科後，C：矯正的挺出後．

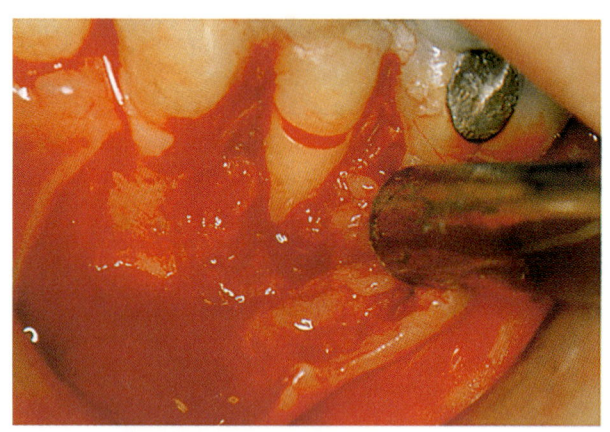

図4-7-1j 歯周外科手術時（1981.4.23）．

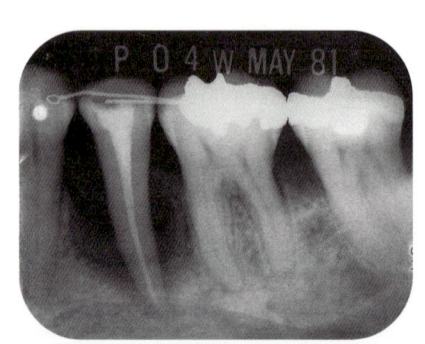

図4-7-1k 手術直後固定中（1981.5.19）．

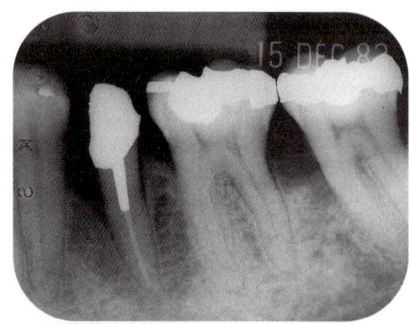

図4-7-1l 矯正的挺出後，メタルコアとプロビジョナル・レストレーション装着（1982.12.15）．

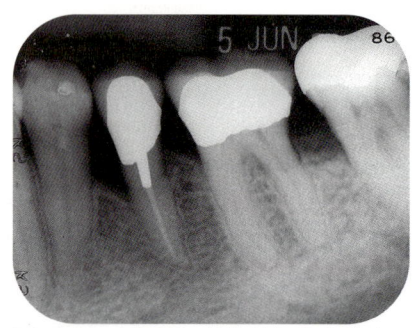

図4-7-1m ⌞5 6の最終補綴物装着時のエックス線所見（1986.6.5）．

第7章 歯周補綴 治療の幅と限界

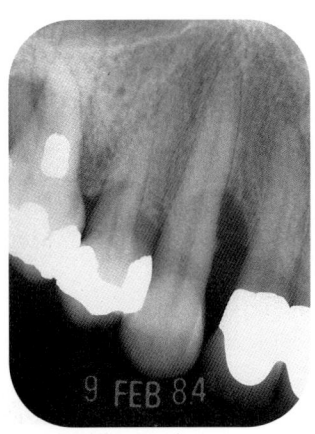

図4-7-1n 術前右側犬歯(1984.2.9).

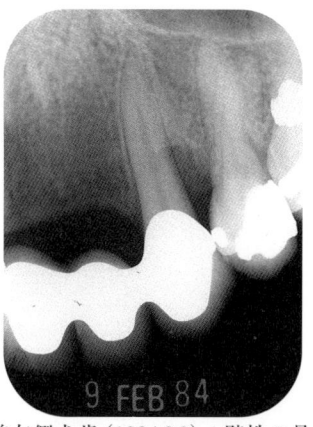

図4-7-1o 術前左側犬歯(1984.2.9) 4壁性の骨縁化ポケット(＋).

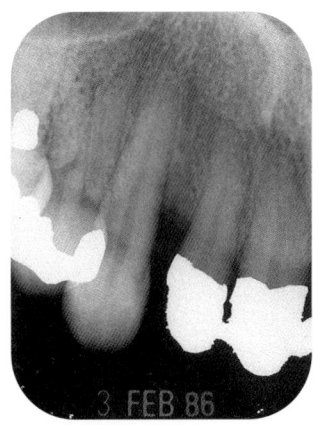

図4-7-1p フラップ手術後3ヵ月目のプロビジョナル・レストレーション装着時右側犬歯エックス線所見(1986.2.3).

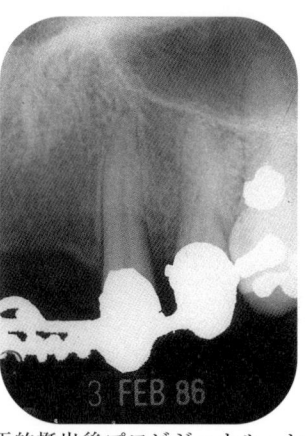

図4-7-1q 矯正的挺出後プロビジョナル・レストレーション装着時左側犬歯所見(1986.2.3).

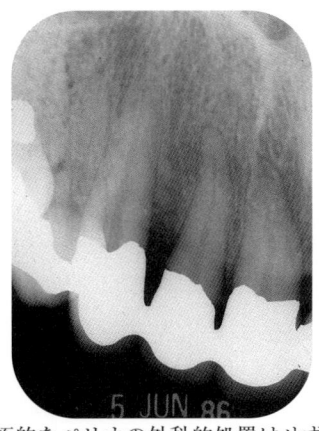

図4-7-1r 積極的なペリオの外科的処置はせず最終補綴装着時の右側エックス線所見(1986.6.5).

図4-7-1s 最終補綴装着時の左側エックス線所見(1986.6.5).

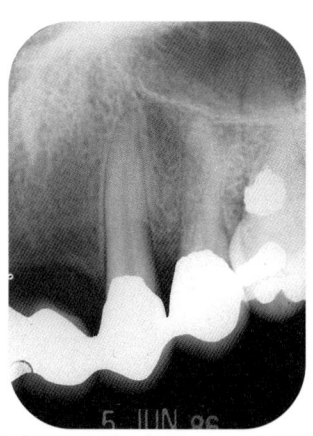

261

第4部　エンド・ペリオの相関関係

[症例4-7-2] 臼歯の保護

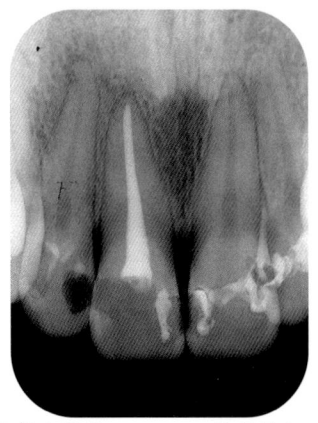

図4-7-2a　|1 根管充填時のエックス線所見（1970.4.30）.

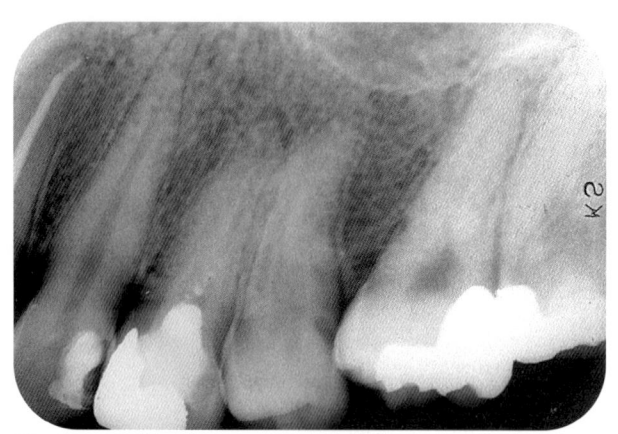

図4-7-2b　|4 治療前のエックス線所見（1970.9.29）.

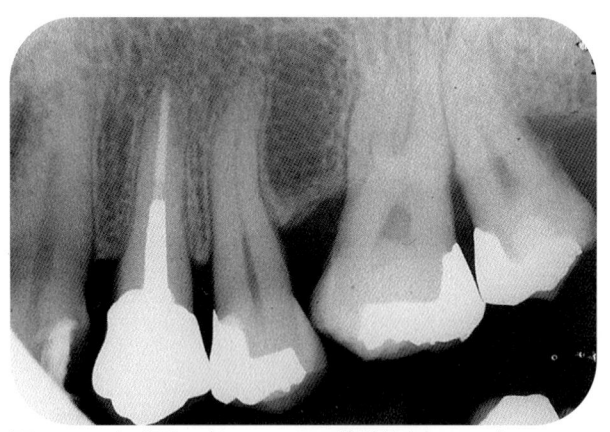

図4-7-2c　|4 術後11年のエックス線所見（1981.8.31）.

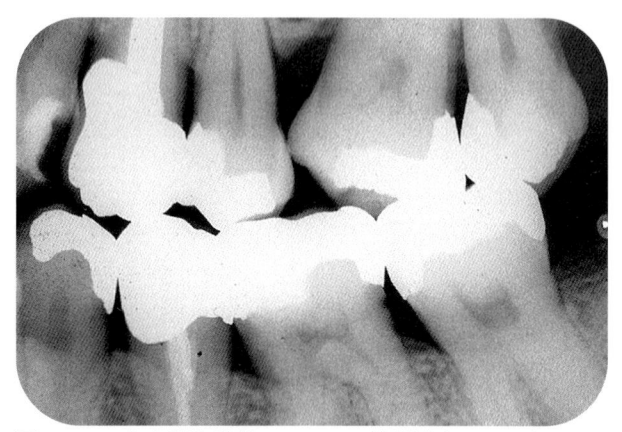

図4-7-2d　左上顎臼歯部のエックス線所見（1988.7.18）.

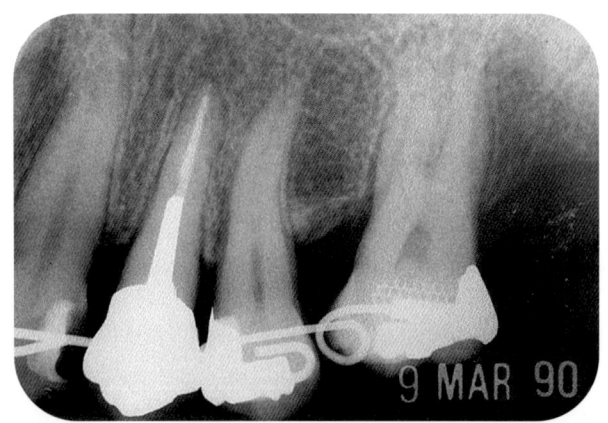

図4-7-2e　|8 の抜歯後，スプリングを利用して|7 の整直中（1990.3.9）.

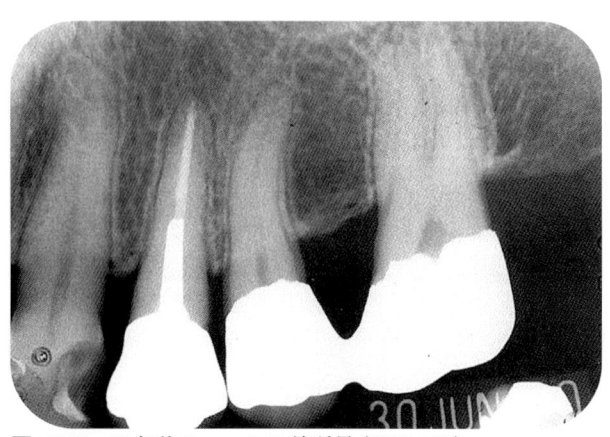

図4-7-2f　10年後のエックス線所見（2000.6.30）.

第7章　歯周補綴　治療の幅と限界

きた．やっと子どもが結婚して，時間的な余裕ができ，お互いに気心もわかり合えるようになった．やがて臼歯部が崩壊しはじめたため，前方歯群の保全のため予防的積極策をとったわけである．|6 の欠損のため|7 8 の近心傾斜と根近接の問題の解決を図るべく，すでに歯周疾患に侵された|8 の戦略的抜歯とそれに伴う|7 の整直をして最終補綴に至った．

家庭医として，20年余りお付き合いしていても，|8 抜歯の決断には1年半を要した．筆者は，一家庭医としての臨床経験の幅を拡大しつつ，患者が抱える問題を予知予測しながら，治療方針の提案を行っている．古いカルテや一連のフィルムを見ていると，社会的，かつ個人的生活変化とのかかわりなど，人生の機微が窺えるようである．

症例4-7-3　予後が疑わしい第一小臼歯の鉤歯としての利用

患者：49歳，男性

初診：1978年11月28日

臨床所見：初診時に患者は小臼歯部の違和感を訴えていた．2歯連結された鉤歯の遠心に張り出したプレシジョン・アタッチメントに義歯が維持されている．鉤歯の動揺が見られ，|4 5 間の歯肉-歯槽粘膜境界部に瘻孔の瘢痕があった．エックス線所見では|5 根尖部に大きな病変があり，歯根膜空隙の拡大も見られた（図4-7-3a）．

このような状況では治療の失敗の可能性を考え抜歯するのも治療の1つであるが，もしこれを改善でき健康に機能しうる状態で長く残すことができるならば，経済的・時間的代償を払っても，患者およびわれわれ術者の双方にとって十分に価値があることは疑いない．そのためにはまず第一に信頼度の高い根管治療を行うことが必要である．さらに張り出したアタッチメントから鉤歯に加わってくる咬合性の外傷と歯周疾患とのかかわりは，まさにエンド・ペリオの合併症と考えられる．

[治療経過]

根管治療を行い，歯周組織に考慮を払い，経過観察を目的としたプロビジョナル・レストレーションで連結し，経過を6ヵ月間見た．その結果が良好だったのでI-barを用いたクラスプ維持の義歯を入れた．術後10ヵ月のエックス線写真では根尖病変は消退し，歯根膜空隙，歯槽硬線ともに正常に回復している（図4-7-3b,c）．

このように，無髄歯といえどもきちんとした根管治療がなされ健全に機能していれば，患者にとって全身に影響するような悪い因子とはならない．また理論的に裏づけられた処置がうまく咬み合って行われれば，歯周組織の改善が期待できることがある．

そこで|3 4 と固定して，辛うじてバーティカルストップを作り，図のようにレスト座を設計し（図4-7-3d,e），部分床義歯と組み合わせた（図4-7-3f,g）．

2. 歯周補綴におけるBona Fide Therapyとは

後はメインテナンスの問題であり，歯頸部根面がう蝕に侵されないよう注意をしている．

歯周補綴で大切なことは，確実な診断に基づいた治療計画を着実にステップを踏んで遂行することである．しかしながら，必ずしもすべてのケースが予後良好とはいえない．歯周補綴はあくまでも造られたものであることを忘れてはならない．また，残念ながら，わが国でも未だメインテナンス治療学は確立されていない．

治療後，最終補綴物をより長く，気持ちよく維持させ，願わくば，患者の寿命とともにつきるようでありたいと願うのは誰しも同じであろう．そのためには次の項目に注意が必要になる．

①歯周補綴学に基づいて遂行された補綴物および，ときにはインプラントが適用された場合の両者の保全

②う蝕の再発予防，定期健診，フッ化物応用

③ポーセレンやメタルフレームなど，補綴物破損時の修理法，審美性を維持しながらの良好な咬合機能の維持

④術者側や患者側の事情との絡み，移転・病気などで定期診に応じられない事態への対応や解決法

⑤やむを得ず起きる歯の喪失に対する処置法，特に全顎にスプリントされたときの一部破損の対処法

263

第4部　エンド・ペリオの相関関係

[症例4-7-3] 予後が疑わしい第一小臼歯の鉤歯としての利用

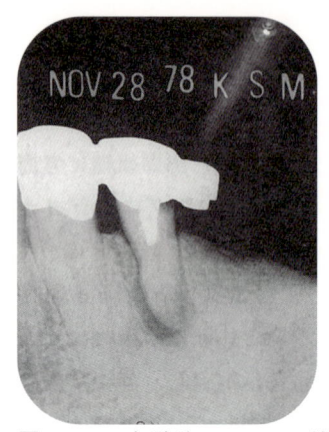

図4-7-3a　初診時のエックス線所見．4̄はエンド・ペリオ合併症（1978.11.28）．

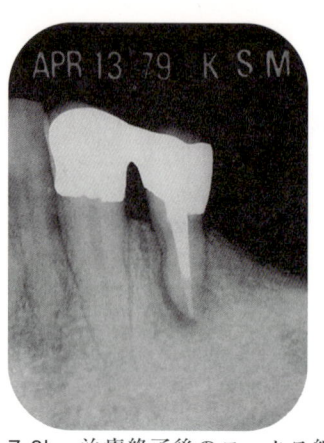

図4-7-3b　治療終了後のエックス線所見．10ヵ月経過．4̄の根周囲の組織はかなり回復している（1979.4.13）．

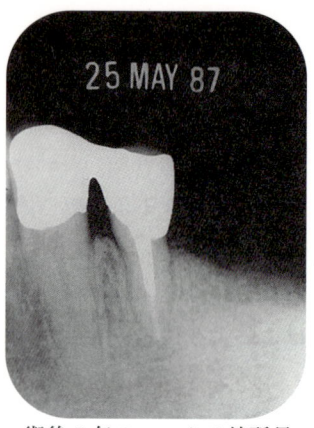

図4-7-3c　術後8年のエックス線所見．歯周組織および，歯槽骨はさらに安定し，よく機能していることが推察できる（1987.5.25）．

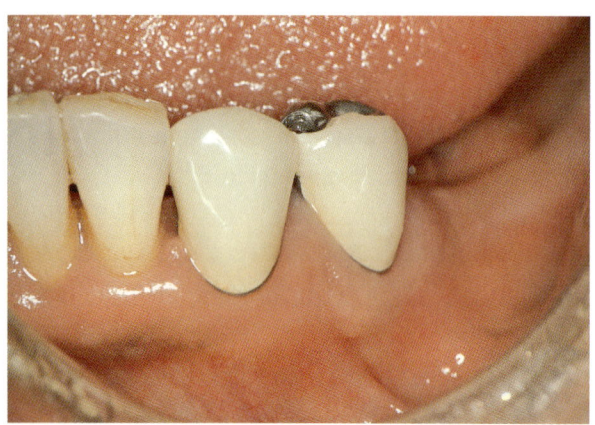

図4-7-3d　術後3ヵ月の側面観．3̄4̄の歯肉は安定（1979.7.7）．

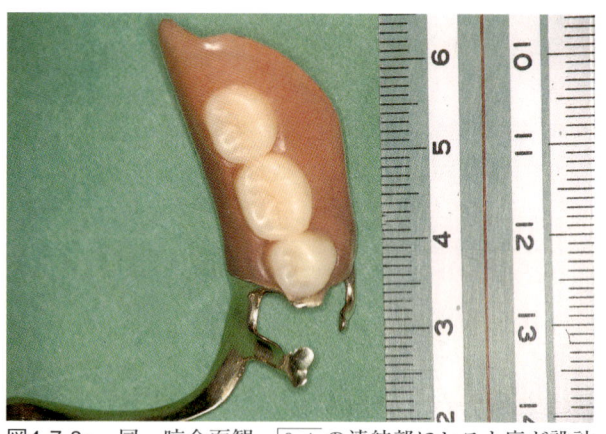

図4-7-3e　同，咬合面観．3̄4̄の連結部にレスト座が設計されている．

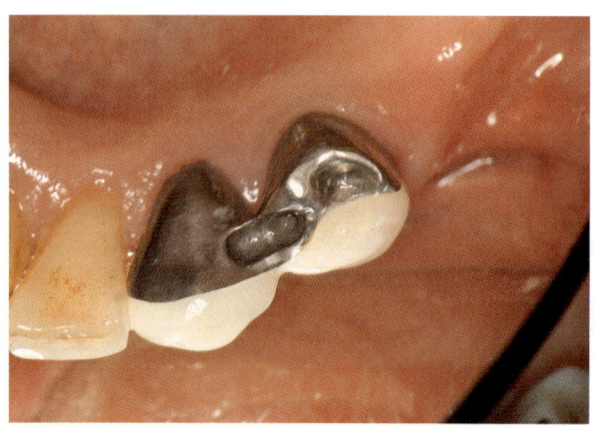

図4-7-3f　同，遊離端義歯連結部の3̄4̄部．

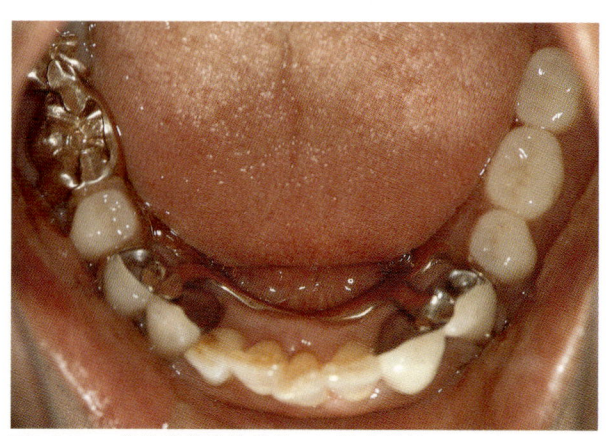

図4-7-3g　部分床義歯装着後の口腔内所見．

を考えた補綴設計が大切である．

　以上，5項目にまとめてみたが，この他にまだ山積みの問題がある．治療方針が複雑になればなるほど，隠されていた問題が出てくる可能性がある．単純な形，できるだけ単独歯で，またはそれに近い2～3歯単位の処置にまとめ，口腔内の調和を図った方が，後日，術者も患者も必要以上の苦難を避けられるだろうし，また予防にもなると思う．だからといって，あまりにも消極的な治療では，また問題が出てしまう（図A）．

　いい換えれば，控え目で必要十分な治療こそ「Bona Fide Therapy（適切な治療）」ということになる．特に筆者は一般のGP，家庭医として，できる

[Bona Fide Therapy]

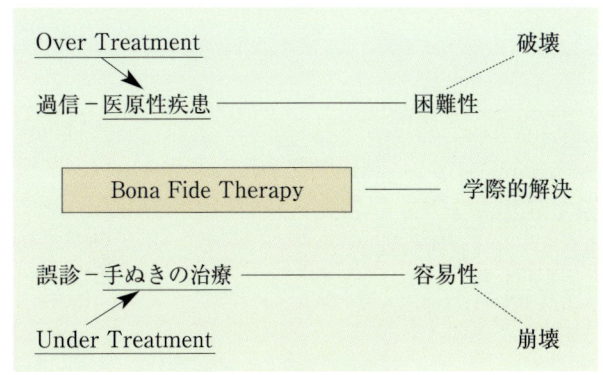

図A　Bona Fide Therapy（適切な治療）

だけ一歯ずつていねいな治療を心がけている．それでもなお，いろいろな不都合が生じることをあえて告白しておきたい．

参考文献

1. 森　克栄．歯周補綴の前準備，いわゆるイニシャル・プレパレーションの意義を考える．the Quintessence 1992；11(10)：139-151.
2. 山村武夫ほか．歯髄の創傷治療における歯髄細胞の分化と誘導．歯基礎誌 1985；27：395-408.
3. 森　克栄編．一般臨床におけるエクストルージョンの現在．東京：グノーシス出版，1987.
4. 茂木正秀，石井正敏：森　克栄（編）．無髄歯の鉤歯と遊離端義歯，現代の歯科臨床3．東京：医歯薬出版，1980：245-258.
5. 森　克栄．根管治療の術後経過から．the Quintessence 1990；9(12)：39-52.
6. Goldman HM, Cohen DW. Periodontal therapy, 6th ed. St. Louis：Mosby, 1980：1121-1154.
7. Amsterdam M. Periodontal prosthesis. Twenty-five years in retrospect. Alpha Omegan 1974；67(3)：8-52.
8. Sture N et al. 誌上シンポジウム「歯周補綴とは何か」．the Quintessence 1986；5：36-66.
9. 山崎長郎，本多正明（編）．臨床歯周補綴．東京：第一出版，1990.
10. 山崎長郎，本多正明（編）．臨床歯周補綴II，マニュアル＆クリニック．東京：第一出版，1992.
11. 佐藤直志．歯周補綴の臨床と手技．東京：クインテッセンス出版，1992.

コラム⑧

歯周補綴について

　歯周補綴の定義としてNymanは，「高度に進行した歯周疾患において歯を維持するために必要な補綴処置」と，またGoldman HMは「高度に進行した歯周疾患の治療に必須の修復的および補綴的手段」といっている．お叱りを受けるかもしれないが，筆者はあえて独断と偏見で「重篤な歯周疾患が進行中の症例に対して予知性が高く，しかも再発の予防的な意味をも含めた修復処置」であるべきと幅を広げて解釈した．

　臼歯部の保存治療をすることは，高度に進行した歯周病の範疇には入らないため歯周補綴とは考えないという人もいるが，筆者は必ずしも全顎にわたる補綴（ときには便宜的に抜髄してまでも）でなくとも歯周補綴と考えたい．少数残存歯を固定源としたフルブリッジに至るまで放置せずに，それを防止するための歯周補綴，いわゆるPreventive Periodontal Prosthesisをも歯周補綴に含むことが，われわれ一般臨床家にとって大切なのではないだろうか．

　最高峰の高邁な学理を，もっと身近な臨床と結びつけて実践で活用できるよう，日常の臨床において，手抜きの診療や過剰で無意味な診療をできるだけ控えるように心がけたい．ときには治療法の選択に迷うこともある．いわゆる「Bona Fide Therapy（適切な治療）とは何か」を迷うことが，よりよい診療を目指す臨床家を育ててくれるような気がする．

（森　克栄）

第5部
エンドドンティック・アジャンクツ／矯正的挺出

第5部 エンドドンティック・アジャンクツ／矯正的挺出

第1章
切除的歯冠長延長術か矯正的挺出か

森 克栄

1. 臨床の視座

歯科臨床においては，一口腔単位の診断と治療計画を立てる際に，さまざまな問題が浮きぼりになってくる．そして種々異なった条件が症例の背景に見えつ隠れつするものである．

しかし，歯科治療の実際として術者が，口腔諸組織に一定の判断をくだし，処置を行うとなると，そこには種々の病態とその背後にある疾患に対する「把握（Comprehension）」が求められることになる．その際，臨床の視座として第一に見直さなければならないのは基本（基礎医学を含む）の原理である．各症例の分析と鑑別診断，メリットとデメリットとを秤にすえた治療方針の決定，そしてその長期的な経過という時間軸での評価である．

2. エンドドンティック・アジャンクツ

米国で話題になったWalton RE & Trobinejad Mの『Endodontics』の後半にエンドドンティック・アジャンクツ（Endodontics Adjuncts）という章がある．歯内療法に絡む歯牙保存法の最後の手段という範疇に属するものであろう．

筆者の臨床でエンドドンティック・アジャンクツとは意図的挺出，再植，自家歯牙移植であろう．EBMに基づきながら長期症例を供覧し，各項目にそって述べていきたい．

症例5-1-1　矯正的挺出を選択した例①

患者：47歳，男性
初診：1982年3月24日
主訴：4 5部のう蝕の治療と，この機会に口腔機能の回復
臨床所見：4 5の歯頸部はC₂〜C₃．4の歯頸部のう蝕は歯肉縁下2mm以上におよび，5は遠心隣接面にもC₂があり，歯髄の保存に疑問がある．動揺度は正常範囲にあり歯周病的ポケットはない．しかし4の頬側に幅の広い異常な小帯が歯頸部まで付着しており，これがう蝕発生の一因となり将来歯周病学的な問題を引き起こすおそれがある．
治療方針：4 5う蝕の処置はもちろんのこと，予後のよい保存的な修復法は，2通り考えられる．
①小帯の処置と歯冠長延長術を兼ねる方法
②小帯の処置と4の矯正的挺出（Extrusion）
　前者は歯冠の長い補綴で終わる．その予後を比較想像すれば，後者の方が審美の点から

第5部　エンドドンティック・アジャンクツ／矯正的挺出

も機能の点からも優れているため，治療方針としては矯正的挺出を選択した．大臼歯部は欠損のまま長く放置してあり，遊離端義歯の鉤歯としては4|5を連結する方法が予後を考えると良好と思われた．

[治療経過]

4|5のう蝕治療のためエックス線診査を行い生活歯髄を保存するため，ZOEを仮封して歯髄の反応を観察することにした（図5-1-1a,b／1982.3.24）．う蝕と歯周病の予防のため|4頬小帯を浸潤麻酔下で切除し，口腔前庭拡張術を行った（図5-1-1c,d／1948.4.8, 1982.4.14）．

4|5の歯頸部の感染歯質を除去していると大きく露髄したため，合成樹脂材で閉塞し抜髄し，10日後に根管充填を行った（図5-1-1e／1982.6.24）．|4頬側の垂直的骨欠損を改善するために，フック付ポストをユージノールセメントで仮着し，エラスティックゴムで挺出をはじめる（図5-1-1f）．|3から|5に水平バー（0.9mm）をかけて接着し挺出用のアンカーとし

[症例5-1-1] 矯正的挺出を選択した例①

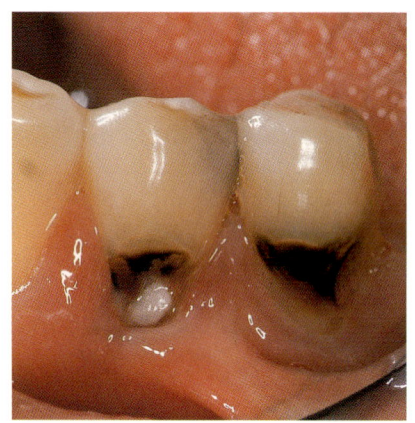

図5-1-1a　初診時の口腔内所見（1982.3.24）．|4部に異常小帯がある．

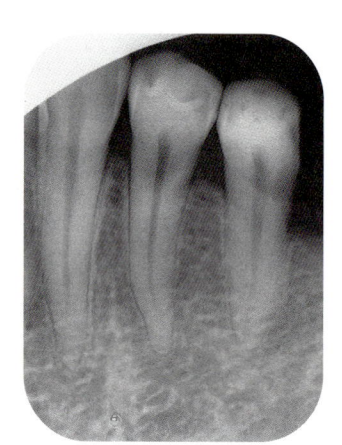

図5-1-1b　|3 4 5術前エックス線所見．|4 5とも生活反応（±⟷＋？）．

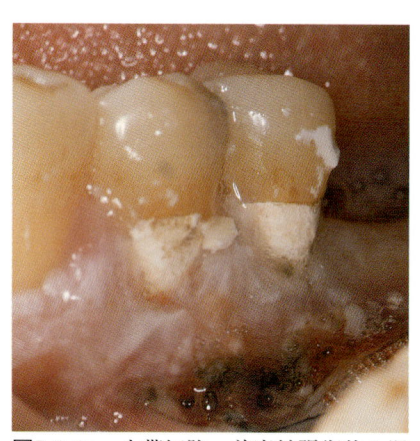

図5-1-1c　小帯切除．前庭拡張術後1週間（1982.4.8）．

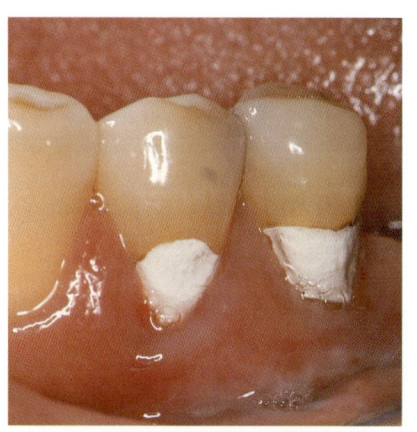

図5-1-1d　術後約1週間（1982.4.14）．

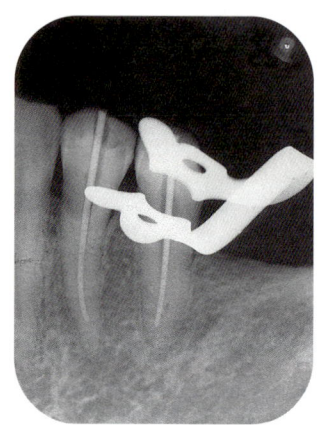

図5-1-1e　根管充填直前，ガッタパーチャ試適中（1982.6.24）．歯槽骨頂は安定している．

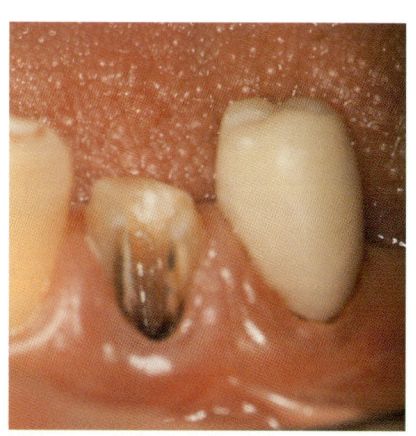

図5-1-1f　|4挺出直前，|5メタルコア装着後，仮レジン冠の試適（1982.7.16）．

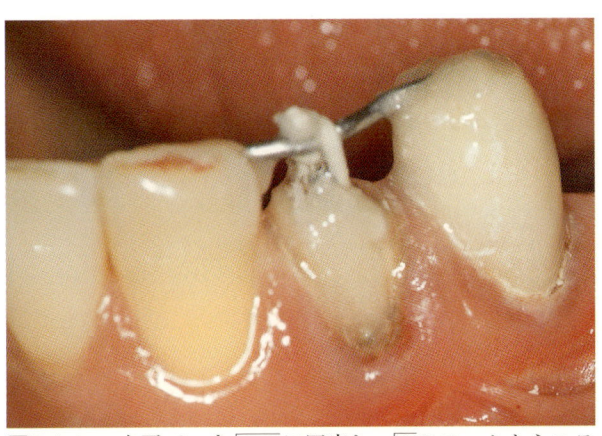

第1章 切除的歯冠長延長術か矯正的挺出か

図5-1-1g 水平バーを⌊3 5⌋に固定し、⌊4のフックからエラスティックゴムをかけて挺出開始（1982.7.16）.

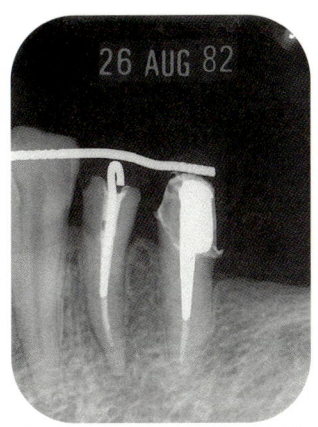

図5-1-1h 約3mm挺出完了．固定直前のエックス線所見（1982.8.26）.

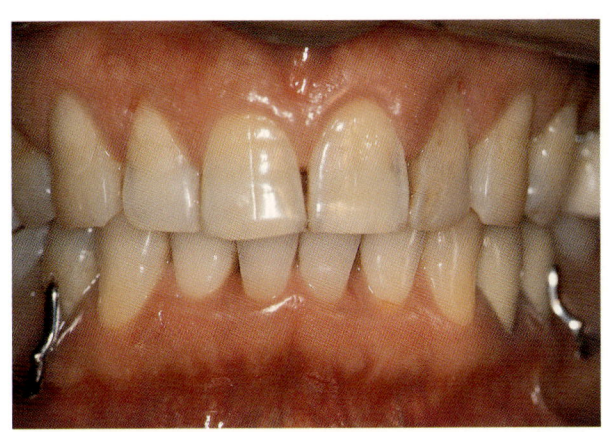

図5-1-1i 下顎補綴完了時の正面観（1982.12.10）.

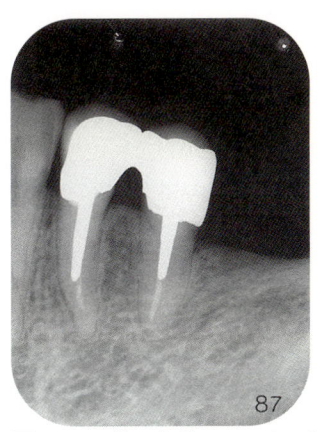

図5-1-1j 約5年後のエックス線所見（1987.9.12）.

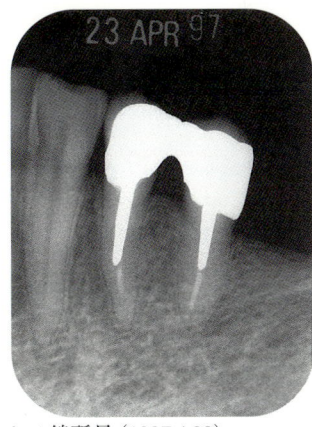

図5-1-1k 術後約15年のエックス線所見（1997.4.23）.

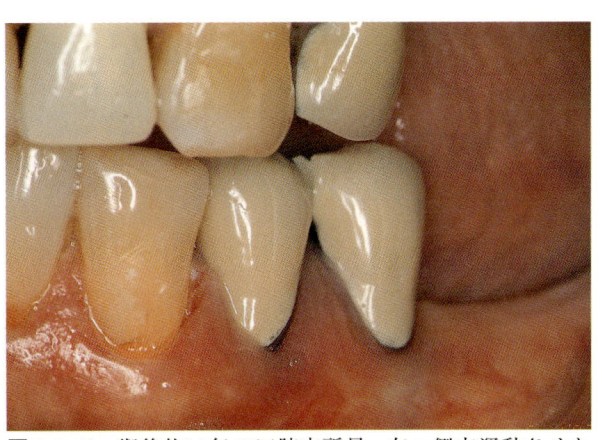

図5-1-1l 術後約15年の口腔内所見．右へ側方運動させた（1997.5.1）.

271

第5部　エンドドンティック・アジャンクツ／矯正的挺出

た（図5-1-1g,h）．40日で挺出を終え保定（リガーチャワイヤーで結紮後にレジンを盛りあげる）に入った．最終補綴物装着時の口腔内写真が図5-1-1iである（７６５｜６７は部分床義歯）．術後，5年と15年目の口腔内所見とエックス線所見を見ても経過良好である（図5-1-1j～l）

[コメント]

　｜５の歯髄は，切削量を考慮し便宜的に抜髄したことに問題が残るだろう．生活歯髄として保存できなかったか．また歯肉は一見すると薄くか弱い感じであるが，頬粘膜の動きは｜４５の歯頸部に及ばない．今考えると歯肉歯槽粘膜形成術に遊離歯肉移植術を併用すべきであったかとも考えられるが，果してオーバートリートメントになっただろうかとも反省している．

　｜４は矯正的挺出によって臨床歯根は短くなったが，歯冠長延長術では歯冠が長くなり，歯槽骨頂が相対的に根尖寄りにさがることから予後に関しても，有為の差が出ると考える．

　また，15年間大過なく経過できた理由として，根管治療，根の矯正的挺出，歯周外科処置，補綴設計などがうまく調和できたことなどがあげられるだろう．最近，挺出に関しては欧米でも再評価されている．

症例5-1-2　矯正的挺出を選択した例②

患者：72歳，男性
初診：1986年2月21日
主訴：｜３残根の処置
　　　⑤４③｜不適合ブリッジ
臨床所見：｜３は残根で，７｜６７，７｜４７は欠損している（図5-1-2a,b）．Ⅲ級の切端咬合で，上下正中は約2mm偏位している．⑤４③｜には不適合なブリッジが装着されている．残存歯はすべて歯頸部楔状欠損と咬耗が認められる．
治療方針：｜３は歯冠部が崩壊し，歯肉縁下までう蝕が進行している．近心には浅い1壁性骨縁下欠損が見られる．しかし，｜３を抜歯すると複数支台のブリッジとなり，補綴範囲が広が

[症例5-1-2] 矯正的挺出を選択した例②

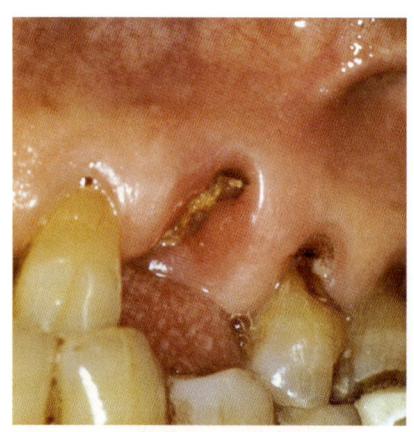

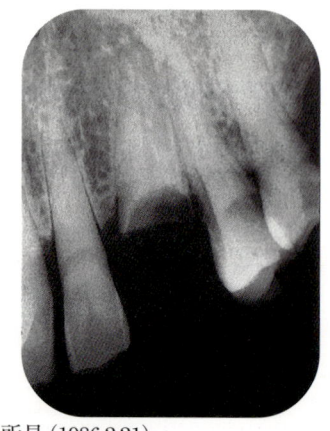

図5-1-2a,b　初診時の口腔内所見とエックス線所見（1986.2.21）.

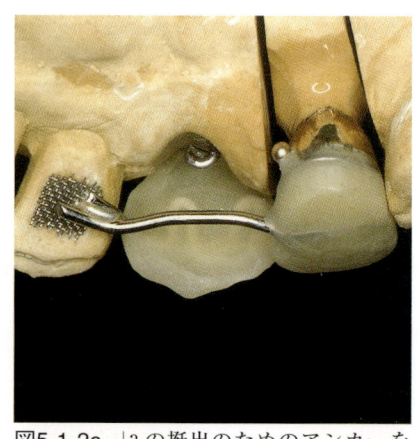

図5-1-2c　｜３の挺出のためのアンカーを製作し模型に装着.

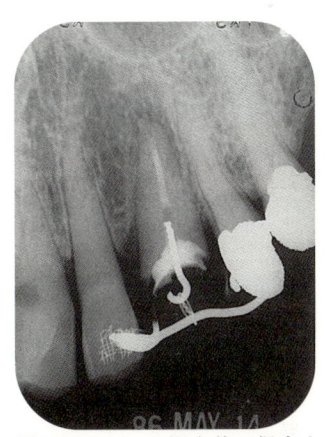

第1章 切除的歯冠長延長術か矯正的挺出か

図5-1-2d 3|の挺出後の保定中のエックス線所見.

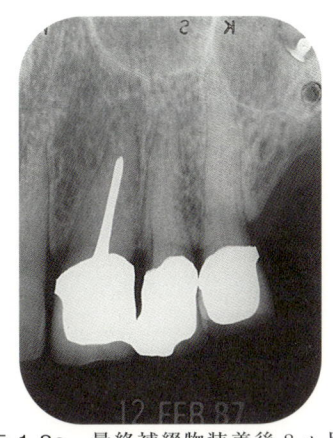

図5-1-2e 最終補綴物装着後8ヵ月のエックス線所見（1987.2.12）.

図5-1-2f 術後6年目のエックス線所見（1993.2.9）.

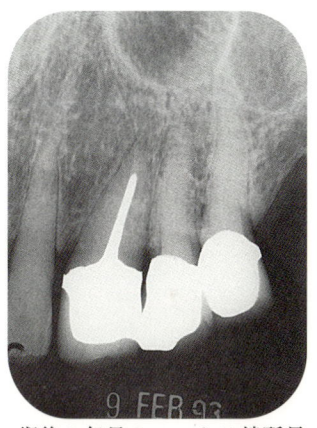

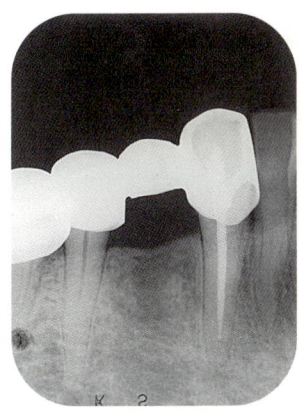

図5-1-2g 同一患者の下顎．初診時のエックス線所見（1986.2.21）.

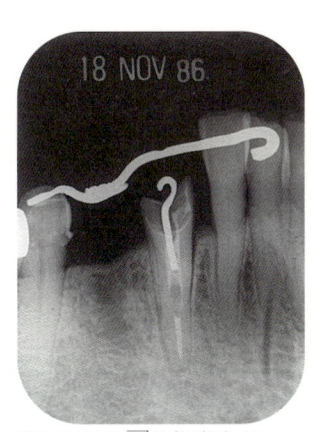

図5-1-2h |3の挺出中のエックス線所見（1986.11.18）.

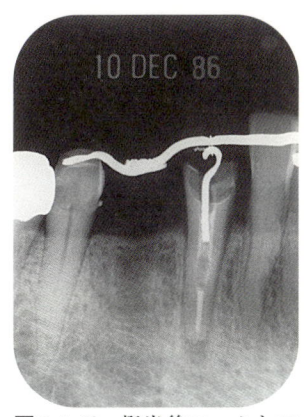

図5-1-2i 挺出後フックとアンカーをリガーチャワイヤーで固定開始（1986.12.10）.

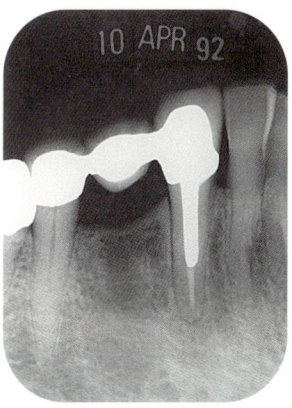

図5-1-2j 術後5年のエックス線所見を見ると経過良好に推移している（1992.4.10）.

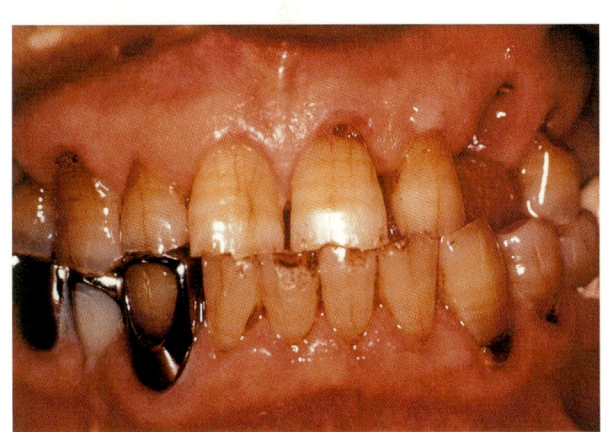

図5-1-2k, l 術前と術後の口腔内写真（3|3の矯正的挺出後の正面観）.

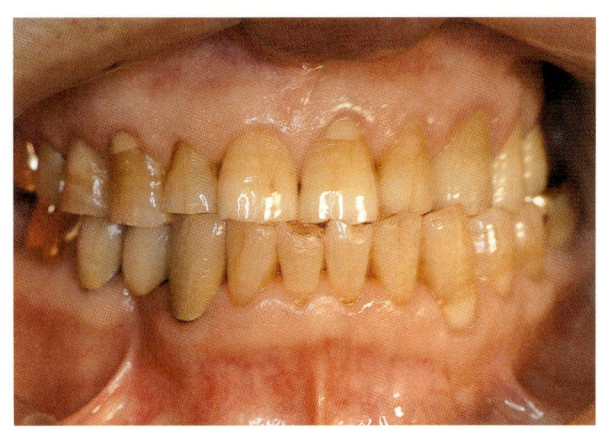

273

第5部　エンドドンティック・アジャンクツ／矯正的挺出

るとともに，咬合関係回復の難易性，ときには審美的問題を生じるおそれがある．

また，患者は現在の状態で十分咀嚼を維持しており，年齢からも広範囲の歯科治療は避けたい．このように，残根の保存が口腔内全体に及ぼす利点と，患者は軽度の糖尿病で加療中という生活背景を考慮して，|3を矯正的に挺出することにした．

[治療経過]

|3のう蝕治療後にフック付ポストを仮着し，|2から|4にバーを接着しアンカーとさせた（図5-1-2c）．約40日で挺出を終え保定に入る（図5-1-2d）．

挺出後，臨床的歯冠-歯根比に多少の懸念も残った．|4は比較的深い歯頸部楔状欠損とう蝕のため補綴を施す必要があり，|3と|4の半固定式の連結冠で固定した．その結果，咬合関係の回復や審美性の再現の難しい|2には補綴処置をすることなく，|3が保存できた．|3近心に見られた1壁性骨縁下欠損は歯の挺出に伴って改善されてきた（図5-1-2e）．術後6年のエックス線像でも，|3は適切に機能し，良好な経過をたどっていることが認められる（図5-1-2f）．

⑤4③の処置：ブリッジを除去すると|3には歯肉縁下に及ぶう蝕が進行しており，感染象牙質の除去後根管にフック付ポストを仮着し，挺出をはじめる（図5-1-2g,h）．5から2 1にバーを接着してアンカーとした．途中エラスティックゴムを4回交換し，40日で挺出を終了し，リガーチャワイヤーで保定する（図5-1-2i／1986.12.10）．保定期間は約2ヵ月で終了させた（1987.2.5）．術後5年目のエックス線所見を見ると経過良好である（図5-1-2j〜l）．

参考文献

1. Walton RE, Torabinejad M. Principles and practice of endodontics, 2nd ed. Philadelphia：WB Sanders, 1996.
2. 東郷達夫，森　克栄．付着歯肉および小帯の異常形態について，一般臨床医のMGSの症例から．日本歯科評論 1980；447（1）：67-78.
3. 森　克栄，高橋和人（編）．International extrusion, 意図的挺出の現在．東京：グノーシス出版，1997.
4. Hall BW. Decision making in periodontology, 3rd ed. St. Louis：Mosby, 1997.
5. 森　克栄．歯周補綴，治療の幅と限界．the Quintessence 1993；12（2）：89-106.
6. Annals of periodontology, proceedings of the 1996 world workshop in periodontics. AAP 1997：671-706.
7. Lindhe J et al. Clinical periodontology and implant dentistry, 3rd ed, Copenhagen：Munksgaard 1997：550-596, 741-793.

第5部 エンドドンティック・アジャンクツ／矯正的挺出

第2章
矯正的挺出についての再検討

森　克栄
東郷達夫

1. 矯正的挺出と歯の保存

　う蝕や破折などによって歯冠が崩壊した残根状態の歯を矯正的に挺出させ，保存修復して利用していく意義は大きい．矯正的に歯を挺出していくことによって歯槽骨も一緒に持ちあげられ，1～2壁性の骨欠損の治療にも応用することができ，歯周治療の1つの方法として利用されるようになってきている．

　矯正的挺出の利点は，
①歯根の保存
②補綴操作が容易になり補綴領域を最小限にできる
③歯周組織の改善と維持
　・付着歯肉の幅の増加
　・生物学的幅径の回復と維持
　・歯槽骨の修復
④根尖病変の治癒促進
⑤審美性の確保と維持
⑥口腔清掃の容易性
などがあげられる．

　矯正的挺出に関する理論的根拠について解剖学，病理学，矯正学のそれぞれの専門分野から検討が加えられてきている．

　またGottlieb BとOrban BJの伝統を継承する歯周病の代表的な教科書である『Priodontics』第6版にも矯正的挺出の概念と臨床報告が掲載されるようになった．

　そこで症例を通して治療効果を確認しながら，矯正的挺出と歯の保存に関する知見を比較検討していきたい．

症例5-2-1　歯肉・歯槽骨の退縮への対応

患者：20歳，男性
初診：1971年9月4日
主訴：③2①の補綴

[治療経過]

　捻転し遠心傾斜した1|を正常な位置へ矯正移動し，ポケットを減少させるため掻爬を行った（図5-2-1a,b／1971.9.4）．経過観察の後に最終補綴物の③2①ピンレッジ・ブリッジを装着した（図5-2-1c）．

　リコールに応じて来院いただいた14年後には，ポンティック下部の空隙が目立ってきたと訴える（図5-2-1d／1986.7.23）．補綴物の再作製を行ったが（図5-2-1e,f／1987.7.24，1987.8.5），歯肉や歯頸部の露出があるため，審美性を重視すると，これからも補綴をやり直していくことは避けられないだろう（図5-2-1g,h）．

[症例5-2-1] 歯肉・歯槽骨の退縮への対応

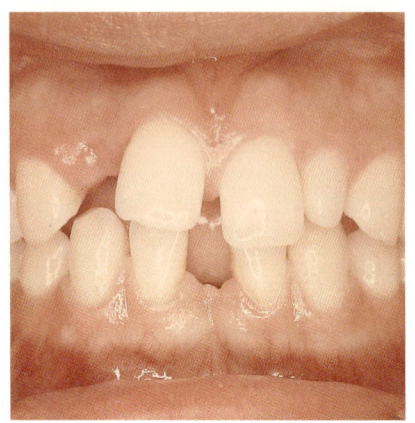

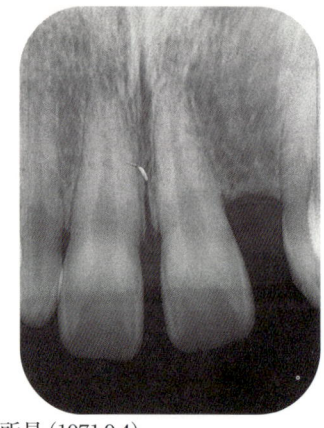

図5-2-1a,b　初診時の口腔内所見とエックス線所見（1971.9.4）．

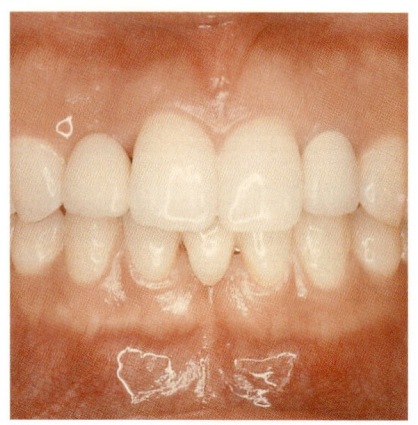

図5-2-1c　1|を正常な位置へ矯正移動し，補綴を装着した（1973.10.15）．

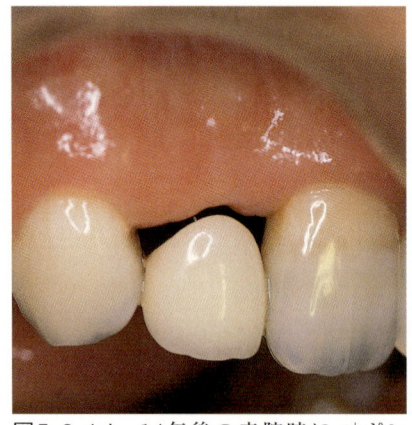

図5-2-1d　14年後の来院時に 2|ポンティック下部の空隙について審美的にしてほしいとの訴えがあった（1986.7.23）．

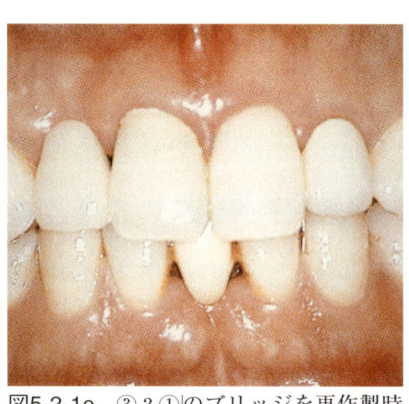

図5-2-1e　③2①のブリッジを再作製時の口腔内所見（1987.7.24）．

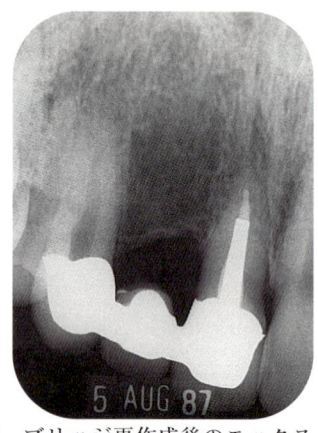

図5-2-1f　ブリッジ再作成後のエックス線所見（1987.8.5）．

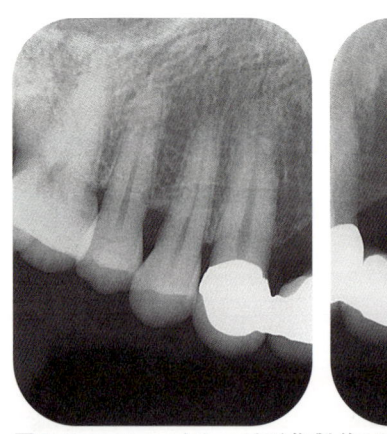

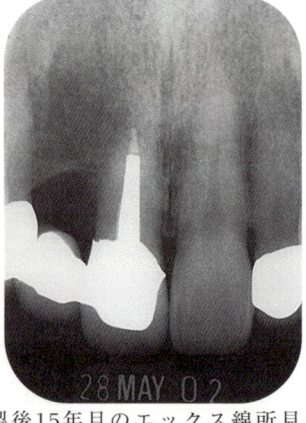

図5-2-1g,h　ブリッジ再作製後15年目のエックス線所見（2002.5.28）．

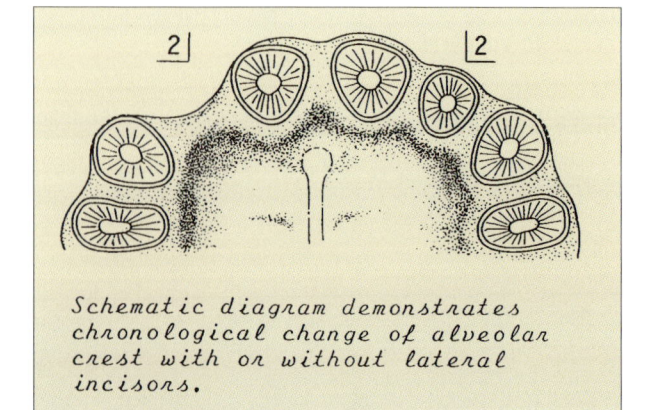

図A　上顎側切歯の有無による歯槽骨の経年変化．歯根を喪失した歯槽骨は廃用性萎縮を起こし，幅と高さが減少する．

Schematic diagram demonstrates chronological change of alveolar crest with or without lateral incisors.

第2章　矯正的挺出についての再検討

[症例5-2-2] 歯冠長の確保として

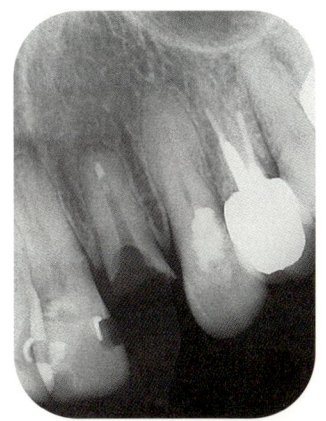

図5-2-2a　|2の補綴物が脱落して来院した(1986.9.22)．補綴物の再装着をした．

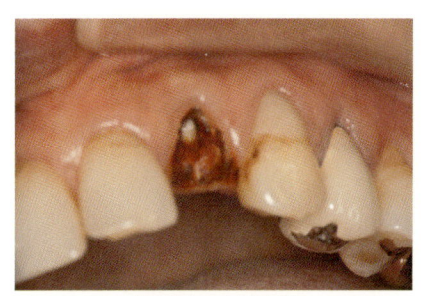

図5-2-2b　補綴物が再脱落して来院した．|2は歯槽骨縁下まで感染象牙質に覆われている(1987.5.14)．

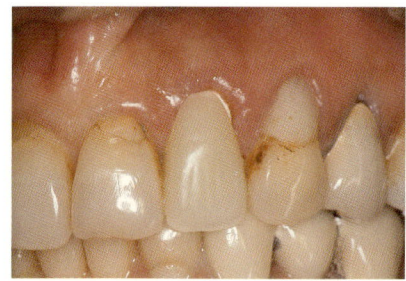

図5-2-2c　感染象牙質を除去し根面を仮封して，仮にレジン床義歯を装着した．|2の歯冠長は長くなってしまうため，歯冠長延長術よりも矯正的挺出を選択する(1987.5.14)．

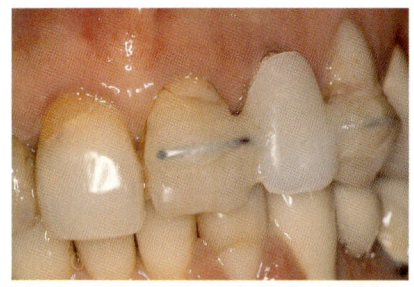

図5-2-2d　|1から|3に水平バーを仮着してアンカーにし，|2の挺出をはじめる(1987.6.8)．

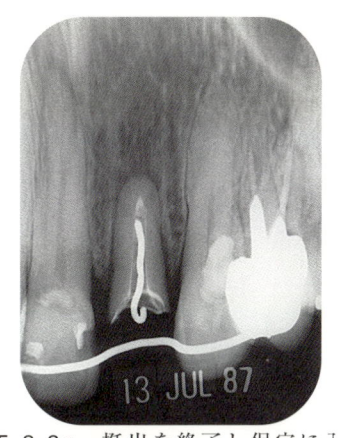

図5-2-2e　挺出を終了し保定に入る(1987.7.13)．

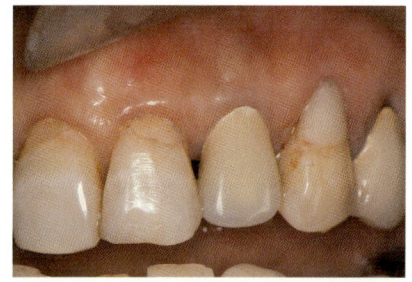

図5-2-2f　歯周外科を行って最終補綴物を装着した口腔内所見．歯冠長も長くなく自然な仕上がりになっている(1988.2.16)．

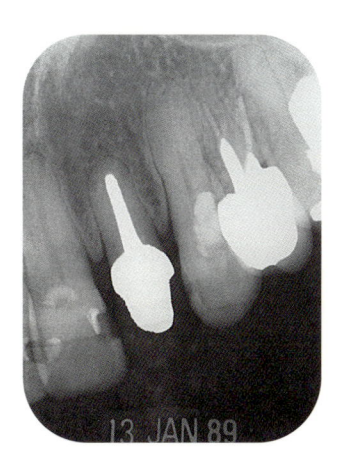

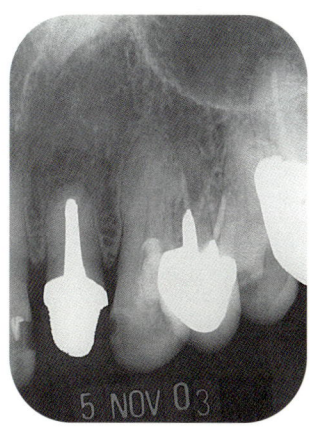

図5-2-2g｜図5-2-2h

図5-2-2g　術後1年目のエックス線所見(1989.1.13)．
図5-2-2h　挺出16年後のエックス線所見(2003.11.5)．経過良好である(患者は75歳となっている)．

第5部　エンドドンティック・アジャンクツ／矯正的挺出

[コメント]

この原因を考えると，歯根を喪失したことによって歯槽骨は年を経るごとに萎縮・収縮していくため，ポンティック下部に空隙ができたのである（図A）．このようにならないようにするためには，健康な歯周組織に囲まれた機能する歯が必要になる．そのため歯肉縁下あるいは歯槽骨縁下にまでう蝕が進行し，残根状態になった歯でも保存が可能ならば積極的に保存していくべきだろう．

症例5-2-2　歯冠長の確保として

患者：58歳，女性

初診：1986年9月22日

主訴：|2の補綴物脱落（図5-2-2a）

臨床所見：|2は歯槽骨縁下まで感染象牙質であり（図5-2-2b），根管口は漏斗状の残根状態を示している．根の長さは比較的短く，また根管治療にも問題を残している．

[治療経過]

残根を保存し補綴するには矯正的挺出と歯冠長延長術がある．しかし歯冠長延長術は前歯部に行うと審美性を欠く歯冠の長い補綴物になってしまうときがある．また付着歯肉の幅の狭い部位では，その幅をさらに狭くし歯周環境に影響を与えることがある．この症例では審美性もよくしたいため矯正的挺出を行うことにした（図5-2-2c〜e）．

|2歯頸部の感染象牙質の除去を行い，根管内にフック付ポストをユージノールセメントで仮着し，エラスティックゴムにより挺出を図る．矯正的挺出から保定まで約2ヵ月かかる．挺出させたため歯冠-歯根比は悪くなるが，付着歯肉に犠牲を強くないし歯槽堤も審美性にもいい結果が出たと考えている（図5-2-2f）．図5-2-2gは術後1年目のエックス線像である．

術後16年目の経過観察のエックス線診査でも経過良好である（図5-2-2h／2003.11.5）．臼歯部の咬合関係が維持されているために保存できているのであろう．

症例5-2-3　残根への対処として

患者：27歳，男性

初診：1977年2月24日

主訴：|2の残根の処置

臨床所見：|2は感染象牙質が骨縁下にまで及んでおり，根尖部に透過像が見られる（図5-2-3a／1977.2.13）．

[治療経過]

|2の根管治療を終え（図5-2-3a／1977.2.13），矯正的挺出をはじめる（図5-2-3b／1977.3.30）．約1ヵ月半で保定に入る．最終補綴物を装着し（図5-2-3c），10年後の経過をエックス線所見で見ると良好である（図5-2-3d／1987.9.21）．

[コメント]

歯の挺出は臨床的歯冠-歯根比が悪くなるが，その欠点より生物学的幅径が確保できて補綴物の予後をよくするという利点の方が優っている．

また側切歯の保存は両隣在歯の歯周組織を守ることにもつながってくる．側切歯を喪失すると歯を取り巻く歯槽骨の幅と高さが減少してくる（図A）．そのため，特に犬歯の唇側は開窓や裂開など歯槽骨の形態異常の頻度が高く，問題になることが多い部位である．

症例5-2-4　歯内，歯周，補綴の問題に対処

患者：29歳，女性

初診：1985年12月26日

主訴：|3の根尖部圧痛

臨床所見：|3の根尖部透過像が見られ，不適合補綴物からの二次う蝕が考えられる．|2は逆根管充填されているが，根尖部に透過像があり予後不安な状態になっている（図5-2-4a／1985.12.26）．

[治療経過]

逆根管充填は補綴物を除去せずに病変部を治療できるという利点があるが，その反面，必ずしも予後がいいとはいいきれない．そのため適合不良な補綴

物がある場合には，補綴物を除去して根管再治療したい．

エックス線像を見ると|3のポストは長く太いので，その除去には根管破折させないよう注意した．ポストを除去すると感染象牙質が歯肉縁下まで及んでいるのがわかった．う蝕治療と根管再治療を行い，矯正的挺出をはじめた．約1ヵ月半で保定に入る（図5-2-4b）．

|3にメタルコアを装着し|3 4には金属焼付ポーセレンの連結冠を装着した（1987.5.18）．最終補綴物装着後1年目のエックス線所見では経過良好である（図5-2-4c）．

[症例5-2-3] 残根への対処として

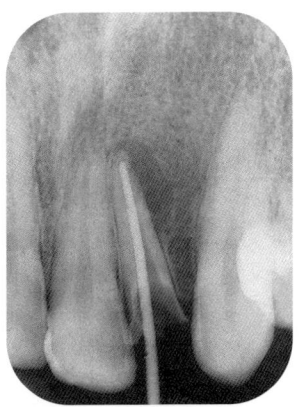

図5-2-3a 根管治療時のエックス線所見（1977.2.13）．

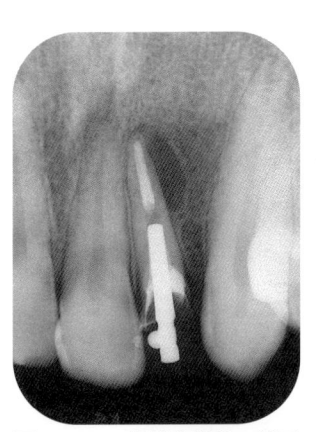

図5-2-3b 根管充塡後，矯正的挺出をはじめた（1977.3.30）．

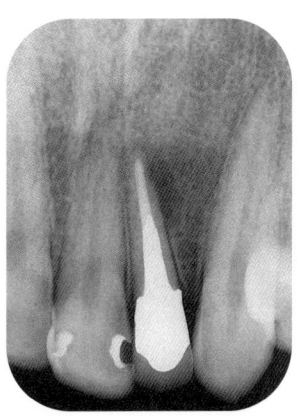

図5-2-3c 挺出後の保定を終了し最終補綴物を装着した（1977.7.21）．

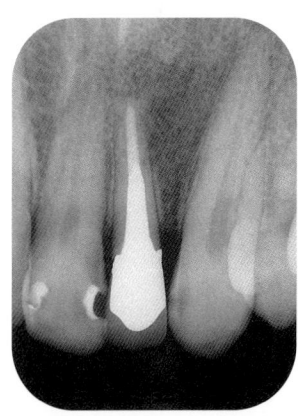

図5-2-3d 挺出10年目のエックス線所見を見ると，根尖部の透過像も消失し経過良好である（1987.9.21）．

[症例5-2-4] 歯内，歯周，補綴の問題に対処

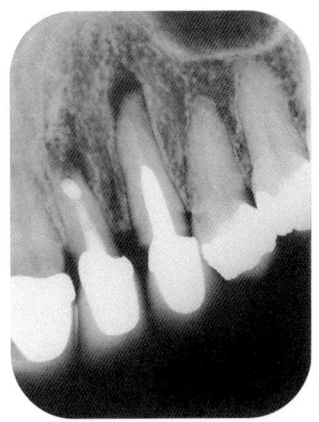

図5-2-4a 初診時のエックス線所見（1985.12.26）．|3には不適合な補綴物が装着されており，根尖部に透過像を認める．

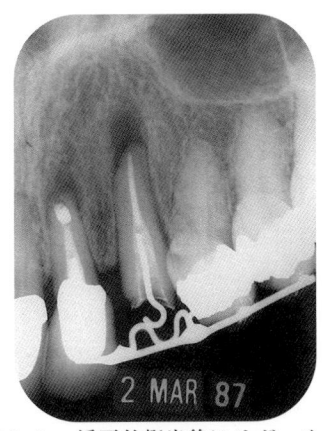

図5-2-4b 矯正的挺出後にリガーチャワイヤーでアンカーと保定する（1987.3.2）．

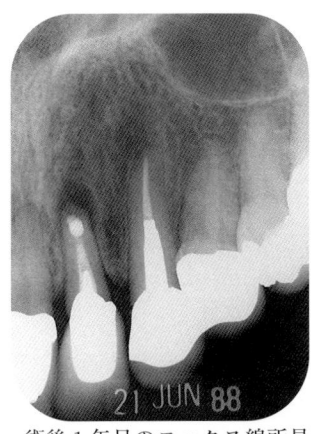

図5-2-4c 術後1年目のエックス線所見では|3の根尖部透過像は消失している（1988.6.21）．

第5部 エンドドンティック・アジャンクツ／矯正的挺出

[コメント]

根尖部病変を持つ歯を矯正的挺出すると，根尖部に新生露出した血管に富む歯周組織から，骨の実質欠損部へと新生骨が増殖し，根尖周囲の骨が再生されるとともに根尖部病変の治癒を早める傾向があると考えられる．

この症例のように歯内，歯周，補綴と問題が入り組んでいるとき，矯正的挺出ができれば予後の見通しがよくなるのではないだろうか．

症例5-2-5 戦略的抜歯またはヘミセクション

患者：33歳，女性

初診：1983年12月24日

主訴：8̄ の疼痛

臨床所見：8̄ は半埋伏歯であり智歯周囲炎を起こしている．7̄ 遠心面には吸収像が認められ，6̄ 根尖には異物の突出が見られ，補綴物は破損している（図5-2-5a）．また5̄ との根の近接のため保存にはさまざまな不安材料がある．

[症例5-2-5] 戦略的抜歯またはヘミセクション

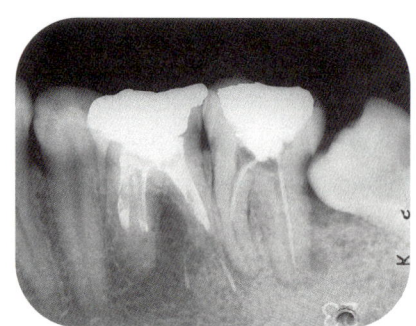

図5-2-5a 初診時のエックス線所見（1983.12.24）．8̄ は半埋伏歯．7̄ 遠心根面に吸収像が見られ，6̄ 根尖部には異物の突出と病変像が観察される．

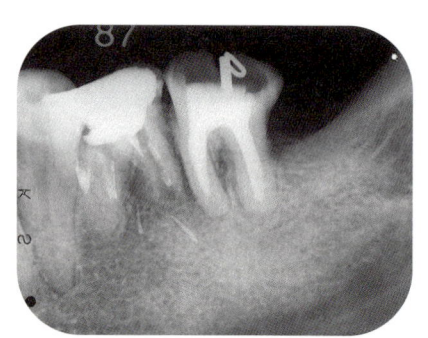

図5-2-5b 矯正的挺出の終了時のエックス線所見（1984.4.28）．7̄ は ⑤ 6 ⑦ ブリッジのレジンポンティックに顎間ゴムをかけて挺出を行った．

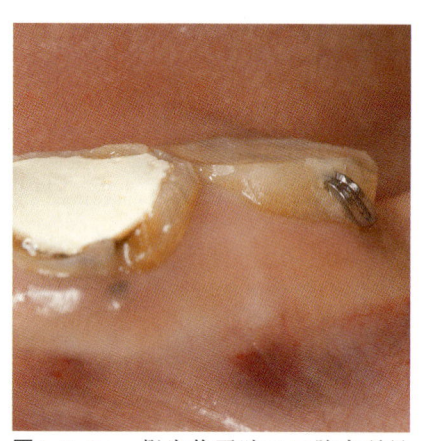

図5-2-5c 挺出終了時の口腔内所見（1984.4.28）．下顎最後方臼歯部の付着歯肉の幅は解剖学的に見ても薄いのが一般的だが，挺出にしたがい幅の厚みが増してきた．

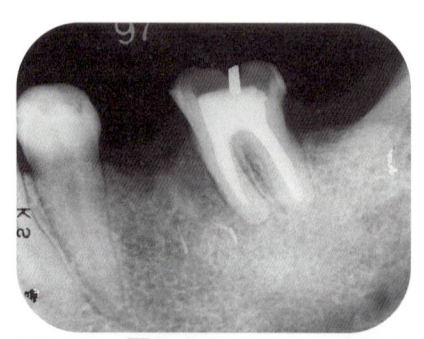

図5-2-5d 6̄ 抜歯後のエックス線所見．7̄ の歯槽骨も抜歯窩とともに安定してきている．

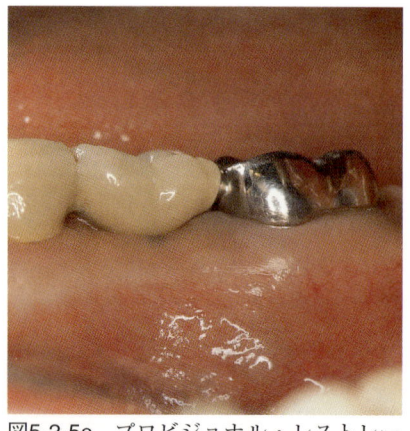

図5-2-5e プロビジョナル・レストレーションで半年経過観察した後に最終補綴物を装着した（1984.12.10）．

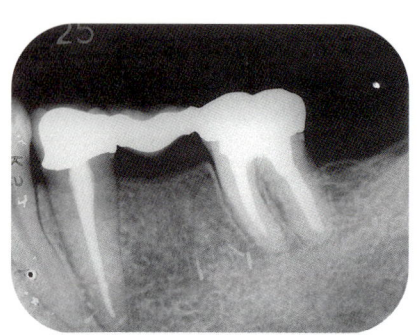

図5-2-5f 同時期のエックス線所見．7̄ の歯槽骨は安定している．6̄ 根尖部位の異物は残っている．

表5-2-1　各種挺出法・関連事項の比較

	技術	時間	社会経済性	歯槽骨の保存	審美性	予後
①歯冠長延長術	歯槽骨切除，整形術の応用	◎	○	×	×／△	△／○
②自然的挺出	診断が左右	×	○	○	○	◎
③矯正的挺出	創意と工夫	△	△	◎	◎	◎
④外科的挺出	抜歯術の応用	◎	◎	○	△／○	△

◎：優　○：良　△：可　×：不可

治療方針：7は遠心根面の吸収像と付着歯肉の幅が狭いことから矯正的挺出の適応と考える．患者は6の保存を望んだが，保存不可能なことを理解していただき戦略的抜歯をする．最終的な処置は⑤⑥⑦のブリッジへと持っていきたい．

[治療経過]

8の抜歯後7の根管再治療を行う．⑤⑥⑦ブリッジのレジンポンティックと顎間ゴムを利用して，7の矯正的挺出をはじめる（1984.2.24）．約2ヵ月で挺出を終え，保定に入る（図5-2-5b,c）．6を抜歯し経過観察に入る（図5-2-5d）．挺出した7の歯槽骨の安定した状態となってきたので，⑤⑥⑦のプロビジョナル・レストレーションを装着し，経過観察をする．しかし5が歯髄炎を起こしてきたためやむなく抜髄し，根管充填をする．⑤⑥⑦の最終補綴物を装着する（図5-2-5e,f／1984.12.10）．

2．まとめ

保存を試みる患歯はさまざまな状態を呈している．
このような患歯を保存すると鑑別診断したときには治療方針や治療方法などが重要になってくる．
残根の保存方法には，
①歯冠長延長術（Crown Lengthening Procedure）
②自然的挺出（Passive Eruption）
③矯正的挺出（Orthodontic Extrusion）
④外科的挺出（Surgical Elevation）
の4つがある．

各挺出法の比較を表5-2-1にまとめた．

歯冠長延長術は外科処置の結果として，付着組織の欠損や歯冠長を長くしなければならないことなど審美的な問題が起きるときもある．外科的挺出は治療時間の短縮ができるが，歯根膜の損傷や歯根吸収，さらには歯根破折の可能性すら出てくる．

矯正的挺出は時間や技術，社会的経済性に難点がある．しかし歯槽骨の保護，審美性，予知性の高さなど優れた利点が多い．適切な矯正力で歯が挺出してくると，刺激を受けた付着部では歯槽骨の添加がはじまってくる．骨縁下欠損部は骨の添加により漏斗状に盛りあがってくる．このため1壁性骨縁下欠損や4壁性骨縁下欠損の治療に応用されている．

これは臨床的にも証明され，病理学や動物実験からも証明されている．口腔前庭部の付着歯肉の幅の狭い部分では，矯正的挺出によって，付着歯肉の幅を拡張でき，根尖性歯周炎の治癒を促進することも証明されている．このように矯正的挺出は歯の保存とともに，エンドやペリオ由来の病変の治癒を促進するという他には見られない利点がある．

また，この治療法は術者の創意と工夫によりさまざまな方法が生まれてくる．その1つとして"Rapid Extrusion with Fiber Resection"がある．それは矯正的挺出の術前や術中に歯肉溝線維を切断（Intrasulcular Incisions）することにより，挺出による歯肉線維の伸張刺激を取り除くことができる．そのため骨の添加がないため歯槽骨の整形を避けられること，挺出時間の短縮，後戻りしないことなどの利点がある．ただ線維切断の繰り返しが必要であったり，経年経過が少ないことなどから臨床には積極的に取り入れてはいない．

参考文献

1. 森 克栄編. 一般臨床におけるエクストルージョンの現在. 東京：グノーシス出版, 1987：38.
2. Grant DA, Stern IB, Listgarten MA. Orban's Perodontics, 6th ed. St. Louis；Mosby, 1988：1017-1044.
3. 須賀昭一. 歯槽骨, その構造, 機能と反応(上). 歯界展望. 1983；61：840-852.
4. Grant DA, Stern IB, Listgarten MA. Orban's Perodontics, 6th ed. St. Louis；Mosby, 1988：950-966.
5. 吉田博昭, 森 克栄. 残根の矯正的挺出の補綴設計に関する考察. QDT 1987；12(1)：97-106.
6. Ingber JS, Rose LF, Coslet JG. The "biologic width"-a concept in periodontics and reatorative dentistry. Alpha Omegan 1997；70(3)：62-65.
7. Mori K. Periapical healing pattern following extrusion of endodontically treated roots, 43rd Annual meeting. Boston：the American Association of Endodontists, 1986.
8. Ingber JS. Forced eruption. I. A method of trating isolated one and two wall infrabony osseous defect-rationale and case report. J Periodontol 1974；45(4)：199-206.
9. Simon JH et al. Clinical and histologic evaluation of extruted endodontically treated teeth indogs. OS, OM&OP 1980；50：361-371.
10. Potashnick SR, Rosenberg ES. Principles in periodontics and restorative dentistry. J Prosthet Dent 1982；48：141-148.
11. Pontoriero R et al. Rapid extrusion with fiber resection：a combined orthodontic-periodontic treatment modality. Int J Periodontics Restorative Dent 1987；7(5)：31-43.
12. Kozlovsky A, Tal H, Lieberman M. Forced eruption combined with gingival fiberrotomy. A technique for clinical crown lengthening. J Clin Periodontol 1988；15(9)：534-538.

第5部 エンドドンティック・アジャンクツ／矯正的挺出

第3章
重度の動揺歯をブリッジ支台として保存した27年経過症例

森　克栄

1. 臨床医の挑戦

歯科臨床において「うまくいくはずがないのに」とか逆に「うまくいっていたはずなのに」など予期せぬ事態に直面し，対応策に苦慮することがままある．特に難しい問題を抱えた症例はうまくいかないことが多いが，患者の意を汲むと，むげには断れず，無理を承知でそれに挑戦することがある．

症例5-3-1　重度の動揺歯　27年経過観察症例

患者：52歳，女性
初診：1977年8月23日
主訴：7⏋咬合痛
既往歴：約2年前他院で7⏋抜髄，根管充填後，5 6⏋の部分床義歯を作ったがなじめず，④ 5 6 7⏋のブリッジを装着．1年余り経過後1週間前より激痛のため3軒の歯科医院をたずねたところ，すべて7⏋の抜歯を宣告された．抗菌剤と鎮痛剤を服用中とのことであった．
臨床所見：左下臼歯部はやや小康状態になっていたが，ブリッジはロングスパンにもかかわらず咬合面は大きい．7⏋は，上下左右の動揺を認める．プローブで周囲を探ったが，特別深いポケットはない．エックス線所見では根管の石灰化のためか，根尖まで根管充填されていない．近心の歯槽硬線が消失し，近心から根尖部にかけ歯根膜空隙の拡大が見られる．根尖部に，おそらく根管由来と思われる境界不明瞭な透過像がわずかながら認められる（図5-3-1a-①，②）．
臨床診断：感染根管による慢性歯槽骨炎と咬合性外傷の合併症，根の破折の可能性の疑いもあった．

[治療経過]
ロングスパンのブリッジを除去．7⏋の動揺はさらに著しさを認める．臨床症状は消退したが根管は開かない（図5-3-1b／1977.8.31）．患者は3ヵ月間来院できないというので，根管拡大（ホルムクレゾール貼薬），レジン冠装着．そのまま3ヵ月間来院できなかったが，その間に動揺はなくなっていたので，根管充填（4回目）を行った．プロビジョナル・クラウンを入れ様子を見る．ブリッジを装着し一応の治療終了とした（1978.1.23）．

1980年2月4日の再来院時（術後3年）のエックス線像では，臨床的には問題は一応解決したように思われた（図5-3-1c）．

ブリッジ装着4年後のエックス線診査では経過良好であった（1982.4.16）．図5-3-1dはブリッジ接着13

第5部　エンドドンティック・アジャンクツ／矯正的挺出

[症例5-3-1] 重度の動揺歯　27年経過観察症例

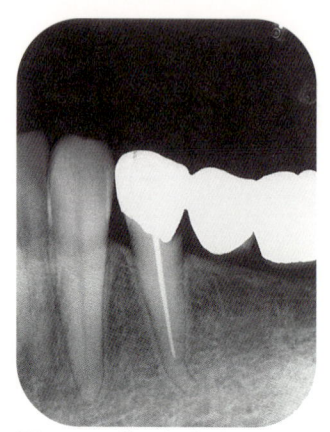

図5-3-1a-① 初診時のエックス線所見（1977.8.23）．

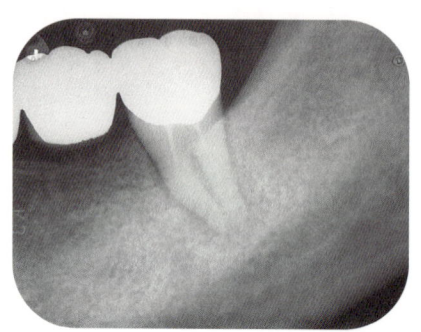

図5-3-1a-② 同時期の⌐7エックス線所見．歯槽硬線が消失し，歯根膜空隙が拡大している．

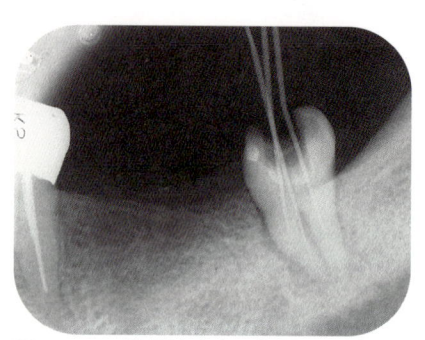

図5-3-1b 根管治療中．根周囲の透過像を取り巻くように骨が緻密性骨炎像であることに注意（1977.8.31）．

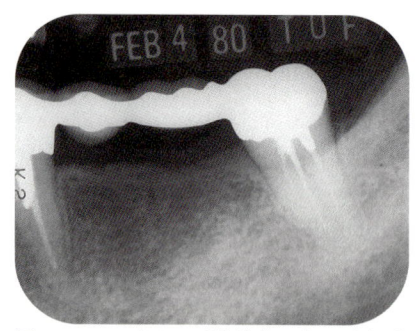

図5-3-1c ブリッジ装着後2年．歯根膜空隙も正常に近くなってきた（1980.2.4）．

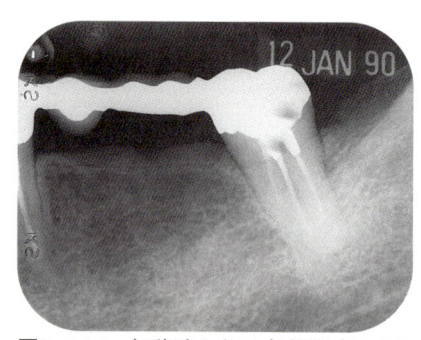

図5-3-1d 初診時より13年経過（1990.1.12）．

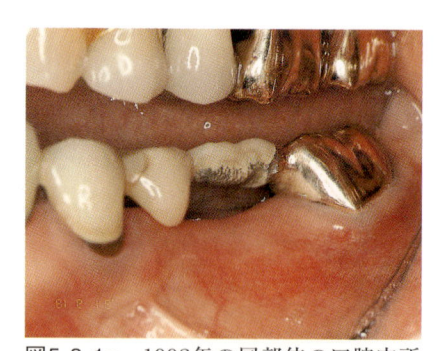

図5-3-1e 1992年の同部位の口腔内所見．ポンティック基底部の破折が見られる．

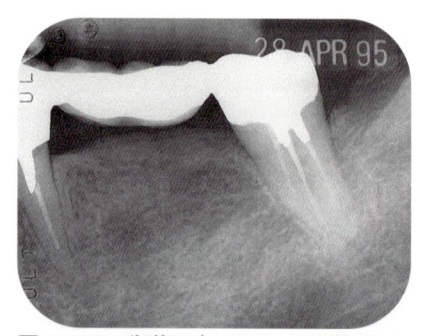

図5-3-1f 術後18年のエックス線所見．ブリッジ再製作後．⌐4の遠心にプローブのひっかかりに気づく（1995.4.28）．

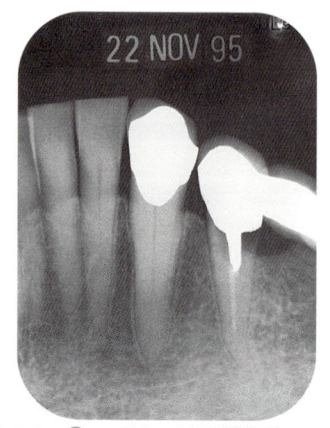

図5-3-1g-① ブリッジ再製作後7ヵ月．⌐4の歯頸部の異常さを訴えて来院（1995.11.22）．

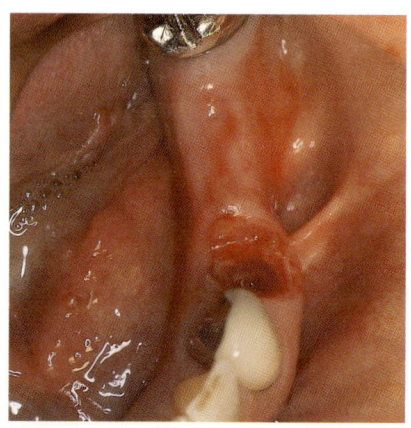

図5-3-1g-② 同日，ブリッジ撤去時の口腔内所見．⌐4の歯頸部実質欠損が大きいのがわかる．

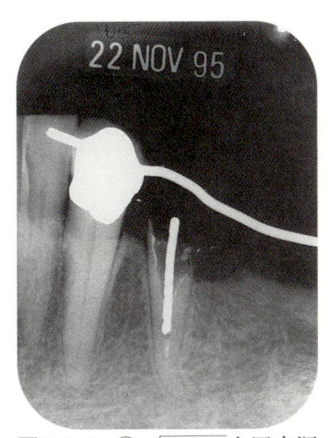

第3章 重度の動揺歯をブリッジ支台として保存した27年経過症例

図5-3-1h-① ²|3 7を固定源として|4を挺出させるため、フック付のポストを|4につけた。水平バーは角ワイヤー試適中のエックス線所見（1995.11.22）.

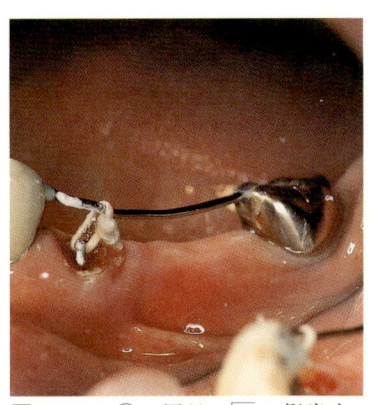

図5-3-1h-② 同日，|4の挺出中，水平バーを傷つけ即重レジンを盛りあげて|4の整直も図る．

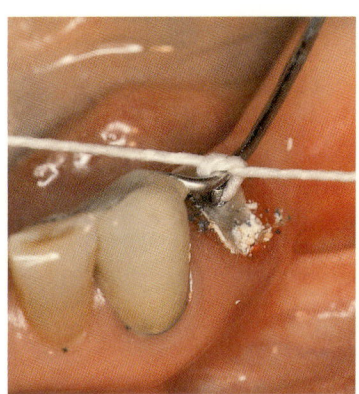

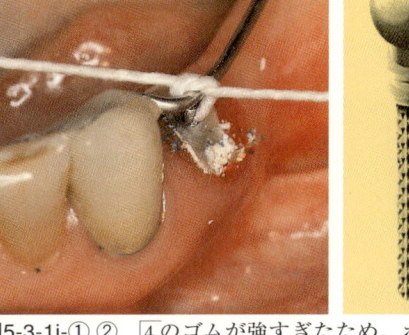

図5-3-1i-①,② |4のゴムが強すぎたため，ポストがはずれてきたので，インテグラポスト（米国プレミア社）に切り換えた（1995.12.13）.

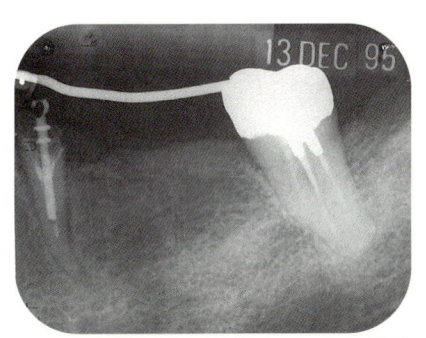

図5-3-1j 同日，同部位のエックス線所見．インテグラポストの頭の頸部を削り，ゴムの交換を容易にした．

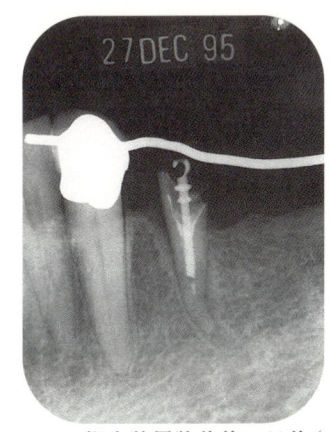

図5-3-1k 挺出装置装着後14日後（1995.12.27）．|4の挺出が確認できるエックス線所見．

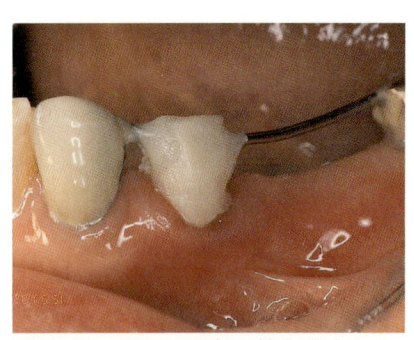

図5-3-1l 同日，翌年へ持ち越すため，|4をリガッチャワイヤーで固定し，レジンを盛りあげ，暫間的に歯冠を作った．

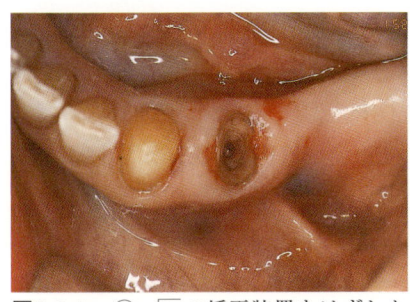

図5-3-1m-① |4の矯正装置をはずした（1996.1.26）.

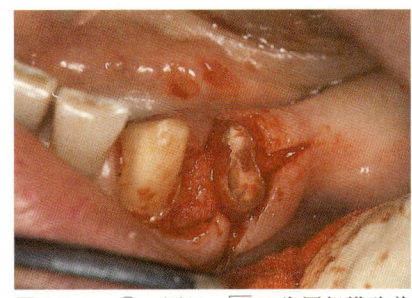

図5-3-1m-② 同日，|4の歯周組織改善のためにフラップ手術を施行した．

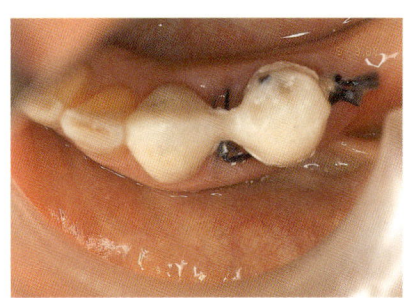

図5-3-1n 縫合パックをはずす（1996.2.3）．

285

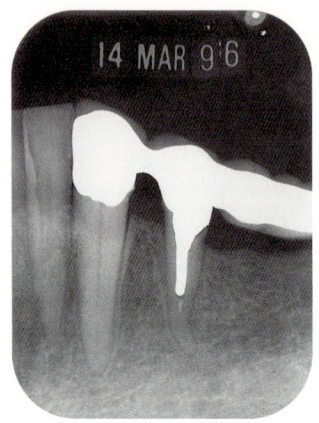

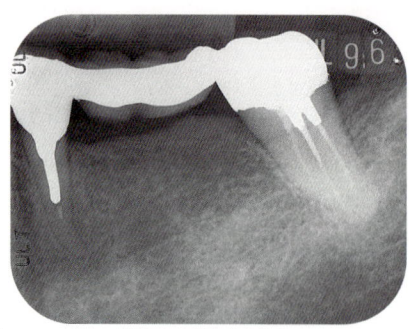

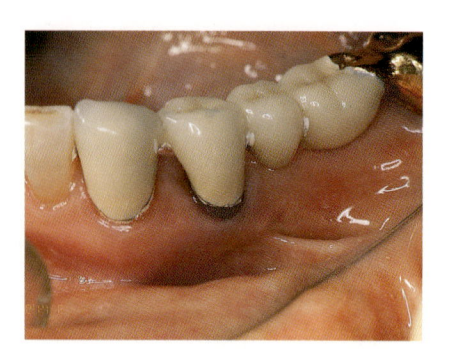

第5部 エンドドンティック・アジャンクツ／矯正的挺出

図5-3-1o-①～③ ブリッジ装着後の3 4部のエックス線像と口腔内写真.

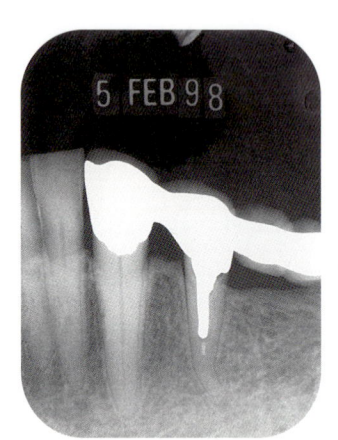

図5-3-1p-①,② 3 4部のエックス線所見と口腔内所見（1998.2.5）.

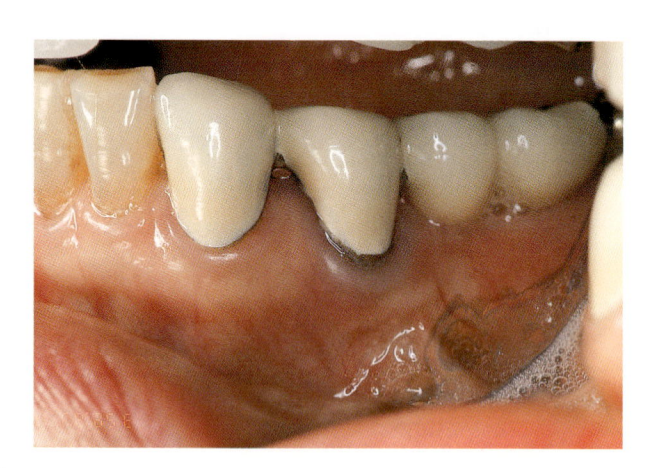

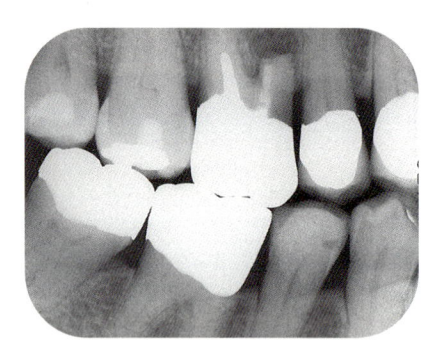

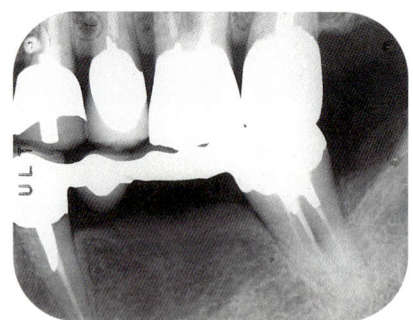

図5-3-1q-①,② バイトウイング.

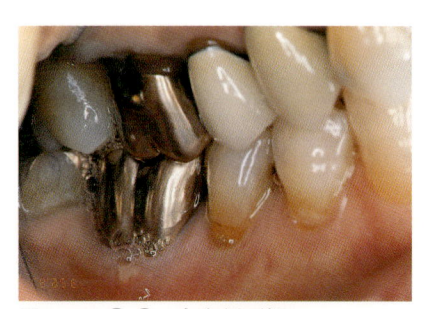

図5-3-1r-①,② 左右側面観.

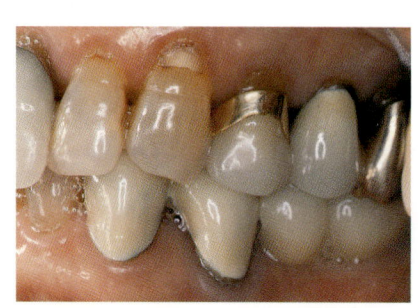

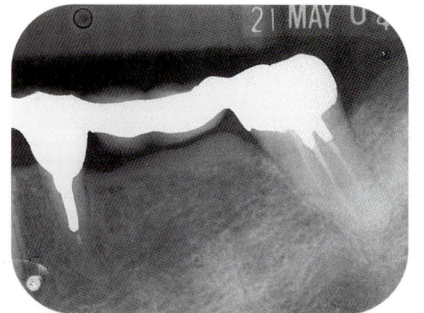

図5-3-1s 初診から27年後のエックス線所見を見ても経過良好である（2004.5.21）.

第3章 重度の動揺歯をブリッジ支台として保存した27年経過症例

年目のエックス線である．しかしブリッジ装着後14年目にポンティック基底部が破折し陶材が脱落した（図5-3-1e／1992.10.23）．ロングスパンのため咬合時に曲がる応力がかかった結果だと思われる．ブリッジを撤去し仮に④ 5 6 ⑦とした．

リコール時のプロービングの際に|4の遠心歯頸部にプローブで引っかかる部位があったため，注意しサホライド（フッ化ジアンミン銀製剤）を擦り込み，歯ブラシ指導を試みる（1994.5.20）．その翌年に再治療をすすめるが，ご主人が入院中とのことで治療を見合わせた（図5-3-1f／1995.4.28）．ご主人が亡くなり，生活が落ち着いてくると，歯頸部から悪臭がすることに気がつき再来院する（図5-3-1g-①,②／1995.11.22）．

|4の治療方針としては，歯頸部の実質欠損が大きい残根のため，抜歯しかないと考えられた．離脱式義歯かときにはインプラントによる補綴しか方法がないことを説明したところ，どうしても義歯は嫌ということであったため，矯正的挺出を試みることにした．

補綴物除去後，|2 3 7を固定源として水平バーを設計し，|4の整直とともに矯正的挺出をはじめる（図5-3-1h-①,②／1995.11.22）．ゴムが強いせいかポストが脱離してきたため，インテグラポスト（米国プレミア社）に交換し，挺出を続ける（図5-3-1i〜k／1995.11.22）．翌年に治療を持ち越すため|4とバーをリガーチャワイヤーで固定し，レジンを盛りあげて暫間的な歯冠を作った（図5-3-1l／1995.12.27）．

翌年，矯正装置をはずし，|4の歯周組織改善のためフラップ手術を行う（図5-3-1m-①,②／1996.1.26）．1週間後に縫合パックをはずしメタルコアの印象採得を行い（図5-3-1n／1996.2.3），最終補綴物を装着する（図5-3-1o〜r）．

初診から27年後の経過観察のエックス線診査では経過良好である（図5-3-1s／2004.5.21）．

［コメント］

臨床的に著しい病的動揺（3度）を示し，エックス線上では歯周組織の広範にわたる崩壊状態の|7を保存した症例について報告した．著名な臨床医らに抜歯を勧告されたにもかかわらず，患者の執念で，最後に筆者と会えたことと，咬合性外傷は盲嚢形成には関与しないという，Polson AMらの実験結果の報告がヒントになって，保存的治療方針の決定に結びついた．

補綴物の修復に関し，ロングスパンという悪条件下で，材料の吟味が甘かったこと，設計や技術の未熟さ，|4の歯頸部辺縁の処置後の見落し，いい訳がましいが患者の家庭の事情が絡んで，二次う蝕の進行した支台になる|4を矯正的挺出を試みた後，③④ 5 6 ⑦のブリッジで治療を完了した．

ちなみに現在，患者は72歳となるが，|5 6欠損のみである．残存歯の一部には，治療の手が入っているものの，歯列弓は当面維持できそうである．しかしながら，当時は必要であったとはいえ，余分な手を何回もかけたことが果して患者に本当の奉仕をしたことになるのか，反省しきりの昨今である．それと同時に|5 6を同時に何の考慮もされずに抜歯されたことが悔やまれる．

|4のような単純根は矯正的挺出が技術的に容易で，挺出期間も短くてすむが，その代わり固定時間を十分とって動揺が落ちつくまで待つことが肝要である．最終補綴はそれから取りかかっても遅くはないだろう．

いずれにしても|5 6が簡単に抜歯され，ロングスパンのブリッジの代わりに，インプラントで置き換える方法もあろうが，患者の年齢や条件を考えると複雑な気持ちとなるのは筆者ひとりだけではないだろう．

参考文献

1. 森　克栄, 飯島国好：森　克栄 (編). 歯周患者との相関, 現代の歯科臨床3. 東京：医歯薬出版, 1980：209.
2. Polson AM. Trauma and progression of marginal periodontitis in squirrel monkeys. II. Co-destructire factors of periodontitis and mechanically-produced injury. J Periodontal Res 1974；9(2)：108-113.
3. Rossman LE, Genco RJ, Goldman HM, Cohen CW. Relationship between pulpal and periodontal disease contemporary periodontics. St. Louis：Mosby, 1990：605-618.
4. 内山洋一. 長い中間欠損に対する処置方針, ブリッジの立場から. 歯界展望 1979；54(2)：640.
5. 森　克栄, 高橋和人 (編). Intentional extrusion, 意図的挺出の現在. 東京：グノーシス出版, 1997.
6. Klein P. Integrapost. personal communication, 1995.
7. 福島俊士. 支台築造, 今どう考えるか. 日本歯科医師会雑誌 1987；50(9)：848.

第5部 エンドドンティック・アジャンクツ／矯正的挺出

第4章
有髄歯の意図的挺出

森　克栄

1. 歯冠崩壊した有髄歯の意図的挺出

う蝕や歯牙破折などが原因で，歯肉縁下や歯槽骨縁下まで達する残根が存在する場合，この残根を活用する目的で矯正的挺出を行うことがある．また近年では骨縁下ポケットのある歯周組織を改善する目的で，矯正的挺出が包括治療の一環として臨床に応用されつつある．さらに各専門分野での研究がなされ，矯正的挺出について理論的根拠のある論文が多数発表され，その有用性も確立してきた．

1989年に米国歯周病学会がまとめあげたProceedings of the World Workshop in Clinical Periodonticsにも，矯正的挺出は咬合治療の項目で取りあげられている．しかしながら，これらの研究や文献で扱われる矯正的挺出のほとんどは，残根など無髄歯を扱ったものが多く，成人において歯冠が崩壊した症例で，歯髄を保存しながらの矯正的挺出はあまり扱われていない．

そこで，歯冠崩壊した有髄歯に意図的挺出を応用させた結果，臨床での頻度が少ないものの，無髄歯と比較してその予後において優位性があるかどうか，症例を提示しながら考察を加えてみた．

2. 有髄歯の意図的挺出の有効性

意図的挺出（Intentional Extrusion）は，
①自然挺出（Passive Eruption）
②矯正的挺出（Orthodontic Extrusion＝Positive Eruption）
　a. 通常の矯正的挺出（Orthodontic Extrusion）
　b. 迅速な矯正的挺出（Rapid Extrusion）
③外科的挺出（Surgical Elevation）
のように分類される．

外科的挺出は無髄歯の適応となるため，自然挺出と矯正的挺出について述べたい．

有髄歯に対する意図的挺出の臨床応用を考えた場合，長所として，
①歯髄処置の必要がない
②根管治療にまつわる歯根破折などの頻度が減少する
③無髄歯に比べて歯牙はより長期保存が可能である
④過度の咬合には敏感であるので，咬合性外傷の自然予防になる
⑤プロビジョナル・レストレーションを多用することで，治療期間中歯髄の保護ができ，そのつど歯髄を考えたうえでの修復方法がとれる
⑥臼歯部の適応として，根幹が長い場合は予後も良好で根分岐部う蝕の予防にもなる

⑦将来，加齢に伴う根面う蝕が認められた場合の警鐘として期待できる

また，短所としては，

①長期間の治療となるため，よりしっかりしたインフォームド・コンセントが必要となる
②診断，設計が複雑である（その反面，臼歯部の自然挺出には有利である）
③歯冠形成時では，クラウンの着脱方向や維持形態の付与などに十分な注意を要する

などが考えられる．

歯冠形成時，保持・抵抗形態をより補強させるためには歯質に複数のピン，保持孔，リテンショングルーブなどを付与する必要がある．また，仮着用セメントは歯髄保護の目的と，撤去時には歯牙から容易に除去できるZOEを使用している．

また歯髄を守る観点から，長期使用に耐えうるプロビジョナル・レストレーションの活用が必要不可欠である．このプロビジョナル・レストレーションの材質として，内冠は高カラットの合金で被覆し，リテンションビーズなど適当な保持形態をつけ，その上にクラウンの外形や色調の修正が比較的簡単にできる即時重合レジンを盛りあげる方法が望ましいと考える．特に，自然挺出の場合，自然の摩耗に長期間耐えながらも内冠である金属面が露出してス

[症例5-4-1] |7の浅い4壁性骨縁下ポケットを伴った臼歯部に自然挺出

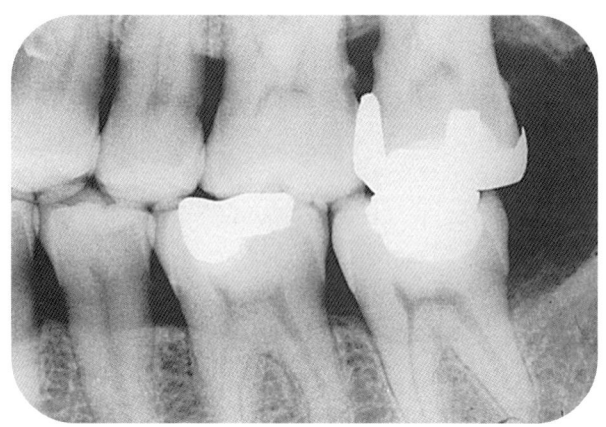

図5-4-1a 初診時のエックス線所見．|7に不適合なアンレーが装着されている．4壁性骨縁下ポケット様の骨吸収像が認められる（1989.6.1）．

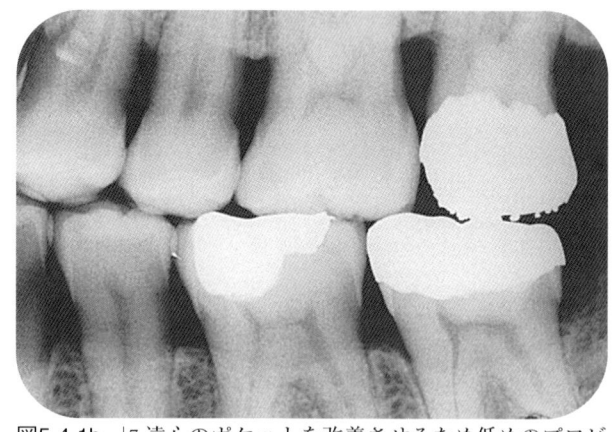

図5-4-1b |7遠心のポケットを改善させるため低めのプロビジョナル・レストレーション装着3ヵ月後，|7は挺出してきており歯槽骨頂はやや改善されている（1992.12.13）．

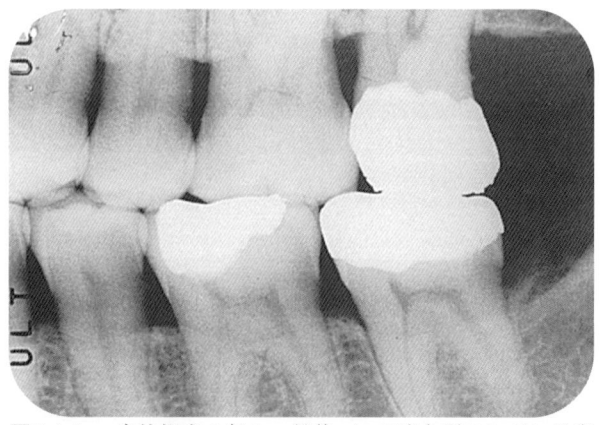

図5-4-1c 自然挺出1年3ヵ月後，|7の咬合面のレジンは摩耗し，骨頂レベルはさらに改善している（1994.3.13）．

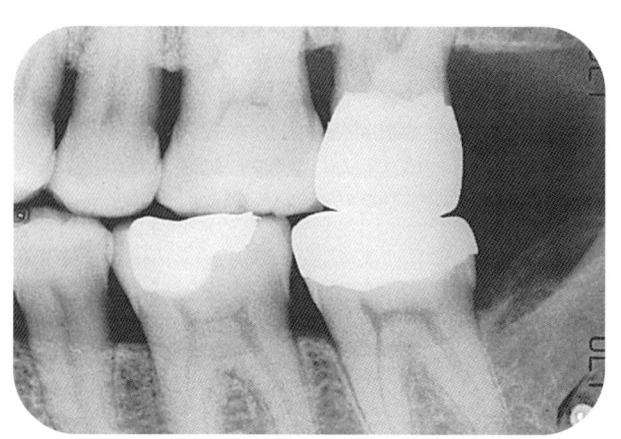

図5-4-1d プロビジョナル・レストレーションを撤去し最終補綴物装着（1994.3.31）．

第4章 有髄歯の意図的挺出

トッパーの役目をすることが多い．

以上のようなことをより臨床的な視点で解説するため，以下に症例を呈示，検討を行う．

症例5-4-1 7⏋の浅い4壁性骨縁下ポケットを伴った臼歯部に自然挺出

患者：58歳，女性
初診：1989年6月1日（図5-4-1a）
主訴：前歯部歯肉からの出血および腫張
治療方針：他歯科医院からの紹介で来院したもので歯周疾患が広範囲に広がっており，全顎的治療の相談を受けた．まず本人の希望する前歯部から治療を開始，初期治療終了後，7⏋のアンレーを除去，その約1ヵ月後に7/8冠を装着した．その後2年間にわたりリコールときにスケーリング・ルートプレーニングを繰り返し経過を観察していた．しかし歯槽骨頂のレベルおよび7⏋遠心部の線維性歯肉ポケットの改善が認められないため，Distal Wedge法後プロビジョナル・レストレーションを利用して自然挺出を図った（図5-4-1b）．

[治療経過]

7⏋浸潤麻酔下で，プロビジョナル・レストレーションのための歯冠形成・印象採得し，仮レジン・レストレーション装着した（1991.8.29）．プロビジョナル・レストレーション装着（キュレットおよびペリオクリン軟膏を併用）．Distal Wedge法施行（1992.9.26）．洗浄，抜糸，自然挺出を開始する（1992.10.3）．挺出中にエックス線診査，スケーリング・ルートプレーニング，咬合調整を行う（図5-4-1b／1992.12.13）．最終補綴物を装着する（図5-4-1c,d／1994.3.31）．

[コメント]

4壁性骨縁下ポケットは，戦略的な歯周外科を行ってもなかなか理想的な形では治癒しないこともある．特に大臼歯部において歯肉組織の改善を推しすすめるための歯周歯槽骨外科を行ってもやはり限界がある．そのため患者にはいろいろな治療方針を十分に説明してから意図的挺出に踏み切った．

自然挺出の前準備として，遠心のポケットの減少を目的にDistal Wedge法を施行した．その後，プロビジョナル・レストレーションを利用して自然挺出を図った．15ヵ月後，歯槽骨頂のレベルを改善し，それに伴って歯肉も安定したと思われたので，最終補綴物を装着した．

症例5-4-2 ⏌6の浅い1壁性骨縁下ポケットを持つ臼歯部に矯正的挺出

患者：44歳，女性
初診：1986年8月6日
臨床所見：⏌5の急性歯髄炎で来院，上顎前歯部にはかなりよい金属焼付ポーセレン・クラウンが装着されていたが，臼歯部には問題があると思われる．

主訴であった⏌5は抜髄，根管充填後，遠心歯頸部に歯肉縁下う蝕が認められたため，矯正的挺出を応用して金属焼付ポーセレン・クラウンを装着．

また⏌6の遠心歯頸部は不適合冠に起因すると思われる二次う蝕，近心には浅い1壁性の骨縁下ポケットが認められる（図5-4-2a）．

[治療経過]

⏌6のクラウン除去（図5-4-2b／1987.1.19）．歯髄の保存療法を試みる．特に遠心の髄角は仮性覆髄の状態に近かったので，直接覆髄法に準じたケミカルサージェリーを施して様子を見ることにした．歯髄を必要以上に刺激させないように咬合接触を避けると同時に消極的に自然挺出を図り，仮レジン・クラウン装着した．

プロビジョナル・レストレーション装着（図5-4-2c／1987.10.22）．⏌7 6 5の頰舌側にワイヤーで仮のスプリントを施し，それを固定源に顎間エラスティックを利用して矯正的挺出を図る（図5-4-2d／1987.10.30）．最初は積極的に行い，途中で水平バーに変更して（図5-4-2e,f），6回調整を行う．患者自身でもエラスティックの交換を行うように指導する．

挺出完了後，⏌6金属焼付ポーセレン・クラウン装着（図5-4-2g／1988.1.25）．近遠心根の白線や骨梁の

第5部　エンドドンティック・アジャンクツ／矯正的挺出

[症例5-4-2] 6̲| の浅い1壁性骨縁下ポケットを持つ臼歯部に矯正的挺出

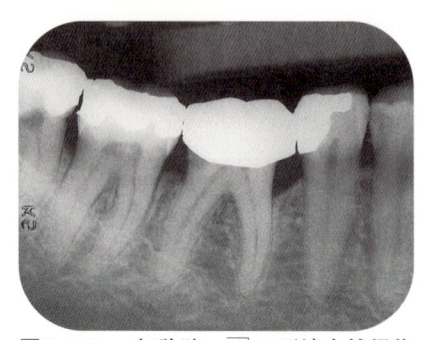

図5-4-2a　初診時，6̲| の不適合補綴物と近心隅角部に浅い1壁性骨縁下ポケットが認められるエックス線像．

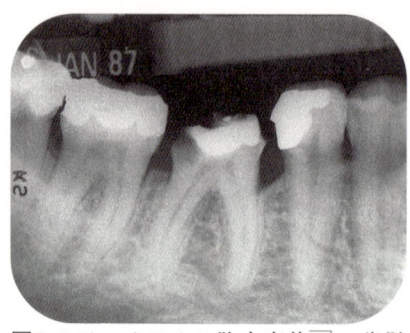

図5-4-2b　クラウン除去直後 6̲| の歯髄に達しそうな深いう蝕．歯髄保存か抜髄か（1987.1.19）．

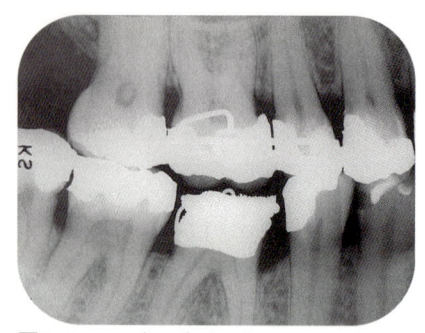

図5-4-2c　プロビジョナル・レストレーション装着後のエックス線所見（1987.10.22）．

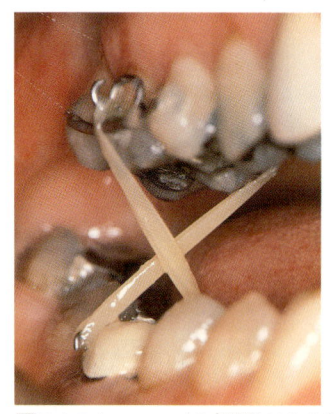

図5-4-2d　7̲ 6̲ 5̲| の頬側にワイヤーで固定．6̲| のプロビジョナル・レストレーションのフックから顎間エラスティックで牽引（1987.10.30）．

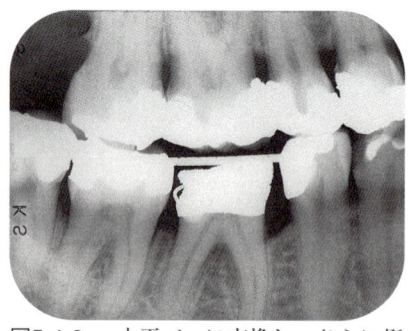

図5-4-2e　水平バーに交換し，さらに挺出を試みる（1987.12.14）．

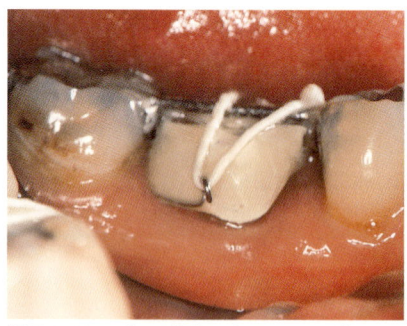

図5-4-2f　プロビジョナル・レストレーションの頬舌側のフックと水平バーを利用して矯正的挺出中．

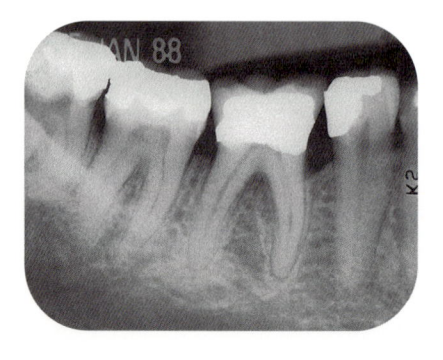

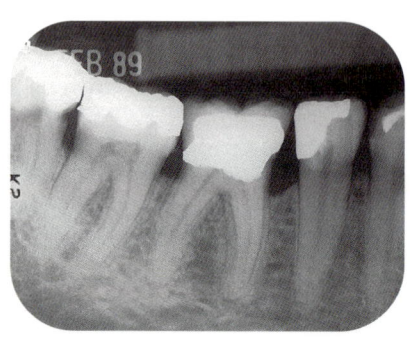

図5-4-2g ｜図5-4-2h

図5-4-2g　最終補綴物装着．分岐部の骨梁には挺出によると思われるエックス線透過像がやや認められる（1988.1.25）．
図5-4-2h　術後13ヵ月．分岐部の骨は白線も回復し，骨梁は機能適応したような構造が見られ，さらに近心部の骨頂も改善したように見える（1989.2.2）．

第4章　有髄歯の意図的挺出

[症例5-4-3] 迅速な矯正的挺出によって生じた根尖部の暗影が自然消失

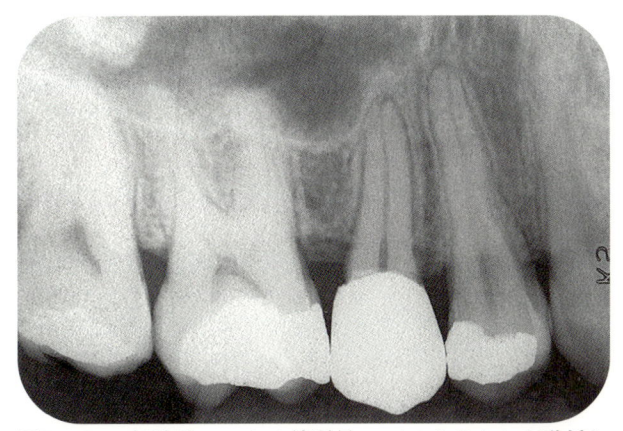

図5-4-3a　初診時エックス線所見．5|のクラウンが動揺している（1988.5.30）．

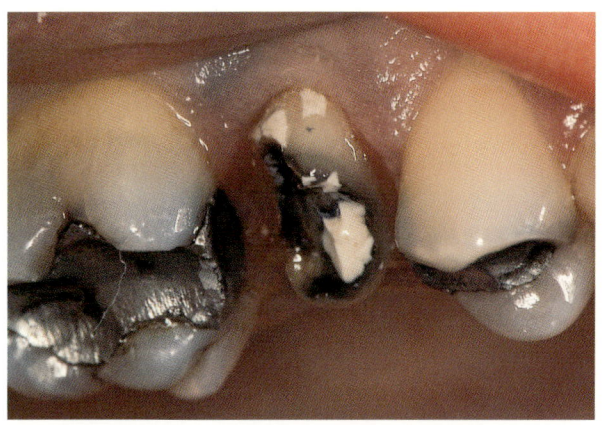

図5-4-3b　5|のクラウンが自然に脱落（1989.5.30）．

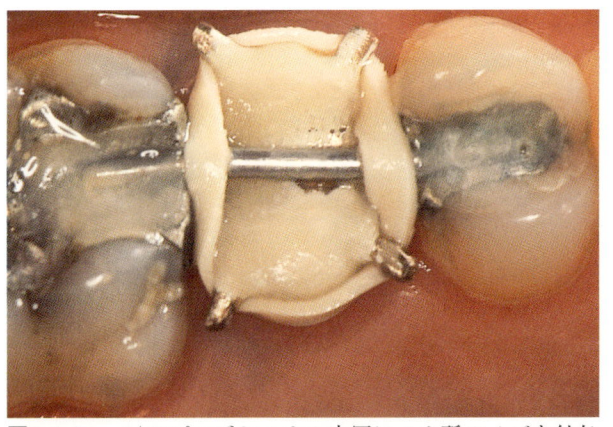

図5-4-3c　5|のプロビショナル内冠に4カ所のノブを付与し，矯正用エラスティックで挺出中（迅速な矯正的挺出／1989.6.13）．

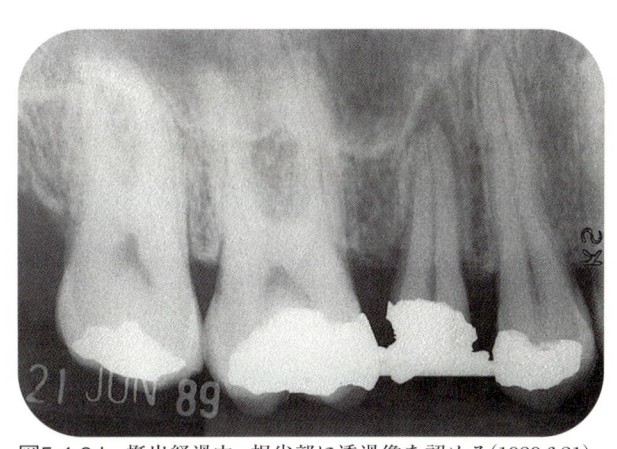

図5-4-3d　挺出経過中，根尖部に透過像を認める（1989.6.21）．

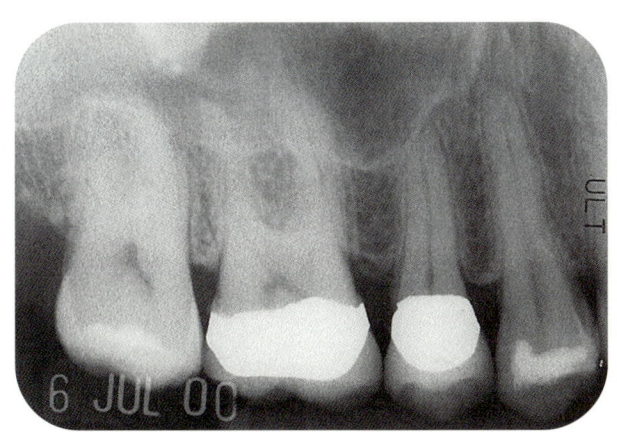

図5-4-3e　根尖部の透過像は消失（2000.7.6）．

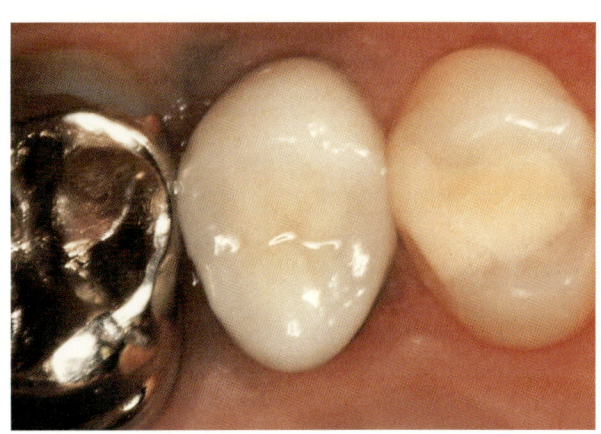

図5-4-3f　その咬合面観．

293

第5部　エンドドンティック・アジャンクツ／矯正的挺出

乱れは矯正的挺出による反応と思われる．リコールとき（図5-4-2h／1989.2.2）は根分岐部の白線は回復し，骨梁は咬合に適応したように見える．

[コメント]

 6| の不適合補綴物を除去してプロビジョナル・レストレーションを装着し，有髄歯のまま挺出を試みる．最終補綴物が装着された時点の根分岐部のエックス線的骨像は，白線も不安定であったが，術後1年余りで明らかに機能回復した正常像を示している．また近心の1壁性骨縁下ポケットもさらに改善され安定しているようである．以後， 7| は要再治療， 8| は抜歯の予定である．一般的に，挺出期間中，もし対合歯が挺出する可能性がある場合には，対合歯群の固定が必要となろう．

症例5-4-3　迅速な矯正的挺出によって生じた根尖部の暗影が自然消失

患者：33歳，女性
初診：1989年5月30日
主訴： 5| クラウン動揺と知覚過敏
臨床所見：口腔内全体にわたりアマルガム充填が施してあり，その上クラウン修復がされていた（図5-4-3a）．特に 5| のクラウンは動揺していてすぐはずれ，歯冠部の一部にMODアマルガム充填がしてあって，健全な歯質が歯肉縁上に頬側と舌側でわずか2mm程度残存していた．歯頸部の中心に露出した第二象牙質からの歯髄の生活反応は陽性を示した（図5-4-3b／1989.5.30）．
問題点：治療方針について慣例的には抜髄→メタルコア→歯冠修復となるが，有髄歯のまま挺出させ，多少時間はかかるものの有髄歯で歯冠回復をした方が有利であることを患者に説明し，承諾を得てこの方法をとることにした．また，歯冠長延長術を試みる方法も考えられたが，歯頸線の不調和をもたらし，何ら優位なことがないと考えられる．

[治療経過]

浸潤麻酔下で歯肉除去し，臨床歯冠長を獲得すると同時に軸側面にグルーブを形成し，維持増強を図る（図5-4-3b／1989.5.30）．印象採得後，即重レジンクラウンを作り，ZOEで仮着した．

有髄歯のため4カ所にノブを付与したプロビジョナル・レストレーションを装着．両隣在歯にコンポジット・レジンで水平バーを固定．いわゆる迅速な矯正的挺出を試みた．

エラスティックゴムを交換（図5-4-3c／1989.6.13），かなり挺出してきたことを確認するためエックス線撮影をしたところ，根尖部に暗影を認めた（図5-4-3d／1989.6.21）．これは，臨床で見かける歯髄壊死による根尖病変かと疑いをいだいたが，様子を観察することにした．プロビジョナル・レストレーションを除去して小外科処置，3ヵ月後に歯冠形成，印象採得． 6 5| にクラウン装着，患者は出産のためしばらく来院不能となる．出産後の来院時には， 5| の根尖の病変かと心配した像は消失しており，その9年後の経過も良好である（図5-4-3e,f／2000.7.6）．

[コメント]

この症例を通して反省すると，迅速な矯正的挺出に準じた方法は確かにその効果に対する反応はあるが，根尖部における骨の形成が，すなわち，移動した根尖部と歯槽骨の骨の石灰化が追いつけず，一時的にエックス線上では根尖部病変像が現れるものと考えられる．しかし矯正力が組織の容認(Tolerance)範囲内であれば骨は復元(Reverse)するものであろう．純粋に咬合性外傷を起こした組織が炎症や感染を併発しないときには，確かに復元する可能性があることを裏づけるものと考えられる．

歯軸に対して水平に伸長する根尖部において間葉性由来の組織がダイナミックな変化像を示すことはすでに新倉，山村，高橋らが発表している．さらに最近の高橋らの研究では，歯の移動に伴い歯髄内の血管網の変化にも興味ある現象が認められることが発表されている．このような症例の場合には一般的な側方や圧下移動とは異なり，歯根側にかかる力と方向から考えても好条件であると推察する．

いずれにしても，臨床症状もなく，術後エックス線像的にも白線まで現れて機能回復しており，2年後，仮着していた金属焼付ポーセレン・クラウンの舌側のノブを除去し，永久セメントした折にも歯髄

陽性反応を示したことに安堵した次第である．

> 症例5-4-4　彎曲根と骨縁下欠損のある5⏌に矯正的挺出

> 患者：42歳，男性
> 初診：1985年2月28日
> 主訴：6⏌の知覚過敏．患者の希望により7/8冠を仮着
> 問題点：主訴でない5⏌が形態異常であり，5⏌の臨床的歯冠長が異常に長く，金属焼付ポーセレンの適合も不良であった（図5-4-4a／1985.2.18）．また，5⏌の辺縁歯肉からすぐ可動粘膜であったため，ブラッシング時には出血が認められた．またエックス線像では骨頂の縁下吸収があり，歯根は彎曲していたが生活歯のようであった（図5-4-4b）．
> クラウンを除去してみて，もし生活反応を示すようであれば，有髄歯のままで歯槽骨頂のレベルを少しでも改善できないかと考えた．ただし挺出といっても，歯周病絡みでかつ歯根が彎曲し，歯冠-歯根比も悪いというこれらの条件であえて挑戦することの意義に医療判断学的なことも考慮した．5⏌の将来について⑥5④のブリッジになるか，5⏌の保存療法をしてみるか？と，患者と理想的な治療方針を話し合った．

[治療経過]

患者は多忙でなかなか時間がとれず，初診より3年後に5⏌の金属焼付ポーセレンを除去，5⏌の挺出を開始した（1988.2）．矯正装置としては，6⏌の7/8冠近心から4⏌のプロビジョナル・レストレーション咬合面に水平バー（φ0.9mmワイヤー）をわたし，5⏌のプロビジョナル・レストレーションの頬舌側歯頸部にエラスティックゴムが引っかかりやすいようにノブをつけ挺出を行った．およそ3ヵ月で7回の調整をした（図5-4-4c〜e）．
頬側の歯頸部歯肉は矯正的挺出に反応して増生し，付着歯肉の幅を確保したように考えられる．その後6ヵ月間固定したままであった．頬側に比べて舌側の骨に強い添加が現れた（図5-4-4f〜h）．

6 5 4⏌の歯周粘膜・歯槽骨への外科手術後（1989.1.18），5 4⏌に連結の金属焼付ポーセレン・クラウンを装着した（1989.1.31）．

[コメント]

挺出後固定期間が長かったので，おそらく舌側の骨の石灰化がすすみ，模式図のような著しい骨頂の変化が生じたと推測される．術前・中・後の症例写真での歯肉の形態とエックス線を参考にして骨頂の変化について模式図にしてみた．

> 症例5-4-5　二次う蝕発見後，挺出し歯髄の保存

> 患者：66歳，女性
> 初診：1989年2月14日
> 主訴：⏋6の違和感
> 既往歴：1971年に⏋6クラウンを装着し，その後の経過は良好であった．
> 臨床所見：⏋6の頬側歯頸部マージンにう蝕を発見（図5-4-5a／1989.2.14），感染象牙質を除去しZOEで仮封した（Test Filling）．
> ⏋6クラウンを除去したところ，歯肉縁下に及ぶ二次う蝕が存在し，頬側の歯冠歯質の大部分が崩壊していた（図5-4-5b,c）．ただし，歯髄の生活反応は陽性であったので，あえて抜髄をせず有髄歯のまま保存することにした．歯冠形成時，保持および抵抗形態を補強する目的でピンやグルーブを付与した方がよいと思われた．

[治療経過]

⏋6浸潤麻酔下で歯冠形成，印象採得．仮レジンクラウン装着（1989.2.28）．プロビジョナル・レストレーション装着（1989.3.30）．⏋5 4を固定源にしワイヤーを利用した矯正装置を用いて⏋6を挺出させた（図5-4-5d／1989.7.18）．矯正用ワイヤーを6回調整，そのつど咬合面を削除，調整した（1989.8.1，1989.8.15，1989.8.21，1989.9.1）．装置除去後，およそ2ヵ月間対合関係を確認しながら自然挺出に移行した．歯肉切除術施行．金属焼付ポーセレン装着（図5-4-5e／1990.12.10），経過観察中である（図5-4-5f／1993.2.16）．

第5部　エンドドンティック・アジャンクツ／矯正的挺出

[症例5-4-4] 彎曲根と骨縁下欠損のある 5| に矯正的挺出

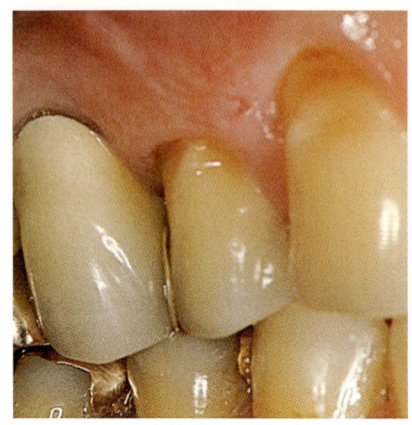

図5-4-4a　初診時の 5| 側面観（1985.2.18）．

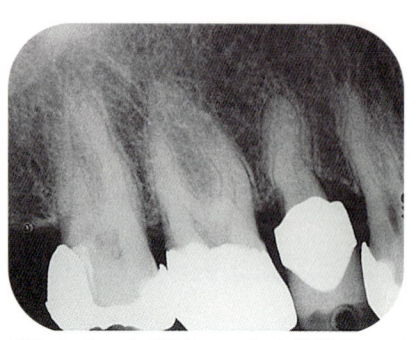

図5-4-4b　初診時エックス線所見．5| クラウン・マージン不適合，ヘミセプタおそらく頰側の骨欠損様の像が見られる．

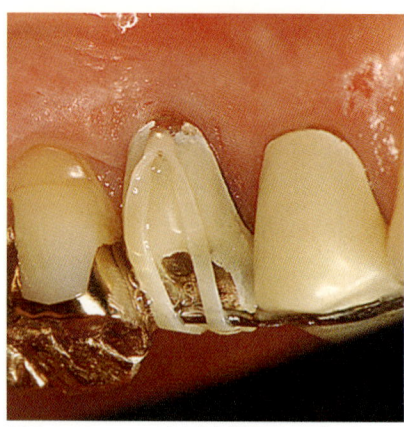

図5-4-4c　4 3|を固定源にして水平バーを延長したが，エラスティックゴムで曲がってしまうので，図5-4-4dのように設計を変更することにした．

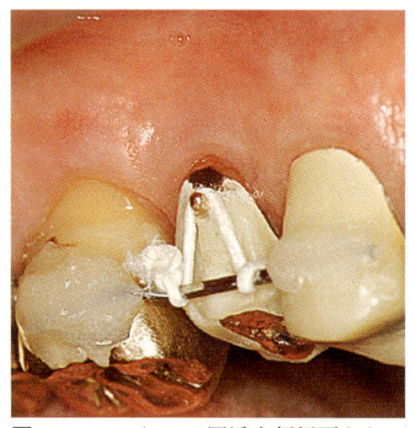

図5-4-4d　|6の7/8冠近心頰側面から |4 の咬合面にわたる水平バーにエラスティックゴムを用いて 5| の挺出を図る．

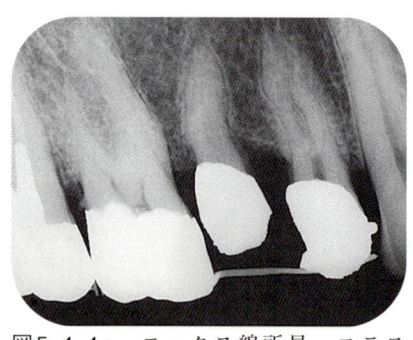

図5-4-4e　エックス線所見．エラスティックを患者に自主的に交換してもらう（1988.4.13）．

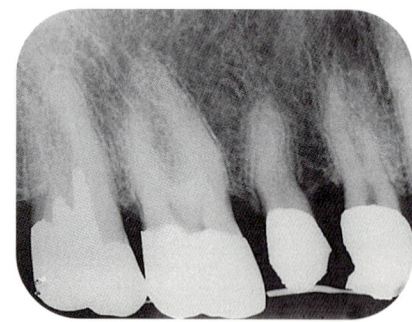

図5-4-4f　エックス線所見．舌側の歯槽と思われる骨の添加が見られた（1988.12.27）．

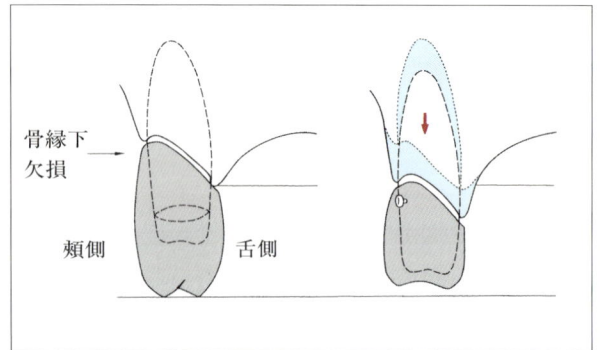

図5-4-4g　5| の挺出前後の骨頂の変化の模式図．左：術前，右：術中．

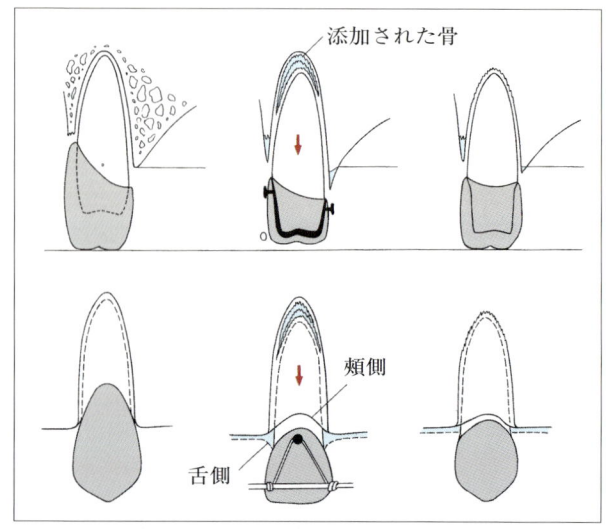

図5-4-4h　矯正的挺出の術前・中・後の骨頂および根尖の変化の模式図．青色は挺出に伴って添加された骨を示す．上：矢状断面，下：頰側より見たところ．

第4章　有髄歯の意図的挺出

[症例5-4-5] 二次う蝕発見後，挺出を施し歯髄の保存

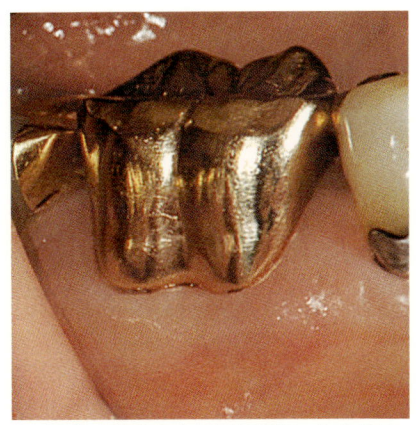

図5-4-5a　20年前に装着した6┃歯頸部にう蝕発見．

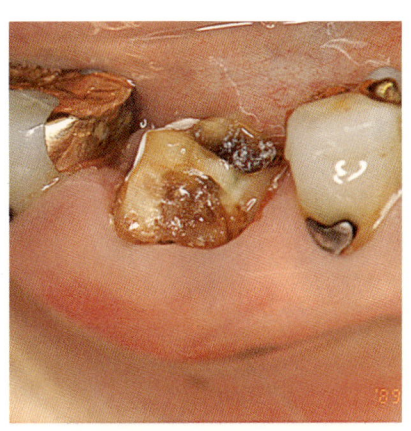

図5-4-5b　クラウンを除去したところ歯髄まで達しそうな実質欠損が認められた（1989.10.27）．

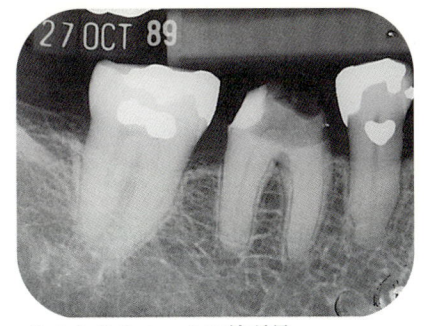

図5-4-5c　そのときのエックス線所見．

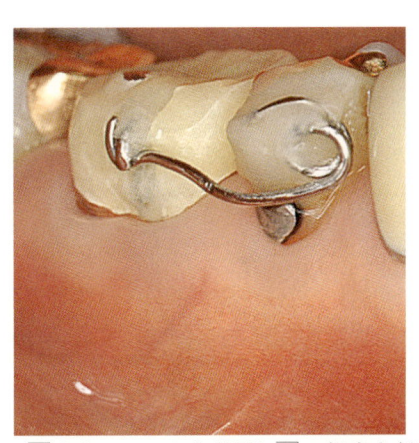

図5-4-5d　┃5からのフックを利用し6┃の挺出を行う（1989.7.18）．

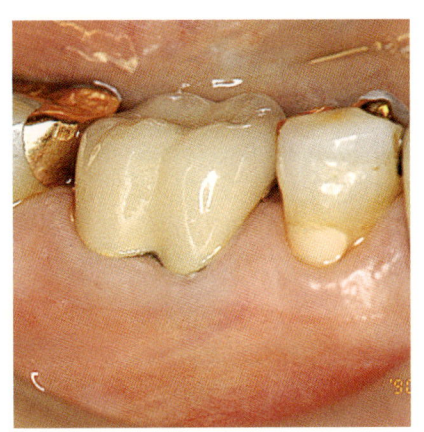

図5-4-5e　最終補綴物装着時の口腔内所見（1990.12.10）．

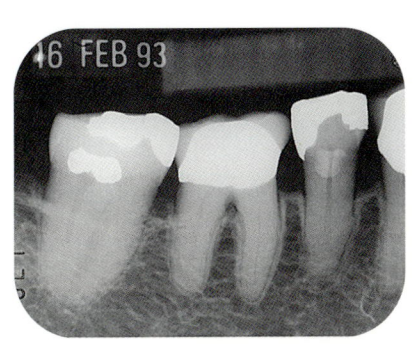

図5-4-5f　経過中のエックス線所見（1993.2.16）．

297

[コメント]

　この症例は18年前に6|にクラウンを装着したが，プラークコントロールは良好にもかかわらず，歯頸部から二次う蝕になってしまった．歯髄は生活反応を示していたので，できるだけ有髄歯のまま保存させたいと考え，矯正的および自然挺出を図った．この当該歯の生活歯髄の予後に関し，後ほど歯髄炎の症状が出た場合は，咬合面から根管治療をする可能性もあることを患者に説明しておいた．

症例5-4-6　臼歯の挺出と整直

患者：27歳，女性
初診：1974年6月17日
主訴：|8埋伏歯による疼痛
臨床所見：|8の半埋伏歯の抜歯を嫌い，放置していたため|7の遠心歯頸部にう蝕の発生が見られる（図5-4-6a）．

[治療経過]

　|7の歯髄を守るため|8を抜歯し，|7遠心歯頸部のう蝕の除去をした．|7にプロビジョナル・レストレーションを装着し，その頬舌側に挺出力をかけるためのノブをつけた．6|固定源としてワイヤーを利用した矯正装置を作り，|7のフックにワイヤーをかけて矯正的挺出を開始した（図5-4-6b,c／1974.7.9）．約4週間かかったが，挺出を完了した（図5-4-6d,e／1974.7.30）．プロビジョナル・レストレーションを装着し，経過観察を行った後に，最終補綴を装着した（図5-4-6f,g／1974.9.4）．

[コメント]

　|7の遠心歯頸部をう蝕にさせた原因は，智歯の抜歯を嫌ったからであるが，患者との対話からもう少し早く智歯の抜歯を納得させることができればよかったと考えている．しかし有髄歯として保存することができ，臼歯であったため時間がかかったが矯正的挺出とともに整直ができたため，予後がよかったと考えている（図5-4-6h）．

症例5-4-7　智歯の近心移動後生じた骨欠損に対し自然挺出

患者：20歳，女性
初診：1971年5月17日
主訴：上顎臼歯部のう蝕治療，|7の欠損，その他不正咬合

[治療経過]

　初診時には，|6に感染根管，|7の欠損，|8に近心傾斜が認められた（図5-4-7a）．|6の根管治療後，|8の矯正を開始した（図5-4-7b）．1年半を要して|6 8間のスペースをほとんど閉じた（故神山先生の協力による）．しかし|8は傾斜したまま近心移動されたため，人工的な骨縁下ポケットができてしまった（図5-4-7c）．|6 8間の歯周組織の問題を解決の手はじめに，|6のプロビジョナル・レストレーションを利用して，|8の整直を試みた．その目的は，|8の歯軸にむかった咬合力を受けられやすいようにすることである．

　|8の整直の要領は，モジュールで|8を起こしながら|6のプロビジョナル・レストレーションの遠心隣接面を即重レジンで適時盛りあげること，同時に|8の咬合面を調整しながら処置をした．また，|8の近心骨縁下ポケットの改善を図るため，歯周歯槽外科手術を施行してから|6 8のプロビジョナル・スプリントを試みた．この症例はすでに金合金の連結クラウンを仮着して経過観察をした（図5-4-7d〜f）．

　この症例のように残存した骨壁数が少ない（特に1壁性）骨縁下ポケットの外科的処置は，いくら慎重にやっても成功率は低いと思われる．手術も比較的容易に取りかかれる状態を維持しながら，簡単に外形の修正が可能で，さらに耐久性も備えるプロビジョナル・レストレーションが必要となる．

　やがて患者は結婚，住居移転などにて来院できなかった．

　それから15年後に再来院，エックス線診査により|8の遠心歯頸部に二次う蝕を認め（図5-4-7g／1990.12.26），また歯槽骨頂の形態も不均一であったので，|8のクラウンを除去し，う蝕処置後，遠方より来院するため再びプロビジョナル・レストレーションによる自然挺出を試みることにした（図5-4-7h／

第4章　有髄歯の意図的挺出

[症例5-4-6] 臼歯の挺出と整直

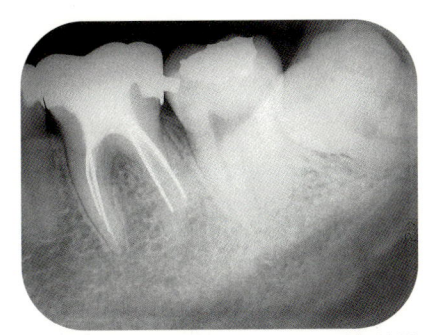

図5-4-6a　初診時のエックス線所見（1974.6.17）.

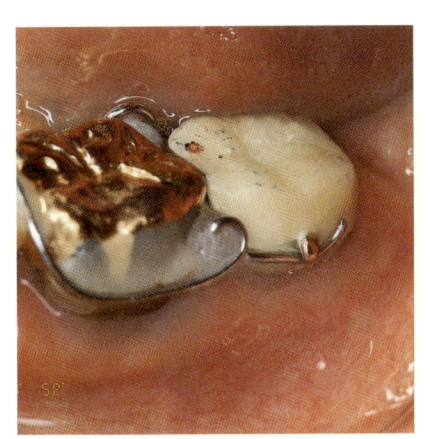

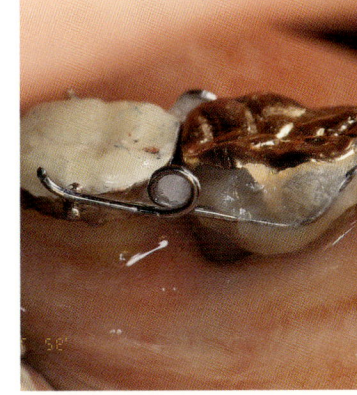

図5-4-6b,c　7⏌矯正的挺出装置の装着時の頬側面観と舌側面観（1974.7.9）.

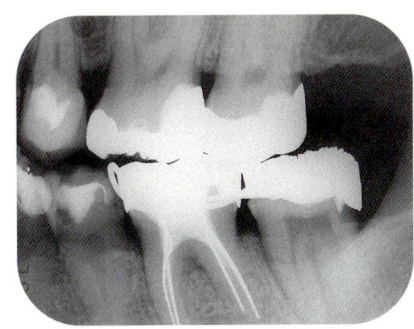

図5-4-6d,e　挺出開始から約30日後に挺出を完了することができた．エックス線所見と口腔内所見（1974.7.30）.

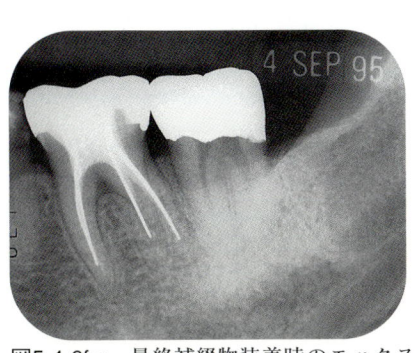

図5-4-6f,g　最終補綴物装着時のエックス線所見と口腔内所見（1974.9.4）.

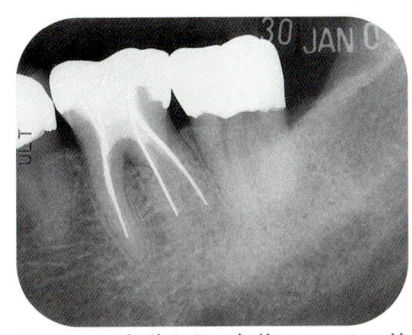

図5-4-6h　初診から29年後のエックス線所見（2003.1.30）．経過良好である．

第5部　エンドドンティック・アジャンクツ／矯正的挺出

[症例5-4-7] 智歯の近心移動後生じた骨欠損に対し自然挺出

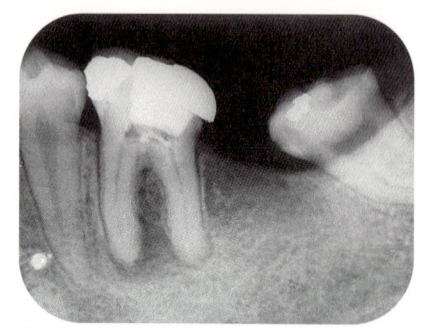

図5-4-7a　初診時エックス線所見（1971.5.17）．7̄は欠損し，8̄は近心傾斜し，6̄は感染根管．

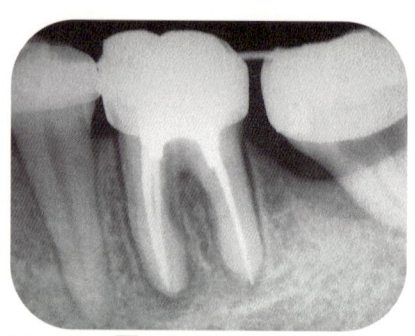

図5-4-7b　8̄の矯正を開始（1972.3）．

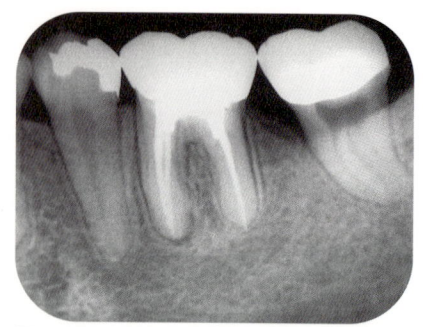

図5-4-7c　ほとんど7̄の位置まで矯正移動される（矯正は故神山氏による／1973.9）．

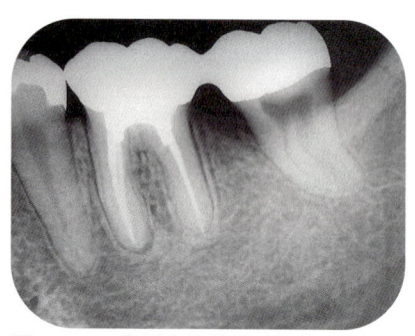

図5-4-7d　歯周歯槽外科手術後に動揺が著しいため6̄ 8̄で連結固定，経過観察中（1974.9.24）．

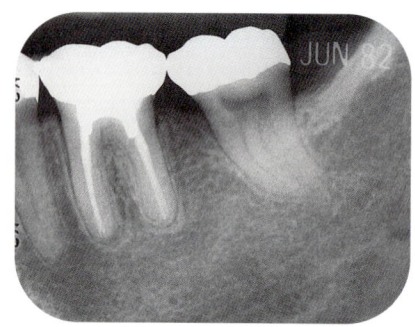

図5-4-7e　8̄は骨植良好なため8̄の単冠に変更（1982.6）．

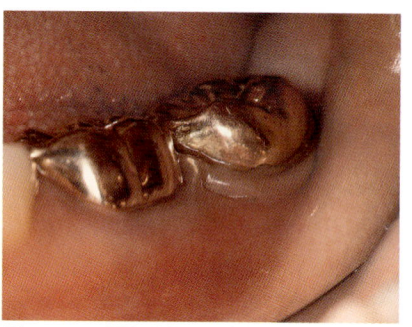

図5-4-7f　8̄は周囲の歯槽骨頂より下にあるため付着歯肉の幅も狭い（1986.7.22）．

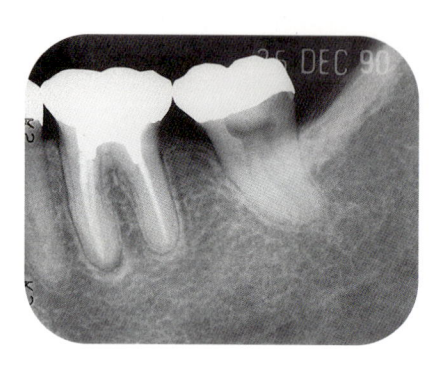

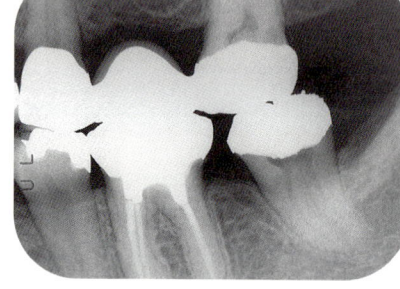

図5-4-7g　図5-4-7h

図5-4-7g　8̄の冷水痛で久しぶりに来院，遠心にう蝕発見（1990.12.26）．図5-4-7fで問題になっていた付着歯肉の幅が狭く，8̄の髄角はまだ低い．
図5-4-7h　8̄の自然挺出を図る．対合歯部はブリッジなので上顎第二大臼歯は挺出することがない（1992.1.10）．

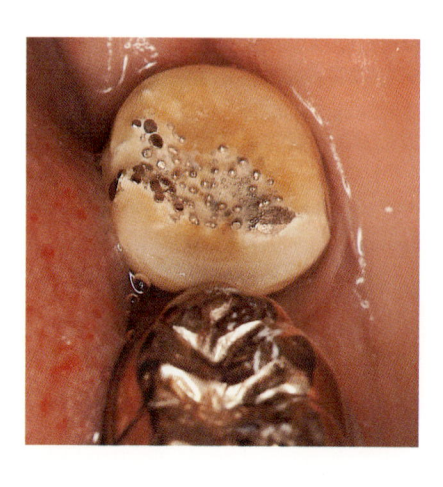

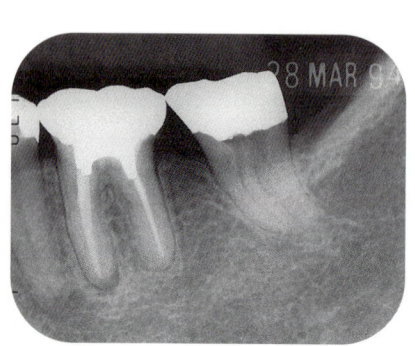

図5-4-7i　図5-4-7j

図5-4-7i　プロビジョナル・レストレーション外冠のレジンが摩耗し内冠である金属が露出してきた（1993.12.17）．
図5-4-7j　再形成後8̄クラウン装着．ただし，6̄の近心根尖像はそのまま残っている（1994.3.28）．

1992.1.10)．その後1992年8月19日まで2回にわたり，リコール，エックス線診査，スケーリング・ルートプレーニングを行ったが，その後家庭の都合で来院できなくなった．1993年12月17日に再来院（図5-4-7i），翌年1994年1月25日，プロビジョナル・レストレーションを除去し，浸潤麻酔下で最終形成，印象採得，仮レジン・クラウン装着，そして3月28日，最終補綴物を装着した（図5-4-7j）．

[コメント]

この症例のように歯周病の予防を目的として，7部に矯正移動させた8の歯槽骨頂改善のためにはいろいろな方法が考えられる．外科手術では器具の到達性が問題となり，しかも術後の疼痛が考えられる．矯正的挺出も可能ではあろうが，臼歯部に矯正装置を入れるのは比較的困難であろう．

以上のことから自然的挺出を利用した方が良好と考えられる．この症例では，⑤6⑦にブリッジが装着されているため，対合歯の挺出の心配は不要である．自然的挺出の期間は，その歯牙の状態にもよるが，およそ1年から1年半を目安においているが，患者の身内の不幸などで当方の予定していた時期には来院できなかった．

やっと，3年半ぶりに来院したときには，8の咬合面のレジンは摩耗し，ほとんどリテンションビーズのついたままの内冠である金属が露出していた．エックス線診査で歯槽骨頂がより平滑（レベリング）化し，歯槽骨頂に準じて歯肉の形態も改善したように思われる．すなわち，レジンの厚さだけは摩耗により自然挺出が行われたと推察される．

[症例5-4-8] ケミカルサージェリー後に自然挺出

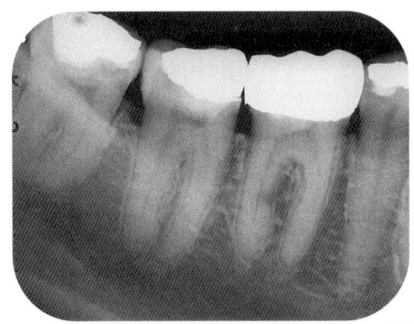

図5-4-8a 8欠損による8の挺出が見られる．7アマルガム充填下のう蝕が見られる（1986.12.26）．

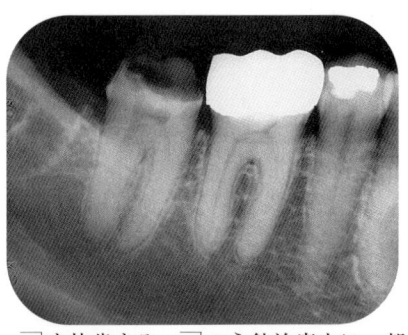

図5-4-8b 8を抜歯する．7のう蝕治療中に一部露髄したため直接覆髄し，仮レジン冠で歯髄の反応を観察する（1987.1.14）．

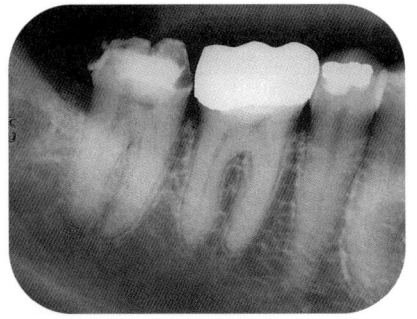

図5-4-8c 7は1年2ヵ月後自然挺出してきており，レジン咬合面は摩耗している（1988.3.10）．

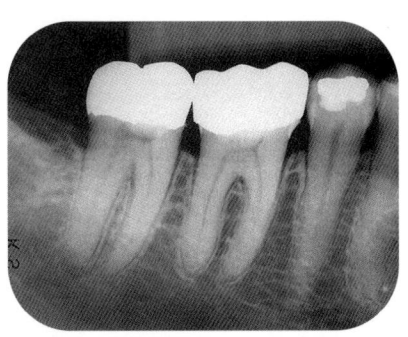

図5-4-8d 歯髄の生活反応があるため有髄のまま形成し最終補綴物を装着した（1988.3.17）．

第5部　エンドドンティック・アジャンクツ／矯正的挺出

症例5-4-8　ケミカルサージェリー後に自然挺出

患者：34歳，女性
初診：1986年12月25日
主訴：$\overline{8\,7}$の違和感，$\overline{7}$の知覚異常
臨床所見：$\underline{8}$欠損による$\overline{8}$の挺出が見られる．$\overline{7}$アマルガム充塡下のう蝕が見られる（図5-4-8a／1986.12.26）．

[治療経過]

$\overline{8}$を抜歯する．$\overline{7}$はう蝕が一部歯肉縁下にまで及んでいた．感染象牙質を除去中に歯冠部歯髄が一部露髄したため，3％過酸化水素水（オキシドール，健栄製薬）と10％次亜塩素酸ナトリウム（ネオクリーナー「セキネ」，ネオ製薬工業）で交互に出血が止まるまで処置し（ケミカルサージェリー），水酸化カルシウムで覆髄し，亜鉛化ユージノールセメントで仮封した．プロビジョナル・レストレーションを仮着し，歯髄の様子を見ることにする（図5-4-8b／1987.1.14）．

プロビジョナル・レストレーションは対合歯との咬合を避けられるように低くし，自然挺出ができるように作った．歯冠が崩壊しているため最終補綴の前段階で自然挺出させ，必要な歯冠長を確保するためである．また，これは$\overline{7}$の歯髄が急性症状を呈してきたとき根管治療を行うときの隔壁確保の準備にもなる．

$\overline{7}$は1年2ヵ月の経過観察で対合歯と咬合するようになり，レジンの咬合面は象牙質が露出するまでになった（図5-4-8c／1988.3.4）．歯髄の生活反応があることを確認し，最終補綴物を装着した（図5-4-8d／1988.3.17）．

[コメント]

歯を挺出するには矯正的挺出と自然挺出がある．前者をForced Eruptionと呼ぶなら後者はPassive Eruptionと呼べるだろう．自然挺出には時間がかかるが，健全な歯髄を守りながら目的を達することができる．この方法は歯槽骨の等高線の改善治療の1つとして，咬合挙上床やプロビジョナル・レストレーションを利用することによって，1歯から数歯まで同時に挺出させることもできるだろう．

3．まとめ

元来，成人の歯牙は歯根膜によって歯槽骨窩内に固定され，しかも咬合力などが直接歯槽骨に及ばないように緩衝作用を受けている．その歯根膜の中には，歯根を歯槽内に懸垂するように丈夫な膠原線維束が多数走行しており，歯の機能に適した構造を備えている．それゆえ臨床の場でも対合歯が欠損していて，自然挺出された歯牙に遭遇することがある．これは少なくとも長時間を経ての結果である．

先に意図的挺出を，①自然的挺出，②矯正的挺出，③外科的挺出と分類したが，自然挺出という言葉を便宜的に使用した．矯正的挺出が能動的（Active）であるのに対して受身的（Passive）な矯正を意味し，該当歯には直接力をかけず，咬合的にクリアランスを与えておき自然に歯牙の挺出を図ることである．ある程度時間をかければ確かに歯は挺出する事実から，われわれは消極的な方法ではあるがうまく臨床に応用できれば，その臨床的成果をあげることができると確信している．

咬合面を削合して，上下顎の咬合面間にスペースを作り自然な挺出をさせる方法も，結局は修復を必要とする場合が多い．歯髄の保護の観点からいえばあらかじめプロビジョナル・レストレーションを利用した方がよい選択ではないだろうか．

すでに述べたように，内冠は鋳造冠であるから歯頸部からの漏洩は避けられ，露出した象牙細管からの細菌侵入も防止し，仮に深いう蝕が認められた場合でも，ZOEによる適度な薬物的効果によって歯髄保護が期待できるだろう．時間の経過とともに，プロビジョナル・レストレーションの咬合面のレジンは摩耗し，ときには定期診査時にさらに咬合面を削合したり，あるいは盛りあげたりして挺出方向のコントロールができる利点がある．咬合面が摩耗して目的の位置まで近づいても内冠である金属面が露出し，それ以上の摩耗は避けられるということもある．

Randow KとGlantz POは，有髄歯と無髄歯とでどれくらいの重量まで耐えられるかを比較検討している．実験方法として，同一人物の左右の同名歯で，かつ有髄歯と無髄歯それぞれにカンチレバー装置を

テンポラリーセメントで仮着し，どのくらいの重量まで限界を感じるか，3人の被験者に対して行った．その結果，無髄歯が痛みを感じるまでに有髄歯の2.15倍の重さが必要であった．実験方法に多少の無理はあるものの，何としても有髄歯の方が2.15倍優位であったことを報告している．つまり無髄歯になると感受性が約半分になるということは，有髄歯の神経筋機構範囲よりもさらに力が加わっても反応が鈍いため，歯牙破折や咬合性外傷などの問題提起を暗示しているのではないだろうか．

Bender IBとFreedland JBは1983年，根管治療後の垂直性破折の頻度が高くなる傾向を新しいテクニックを含めて再評価が必要だと述べている．つまり外傷によるもの，医原性によるものに追加して根管過形成や無理な加圧根管充填など，とかく抜髄を安易に行ってしまうことについて警告をしている．著者の文献検索においても，根管治療および再根管治療で術後10年以上の長期成功率は低い値になっていくことも認識している．

従来，矯正的挺出の方法よりも短期間で行うことを目的とした迅速な矯正的挺出が提唱されている．

症例5-4-3は迅速な矯正的挺出によってエックス線上では根尖部に擬似病変像を作ってしまうことも経験した．この場合，固定期間は当然長くなったが根尖部の透過像が消失し，しかも歯髄が生きていた事実は成功を裏づけるものであろう．

症例5-4-4は多忙な教育家で，彎曲根と骨縁下欠損，ヘミセックションの像を示す症例であった．長期間にわたって矯正力を応用し，歯冠-歯根比の条件は悪くなったものの骨のレベリングや歯肉の外観，付着歯肉の位置（いわゆる生物学的幅径）の改善に一応成功した例といえよう．舌側の歯周歯槽骨外科処置後，最終補綴物を装着した口腔内写真を撮影する前に帰国してしまったのが残念である．他の症例においても，仮に歯冠-歯根比が悪くなった場合は隣在歯と直接または間接的に連結させるような補綴設計上の配慮が必要となる．

人生はいろいろな変転があり，例えば移転先で「このような治療法は聞いたこともない」と他の歯科医にいわれ患者が当惑した話を体験した．家庭医として長く付き合える患者はこの激動する社会では少なくなるだろう．

症例5-4-7は20代に$\overline{8}$を$\overline{7}$の位置まで移動する大きな矯正を終え，結婚後2児の子育てが終わって再来院し，未解決の骨の改善や二次う蝕の問題解決のため自然挺出を試みた症例であった．最終補綴にかかる時期が来ても，家庭の都合などで予定より2年も遅れた．これもプロビジョナル・レストレーションの咬合面はすっかり摩耗していたが，プロビジョナル・レストレーションが歯髄を保護した例といえるだろう．

予後の問題として，根管治療後メタルコアの維持が不足したり短かったりして後年修復物とともに脱落してくる場合があろうが，有髄歯においてはそのような心配は無用である．また術後の経過が長い場合，根面う蝕の可能性が問題となるが，有髄歯であれば知覚機能も備わっており，またう蝕に対する抵抗性も期待されると思われる．

以上，無髄歯と比較した有髄歯の優位性は，明らかに追年するごとに，はっきりするのではないだろうか．また一方，歯周補綴学的な観点からいっても，生物学的幅径の改善はより予知性の高い修復物を作れることになるだろう．

矯正的挺出を有髄歯に応用した症例を提示し考察を加えた．

一般臨床において，歯の保存に努力することは，歯槽骨の経年的変化にも十分に対応し，その意義は大きいと思われる．その中でも有髄歯のままで歯牙を保存する価値は，われわれ臨床家にとってたてまえとしては認知されているが，皮肉なことに歯髄はあまりにもないがしろにされてきたのではないか．

有髄歯での意図的挺出法は，多少手間がかかるが，われわれは生物学的なアプローチとして捉えている．また，最後臼歯にこだわることによって臼歯部咬合崩壊の予防を含めて，歯列弓全体の保全にもなり，患者の健康に貢献するとささやかながら自負するものである．

参考文献

1. 森 克栄（編）．一般臨床におけるエクストルージョンの現在．東京：グノーシス出版，1987．
2. Proceedings of the world workshop in clinical periodontics. The Academy of Periodontology 1989；July：23-27（クインテッセンス出版より日本語版も刊行）．
3. 森 克栄，東郷達夫．矯正的挺出についての再検討．日本歯科評論 1989；558：65-80．
4. Ross S et al. Orthodontic extrusion：a multidisciplinary treatment approach. JADA 1981；102(2)：189-191.
5. Pontashnick SR, Rosenberg ES. Forced eruption：principles in periodontics and restorative dentistry. J Prosthet Dent 1982；48：141-148.
6. Simon JH et al. Clinical and histologic evaluation of extruted endodotically treated teeth in dogs. OS, OM&OP 1980；50：361-371.
7. Cooke MS, Scheer B. Extrusion of fractured teeth. The evolution of practical clinical techniques. Br Dent J 1980；149(2)：50-53.
8. Ivery DW, Calhorn RL, Kemp WB et al. Orthodontic extrusion：its use restrative dentistry. J Prosthet Dent 1980；43：401-407.
9. Ingber JS. Forced eruption. Part I. A method of treating isolated one and two wall infrabony osseous defect-rationale and case report. J Periodontol 1974；45(4)：199-206.
10. Ingber JS. Forced eruption. Part II. A method of treating nonrestorable teeth-periodontal and restorative considerations. J Periodontol 1976；47(4)：203.
11. Glant DA, Stern IB, Listgarten MA. Periodontics, 6th ed. St. Louis：Mosby, 1988：1040-1043.
12. Ingber JS：Marks HM, Corn H(eds). Forced Eruption, Atlas of orthodontics. Philadelphia：Lea & Febiger, 1989：413-447.
13. 中澤 権：森 克栄（編）．根管治療後の処置 キャストコアーとプロビジョナルレストレーション，現代の歯科臨床3．東京：医歯薬出版 1980：95-106．
14. Ponteriero R et al. Rapid extrusion with fiber rosection: a combined orthodontic-periodontic treatment modality. J Periodontal Res 1987；7(5)：31-43.
15. Malmgrren O et al. Rapid orthodontic extrusion of crown root and cervical root fractured teeth. Endod Dent Traumotol 1991；7：49-54.
16. 高橋和人，松尾雅斗．歯根膜と歯の緩衝機構について．the Quintessence 1991；10(2)：7-15．
17. 高橋和人．パーソナルコミュニケーション，1993．
18. 神山光男．Minor Tooth Movement，矯正専医の私見と症例．歯界展望 1974；43：6．
19. 森 克栄：金子一芳（編）．歯科臨床の特殊性からみた診療計画，総合診断へのアプローチ．東京：医歯薬出版，1978：99-103．
20. 秋吉正豊．歯周組織の構造と病理．東京：医歯薬出版，1961．
21. Randow K, Glantz PO. On cantilever loading of vital and non-vital teeth. An experimental clinical study. Acta Odontol Scand 1986；44(5)：271-277.
22. Bender IB, Freedland JB. Adult root fracture. JADA 1983；107：413-419.
23. 森 克栄．根管治療の術後経過から．the Quintessence 1990；9(12)：39-51．
24. Sjogrn U, Hagglund B, Goran SG, Wingik. Factors affecting the long-term results enddontic treatment. J Endo 1990；16：171-178.
25. 高橋和人．血管系からみた歯髄の生命力．the Quintessence 1987；6(1)：23-42．
26. 森 克栄．歯髄の診断と処置．the Quintessence 1987；6(1)：43-57．

第5部 エンドドンティック・アジャンクツ／矯正的挺出

第5章
上顎智歯（埋伏）を積極的挺出後ブリッジの支台とした症例

森　克栄

1. 上顎智歯の挺出

　歯の矯正挺出に関しては，前歯部から小臼歯まではいろいろ報告されているが，智歯については，あまり見かけない．筆者は智歯の自然挺出は何回か試みているが，初めて積極的に挺出させたので報告する．

　筆者が智歯の矯正的挺出という困難な処置法をあえて試みたのは，35年ほど前にThoma KHとRobinson BG共著の『Oral and Dental Diagnosis, with Suggestions from Treatment』という著書を読んで得た知識があったからこそと思う．その記憶をたどってみると，Thoma KHらは症例検討会の折，遊離端の臼歯欠損部の補綴設計について，どんなタイプがよいか意見が出尽くした後に，埋伏の智歯を利用して固定式のブリッジにするという案が出たというエピソードを記述している．そこにはその後の経過や証拠写真は出ていなかったが，智歯の活用についてはどうしてか記憶に残っていた．

　筆者はこの症例を通じていろいろ感ずることがあった．参考になる点もあろうと思い，その経過を通して特に記録し諸賢のご批判を乞う．

症例5-5-1　上顎智歯の積極的挺出後

患者：23歳，女性，主婦
初診：1978年7月15日
主訴：健康状態良好であるが臼歯部崩壊による前歯部の補綴物破損
診断：臼歯部咬合崩壊
臨床所見：下顎大臼歯の欠損により，上顎臼歯部が自然挺出し，下顎の歯槽堤にほぼ接する状態である（図5-5-1a）．|4 5 6 7には単冠の補綴が施されているが，エックス線上でも|4 6 7 歯髄処置が不十分の痕跡があり，根尖部に病変を窺わせる像がある．
治療方針：|6の戦略的抜歯（後述），|4 7の根管治療，|7は歯冠長延長術および咬頭部を十分削除して，咬合平面を確保した．|6 7の補綴物が入るスペースを作る．

[治療経過]

1979.2.16　|4 7の歯髄処置が不十分なため，|4 7に根尖病変があり，根管再治療を行う（図5-5-1b）．
1979.3.16　|6を戦略的に抜歯する（図5-5-1c,d）．
1979.4.13　挺出している|7の歯冠長延長術を行い，歯冠部を削除する．
1979.6.22　④⑤⑥⑦のブリッジを最終補綴物とし

第5部　エンドドンティック・アジャンクツ／矯正的挺出

[症例5-5-1] 上顎智歯の積極的挺出後

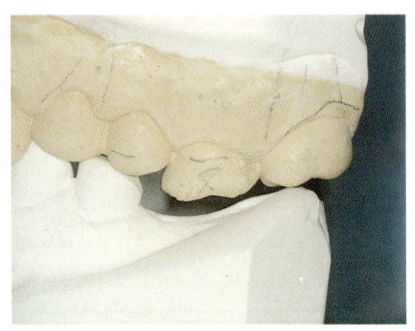

図5-5-1a　初診時のスタディーモデル．対合歯喪失のために|6 が異常に挺出している（1978.7.15）．

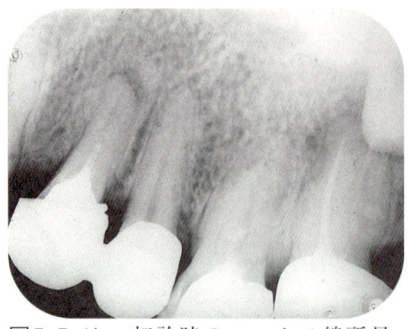

図5-5-1b　初診時のエックス線所見．|4 7 の根尖に病変が認められる（|7 の根尖遠心部に石灰像が見られる／1978）．

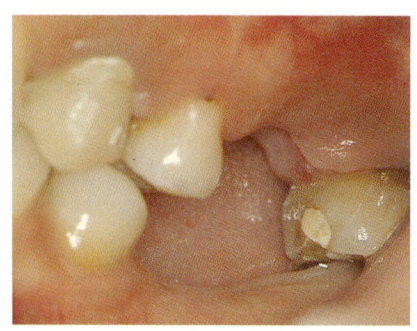

図5-5-1c　|6 は治療しても予後に不安が残るため戦略的に抜歯する．

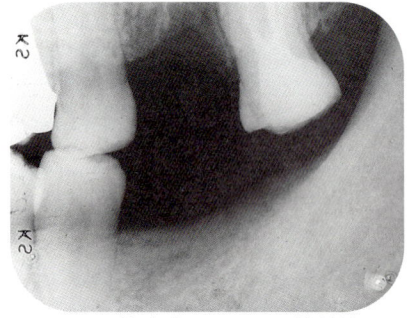

図5-5-1d　抜歯時のエックス線所見．

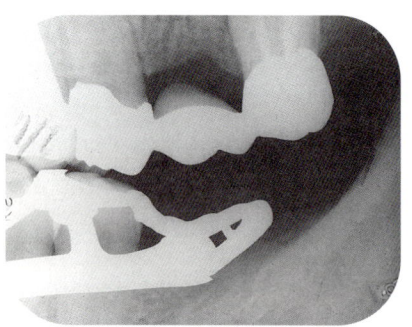

図5-5-1e,f　最終補綴時のバイトウィングと口腔内写真．

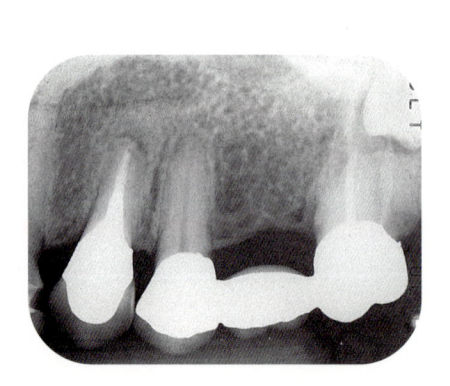

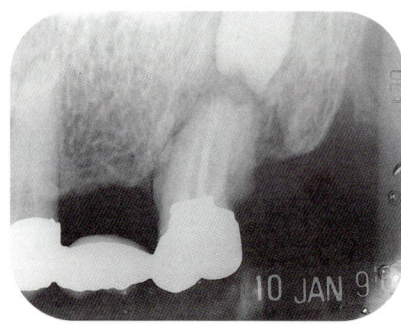

図5-5-1g｜図5-5-1h

図5-5-1g　術後9年目のエックス線所見．|4 7 の根尖病変が消退しつつあるように思われた（1988）．

図5-5-1h　|5 6 7 ブリッジ完了後，17年目に|7 の違和感を訴えて再来院した．|8 の埋伏歯が|7 を圧迫している（1996.1.10）．

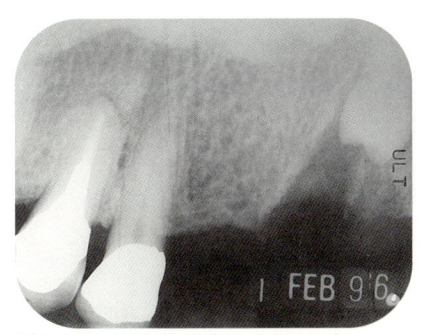

第5章　上顎智歯(埋伏)を積極的挺出後ブリッジの支台とした症例

図5-5-1i　|7 を抜歯する(1996.2.1).

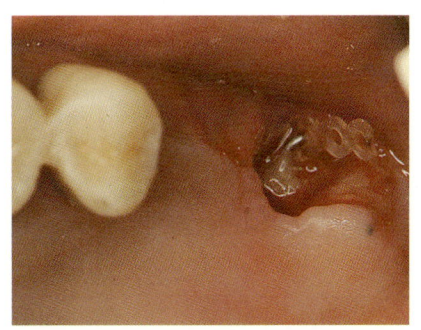

図5-5-1j　|4 5 のクラウンをはずし,矯正装置のため印象採得後,連結したプロビジョナル・レストレーションを入れ,|8 に挺出用のフックを装着した.

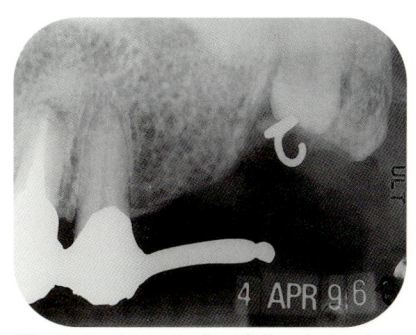

図5-5-1k　|4 5 のプロビジョナル・レストレーションの後方に|8 の挺出用のバーをつけた(1996.4.4).

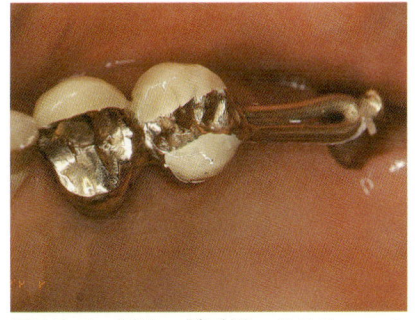

図5-5-1l　同日,矯正用エラスティックをつけて|8 の挺出を開始する.

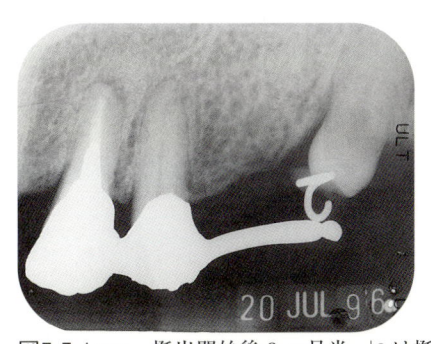

図5-5-1m,n　挺出開始後3ヵ月半,|8 は挺出してきているのがわかる(1996.7.20).

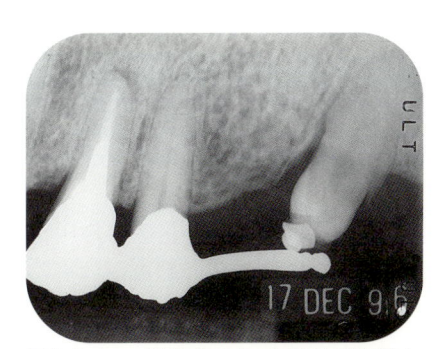

図5-5-1o　挺出中の|8 の歯軸が傾斜しているので,整直しながら挺出を続けるため装置をフックからボタンに変更した(1996.12.17).

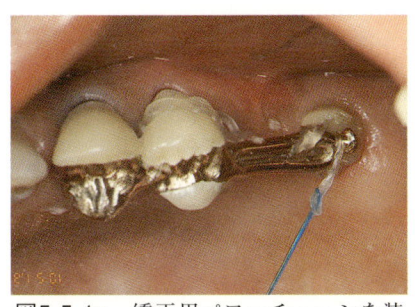

図5-5-1p　矯正用パワーチェーンを装着するため,パイロット用の糸をつけ固定源へ持っていく.

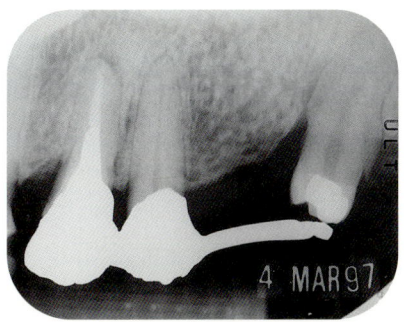

図5-5-1q　整直程度を見るためのエックス線所見.整直しながら挺出してきているのがわかる(1997.5.4).

307

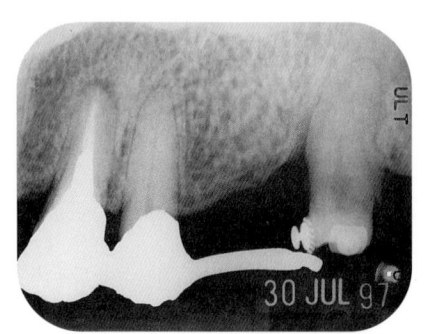

第5部　エンドドンティック・アジャンクツ／矯正的挺出

図5-5-1r　整直後の保定時のエックス線所見（矯正後1年3ヵ月）．

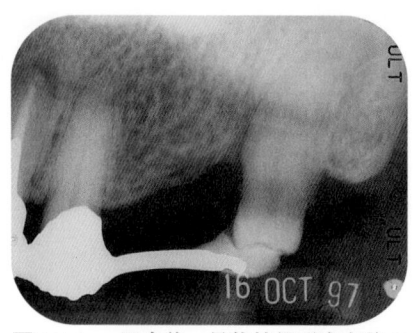

図5-5-1s　固定後，最終補綴形成直前のエックス線所見．

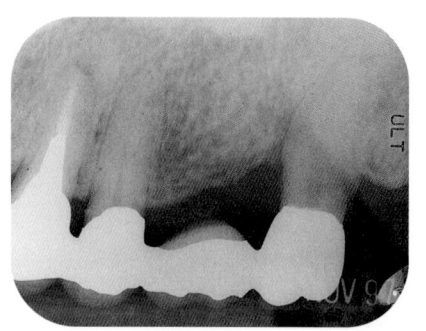

図5-5-1t　最終補綴時のエックス線所見．|8の近心隅角の骨は石灰化途中と思われる（1997.11.11）．

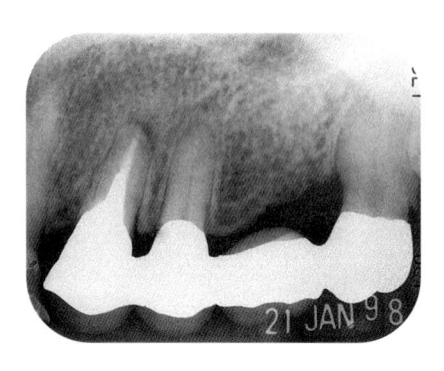

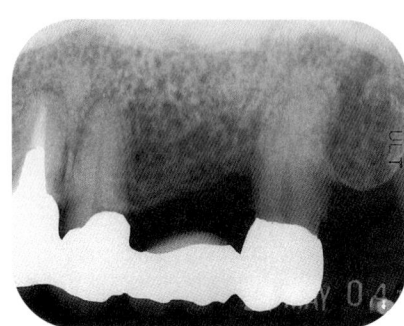

図5-5-1u｜図5-5-1v

図5-5-1u　最終補綴後7ヵ月．|8の近心隅角の骨梁がしっかりしてきているように見える（1998.1.21.）．
図5-5-1v　初診より26年目のエックス線所見（2004.5.24）．経過良好である．

て装着する（図5-5-1e,f）．

1980～1988　この間は定期的なリコールに応じ，経過観察・診査，スケーリングなどの予防処置を行う．

　初診より6ヵ月でオーラル・リハビリテーションを完了した．1988年のエックス線診査では根尖部の病変も治っているようであった（図5-5-1g）．|7の根尖の経過も良好である．その折，根尖部に|8の存在に気づいたが，頬または舌側の位置にあたるかもしれないと推察し，経過観察をすることにした．

　最終補綴的装着17年後，左上顎の鋭痛でよく嚙めないとの主訴で再来院した．患者は40歳となっていた（図5-5-1h）．

　大臼歯に動揺があり，エックス線診断では|7の根尖周囲に骨の吸収を認めた．または|8は|7の根尖に近接してきているようにも窺われた．|7は根尖の根管治療経過が悪い．|8が刺激したのか因果関係は定かではないが，|7の抜歯後，経過を見て治療方針を立てることにした．

再来院時臨床所見：|8埋伏歯が|7を圧迫してきたため|7を抜歯する（図5-5-1i／1996.2.1）．|4 5のクラウンをはずし矯正装置のためのクラウンを入れ，|7抜歯窩を開いて埋伏している|8に挺出用のフックを接着した（図5-5-1j／1996.3.28）．

　|4 5連結プロビジョナル・レストレーションの後方に|8挺出用のバーを延長し，|8のフックにエラスティックゴムをかけ，挺出を開始した（図5-5-1k,l／1996.4.4）．月に1回調整して，エラスティックゴムを交換する．

　挺出を開始して3ヵ月半，|8は挺出してきている（図5-5-1m,n／1996.7.20）．ここで矯正用のパワーチェーンを装着するためパイロット用の糸をつけて固定源に持ってくる（図5-5-1p／1996.7.21）．挺出中の|8の歯軸が傾斜しているので整直させながら挺出させるため，|8につけていたフックをボタンに変更した（図5-5-1o／1996.12.17）．整直程度は良好である（図5-5-1q）．

　|8の挺出と整直が1年3ヵ月かけて完了し，保定

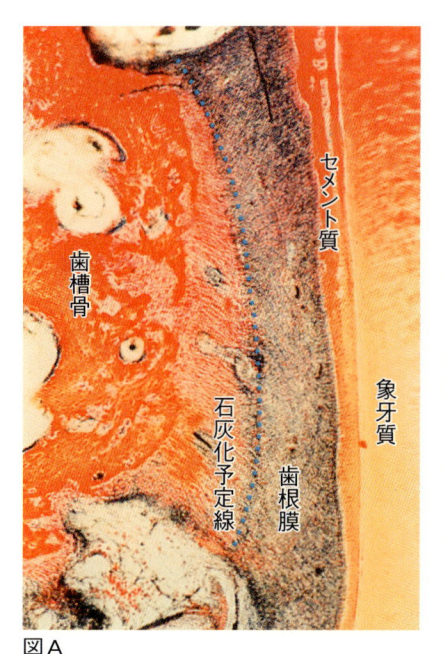

第5章 上顎智歯（埋伏）を積極的挺出後ブリッジの支台とした症例

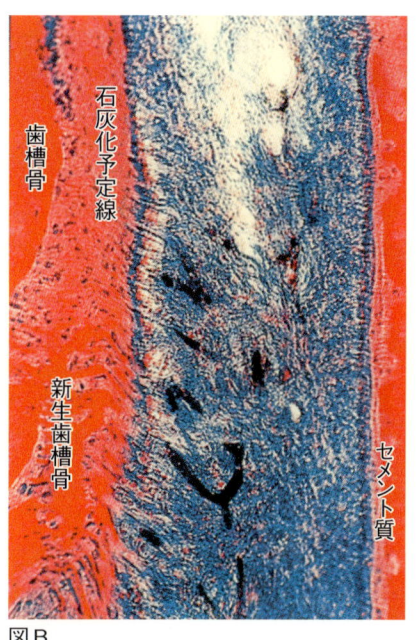

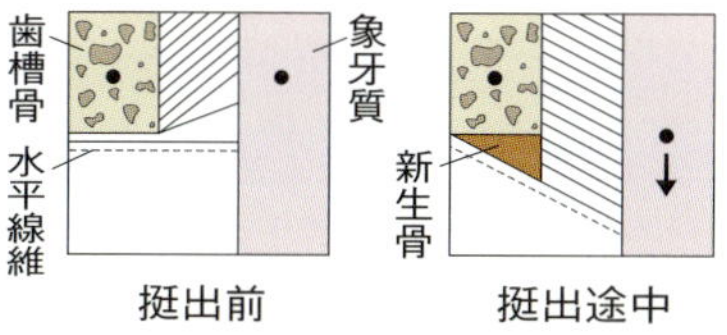

図A　歯を挺出させると歯根膜の幅は拡大する．その歯根膜の中央には歯根と平行な石灰化の境界線（石灰予定線）が形成される．境界線から歯槽骨寄りは歯根膜線維上に石灰化が起こり，歯根寄りは石灰化せずに歯根膜として残る（挺出後2週目）．

図B　挺出後3週目の組織像．石灰化予定線より歯槽骨側に石灰化が進行しているのがはっきりとわかってくる．挺出後4週目になると石灰化はさらにすすみ，石灰化予定線より歯槽骨側にできた新生骨はさらに成熟し，歯槽骨として機能するようになる．しかし既存の骨と比べると石灰化の程度はまだ少ない．

＜ポイント＞この一連のエックス線写真の|8の近心隅角の歯槽骨の変化と図A，Bの標本を比較類推すると納得できる点がある．

する（図5-5-1r）．固定後，最終補綴物形成直前のエックス線（図5-5-1s／1997.10.17）と最終補綴物装着時のエックス線（図5-5-1t／1997.11.11）診査を行った．最終補綴後7ヵ月，|8の近心隅角の骨梁がしっかりしてきているように見える（図5-5-1u）．術後7年目の経過観察でも十分に機能しているのがわかった（図5-5-1v／2004.5.24）．

|6を戦略的抜歯することに決めた要因：
①根管再治療を要すること
　患者の骨格や歯冠の型から，また対象歯の形態から見ても4根管の可能性が推測される
②たとえ根管を再治療しても矯正的には圧下は難しい
③咬合面を切削し，歯周外科的に歯槽骨頂を整形しても，歯頸線は凹凸でメンテナンスは難しい（二次う蝕の発生，歯周病再発の問題）
④隣接歯の歯根との近接が問題
⑤|6を抜歯することによって，|7の根管再治療に時間をかけられる
⑥|7の根管治療の予後は，根の形態が素直で歯冠長延長の処置をしてもよいように思われた

|8の挺出について：|8の埋伏状態はときに癒着していて動かないこともあり，そのときは別の方法を考えることにした．また遠距離通院のため矯正力は弱めにするためにリングパワーを長く利用できるよう工夫した（図5-5-2d）．また挺出方向を変えるため，フックやボタンの位置を変えられるように準備しておいた（図5-5-2i～k）．

挺出法：智歯の挺出法はいろいろあるが，ある程度歯冠が萌出した後，バンドやブラケットを利用するのが一般的であろう．筆者らは一般臨床医であるので，自家製の材料を用いて軸の調整がより容易にできる方法をとっている．固定源を|4 5だけにしたので|3 4の歯間に空隙ができたが，|4の歯冠の豊隆で調整した．固定を右側の犬歯または小臼歯まで延長すべきであったと反省している．

この症例では，|4 5のプロビジョナル・レストレーション後縁につけた延長バーの先端をループ状に細工をして挺出用の装置をつけやすくしたが，これが良結果につながったと思う（DT. 中沢氏の協力による）．

歯の挺出に伴う歯周組織の変化：高橋らは，歯の挺出に伴う歯根膜とその周囲の組織の微妙な新生骨の変化を，病理実験で証明している（図A，B）．

挺出と遠心方向に整直させた|8の近心歯頸部における，エックス線上の歯槽骨の隅角部の変化は高橋の実験例と比較すると，新生骨ができて成熟していく課程が想像できる．

治療方針：歯科医療においては，術者の技量の向上とともに治療方針の選択肢は多くなり，その選択が難しくなってくる．この症例でも初診時に|6を保持し，|7を戦略的に抜歯しておき，|8の萌出を待つこともできたであろう．

17年後に⑤6⑦ブリッジを除去し，|7を抜歯して義歯にしておき，|8の自然挺出の方法も可能であろうが，歯軸は理想的な方向であることはまず望めないと考え，筆者は積極的に矯正的挺出手段をとった．意外に時間を費やしたのは歯根が肥大していたためかもしれない．1997年の時点に|7を抜歯後，|6 7にインプラントを入れるのも1つの方法かもしれない．

患者には2度の治療が必要となってしまったが，最後臼歯が生活歯で完了したことは臨床医としてのささか救いである．

参考文献

1．森　克栄，高橋和人（編）．Intentional extrusion, 意図的挺出の現在，東京：グノーシス出版，1997．
2．高橋和人．歯周組織の微小循環，臨床検証編第5回，歯根膜の不思議を探る−1，歯の挺出でわかった歯根膜の"厚さ（幅）センサー"の存在と活躍．歯科技工 1998；5(26)：515-521．
3．Thoma KH, Robinson HBG. Oral and dental diagnosis, with suggestions for treatment, 4th edition. Philadelphia：WB Saunders, 1955.

第6部
エンドドンティック・アジャンクツ／再植・移植

第6部 エンドドンティック・アジャンクツ／再植・移植

第1章
外傷性脱臼歯の再植と根管治療

七沢久子

1．日常の外傷と臨床医

　外傷によって起こる口腔内の損傷にはいろいろな要因により分類されている．大きな事故によって起こった外傷は生命にかかわることもあり，ほとんど第三次医療機関に搬送される．しかし，日常には小さな怪我や外傷を受けるときが少なからずある．そのような外傷によって口腔内に受けたダメージのほとんどは家庭医のところへ持ち込まれるのが常である．

　ここでは，外傷性歯牙脱臼歯の17年経過観察を供覧したいと思う．

症例6-1-1　外傷性脱臼歯の再植17年経過観察症例

　患者：14歳，男性
　初診：1986年12月26日
　主訴：外傷による1|1の脱臼
　臨床所見：友だちとの喧嘩で拳によって顔面正中部を殴打されたため，1|1が完全脱臼していた．外傷30分後に来院した．1|1は口腔内に残存していたが血餅に囲まれていた．
　来院時は上口唇裂傷および浮腫と鼻出血が見られた．エックス線所見（図6-1-1a）とパノラマエックス線写真所見（図6-1-1b）では，顎骨骨折は見られず，1|1の脱臼のみと考えられた．

[治療経過]
　来院時に脱臼歯の1|1を直ちに再植し，通法通り3十3にワイヤーとスーパーボンドで整復固定した．抗菌剤と含嗽剤を処方し帰宅させた．翌日，大きく口唇浮腫してきており，洗浄した．
　1|1の歯髄生活反応は（-）であり，通法通り髄室開拡し，根管治療を開始した（図6-1-1c／1986.12.29）．翌年，キャナルスとガッタパーチャポイントを用いて根管充塡を行った（図6-1-1d／1987.1.5）．
　再植1ヵ月後のエックス線診査では経過良好であり（図6-1-1e／1987.1.29），41日目に固定を解除した（図6-1-1f／1987.2.5）．再植2ヵ月後にコンポジットレジン充塡を行う．再植3ヵ月後のエックス線所見と口腔内所見を見ると経過は良好のようである（図6-1-1g,h／1987.3.25）．
　再植3年7ヵ月後のエックス線診査では1|1の歯根吸収も骨性癒着も認められない（図6-1-1i／1990.7.30）．その後も経過観察を行っていく．再植後4年10ヵ月（図6-1-1j／1991.10.4），再植後10年11ヵ月，11年4ヵ月（図6-1-1k,l／1997.11.10，1998.4.28）．
　現在，再植後17年目の経過観察である（図6-1-1m／2004.1.6）．骨性癒着も歯根吸収も見られない．1ヵ月前にあやまって1|1を強くぶつけてしまった

第6部　エンドドンティック・アジャンクツ／再植・移植

［症例6-1-1］外傷性脱臼の再植17年経過観察症例

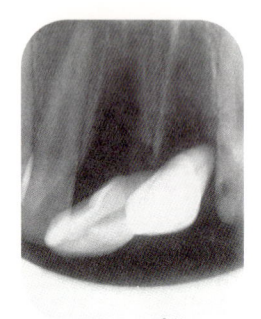

図6-1-1a　初診時のエックス線所見（1986.12.26）．

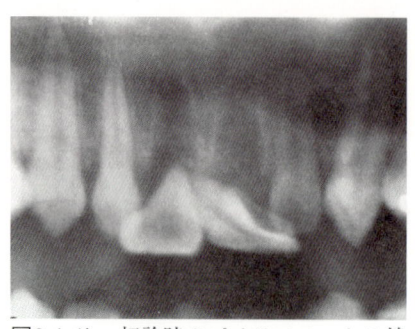

図6-1-1b　初診時のパノラマエックス線写真所見（1986.12.26）．

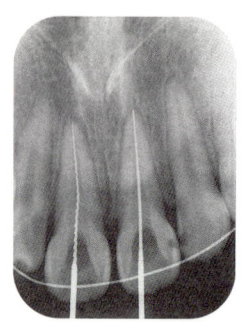

図6-1-1c　根管治療時のエックス線所見（1986.12.29）．

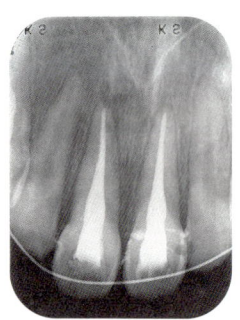

図6-1-1d　根管治療後のエックス線所見（1987.1.5）．

図6-1-1e　再植1ヵ月後のエックス線所見（1987.1.29）．

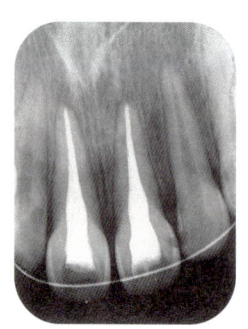

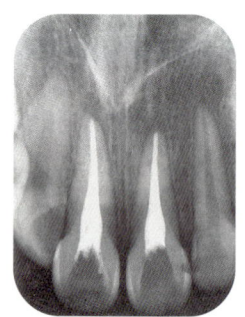

図6-1-1f　固定を解除したときのエックス線所見（1987.2.5）．

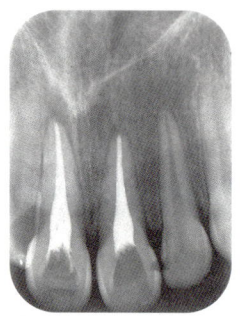

図6-1-1g,h　再植3ヵ月後のエックス線所見と口腔内所見（1987.3.25）．

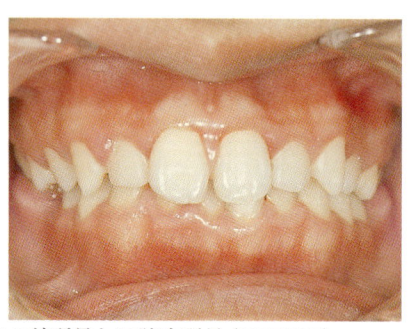

図6-1-1i　再植3年7ヵ月後のエックス線所見（1990.7.30）．

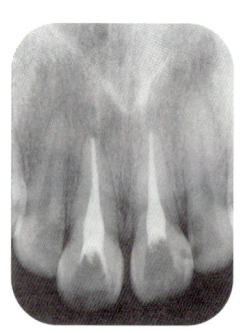

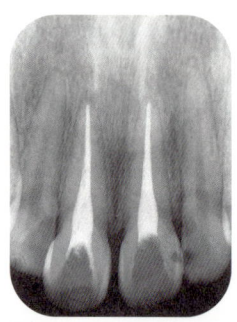

図6-1-1j　再植4年10ヵ月後のエックス線所見（1991.10.4）．

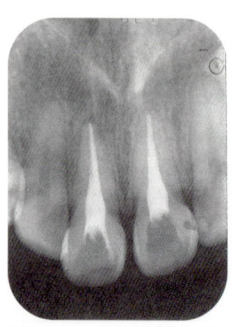

図6-1-1k　再植10年11ヵ月後のエックス線所見（1997.11.10）．

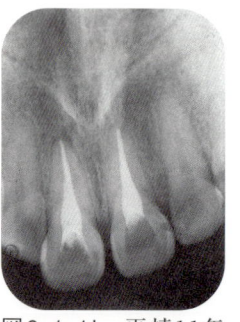

図6-1-1l　再植11年4ヵ月後のエックス線所見（1998.4.28）．

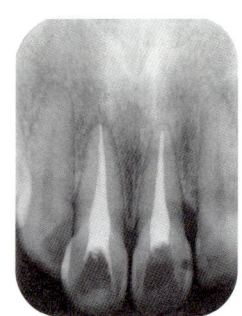

図6-1-1m　再植17年後のエックス線所見（2004.1.6）．

そうであるが，動揺も見られず経過は良好である．今後も経過観察していきたい．

2．まとめ

この症例は外傷後30分ほどで来院したため，脱落した状態ではあったが，幸いに歯根は血餅で保護され口腔内に宙釣りの状態であったことなど条件が比較的よかった．そのため再植特有の歯根吸収などの症状を伴わなかったのであろう．しかし，今後も経過観察が必要であると思われる．

第6部 エンドドンティック・アジャンクツ／再植・移植

第2章
意図的再植

森　克栄
藤井龍平

1. 意図的再植例から

　自家移植は歯槽窩に自分の歯を再植することである．意図的再植は，患歯を慎重に抜歯し口腔内では手術不可能な部位を口腔外ですばやく処置し，もとの歯槽窩に戻すことをいう．

　この処置は目新しいことではないが，Kapferらによって1893年にNYのデンタルジャーナルに3例報告されている．Grossman LIの古典的といわれる『Endodontic Practice』の8版(1974)でもすでに記載されているが，エックス線写真は提示されていない．Walton RE & Torabinejad Mによる最近の書物には2例発表されている．

　術式は少し複雑であるが，臼歯部の移植・再植は実行可能であり，次のような症例は最終的に有意義であると確信する．

症例6-2-1　外科か再植か迷った例

患者：55歳，女性
既往歴：14年前に|4 と|6 に同時期に根管治療を行った（図6-2-1a）．|4 に関しては予後良好であるが，|6 は根尖部の病変が大きくなりつつある傾向が認められる（図6-2-1b,c）．患者には自覚症状は認められないが，術者にとっては気がかりである（初期の積極的な根管治療で根管内容物および根充剤を根尖に押し出した可能性も否定できない）．

　打診痛はなく，補綴的修復の問題もないようである．根の形態はあまり開いていない．抜歯してブリッジとするのも選択肢の1つであろう．

治療方針：根尖の外科手術を施すか，再植するか決めかねていた．患者にインフォームド・コンセントしたところ，できるだけ術直後の腫脹が少ない方がいいという希望があり，再植することにした．

[治療経過]

再植手術：術者／森　久修　写真撮影／森　克栄
①抗菌剤の術前投与
②局所麻酔
③|6 を抜歯し，生理食塩水に浸したガーゼで歯冠部をつかみながら速やかに歯の根尖2mmをタービンで除去した．アマルガム充塡のため超音波チップで根尖孔を鳩尾形態に形成する（図6-2-1d）
④根尖部の病変像を確認し，処置を行った歯を歯槽窩に戻した
⑤咬合面の裂溝に滑り止めの溝をつけ，マットレステクニックで抜去歯を固定し，その上からペリオ

第2章　意図的再植

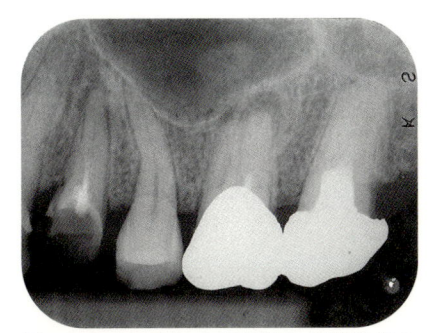

［症例6-2-1］外科か再植か迷った例

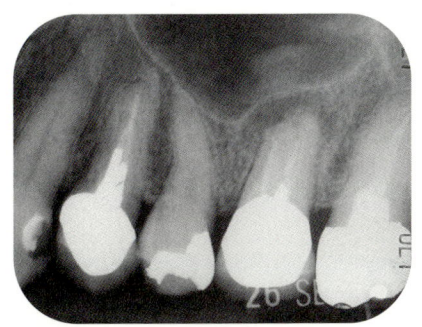

図6-2-1a ⌊4と⌊6を同時期に根管治療を行った（1983.11.25）．

図6-2-1b ⌊4は予後良好だが，⌊6は根尖部病変が大きくなりつつあるように感じられる（1996.9.26）．

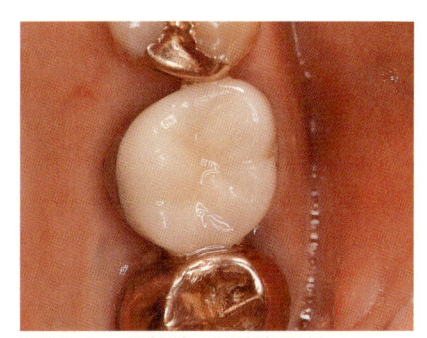

図6-2-1c 再植前の口腔内写真．

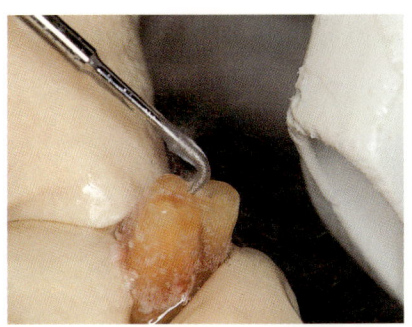

図6-2-1d ⌊6を抜歯し根尖部2mmを切除し，アマルガム充塡のため超音波チップで根尖孔を鳩尾形態に形成する（1997.4.10）．

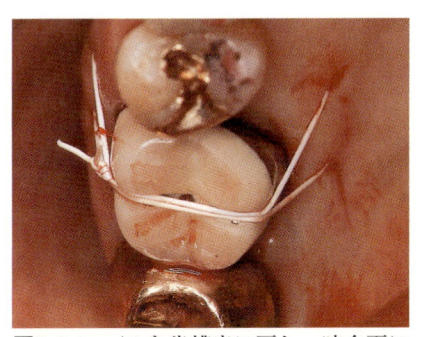

図6-2-1e ⌊6を歯槽窩に戻し，咬合面に滑り止めの溝をつけマットレステクニックで固定する（1997.4.10）．

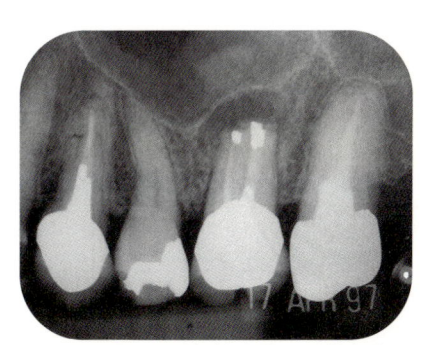

図6-2-1f ⌊6を逆根管充塡し再植直後のエックス線所見（1997.4.17）．

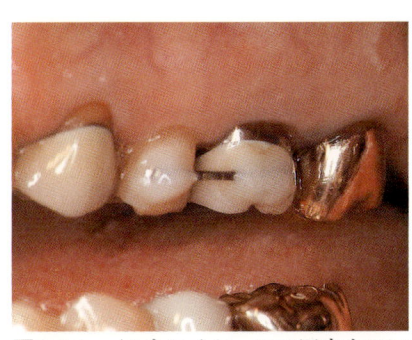

図6-2-1g ⌊6をワイヤーにて固定中の口腔内写真（1997.5.16）．

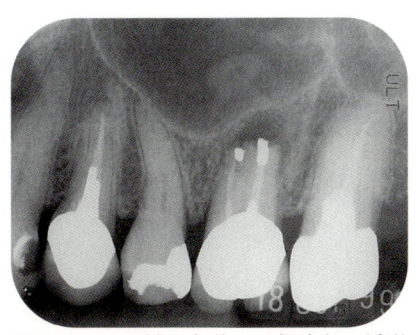

図6-2-1h 再植2年後には根尖部の透過像が小さくなってきている（1999.10.18）．

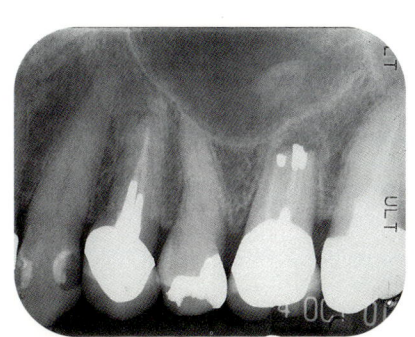

図6-2-1i 再植4年目のエックス線像では根尖部の透過像が完全に消失していない（2001.10.4）．

[症例6-2-2] 7|の再植

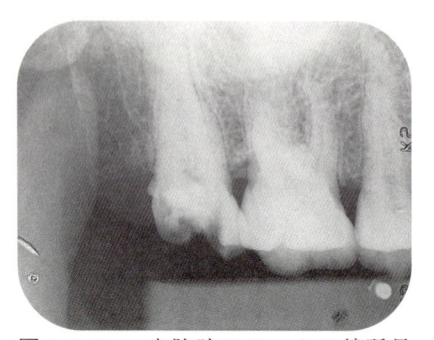

図6-2-2a 来院時のエックス線所見（1984.6.27）．

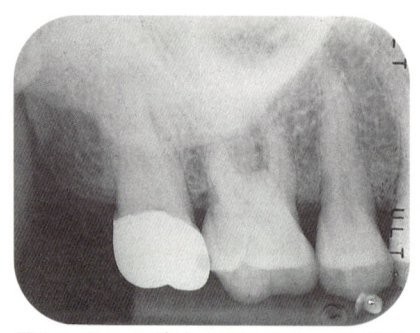

図6-2-2b 7|遠心のDistal Wedge法を行い，クラウンを仮着する（1993.10.18）．

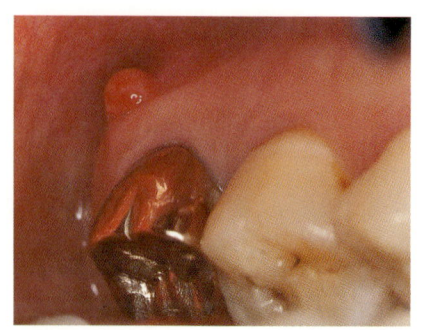

図6-2-2c 7|頬側に膿瘍を発見する．

図6-2-2d 7|髄床底と近心根に穿孔を認めたため，再植手術を行うことにした（1994.3.19）．

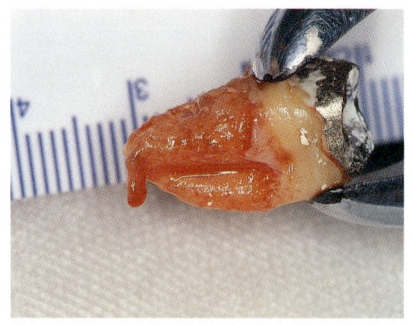

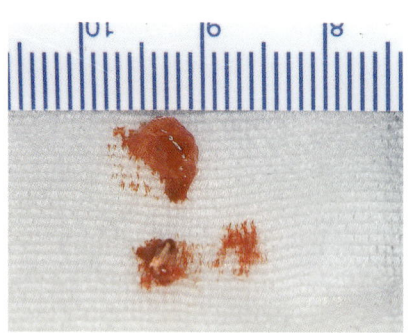

図6-2-2e 根尖部を切除する．

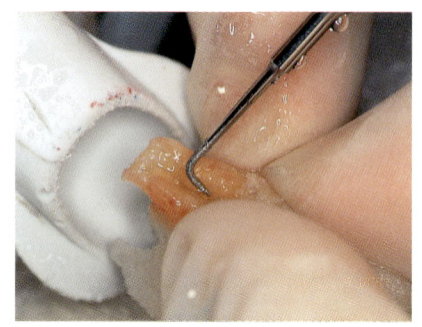

図6-2-2f 逆根管充填を行う．

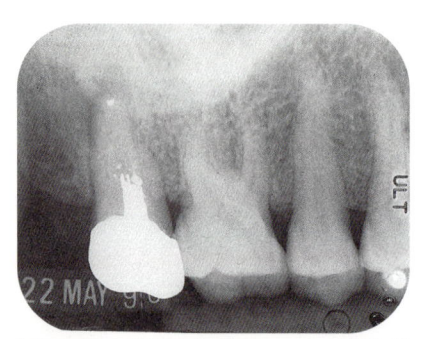

図6-2-2g 術後2年目のエックス線診査（1996.5.22）．

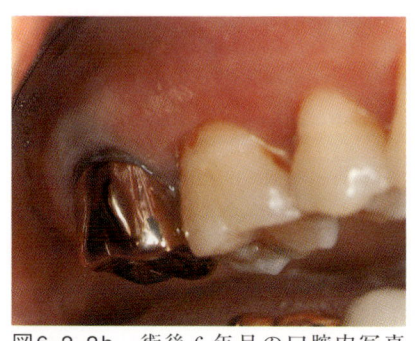

図6-2-2h 術後6年目の口腔内写真（2000.10.23）．

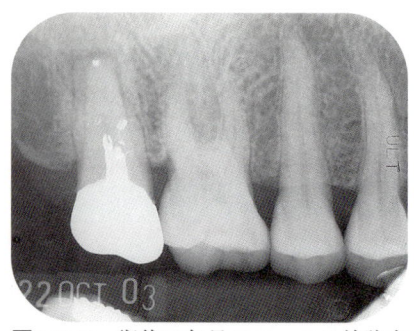

図6-2-2i 術後10年目のエックス線診査では経過良好である（2003.10.22）．

パックをした（図6-2-1e）
⑥術後の注意を患者に与えて帰宅させた
⑦1週間後に抜糸（図6-2-1f）

抜糸時にエックス線診査をすると根尖部透過像はやや大きくなったように見えたが，その後徐々に消失していく傾向が見られた（図6-2-1g,h）．

術後4年半のエックス線像は根尖部透過像が小さくなっているが，まだ完全に消失していない（図6-2-1i）．その後，再発を心配してリコールを呼びかけているが，応答がなく今日に至っている．

[コメント]

この根尖部透過像はこれ以上小さくならないとしたら，少なくとも線維性の結合組織で瘢痕化しているものと思われる．

従来の根管治療では成功しないことを認識させられた．再植では特に根の形態や根管充填の状態を注意深く観察することが必要である．

症例6-2-2　7⎤の再植

患者：49歳，女性
既往歴：1984年に7⎤にアンレーを装着
主訴：インレーを他院で装着後から咬合に違和感を感じ，再来院

[治療経過]

診断の結果，中心咬合位と中心部に2mmくらいの差を認め，咬合調整して様子を見ることにする（図6-2-2a）．7⎤遠心の歯肉形態を改良するためDistal Wedge法を行う（1990.7.12）．7⎤のクラウンの印象をして仮着する．7⎤のエックス線診査（図6-2-2b／1993.10.18）．

7⎤の抜髄を行う（1994.1.13）．根管治療を行ってもうずく感じが消失しないため3回行った（1994.1.20, 1994.2.10, 1994.2.24）．症状がやや消退したため根管充填を行う．

7⎤の自発痛が再度出てきたため，根の破折か穿孔を疑った（1994.3.10）．患者は歯科関係の従事者であるため，最後の手段の抜歯はせずに様子を見る．7⎤に膿瘍を発見（図6-2-2c）．診査により髄床底と近心根に穿孔を認めたため，再植手術を行うことにした（図6-2-2d／1994.3.19）．メタルコアの形成と印象をとる．

再植手術：術者／森　久修　写真撮影／森　克栄

7⎤の再植前にメタルコアを装着する（1994.3.19）．手術の手順は図6-2-1と同様である（図6-2-2e,f）．手術の翌日の痛みはほとんどなかったという．最終補綴物を装着する（瘻孔は消失している／1994.6.3）．術後1年間程は多少の違和感を感じたそうであるが，その後2～10年は症状もなく経過良好である（図6-2-2g～i）．

2．感染根管治療経過例から

症例6-2-3　逆根管充填のための意図的再植

患者：32歳，男性
初診：1985年4月26日
主訴：⎣7う蝕と疼痛
臨床診断：⎣7 C₃，急性歯髄炎

[治療経過]

⎣7のう蝕治療を行い，抜髄と根管治療を開始する（図6-2-3a,b／1985.4.26）．ガッタパーチャポイントとキャナルスにて根管充填を行う．根管充填後約1ヵ月経過観察後にメタルオンレーを装着する（図6-2-3c／1985.6.19）．根管治療約2年半後に根尖部に自発痛と咬合痛を感じはじめ再来院する．左側顎下リンパ節が小指等大に腫脹し，圧痛を認める．エックス線診査では根尖部に境界不明瞭な透過像を認めた（図6-2-3d／1987.12.25）．⎣7の急性化膿性歯根膜炎と診断，根管再治療をはじめる．

穿通仮封など根管治療を繰り返すが症状の緩解を認めない（1988.1.18）．ようやく症状の緩解を認め遠心根根管充填したが，近心頰側根尖部にアピカルシートを形成中に#35Kファイルを破折させる（図6-2-3e／1988.4.28）．

逆根管充填・再植を前提にして破折ファイル上まで根管充填する（図6-2-3f／1988.5.7）．慎重に⎣7を抜歯し，破折ファイルを除去して根尖切除した．逆根管充填の後，抜歯窩へ再植を行った（図6-2-3g／

第6部　エンドドンティック・アジャンクツ／再植・移植

[症例6-2-3] 逆根管充填のための意図的再植

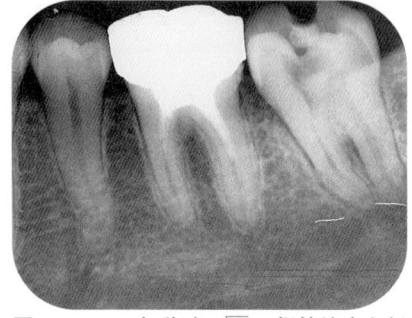

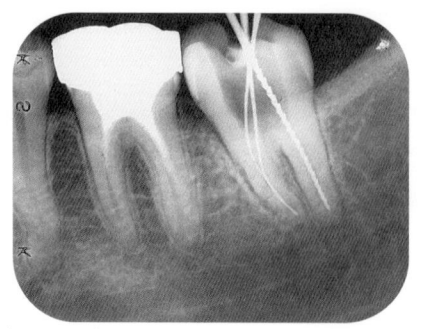

図6-2-3a,b　初診時，7C₃根管治療を行う(1985.4.26)．

図6-2-3c　抜髄根管拡大の後，根管充填(1985.5.8)．

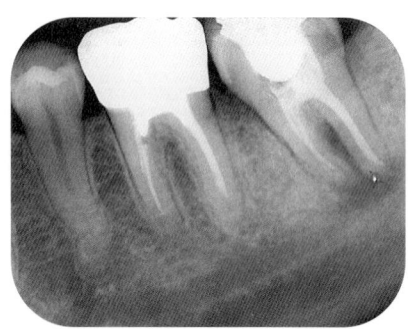

図6-2-3d　根管充填後2年7ヵ月(1987.12.25)．急性化膿性歯根膜炎を生じて再来院する．

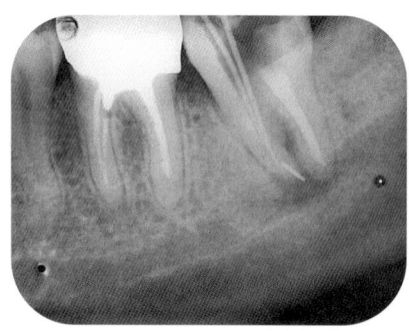

図6-2-3e　近心頰側根の再根治に際してKファイルを根尖に破折(1988.4.28)．

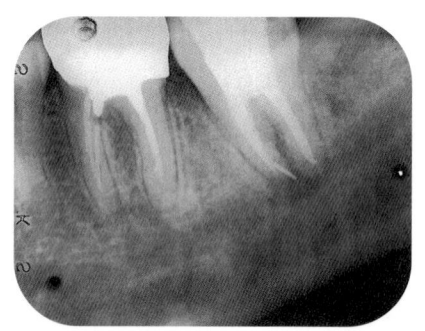

図6-2-3f　逆根管充填・再植を前提にして破折ファイル上まで根管充填した(1988.5.7)．

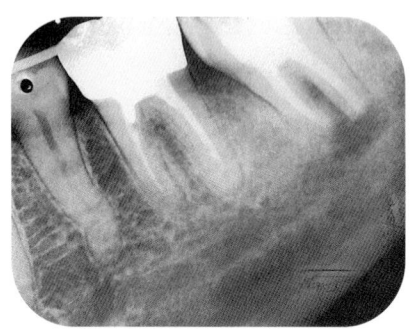

図6-2-3g　抜歯後，根尖切除，逆根管充填の後，再植(1988.5.17)．

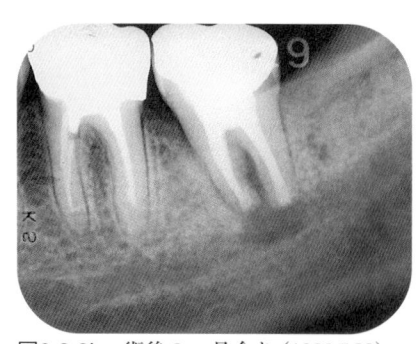

図6-2-3h　術後2ヵ月余り(1988.7.29)．

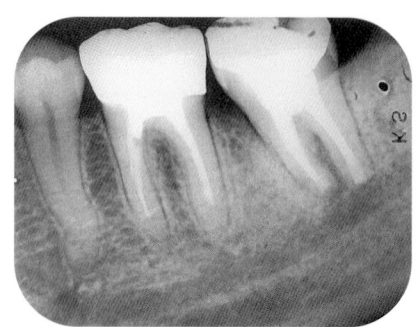

図6-2-3i　1988.9.27

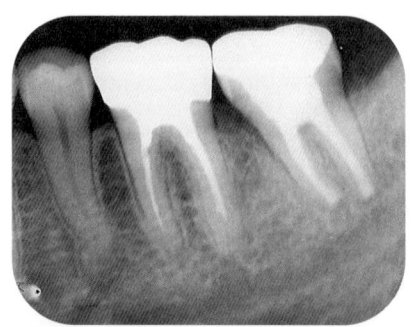

図6-2-3j　術後2年，経過良好(1990.5.1)．

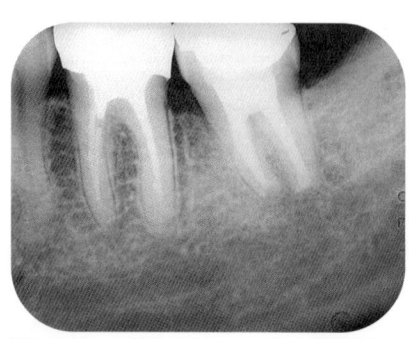

図6-2-3k　1999.4.10のエックス線所見．

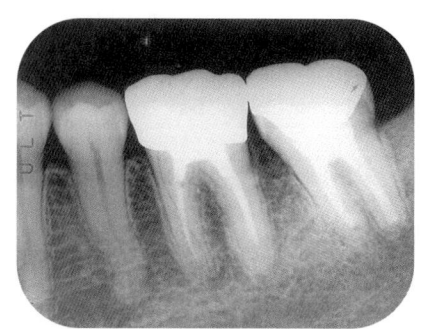

図6-2-3l　逆根管充填12年後のエックス線所見．経過良好である(2000.1.11)．

1988.5.17).

術後2ヵ月経過観察し，経過良好のためレジン冠を7/8鋳造冠に変更し装着した（図6-2-3h／1988.7.29）．逆根管充填12年後の観察経過でも経過良好である（図6-2-3i〜l／1988.9.27〜2000.1.11）．

問題点：エックス線診査より，＃35Kファイルの一部を根尖外に溢出していることを確認，また，下歯槽管も根尖部に比較的近い位置に認められる．このため通法により根管内からの残存破折ファイル片の除去は不可能と考えられた．また，頰側あるいは舌側からの外科的根尖切除は，外科的侵襲の大きさ，危険度，患者の苦痛など問題が大きい．そこで，将来根吸収が出現する可能性はあっても患者の了解のもとに抜歯，根尖切除，逆根管充填，再植の方法を選ぶことが最良ではないかと考えた．

注意点：
① 歯根表面を空気中にさらす時間（術中経過時間）を15〜17分以内とする
② 7抜歯時に歯牙破折およびヘーベルなどによる歯頸部付近の歯周組織の外科的損傷を最小限度にする
③ 抜歯後，根面上の歯根膜を乾燥させないために滅菌ダッペングラスなどに生理的食塩水を準備しておく
④ 根面上を手指などで直接に把持しないように生理的食塩水で十分に濡らしたガーゼを使用し，歯根膜の乾燥，損傷を与えないように最大限の注意を払う
⑤ 逆根管充填の根尖方向からの根管内窩洞は逆円錐形とし，逆根管充填をつきたての餅状よりやや硬めに練って通法により充填する
⑥ 抜歯窩根尖病変部の肉芽搔爬を下歯槽管の位置に配慮して慎重に行う
⑦ 歯頸部歯肉（付着歯肉）を根面に密着させるように切開線に注意をする

[コメント]

大臼歯の感染根管治療では，十分な処置をしたつもりでも，このような予後不良例を経験することがある．この症例では，根管治療のやり直しに際してファイルが破折し，根尖部に破折片が残ってしまった．このような場合の対処の仕方はいくつか考えられるが，この症例では，抜歯，根尖切除，逆根管充填，再植という方法をとった．再植歯の予後は根吸収，骨性癒着などの問題を持つが，早期にリーマーの破折片を除去する必要があると考え，このような処置を行っている．再植後12年経過観察して，骨硬化像，根尖の透過像も改善され，比較的良好であると思われる．

この症例の場合，患者とのコミュニケーションが非常にうまくいっているために，このような処置を行うことができたと思う．術後患者は広島，西ドイツと転勤になりながら経過観察に応じてくれ，現在は仙台市に在住している．

参考文献
1. Rossman LE：森 久修（訳）．臼歯における外科的歯内療法の適応症と禁忌症，根幹治療と歯牙移植／術後経過から．the Quintessence 1990；9（12）：67-84.
2. Bender IB, Rossman LE. Intentional replantation of endodontically treated teeth. OS, OM&OP 1993；76（5）：623-630.

第6部 エンドドンティック・アジャンクツ／再植・移植

第3章
自家歯牙移植の治療に確実な予後を求めて

石田精司

1. 自家歯牙移植

　昨今，欠損補綴処置法の1つとして自家歯牙移植法が確立されるようになってきた．一方，外傷による脱落歯についての処置法も確立され，特にその中で歯根膜の生存の重要性が認識されてきた．さらには歯周治療の分野においても，歯周組織再生に関する種々の研究結果から，歯根膜の歯周組織再生にかかわる生物学的な情報も豊富になってきている．

　これらのことを踏まえたうえで歯の移植処置，特に歯根完成歯の移植について述べることにする．

症例6-3-1　重度の骨欠損部位へ8|を移植しブリッジの支台歯として利用

患者：27歳，男性
初診：1984年11月13日
主訴：7|歯肉の腫脹および自発痛
治療方針：7|と5|を支台歯として⑦6⑤ブリッジが装着されており，7|歯肉が腫脹している（図6-3-1a,b）．エックス線所見では7|根尖部および近心側にエックス線透過像が見られる（図6-3-1c）．また根は樋状根である（図6-3-1e）．さらに7|周囲のプロービング値は，近心側および頬側で11mmを示していた（図6-3-1d）．これらから，7|はエンド・ペリオ合併症であると診断した．したがってエンド・ペリオ両面での処置が必要となるが，根が癒合根で，頬側および近心の歯周ポケットが根尖まで達しているため，たとえ歯内療法が良好に処置できたとしても，歯周療法に好結果が得られないと判断し，7|は抜歯が適当であると考えた（7|：近心および頬側の歯周ポケット11mm，癒合根，根尖病変あり→予後は不良である→7|は抜歯と判断）．

　一方，8|は半埋伏歯の状態を示しているが，エックス線所見では，歯根膜空隙および歯槽硬線も正常で，根の形態も複雑な形を示していなかった．したがって，7|を抜歯した後の8|を考慮に入れた処置法としては，
①8|歯肉を切除して⑧7 6⑤④のブリッジ
②8|を7|部に近心移動させて⑦6⑤のブリッジ
③8|も抜去して7 6|の遊離端義歯
④8|と5|を支台歯として7 6|中間義歯
の4つが考えられた．

　しかし，①の8|部の歯肉を切除して歯冠を露出することは，解剖学的および歯周病学的見地からも不適当である．また②の8|の近心移動も技術的に困難である．

第3章 自家歯牙移植の治療に確実な予後を求めて

[症例6-3-1] 重度の骨欠損部位へ 8| を移植しブリッジの支台歯として利用

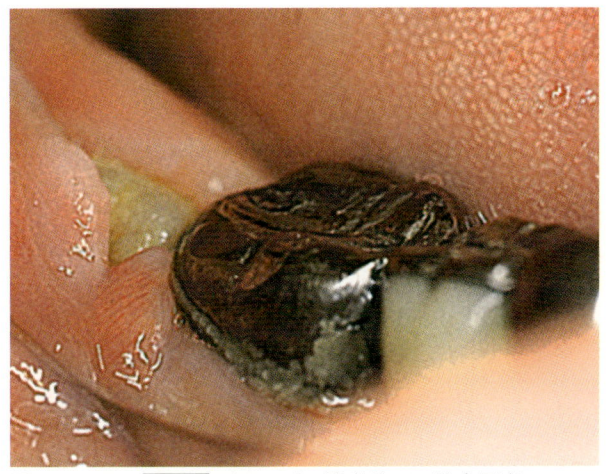

図6-3-1a, b　|7 6 5| ブリッジ，消炎後の口腔内写真．

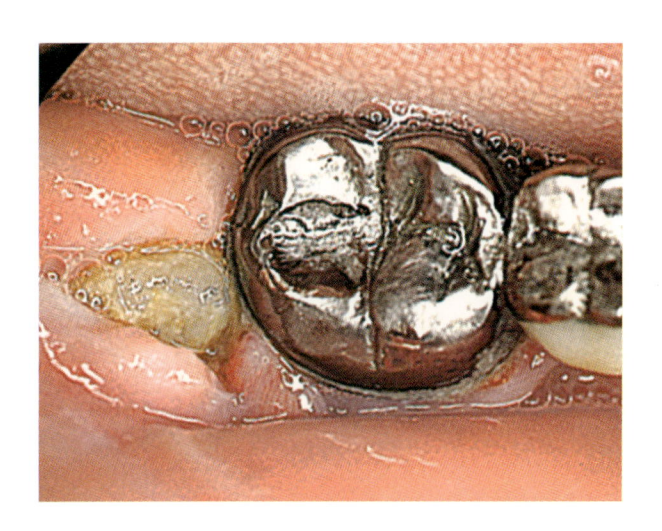

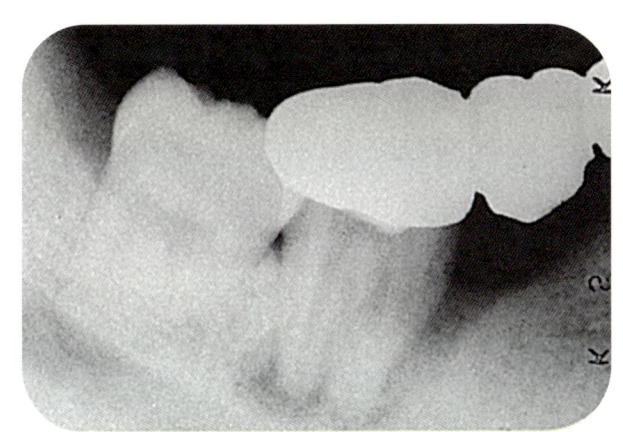

図6-3-1c　初診時エックス線所見．

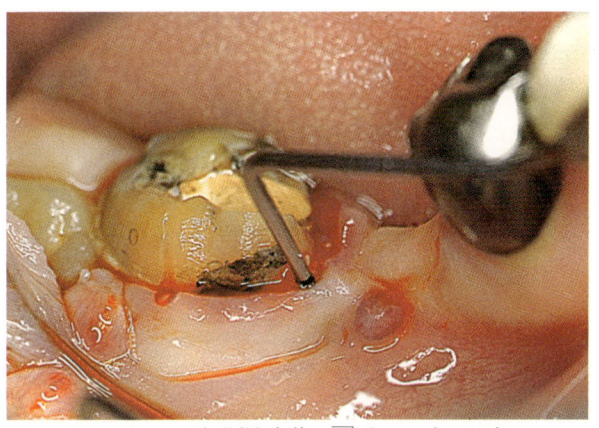

図6-3-1d　ブリッジ切断除去後，|7 プロービング時．

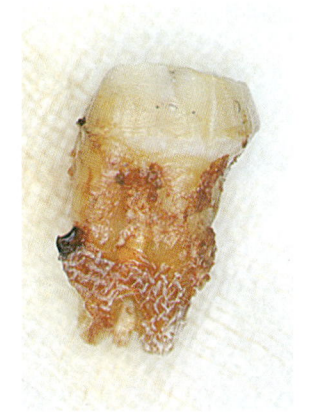

図6-3-1e　|7 抜去歯（癒合根）．

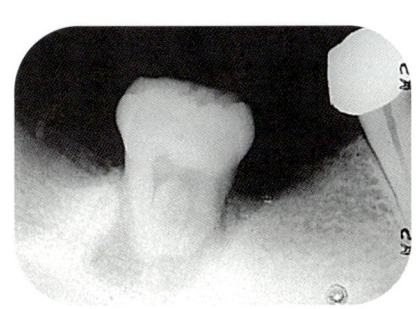

図6-3-1f　移植直後．

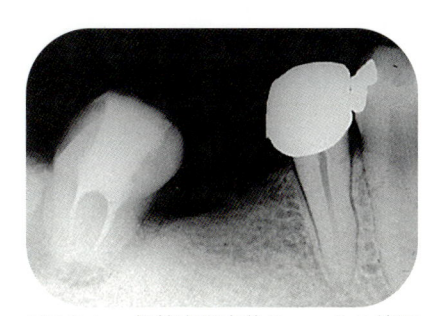

図6-3-1g　根管充填直後のエックス線写真（1984.12.23）．

323

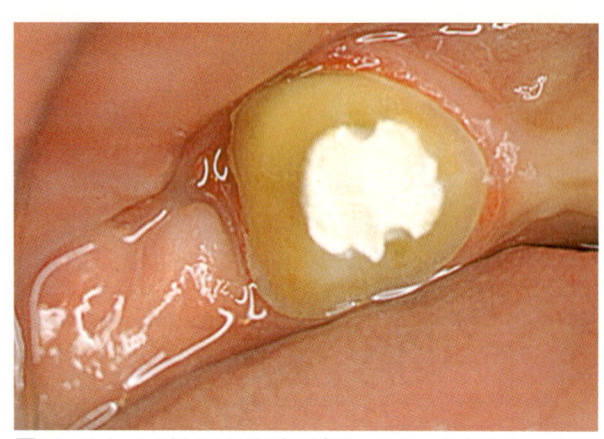

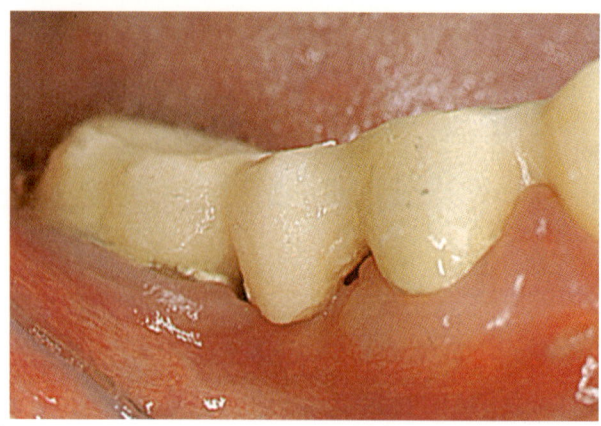

第6部 エンドドンティック・アジャンクツ／再植・移植

図6-3-1h,i　レジンによるプロビジョナル・レストレーション装着時.

図6-3-1j,k　レジンによるプロビジョナル・レストレーション装着時.

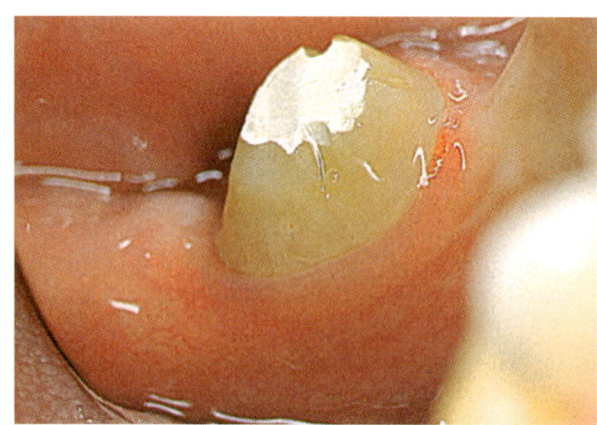

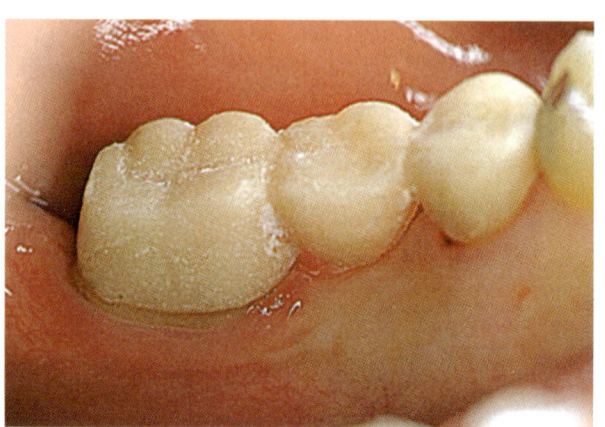

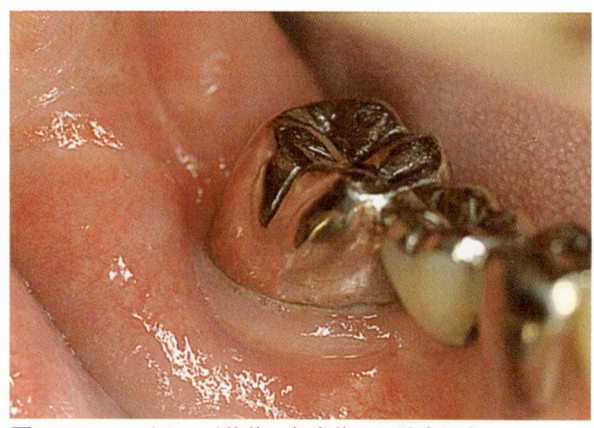

図6-3-1l,m　ブリッジ装着1年半後の口腔内写真.

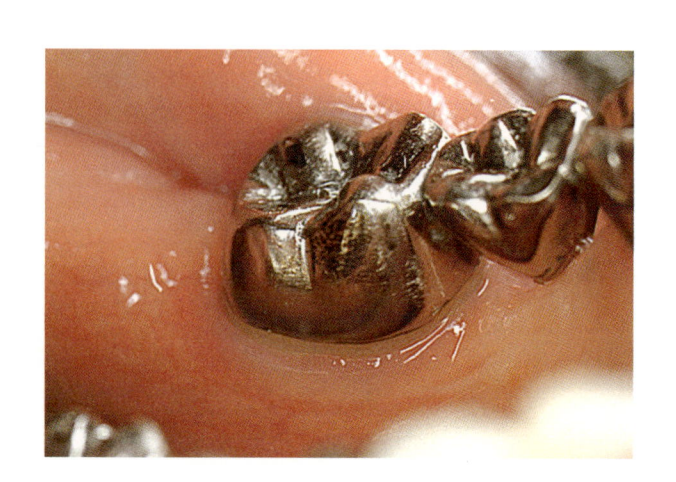

では，③の[7 6]の遊離端義歯ではどうだろうか．筆者は「歯列弓の保全（健全な歯列の連続性）」という点から，また臼歯部の咬合支持という点から考えると，可撤性義歯よりも固定性補綴物の方が好ましいであろうと考えた．

そのようなことから，本症例に対する処置方針として[7]を抜去し，その場所に[8]を移植し，[①6⑤]のブリッジにすることにした．

[治療経過]

移植処置：[7]歯肉腫脹のため消炎処置として抗菌剤を処方した（1984.11.13）．

[⑦6⑤]のブリッジを切断し，[7]歯頸部に内傾斜切開にてポケット上皮を取り除くようにメスを入れ，[7]を鉗子にて抜去した後（図6-3-1e），鋭匙にて歯槽骨内をていねいに掻爬した（1984.11.26）．また[8]は歯肉が一部被覆しているため遠心頬側の方向に切開線を入れ，歯肉弁を一部作った後，[8]の歯冠部を完全に露出させ，これを鉗子にて歯根膜を傷つけないように抜去した．

この[8]を[7]部歯槽窩内に挿入し試適を行い，スムーズに植立されるかどうか調べた．本症例では緩めではあるが，歯槽窩内を拡大処置することなく植立できることがわかった．[8]の歯髄処置はこの時点ではまだ行っていない．術前に歯髄処置をしておくと抜歯の際，歯牙を破折させる危惧を筆者は抱いているからである．

移植後の術式としては，歯牙の安静を図るために移植歯咬合面を一部削除し対合歯との間のクリアランスを作る．このとき移植歯を指で把持しながらバーにて削合している．その後，頬舌側の歯肉を水平マットレス縫合にて咬合面を通過するラインにそって縫合し，移植歯を固定する．同時に頬舌側歯肉を移植歯に数分間圧接する（図6-3-1f）．

抜糸は1週間後に行った．

歯内療法およびプロビジョナル・レストレーションの設計：歯内療法を開始する．1回目は髄室を開拡し根管消毒薬を包埋するだけである（1984.12.9）．2回目の歯内療法時に根管長測定し根管拡大を行った（1984.12.16）．3回目の歯内療法にて根管充填を行った（図6-3-1g／1984.12.23）．

同時にこの時点から[①6⑤]にプロビジョナル・レストレーションを即時重合レジンにて作製して装着し，移植歯に機能力を作用させる（Tは移植歯）．

その後，エックス線検査，プローブおよび種々の検査にて移植歯の再評価を行いながら経過観察をしていく（図6-3-1h～k）．

最終補綴および予後管理：初診時から約4ヵ月後のエックス線検査，プローブおよび種々の検査の結果良好と思われたので[①6⑤]のブリッジの最終印象を行う（1985.3.8）．

[①6⑤]のブリッジを装着し，経過観察に入る（図6-3-1l～o）．経過観察10年目の所見でも経過は良好である（図6-3-1p～s／1994.12.20）．

2．考　察

2-1　移植歯と移植部歯周組織

移植歯と移植部歯周組織とについてであるが，Andreasen JOらによると移植部歯肉線維との結合は術後1週間で完了し，歯根膜への再血管化も術後1～2週間で完了し，歯根膜線維の結合は1～2週間で開始，3～4週間で完了するといわれている．したがって歯肉の再結合が何らかの原因によって妨げられると，歯周ポケット様の状態が形成され，歯根膜の再血管化は妨げられ，歯根膜の感染壊死が生じ歯根膜の再結合が起こらなくなる．ゆえに，この移植歯と歯肉との結合が移植処置の予後を決定する重要な因子と考えられる．

そこで筆者が自家歯牙移植処置を行う場合，移植歯の移植部位での安静がまず重要であると思っている．これは一時的に隣在歯と固定するとか，移植歯咬合面を削除して対合歯と咬合接触させないなどがその具体的な配慮である．次に，フラップ処置後に歯肉弁の根面への接着を良好に起こさせるための処置を行うのと同様に，移植処置の際，移植歯の周囲歯肉を数分間，歯に頬舌側から圧接することも大切と考えている．さらに，移植歯周囲の粘膜が可動性であったり角化粘膜帯がないような場合は，歯肉の再結合が妨げられ，移植処置が失敗に帰する可能性

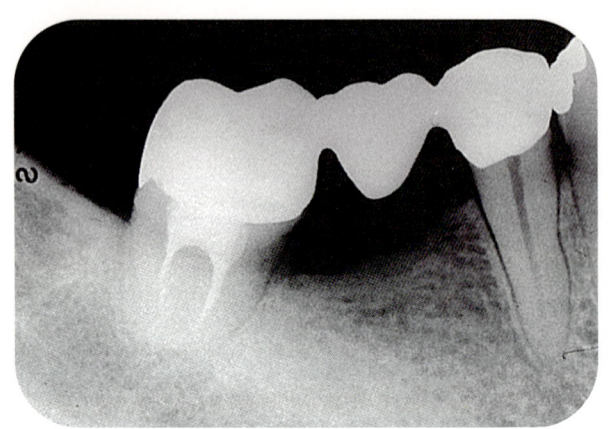

第6部　エンドドンティック・アジャンクツ／再植・移植

図6-3-1n　ブリッジ装着4年後のエックス線所見．

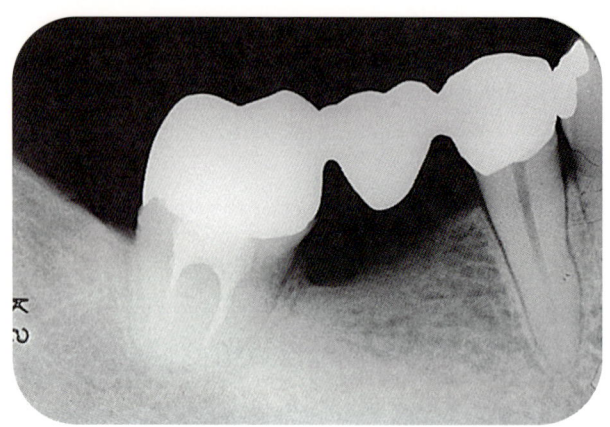

図6-3-1o　ブリッジ装着5年後のエックス線所見．

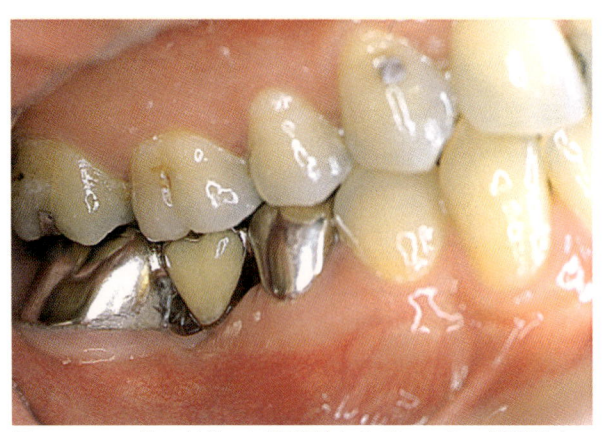

図6-3-1p,q　約10年後の口腔所見およびエックス線所見（1994.12.20）．

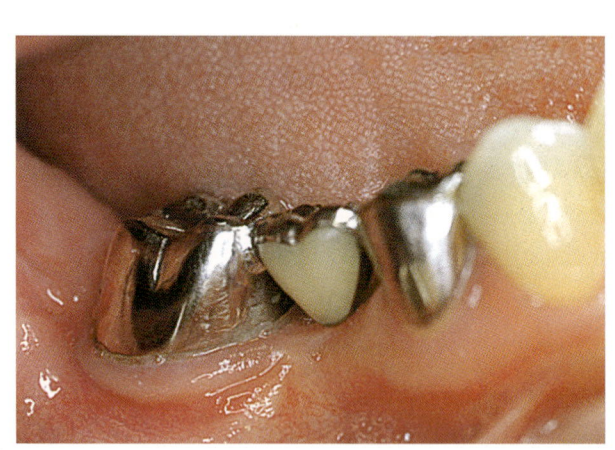

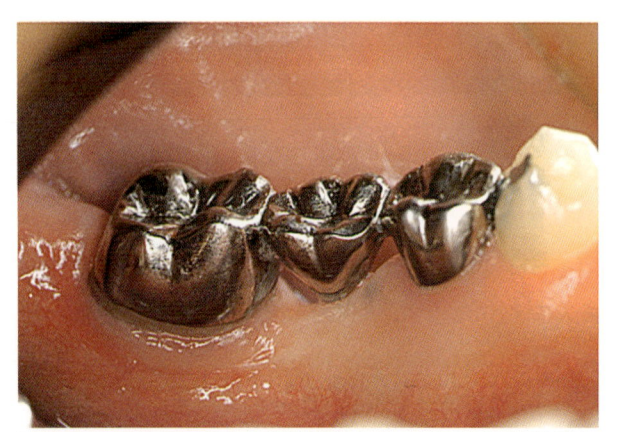

図6-3-1r,s　約10年後の口腔内所見およびエックス線所見（1994.12.20）．

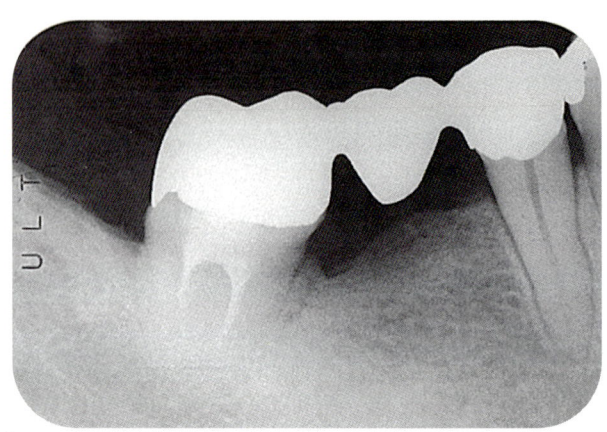

も考えられるので配慮が必要である．
　本症例の場合，歯周ポケットは11mmであるが，$\overline{7}$頬側部には角化歯肉が十分にあったことが好条件であったと考える．

2-2　移植窩

　移植窩についてであるが，Andreasen JOは移植窩と移植歯との間隔は理想的には1mmがよいと述べている．これを達成することは非常に困難であろう．われわれが移植歯を抜去するとき，どのような方法にせよ歯根膜は損傷を受け，根面上に歯根膜の欠如した部分も生じていると考えられる．その場合，移植歯を歯槽窩内に挿入・植立した後に歯肉の結合が生じ，歯根膜への再血管化が起こり歯根膜は治癒していくが，このとき根面側の因子と移植窩側の因子（すなわち骨側の因子）の2つの要素が考えられる．根面側においては歯根膜が損傷したり欠如した部位には表面吸収が生じる可能性があり，その修復は周囲の生存している歯根膜細胞から起こることになる．

　したがって移植窩側の骨細胞の増殖が速く歯根膜細胞の損傷が大きくて歯根膜の修復が遅れる場合は，歯根吸収が増大される．逆に歯根膜細胞の損傷が小さく速やかに修復されれば表面吸収はそれほど生じないであろうと考えられる．

　つまり，移植歯を移植窩内に挿入植立する際，骨面にあてたり，きつく強く押し込むようにすると，歯根膜をさらに損傷させて歯根吸収を増大させやすくすることになる．また，逆に移植窩が大きい場合には骨細胞が根面に到達する時間がより遅くなり，その間歯根膜細胞の修復がすすむと考えられるので歯根吸収の面から見ると有利であると考えられる．したがって移植窩を大きく形成してもさほど問題がないと思われる．

　さらにPolson AMらの実験で明らかなように，歯根膜の歯周組織再生との関連においても歯槽骨を誘導する可能性が考えられる．

2-3　移植窩への植立

　移植部の抜歯と同時に移植窩に植立する場合と，そうでない場合を考えてみたい．同時に植立する場合は移植歯歯根を受け入れるために歯槽窩内の形態を修正することもあるが，歯頸部の形態がある程度保存されているので移植歯と歯肉との辺縁適合性（封鎖性）は良好であると思われる．一方，抜歯窩に治癒を待ってから移植する場合（欠損部顎堤に移植する場合もあてはまる）は，治癒を待つと顎堤の頬舌側の骨が吸収するため移植窩の形成が不利となるときもあるが，顎堤部の角化粘膜を利用して頬側に十分な幅の角化粘膜帯を確保することもできる．

2-4　移植歯の歯根形態

　移植歯の歯根形態についてであるが，歯根膜に損傷を与えないように抜去するために歯根の形態は重要である．移植歯としてわれわれは主に第三大臼歯を利用する場合が多いと考えるが，エックス線写真上と実際抜去した場合の根の形態については二次元的と三次元的な差がある．つまり平面上の投影図と立体像との間に大きな差がある場合もあり，また形態も複雑なものもあるので難しいところである．

　抜歯する際は歯頸部近くの健康な歯根膜をできる限り損傷させないように抜歯鉗子で抜去するが，歯頸部付近の歯根膜を損傷させると，術後この部位での再結合は期待できなくなり，歯周ポケットが形成される原因や歯根吸収の原因となる可能性が高くなる．

2-5　移植歯の歯髄処置

　移植歯の歯髄処置についてであるが，筆者は有髄歯の場合，有髄のまま移植処置を行い術後に歯内療法を行っている．これは前述したように抜去する際，歯を破折させないようにするためだけの理由である．

　移植歯の歯根膜の損傷を最小限にするという観点から，現在では移植処置と同時に口腔外で移植歯の歯髄処置を行うという方法は，それ自体が歯根膜を損傷させるとともに根管処置器具の機械的刺激や根管充填剤などによる薬物的化学的刺激によって歯根膜細胞が損傷を受ける可能性が大きいため，当然控える傾向になってきた．したがって，考えられる処

置法としては術前に歯髄処置を完了しておく場合と術後に歯髄処置を行う2通りがある．

術前に歯髄処置を完了した場合，移植後根管側からの炎症性歯根吸収の可能性は有髄のまま移植したものに比べて低いであろうと考えられる．また，根管充填が不十分な場合でも抜歯時に逆根管充填処置を行えるが，根尖部周囲の歯根膜を損傷させる可能性も十分に考えられるので注意が必要である．さらに術前に根管処置を行うと，リーマー挿入などによって根の彎曲の程度や離開の程度が推測できる可能性もある．

これに対し，有髄のまま移植処置を行った場合はどうであろうか．先にも述べたように歯根膜の再結合には3～4週間要するといわれている．そして，歯周組織の治癒を待ってから歯髄処置を開始すべきであるが，3～4週間待っていると歯髄壊死が生じ，炎症性歯根吸収の可能性が高まってくる．その前に歯根完成歯の歯髄はすべて壊死を生じるものなのかという疑問がわく．Schwartsらの実験によると，マウスなどは歯根完成歯歯髄の全体に再血管化が見られたが，イヌやサルのようなより大きい動物においては完全なる再血管化は認められないとしている．したがって歯髄の根尖の一部には再血管化が生じる可能性があるが，大部分には壊死が生ずると考えてよいと述べている．

いずれにしても，歯根の表面吸収は術後1週間より生じ，2週で著明となってくるので，表面吸収がさらに進行して象牙質に到達し，象牙細管内の壊死歯髄が原因となり炎症性歯根吸収へと増悪する可能性が生じてくるため，早めに歯髄処置を開始することが重要である．したがって，炎症性歯根吸収の危険性を減少させるため，歯根膜の治癒との関係から移植後3週以内に歯内療法を行うべきであると考えている．そしてその後，移植歯に機能力を作用させることが重要である．機能力を加えることによってアンキローシスを予防することになるからである．

第6部 エンドドンティック・アジャンクツ／再植・移植

第4章
根未完成埋伏智歯の移植

山内晧央

1. 移植例から

症例6-4-1　根未完成埋伏智歯の移植

患者：14歳，女性
初診：1988年7月14日
主訴：6|歯冠修復希望
エックス線所見：根管充填ずみの歯が放置され，歯髄腔から根管内までう蝕が進行している．髄床底を穿孔，根分岐部歯槽骨にも炎症の波及が見られる．歯根周囲および根尖部には異常が認められない（図6-4-1a）．

[治療経過]
　感染象牙質を除去したところ，一層の根管歯質が残るのみとなり，保存不可能となる．そこで|8歯根未完成歯（図6-4-1c）の6|部への移植を計画する．

問題点：被移植部6|に比較し，移植歯|8の歯頸部幅径は明らかに細い．移植時，歯頸部歯肉は緊密に移植歯の歯頸部を包んだ方が細菌の感染防止，固定，治癒機転の促進などいろいろな面で得策となる．そこで6|の抜歯後ある程度の時間をおき，歯肉の創傷治癒を待ってから移植作業に入ることにした．

|8を6|部への移植：6|歯根周囲歯槽骨を損傷させないように注意して抜歯する．根分岐部歯槽骨を除去，智歯移植までの間抜歯窩歯槽骨の吸収を防ぐことを期待して，口蓋根を入れておく（図6-4-1b／1988.7.20）．

　埋伏している|8を抜歯して6|へ移植した．移植歯のCEJをあえて抜歯窩深くに入れている．即時重合レジンで咬合面を覆い両隣在歯隣接面と暫間固定した（図6-4-1d／1988.9.9）．移植1ヵ月後，暫間固定を除去し，しばらくの間は可撤性の固定装置として使用するよう患者に指導する．

　移植7ヵ月後，歯髄生活反応（＋），歯髄腔の縮小と歯根の成長が観察された（図6-4-1e／1989.4.7）．移植2年後のエックス線所見では明瞭な歯槽硬線が観察された（図6-4-1g／1990.9.2）．図6-4-1h,iは3年後を示す．

　移植16年後の現在も経過良好である（図6-4-1j／2004.9.1）．

第6部　エンドドンティック・アジャンクツ／再植・移植

［症例6-4-1］根未完成埋伏智歯の移植

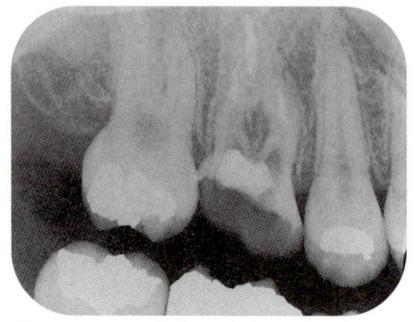

図6-4-1a　6｜う蝕が進行し髄床底を穿孔．

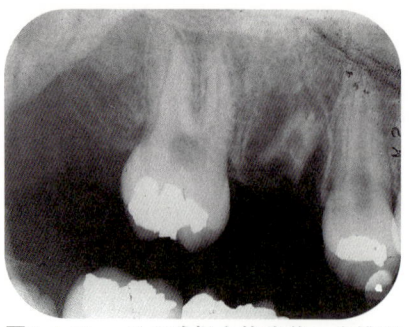

図6-4-1b　6｜の残根を抜歯後，歯槽窩の吸収を防ぐことを期待して口蓋根を入れた（1988.7.20）．

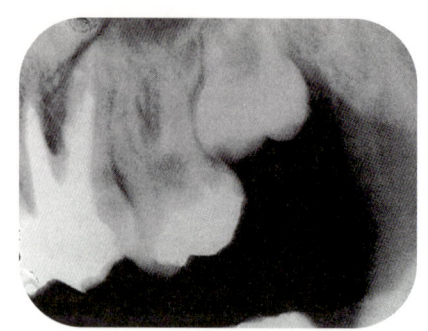

図6-4-1c　移植歯（供給側）の根未完成埋伏の｜8．

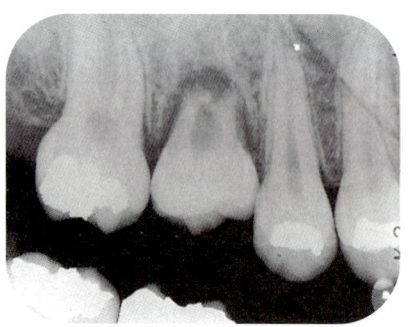

図6-4-1d　｜8を6｜抜歯窩に移植（1988.9.9）．

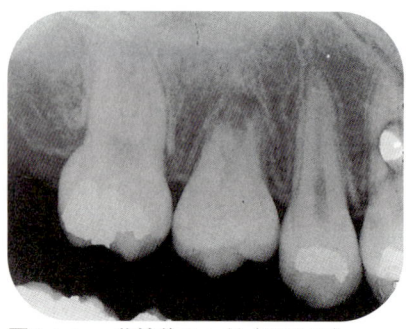

図6-4-1e　移植後7ヵ月（1989.4.7）．

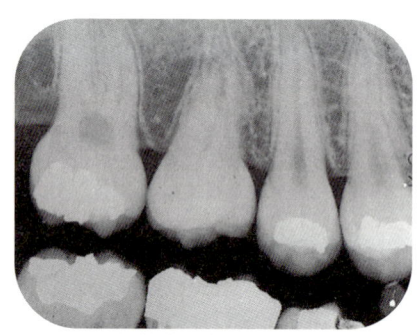

図6-4-1f　移植後1年9ヵ月（1990.6.7）．

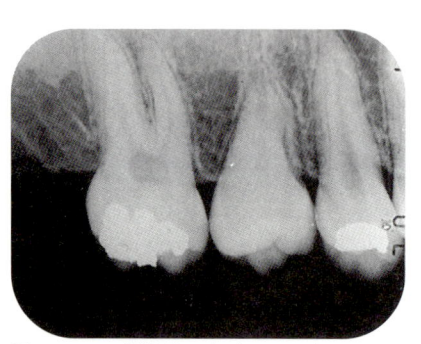

図6-4-1g　移植後2年（1990.9.2）．

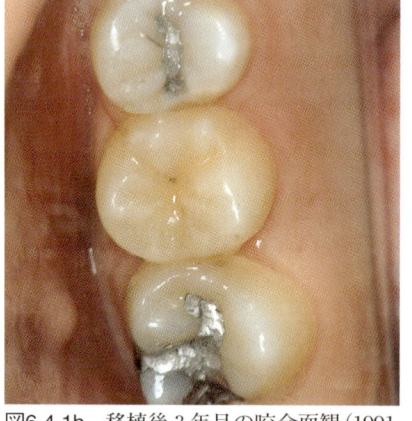

図6-4-1h　移植後3年目の咬合面観（1991.9.26）．隣接歯との関係について注意する．

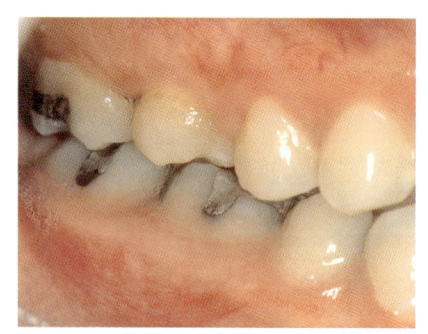

図6-4-1i　移植後3年目の側方面観．歯肉の形態や色について注意する．

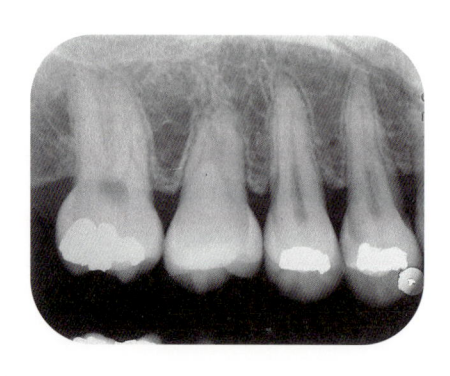

図6-4-1j　移植16年後のエックス線所見（2004.9.1）．経過良好である。

[コメント]

移植後7ヵ月（図6-4-1e）と1年9ヵ月（図6-4-1f），2年（図6-4-1g）を比較すると，近遠心歯槽骨骨頂はあたかも萌出途上の観を呈しているのが興味深い．時間の経過とともに歯根が徐々に形成されていき，歯冠が萌出してきている．歯槽骨頂も一緒に移動変化している．歯根の発育も終え安定していると考えられる．歯根の長さを決定するファクターは何であるのだろう．

移植後16年間の経過を観察してきたが，あらためて「生命力」の息吹を見せられた思いがする．

今後，咬合面のう蝕予防と咬合の調和を観察しながら予後を見ていきたい．

第6部 エンドドンティック・アジャンクツ／再植・移植

第5章
自家歯牙移植支台歯ブリッジの臨床的価値

藤井龍平

1. 自家歯牙移植の利点

　外傷やさまざまな病変に侵襲された結果，口腔内の生理的機能不全を起こし，その改善を要望する患者は現在においても決して少なくない．われわれ臨床医のもとに訪れる患者の大半の要望は，そのような自分の歯牙歯周組織が生理的に健全な状態に戻ることを期待して来院するのがほとんどであろう．

　しかし，現代の急速に進歩した科学や治療を持ってしても，すべての面で組織再生が可能となったわけではなく，俗にいう「手遅れ」となってしまう症例に直面することがある．

　本稿において，上顎大臼歯が重度の歯周病に罹患しているにもかかわらず，長期間放置したために歯性上顎洞炎を併発し，臼歯の咬合支持を失った症例を提示する．

　この場合，当該歯牙は抜歯となり，その部は遊離端欠損状態となった．以後臼歯の咬合支持回復のための方法としては現時点で次の3つの方法が考えられる．
①遊離端部分床義歯
②自家歯牙移植
③インプラント植立

　以上の3方法のうち，この症例においては|8の|7への自家歯牙移植を行うことを選択した．

　また，自家歯牙移植を行うことにより，以下のような利点が考えられる．
①健全な歯列の連続性の回復ができる
②移植窩側に十分な歯槽骨ボリュームがあり，この歯槽骨ボリュームの廃様性萎縮を回避できる可能性が大である
③臼歯の咬合支持の回復ができる
④審美性の回復に有利

　このような症例においては，自家歯牙移植の条件を備えているかどうかを検討し，また医療判断学上の臨床的価値の評価を加えたうえで治療方針の設計を立てなければならない．

症例6-5-1　自家歯牙移植のブリッジ支台

患者：43歳，女性
初診：1991年9月20日
主訴：歯の疼痛と咀嚼不全
既往歴，家族歴：特記事項なし
現病歴：現在，他歯科医院にて治療中であるが，右側の歯痛が改善せず左側上顎臼歯部の歯の動揺と相まって咀嚼不全をきたし，精神的苦痛を募らせて当医院に来院した．

　以前から左側上顎臼歯部と右側下顎臼歯部に歯肉の腫脹疼痛を起こし，そのたびに切開

第5章　自家歯牙移植支台歯ブリッジの臨床的価値

[症例6-5-1] 自家歯牙移植のブリッジ支台

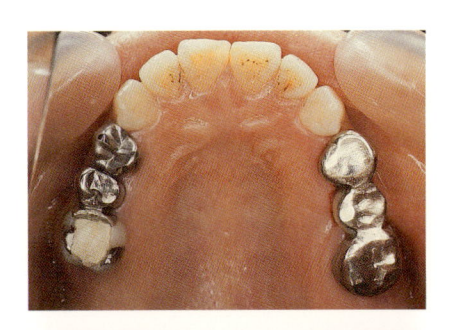

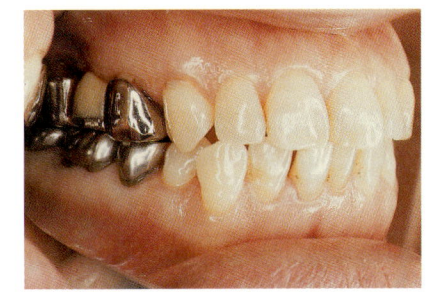

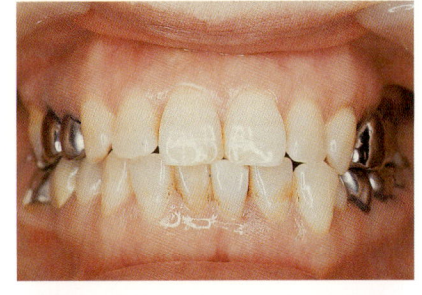

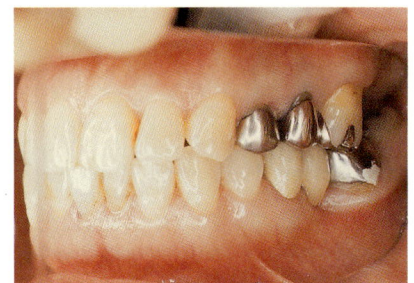

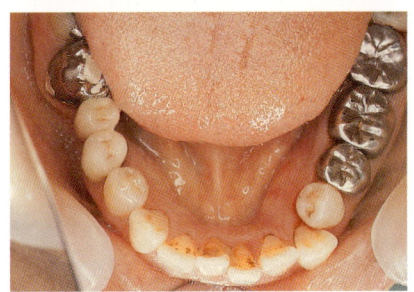

図6-5-1a　初診時口腔内所見(1991.9.20).

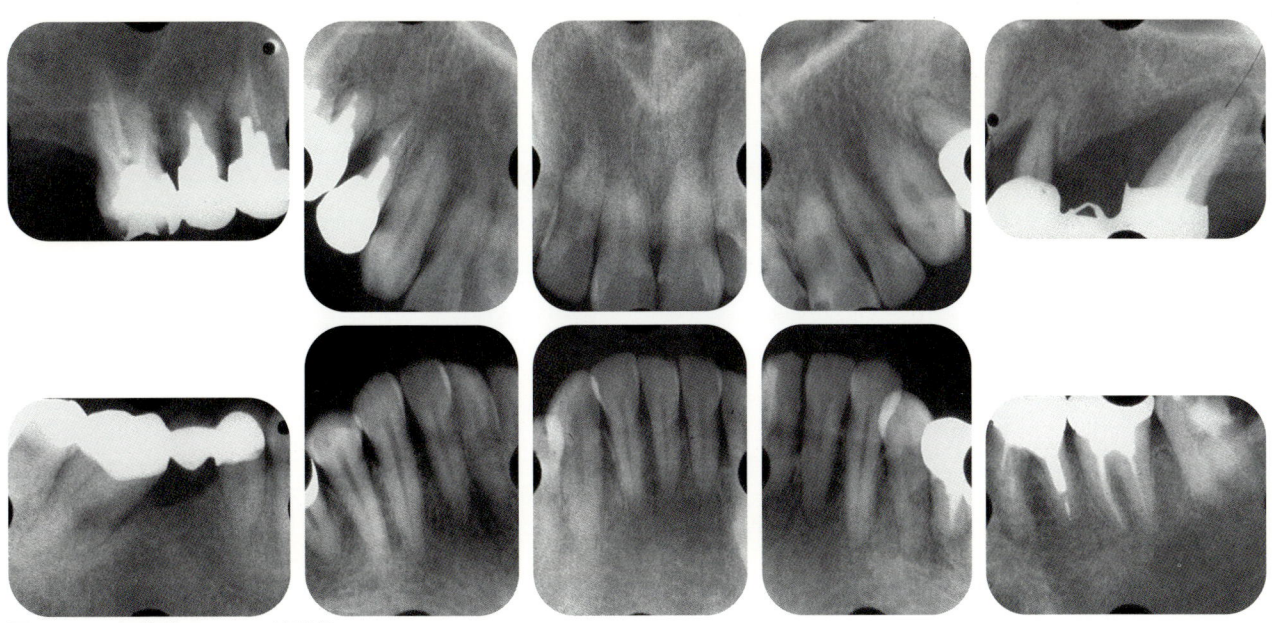

図6-5-1b　初診時エックス線所見.

333

第6部　エンドドンティック・アジャンクツ／再植・移植

と投薬の処置を受けていた．3～4年前頃より体調不良時には，鼻症状が発現し耳鼻咽喉科へ通院中である．

全身所見：体格中程度，他に特記事項なし

口腔内所見：下顎前歯部（2⎿1間）に歯間離開が見られ，左側上顎大臼歯部に辺縁部不適合なブリッジが認められた（図6-5-1a）．全顎10枚法エックス線所見では一部に重度な垂直性骨吸収が観察され（図6-5-1b），歯周ポケットは⎿4では5mm，⎿7では8mm，7⎿でも4mmを示していた（図6-5-1c）．また同部には出血，排膿もあった．⎿4，⎿7においては中等度以上の動揺を示していた．

［治療経過］

主訴である右側歯痛の除去のため，知覚過敏と急性歯髄炎を生じていた7⎿の抜髄を初診日に行った（1991.9.20）．通法にしたがってブラッシング指導，ルートプレーニング，咬合性外傷に対する咬合調整などの初期治療を行った．

左側犬歯部における犬歯の形態および位置的対抗関係からオーバージェット，オーバーバイトの不足が臼歯部における垂直性骨吸収の大きな要因の1つと判断し，④5 6⑦，⑦6 5⎿のブリッジに側方力が極力加わらないように咬合調整を行った．

この「引く咬合調整」だけでは不十分と判断したため，同時に「足す咬合調整」として⎿3の舌面から切端部を唇側にオーバーさせ包むようにして，接着性レジン「スーパーボンド」と即時重合レジンをエナメル質上に添加させた（1991.12.20）．

このことで，左側犬歯部のディスクルージョン様式を確立させ，臼歯部の咬合性外傷の除去と周囲の神経筋機構にリハビリテーションの目的で刺激を与えることにした．

一方，左側鼻症状の原因の1つではないかと考えられた⎿7部上顎洞穿通に対し，⎿7の抜歯の際に上顎洞への感染や炎症の拡大を最小限にする目的で消炎掻爬とルートプレーニングを注意深く繰り返した（1992.1.13）．

⎿7の抜歯を行ったところ予測通り抜歯窩底部が上顎洞へ穿通していた（図6-5-1d／1992.1.27）．そこで⎿7 8部の歯肉骨膜弁を部分層弁・全層弁を合わせもたせた形状として，側方移動させ上顎洞閉鎖術を行った．

しかし，抜歯窩の大きさに影響されて大きな閉鎖弁が必要となった．このため閉鎖弁の移動距離も大きくなり，頰側部で不足したため6⎿7頰側に歯肉骨膜弁を作り，これに減張切開を入れ，閉鎖の助けとした．

⎿7部には歯槽骨ボリュームが十分あったため（図6-5-1e～h），この上顎洞閉鎖術後の完全治癒を待って，

①歯列弓の確保，回復
②⎿7部歯槽骨ボリュームの保存

を目的として，⎿8の⎿7部への自家歯牙移植を行うことにした．⎿8はすでに根管治療がされていたが，根尖部に病巣が見られず，これなら移植に使ってもよいと判断した．⎿8の歯周靱帯をメスにて切断後，歯冠把持部内面にダイヤモンドチップが付着した鉗子にて脱臼後，⎿7の移植窩の形成に移行した．

移植歯周囲に非可動粘膜を喪失させないように，また歯根部周囲に骨膜を密着させるために切開線に細心の注意を払った．⎿8を抜歯し，移植窩に適合させては抜歯窩に戻しながら窩の形成を完了した．

この窩と⎿8の歯根形態の適合が比較的良好であったことと，歯根をフローティング状態に保持するために十文字縫合固定を行い，その後，歯冠部窩洞内へ酸化亜鉛ユージノールセメントを填塞して縫合糸の固定とし，移植歯の暫間固定とした（1992.9.18）．

このとき同時に⎿4近心部への骨移植を行い，骨再生療法の助けとした．

移植4週後，⎿7の根管処置を行い支台築造した（図6-5-1i／1992.10.21）．

⎿③④5 6⑦プロビジョナル・レストレーションを装着した（図6-5-1j／1992.12.8）．

⎿3の犬歯ガイド確定には不安があり，また⎿4の歯髄の安定性に疑問が生じていたことから，約1年間，調整，予後観察を行い，⎿③④5 6⑦の最終補綴物を作製し仮着した（図6-5-1k,l／1993.10.22）．

その80日後に⎿4の抜髄処置を行った．

再仮着3ヵ月後に最終装着をした（図6-5-1m,n）．

移植後約2年～12年の所見を見ても予後良好である（図6-5-1o～s／1994.10.13～2004.1.17）．

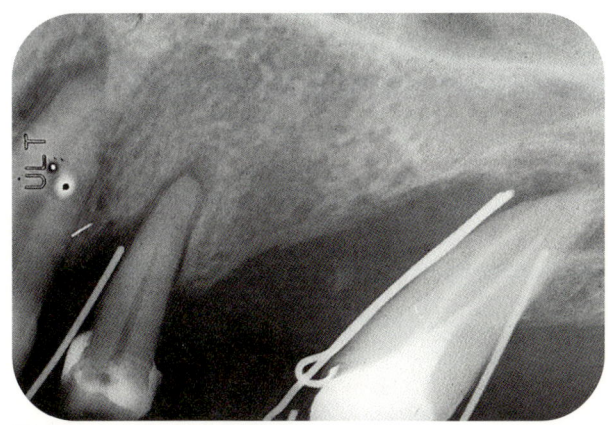

第5章　自家歯牙移植支台歯ブリッジの臨床的価値

図6-5-1c　7|ポケットの様子を探る（1991.9.20）．

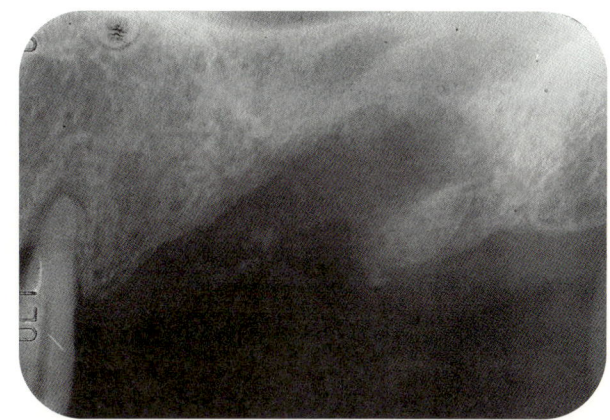

図6-5-1d　7|抜歯直後エックス線所見．抜歯窩底部が上顎洞へ穿通している（1992.1.27）．

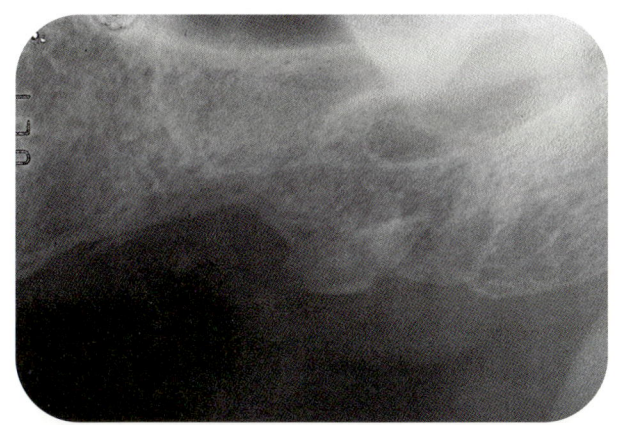

図6-5-1e　上顎洞閉鎖術後の治癒を8ヵ月待った（1992.9.18）．

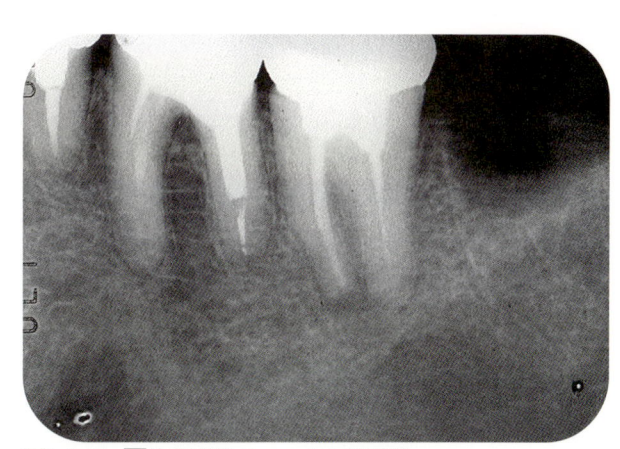

図6-5-1f　8|抜歯直後のエックス線所見．

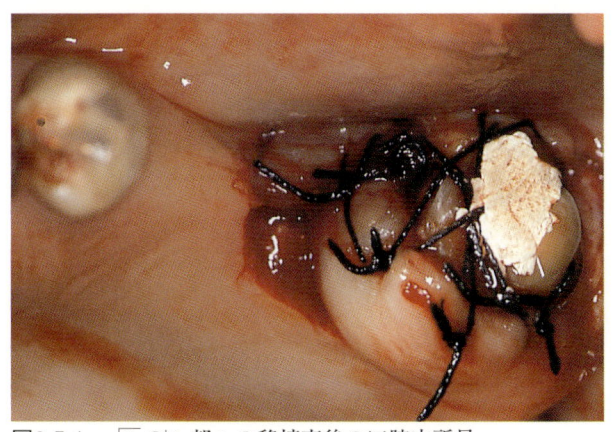

図6-5-1g　8|の7|部への移植直後の口腔内所見．

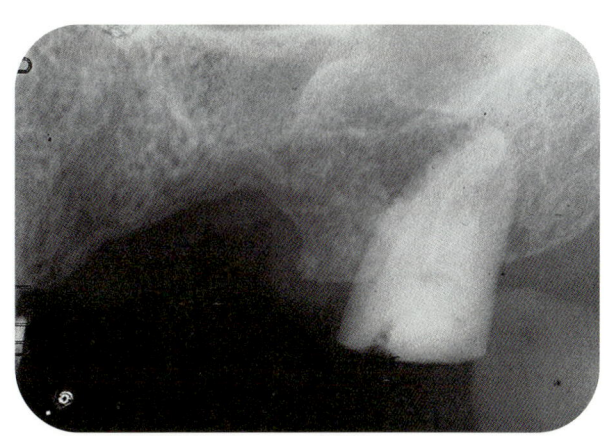

図6-5-1h　移植直後のエックス線所見．

335

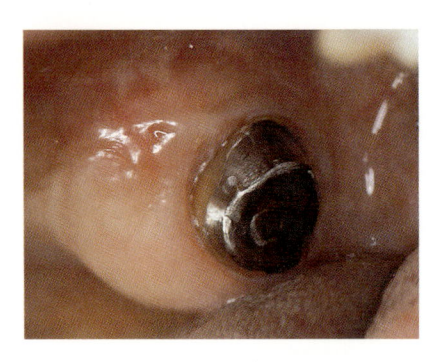

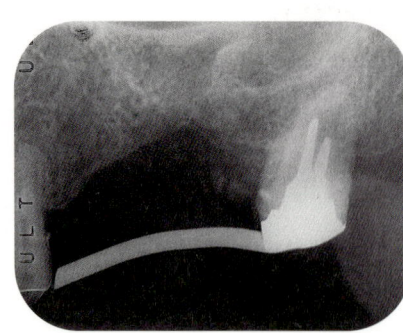

第6部　エンドドンティック・アジャンクツ／再植・移植

図6-5-1i｜図6-5-1j

図6-5-1i ７|支台築造．口腔内所見（1992.10.21）
図6-5-1j ③④５６⑦プロビジョナル・レストレーション装着時のエックス線所見（1992.12.8）．

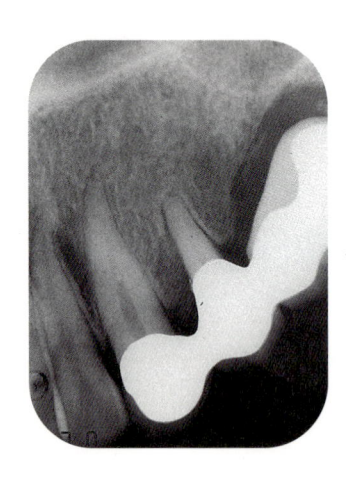

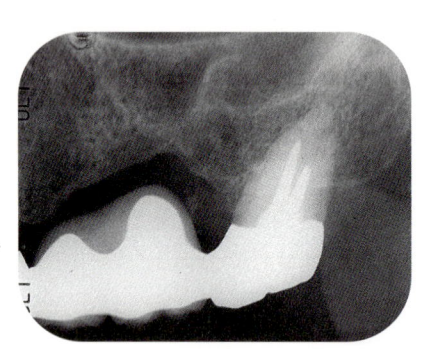

図6-5-15k,l ③④５６⑦最終補綴補綴物仮着時のエックス線所見（1993.10.22）．

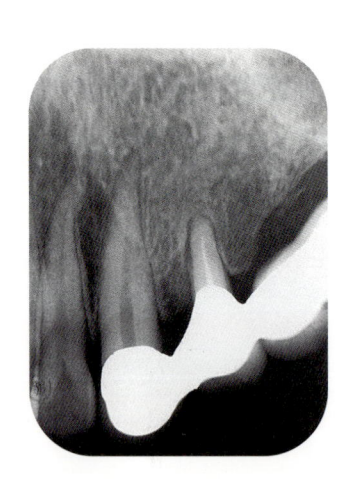

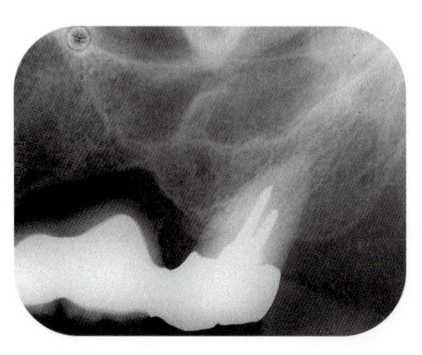

図6-5-1m,n ③④５６⑦最終補綴物装着時のエックス線所見（1994.4.15）．

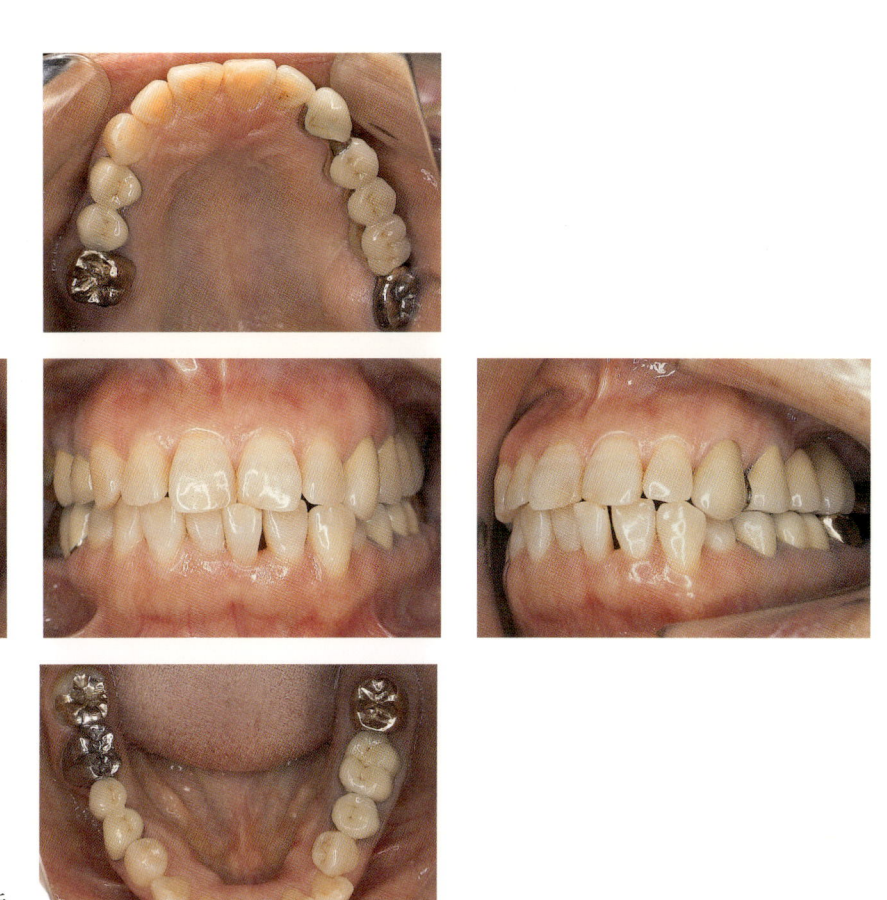

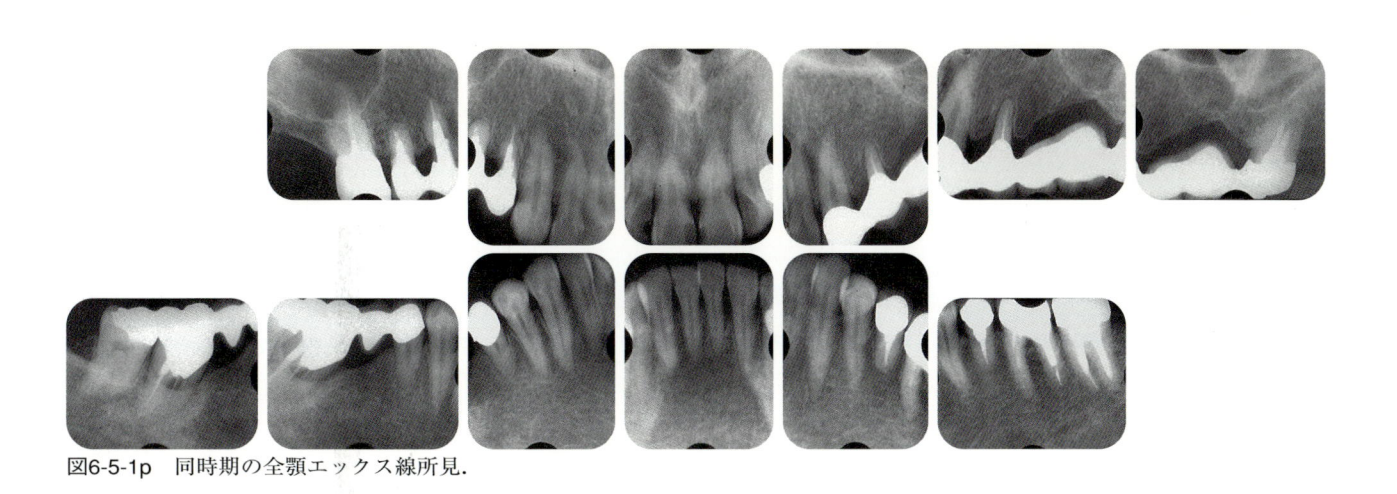

第5章　自家歯牙移植支台歯ブリッジの臨床的価値

図6-5-11o　移植後約2年目の口腔内所見（1994.10.13）．

図6-5-1p　同時期の全顎エックス線所見．

337

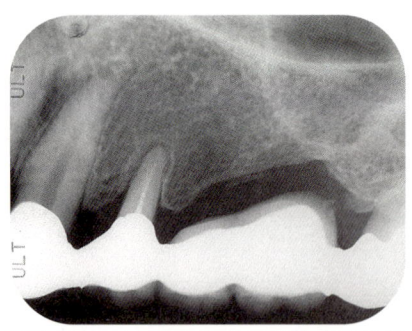

第6部　エンドドンティック・アジャンクツ／再植・移植

図6-5-1q　|4 近心側の骨移植後約2年目のエックス線所見（1994.10.13）．

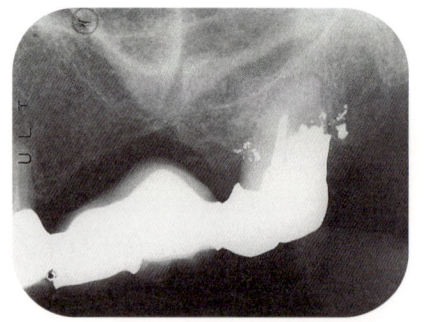

図6-5-1r　|8 の|7 部への移植後約9年目のエックス線所見（2001.9.27）．

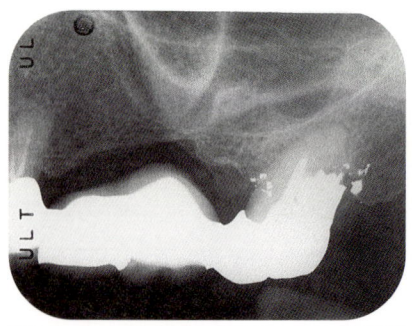

図6-5-1s　移植後12年目のエックス線所見（2004.1.27）．経過良好である．

表6-5-1　欠損に対する臨床上の選択肢

臨床上の選択肢
①欠損補綴 → 部分床義歯
②移　　植 → ブリッジ
③インプラント → ブリッジ

表6-5-2　自家歯牙移植にリスク

再植・移植のリスク
①一時的表面吸収
②置換性吸収　┌一時的 　　　　　　└永久的
③炎症性吸収

表6-5-3　自家歯牙移植の優位性

移植の目的
歯槽骨の廃用性萎縮を回避する
│
歯槽骨ボリュームの保存

2．まとめ

本症例のように，重度の歯周病を長期間にわたって放置したために左側臼歯の咬合支持を失い，歯性上顎洞炎を併発した当該の歯牙は通例では抜歯となる．しかし，その後処置としての臨床的選択肢（表6-5-1）は，それぞれに長所と短所があり，その順位をつけることは大変困難である．

われわれ臨床医は，まず「患者のため」に臨床を展開するべきである以上，そのそれぞれのリスクを十分に考慮しなければならない．

選択した|8 の|7 部への自家歯牙移植のリスク（表6-5-2）は，高橋らの毛細血管鋳造法における再植実験においても明らかなように，臨床的にはアンキローシスや炎症性吸収が問題となるであろう．

移植後，根面上や移植窩側の歯槽骨内面などに重度の感染や外傷を来さなければ，糖尿病などの全身的抵抗力の減弱した患者は別として，炎症性吸収は免れるだろう．

歯根膜，セメント質の完全な再生が臨床実践上の最終目標となるが，仮に不幸にして置換吸収を起こしたとしても，力学的に力の分担が可能な生理的範囲であれば臨床的に十分対応可能と考える．

なぜなら，生理的咬合力を加えることが放置された歯槽骨の廃用性萎縮を防止することになると同時に，このことが歯槽骨ボリュームの保存につながると考えられたからであり，ここに自家歯牙移植が部分床義歯やインプラント植立よりも優先性があると本症例では判断した（表6-5-3）．

しかし，自家歯牙移植の持つ「技術的エラーを起こしやすい一面」や「歯根吸収を起こす可能性を有している」などのリスクを考えると，そこには当然のことなどから臨床を展開する者の心構えとして，「予防歯科を基盤とした，学際的診断と，治療方針の確立」すなわち"Bona Fide Therapy"が大切であると思われる．

したがって「健全な歯牙の連続性」を構成する歯牙を抜去しての自家歯牙移植術の展開は，極力避けるべきではないかと考える．

一方，「健全な歯牙の連続性」からはずれた歯牙の存在を有する症例に直面した場合は，
①矯正的修正，回復
②自家歯牙移植に利用

の順位で臨床を展開することが，現時点では安全かつ優位であろう．

また智歯は，生理的咬合状態を阻害したり，その歯周組織に炎症を誘発させたり，環境的にう蝕発生の原病巣となって隣在歯に悪影響を及ぼさない限り，できる限り保存に努めておくことが，「次の一手」の助けとなることを本症例で確信した．

しかしながら，この症例のように一応の臨床上咬合構築ができたとしても，その良好な状態を長期にわたって維持し続けられてこそ成功例と判断してよいと考える．それには患者サイドにおける定期健診と，自宅での養生が日々継続的に実行されることがあってこそ，歯および歯周組織の安定維持ができるものである．しかし，日常生活においては職場の環境・家庭の環境・本人の性格・全身の健康状態など，さまざまな要件がその実行を妨げる．

この患者もある全身疾患を患い，長期入院していたとのこと．退院後（図6-5-1r）のように7に歯頸部う蝕とそれに起因したと思われる炎症性吸収を起こしており，その処置を余儀なくされた．

実に臨床医とはギリシャ神話シシフス（Sisyphus）の神にまつわる慣用句「The Stone of Sisyphus（無駄骨折り）」のような部分がいかに多いことかと知らされる．各症例におけるその〈石〉の在り処はと，常日頃よく考えながら臨床に携わっていくべきであろう．

われわれ臨床医にとって，さまざまな臨床の展開上，大いに有益となる基礎系の科学的，技術的進歩の今後ますますの発展を期待する．

第6部 エンドドンティック・アジャンクツ／再植・移植

第6章
片側の歯周病罹患歯 8| の 6| 部位への移植

森　克栄

1. 歯周病罹患歯の移植例から

症例6-6-1　歯周病罹患歯 8| の移植

患者：45歳, 男性
初診：1971年12月17日（図6-6-1a）
主訴：|7 咬合の違和感
治療歴：|7 感染根管治療後, 金冠装着（1974.5），
6| 抜歯（自然挺出, 分岐部病変のため／1974.9）．
⑦ 6 ⑤| ブリッジ装着, 8| 抜歯（1975.2），
⑧ 7 6 5 ④| のブリッジを除去, |7 6 5 仮の部分床義歯装置（1975.5），8| 金冠除去（1975.5.27）．

[治療経過]

下顎の部分床義歯が不快のため, 何とか別の方法をと相談され, インプラントの他, 8| の 6| 部位への移植の可能性について説明した（1978.2.25）．

前準備として, |4 3 プロビジョナル・レストレーション, 水平傾斜した 8| の可及的な根管治療をし, 徹底したスケーリングと歯石除去と掻爬および根面滑沢化を施しておいた．

伝達麻酔と一部局所麻酔下で 8| を 6| 部位に移植し（図6-6-1n），① 5 ④③| を固定した（図6-6-1o／1978.6.28）．

注意事項として, 手術を手際よく行うために, 2チームに仕事を分担する．チームAが 8| の抜歯歯牙を逆根管充填している間に, チームBは 6| 部に移植窩を作る．

移植窩は骨バーにより生理的食塩水の注水下で行った．抜歯した 8| を2回目の試適で適合させ縫合．幸いにも |7 6 部の歯槽堤は幅が広く角化した歯肉に覆われていた．

切開線は全層弁で剥離, 移植窩を形成後移植歯を植立し, 弁を戻して縫合．手術中に歯根が口腔外にあった時間は17分間であった．

[コメント]

移植手術前に傾斜した 8| の近心面のポケット（図6-6-1g）を何回もかけて徹底したスケーリングをした．一方, 8| の歯髄は壊死していたので可及的に根管治療をしたが, 根管の2/3までしか根管形成ができず, 抜歯直後アマルガムで逆根管充填（図6-6-1m），同時に近心根の壊死しているセメント層を徹底的にキュレットしてから移植した．

術後経過は違和感もなく, 良好である．

移植から2年後に最終補綴物に置き換えた（図6-6-1u-①, ②／1980.8.27）．5年後の移植歯の近心歯頸部に, わずかな透過像を認めるも（図6-6-1v），骨植はよく, 違和感（−）．その後, 患者は母国に帰り, 毎年エックス線写真を送ってくれた．1988年（10年後），近心根に明らかな吸収を認める（図6-6-1w）．1991年（12年後），近心根はほとんど吸収, 遠心根のみとなるも, 患者には未だ違和感がないとのこと．

第6章　片側の歯周病罹患歯8の6部位への移植

[症例6-6-1] 歯周病罹患歯根8の移植

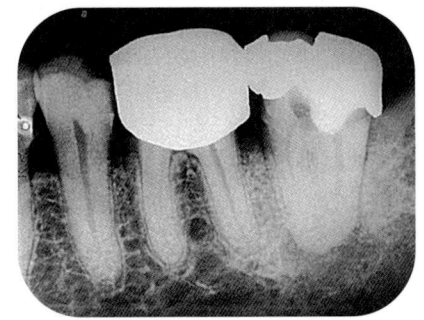

図6-6-1a　初診時のエックス線所見（1971.12.17）．患者は当時45歳．

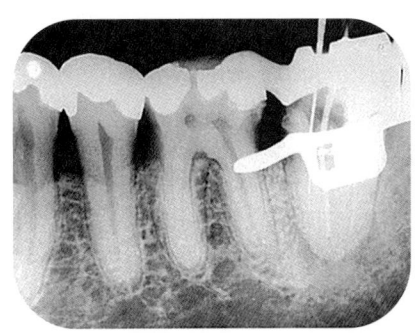

図6-6-1b　根管充填を行う（1974.6.4）．

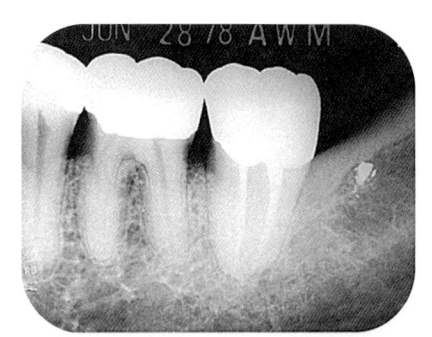

図6-6-1c　4年後のエックス線所見（1978.6.28）．

図6-6-1d-①　図6-6-1d-②

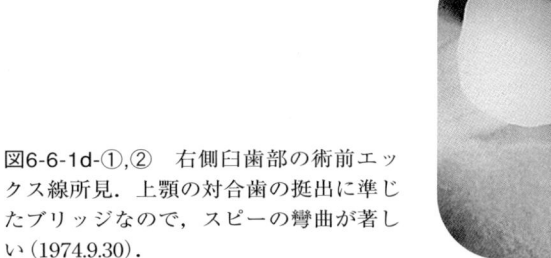

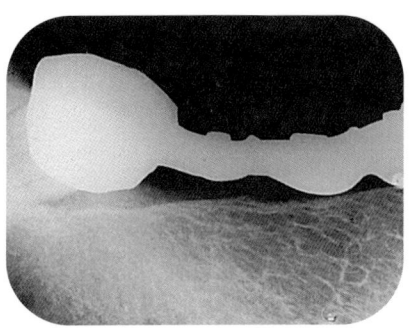

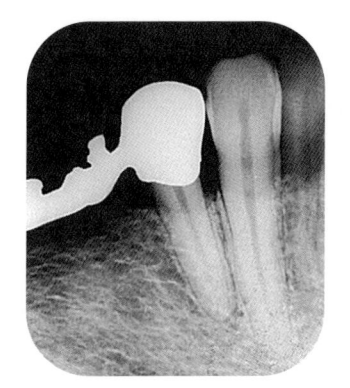

図6-6-1d-①,②　右側臼歯部の術前エックス線所見．上顎の対合歯の挺出に準じたブリッジなので，スピーの彎曲が著しい（1974.9.30）．

図6-6-1e-①　図6-6-1e-②

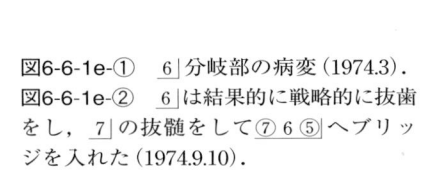

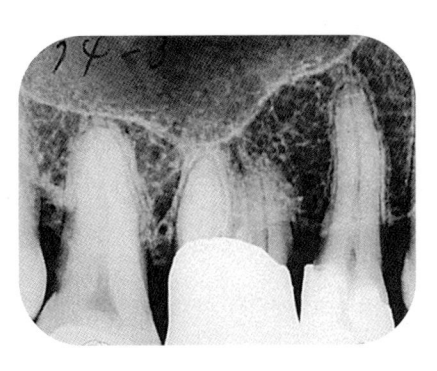

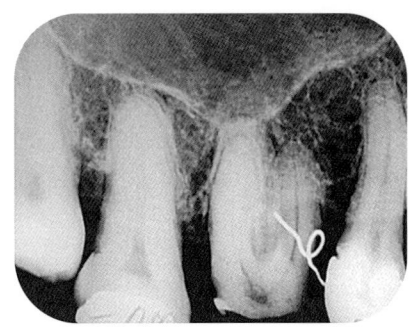

図6-6-1e-①　6|分岐部の病変（1974.3）．
図6-6-1e-②　6|は結果的に戦略的に抜歯をし，7|の抜髄をして⑦6⑤|へブリッジを入れた（1974.9.10）．

図6-6-1f-①　図6-6-1f-②

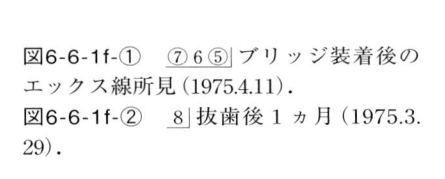

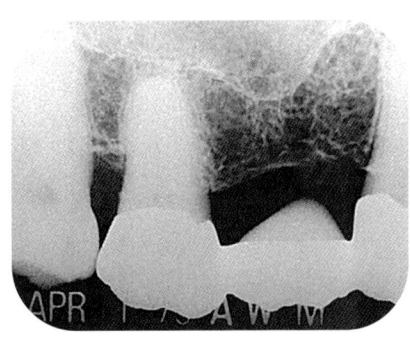

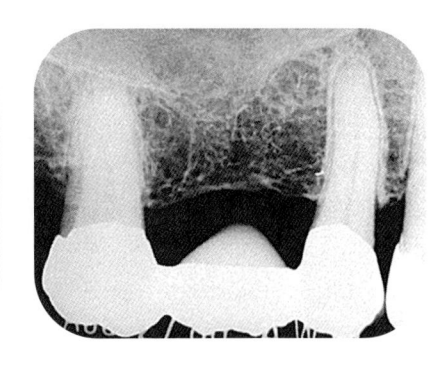

図6-6-1f-①　⑦6⑤|ブリッジ装着後のエックス線所見（1975.4.11）．
図6-6-1f-②　8|抜歯後1ヵ月（1975.3.29）．

341

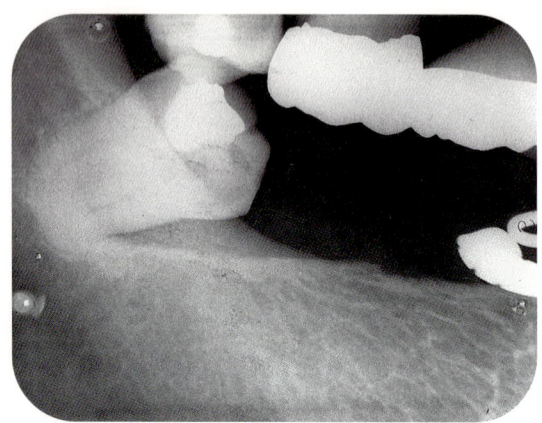

第6部 エンドドンティック・アジャンクツ／再植・移植

図6-6-1g 術前の咬翼エックス線所見．8|の近心根面に深い骨縁下ポケットが存在していることは明らかである（1975.6.10）．

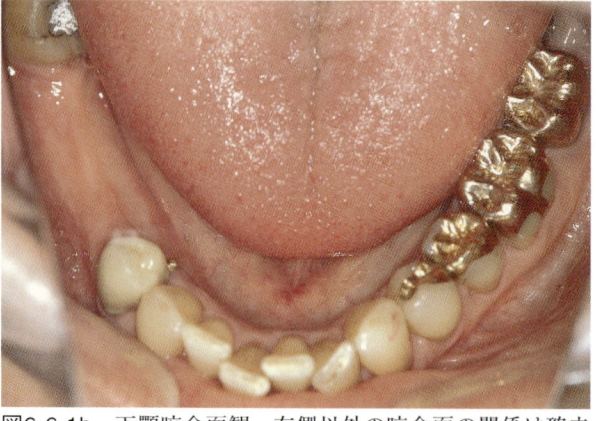

図6-6-1h 下顎咬合面観．右側以外の咬合面の関係は確立されている（1978.1.25）．

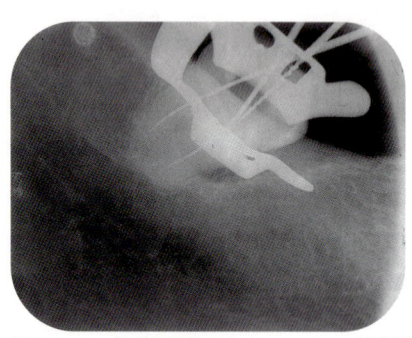

図6-6-1i 根管長測定中のエックス線所見（1978.2.8）．

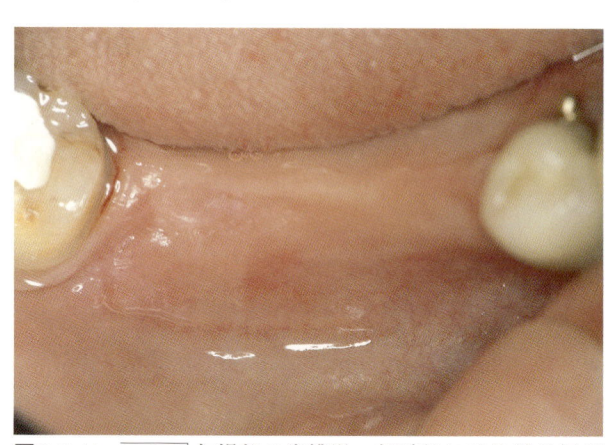

図6-6-1j 7 6 5|欠損部の歯槽堤．頬舌的には比較的幅が広く移植窩を作れそうである（1978.6.7）．

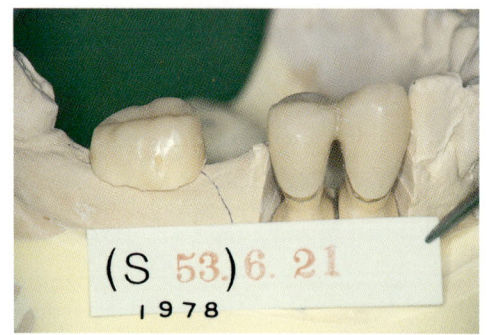

図6-6-1k 作業模型上で，8|を移植する部位を検討する（1978.6.21）．

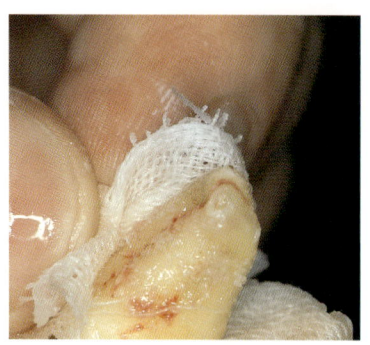

図6-6-1l 生理的食塩水を浸したガーゼでできるだけ歯冠部を把握するよう心がける（1978.6.21）．

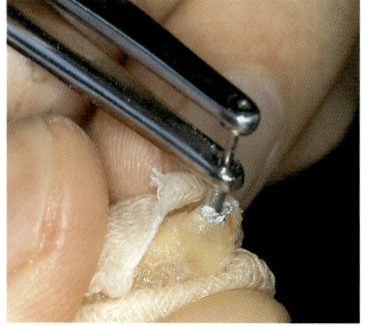

図6-6-1m 8|の抜歯歯牙を逆根管充填．

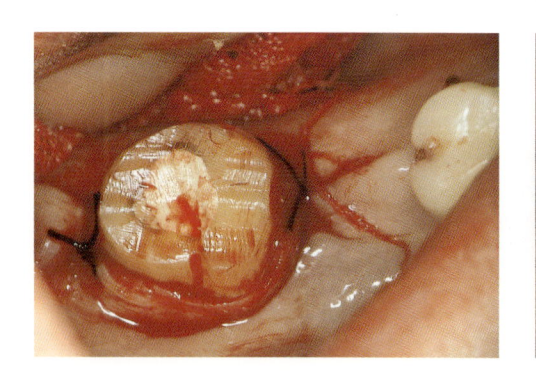

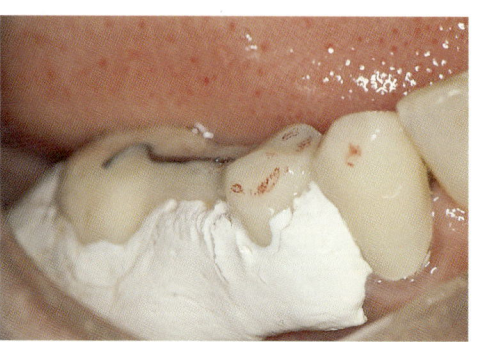

図6-6-1n 図6-6-1o

図6-6-1n 8|を6|へ移植した（1978.6.21）．
図6-6-1o あらかじめ作っておいたプロビジョナル・レストレーションを①5④③|に固定してサージカルパックをした（1978.6.28）．

342

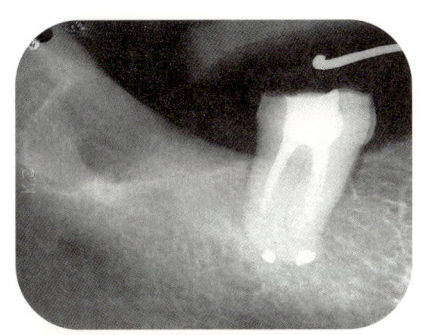

第6章 片側の歯周病罹患歯 8| の 6| 部位への移植

図6-6-1p 8|を6|部位へ移植し，固定中のエックス線所見（1978.6.21）．

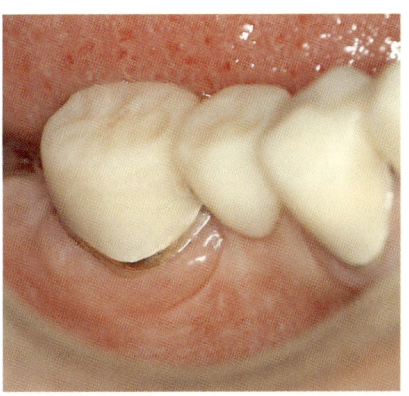

図6-6-1q 移植歯をプロビジョナル・レストレーションに変えた頬側面観（1978.8.2）．

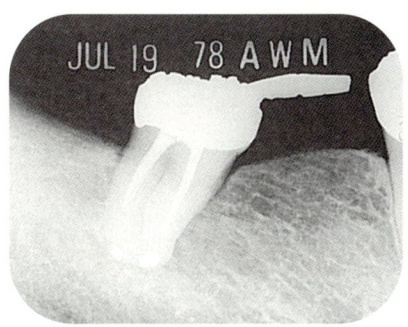

図6-6-1r 移植後約1ヵ月のエックス線所見（1978.7.19）．

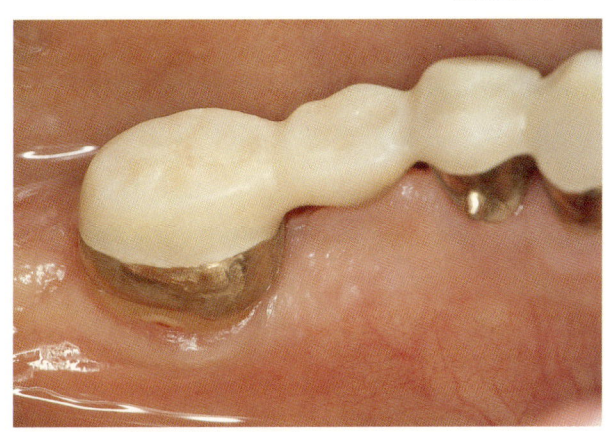

図6-6-1s 舌側面観（1978.8.2）．

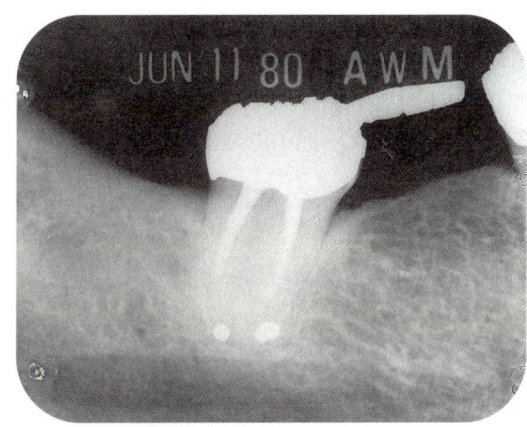

図6-6-1t 移植から2年間，プロビジョナル・レストレーションで経過観察した（1980.6.11）．

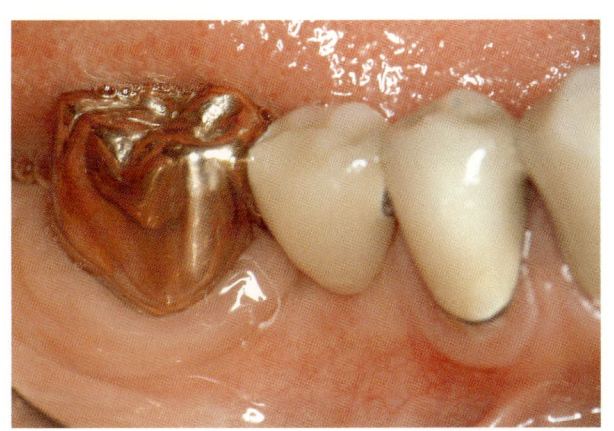

図6-6-1u-① 最終補綴物の頬側面観（1980.8.27）．

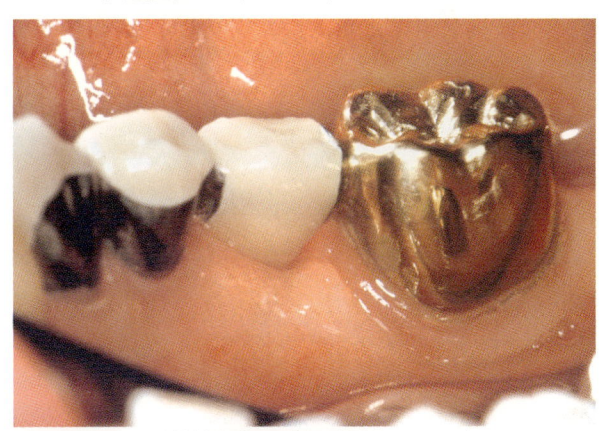

図6-6-1u-② 最終補綴物の舌側面観（1980.8.27）．

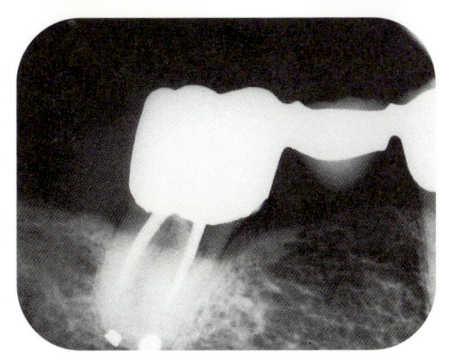

図6-6-1v 移植から5年後，患者の帰国後の主治医から送っていただいたエックス線所見（1983.6.23）．

図6-6-1w 移植から10年後，近心根に明らかな吸収を認める（1988）．

343

そろそろブリッジに動揺がはじまると予言し，そのときは抜歯して他の方法を講ずることを提案し，彼の主治医に委ねた．

このように約10年間はブリッジの役割を果たし，いわゆる「歯列弓の保全」ができたことは，患者の多忙なビジネスマンとしての社会的立場からも有意義であったように考えられるが，いかがなものだろう（図1-6-1a～図1-6-1w参考）．

2．歯根吸収

最後に，歯根吸収について考えてみたい．

吸収の原因はまず根表面の組織の活性に影響されるということであろう．根表面の細胞が健康な場合，転倒などによって脱落してもすぐ再植して感染がなければ予後は良好であるという報告はたくさんある（第1部6章P.61参照）．問題は口腔外での保存方法が悪く，特に乾燥状態で持ってこられたり，取り扱い中に感染させたりした場合で，これではたとえ再植の術式が正しく行われても予後の悪いことは当然であろう．

歯根吸収の状態をAndreasen JOは次の3つのタイプに分類している．

①表面性吸収
②置換性吸収
③炎症性吸収

症例6-6-1は，近心根の歯頸部から吸収がはじまっていることから，根面の歯根膜がすでに感染していたので徹底的にスケーリングと歯石除去，搔爬，根面滑沢化を施し，セメント質さえも剝離してしまったと考えられる．さらに，感染根管でもあり，根尖は閉塞，彎曲していた．そこで可及的に根管充填はしたものの，抜歯後口腔外での逆根管充填の時間をできるだけ短縮すること，術中に根面を把持しないようにしたこと，根面をできるだけ生食水で浸した状態で操作することなど常識的な点を全部ふまえて行ったつもりである．ちなみに，この症例では抜歯した8⏋の滞空時間は17分であった．

一方，遠心根面は健康な歯根膜と考えられるが，その他，術中の弁の取り扱い方や咬合の与え方が問題になるであろう．この症例では，⏋6の部位へ近心傾斜気味に移植してしまったことが少し悔やまれる．しかし，⏋4 3と連続したブリッジなので近心根がすっかり吸収しても10年間は口腔内にしっかり維持されたことも現実の事である．今考えると，結果的に健康な歯根膜を持つ8⏋をこの部位へ移植した方がよかったかもしれないと反省している．第6部3章，5章，7章の3つの症例はこの症例を踏み台にしてよく考え，慎重に取り扱われているので本症例より予後はよいと思われる．

近年，新しい異物が口腔内に挿入され，臨床歯科の世紀末に夢をつなぐもののような錯覚を与えている．このような移植，再植を含めた自家移植，換言すれば歯根膜を利用する生物学的考慮を導入した保存療法の大切さを忘却の彼方に置き去りにし，安易にインプラントに結びつく態度を反省するきっかけになれば幸いである．

―― コラム⑨ ――

歯科医学という科学，非科学の間をさまよい歩いた現代歯科医学

1．エビデンスデータを知らぬがゆえの落とし穴

　2005年10月のJ Endoのある論文に目が止まった。ビスフォスフォネートという骨粗鬆症や乳癌，肺癌などの骨転移予防に用いられる薬剤を長期投与した患者の歯科治療の危険性を示唆したものだった．抜歯などの観血的処置のみならず，保存的な根管治療ですら顎骨の腐骨を来す可能性を持っていることにいささか驚いた．われわれは，問診表を通して，全身疾患の関連事項に一応気を配るが，まさか根管治療で顎骨が壊死してしまうなどとは考えたこともないであろう．超高齢化がすすむ今日，高齢者は内科，整形外科…と多剤を投薬されていることを考えると，単なる歯科治療と気楽に手をつけると，思いもかけない落とし穴にはまり込む可能性があることに気を配る時代が来ているようだ．筆者もこのエビデンスデータを知らなければ同じ落とし穴にはまっていたかもしれない．

2．EBMは万能ではない

　1990年代に入ってEBMが提唱され早10年余りが経った今日，「EBMに基づいた〜」と題された出版物がやたらと増えてきた．EBMとは信頼できる最新の臨床データに基づいた，理にかなった医療を目的とするものである．コンピューターの普及に伴い，今や上手にPubMedを使いこなし，患者に有益な情報を手に入れることもできる．つまり，情報という洪水の現在，いかにうまくデータを咀嚼していくかがポイントとなってきた．とはいえ，EBMは決して万能ではない．理想的なデータが得られ，そのエビデンスの通りに治療がすすんだとしても，落とし穴は依然存在するのである．

3．臨床医には「柔軟な発想」が必要

　古代，中世の知は神学と哲学であったが，17世紀末のニュートンの万有引力の法則の発見を機に物理学が確立され，以後300年間科学は加速度をつけて進化してきた（第6部第7章P.347参照）．次々に新たな法則が発見・実証されて，科学万能主義のもと，科学は突きすすんできた．結果アインシュタインの相対性理論の発見以来，人間の宇宙空間進出は原理上可能となり，米ソの宇宙競争に拍車がかかったのであった．

　1957年9月25日，フロリダ州ココア海岸で打ちあげられた長距離ミサイル，アトラスは，突然進路を転じて炎に包まれた．同年，Festinger LによりCognitive Dissonance（認知的不協和）理論が発表された．どんなに綿密に計算された理論のもとでも現実に落とし穴はつきまとってくる．科学は万能ではないことの証を人々は痛感したであろう．

　続いて，Boring EGが1964年にScienceに「Cognitive Dissonance：Its Use in Science」を発表，1965年にBender IB先生が科学と実際の歯科臨床のギャップを「Cognitive Dissonance in Endodontics」の中で指摘した．森は1978年に「歯科臨床の特殊性からみた診療計画」の中で不確実要素の多い歯科臨床ではあるが，臨床医としてある程度の予知性も明確にした治療方針が求められる点に歯科臨床の難しさがあり，そこに難症例に対し柔軟性に富んだ治療方針を持つことの必要性を述べている．

　Boring EGはその論文の中でKuhnが提唱したパラダイム論を引用しているが，人は誰しも無意識の中に「思考の枠組み」を作りあげ，その範囲の中で行動するものである．パラダイムは時間とともに変化し，ときが経てばまた新たなパラダイムが現れて変換されていく．同様に，フランスのFoucault Mは特定の時代の思考に秩序と限界を与える一群の想定，先入観，ものの見方，思考の台座を「エピステーメー」と呼んだ．古代，中世の時代に信じられていた天動説が否定され，地動説となったように，認識が逆転することの例えをKantは「純粋理性批判」の中でコペルニクス的転回と呼んだが，臨床医にも柔軟な思考を持つこと

が要求されているように思われる．

4．目に見えるもの，見えないもの

人間の脳には，「目に見えるもの」と「言葉のあるもの」に対して先入観が強く働くという特徴があるように思われる．Bender IBの論文の中に述べられているような，①きちっとした根管清掃②根管の消毒③緊密な根管充填のいわゆるエンドの原則（①+②+③ formula）を守って遂行したとしても落とし穴は思わぬところにあり，予期せぬトラブルにはまることがある．エックス線像はあくまでも2次元的なものにすぎず，肉眼では見えないマイクロクラックは歯科用顕微鏡でも使わない限り，見落とされたままであろう．

16世紀の顕微鏡の発明，19世紀のエックス線の発見，20世紀の根管用の顕微鏡の開発，歯科用CTの開発……ときとともに見える範囲，観察の領域が広がり，時代ごとにパラダイム，エピステーメーは終わりなく変化していく．行けども行けども終わりはない．だからこそ，その途中に生きるわれわれは歪んだ認識，錯覚の世界に生きていることを認識する必要があるかもしれない．

5．「Serendipity」について，これも科学なのか非科学なのか？

臨床に長年携わっていると，思いもかけない幸運に恵まれることも経験する．第7部2章の症例（32歳，女性，「8 水平埋伏歯」）のように最終的に予想以上な結果が得られることも臨床の醍醐味かもしれない．

Serendipityとは偶然と洞察力によって本来求められていなかった発見をする能力と定義されている．Flemingのペニシリン，Röntgenのエックス線，Brånemarkの骨結合などがそうである．臨床でも同様な発見にときとして遭遇する．これは偶然なのか必然なのか，はたまたこれも科学なのか非科学なのか？

脳科学者の茂木は何か偶然の出来事（発見）が起こったときに，その重要性に気づくだけの観察眼（別のまなざし）と，心の余裕（従来もっていた狭い心の枠組みを開くだけの余裕）が必要だと述べている．ここでも森の述べる臨床医の「柔軟性に富んだ治療方針」に相通じるものが伺われる．

6．偶像との決別，それでも医学を科学に近づける努力

歯学部でわれわれにはデンタルエックス線上の歯槽骨の透過像に真っ先に着目するようなトレーニングを受けている．かくして本書で強調されてきた緻密性骨炎に該当する不透過像は見すごされることとなる．その理由の1つはエックス線不透過像に関する論文がほとんどなく，「その状態を表現する学術的用語」がないからであろう．

1985年にBender IBと森共著の『The Radiopaque Lesion：A Diagnostic Consideration』がEndod Dent Traumatologyの創刊号に発表された．本論文はエックス線不透過像に着目したコペルニクス的転回であったと筆者は信じている．この像「緻密性骨炎」を意識して読影することにより臨床医のパラダイムは大きく変換されるからである．しかし，残念ながら未だ歯科大学では緻密性骨炎の講義はなされていないと思われる．いったん植え付けられた思考の台座から頭を柔軟にして新しいパラダイムへと切り換えていくことがいかに困難かを物語っているかのようだ．

1950年代半ばより発展してきたCognitive Scienceは最近，精神科領域にも応用されるようになってきており，Cognitive Behavioral Therapyとしてうつ病，統合失調症，境界例，人格障害など幅広く臨床に用いられている．これと同様に，われわれ歯科臨床医も歪んだ思考の枠組みを是正するためにCognitive Behavioral Therapyを自ら行うべき時期にきているかもしれない．いつまでも偶像を追っていても仕方がない，偏狭的なものの見方の医療の終焉，本書のタイトルである包括的歯科の幕開けの時期が来たと考える．

（小川　純・小川歯科医院）

第6部 エンドドンティック・アジャンクツ／再植・移植

第7章
包括的な倫理体系，倫理の実践

小川 純

1. 意図的，戦略的な歯列弓の保全

　謙虚に考えて，われわれ歯科医の存在価値は患者が生涯，患者自身の歯で噛め，生きる限り文化的な思考，生活ができるような人生の手助けができることではなかろうか？　いわゆる，森が提唱している意図的，戦略的な歯列弓の保全である．それがわれわれ歯科医のテーゼであり使命であると考える．

　その実践にあたり筆者は3つの主要軸を念頭においている．第1に包括歯科医療（Comprehensive Dentistry），第2に医療判断学（Predictable Dentistry），最後に倫理的解決（Bona Fide Solution）の3つの概念である（図A）．

　包括医療とはどのような概念であろうか．歴史を振り返ると古代と中世の知は神学と哲学であった．17世紀末のニュートンの大発見からはじめて派生した学問が物理学であり最初の科学である．以後，科学は3世紀にわたり次々と加速度的に進化し続けてきた結果，21世紀を迎えた今日では，これまでに派生してきた科学の分野は無数に及んでいる．

　そこでわれわれが人類のために得た無数の知を無駄にする手はない．もちろん，われわれの施す医療も，まずは歯科医学という科学の一分野を母体としてすすめていくわけであるが，それだけではなく，包括歯科医療ではありとあらゆる学問を導入して患者の理想とする形に近づけていく努力を惜しむべきではない．包括歯科医療（Comprehensive Dentistry）の根底にはInterdisciplinary Solutionがある．狭い，偏狭的な視野の原理主義的な歯科に陥らないために，あらゆる角度からの知を集めて統合し，解決策を求める多次元的な医療を追求する必要がある．

　続いて，医療判断学（第7部1章，2章）というもう一歩踏み込んだ新しい概念がここにある．前述のように，17世紀末のニュートンの大発見にはじまる科学革命では，デカルトの演繹法とフランシス＝ベーコンの帰納法が西洋科学の基本的な物の考え方であり，西洋医学も同様に演繹法と帰納法を根底に発展してきた．

　われわれは1970年頃より医療判断学の概念も導入した．演繹法も帰納法もRetrospective，すなわち後ろむきな思考である．すべて過去の事実の集大成である．ここまでの概念は未だEvidence Based Medicine（EBM）の域に留まっている．しかし，医療判断学はそこからさらに完全に前むきに予測をたて，倫理的な判断のもとに新しい分野を開拓していく学問であり，倫理の実践（Ethical Endeavor）である．医療判断学という概念が生まれる背景には東洋思想，禅の人間観があるようである．われわれ東洋人は観察される事実について経験的記述を積み重ねてゆく態度よりも，世界の全体像を芸術的な直観によって把握しようとする態度が強いようである．

347

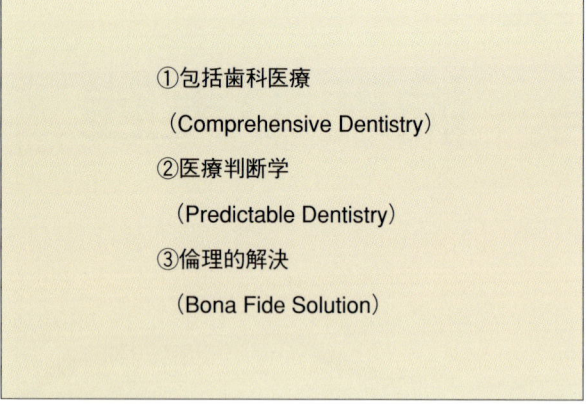

第6部 エンドドンティック・アジャンクツ／再植・移植

図A 歯科医師のテーゼ
① 包括歯科医療
（Comprehensive Dentistry）
② 医療判断学
（Predictable Dentistry）
③ 倫理的解決
（Bona Fide Solution）

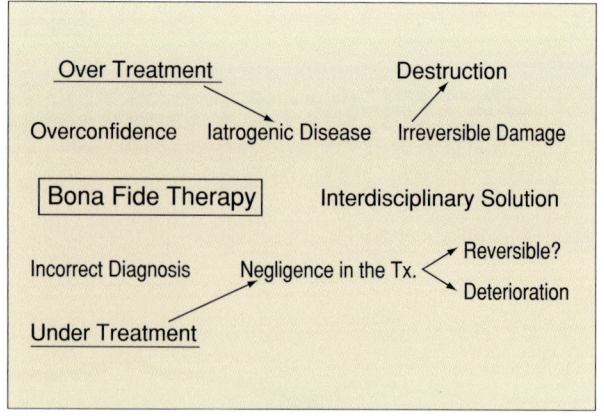

図B Bona Fide Solutionの概念

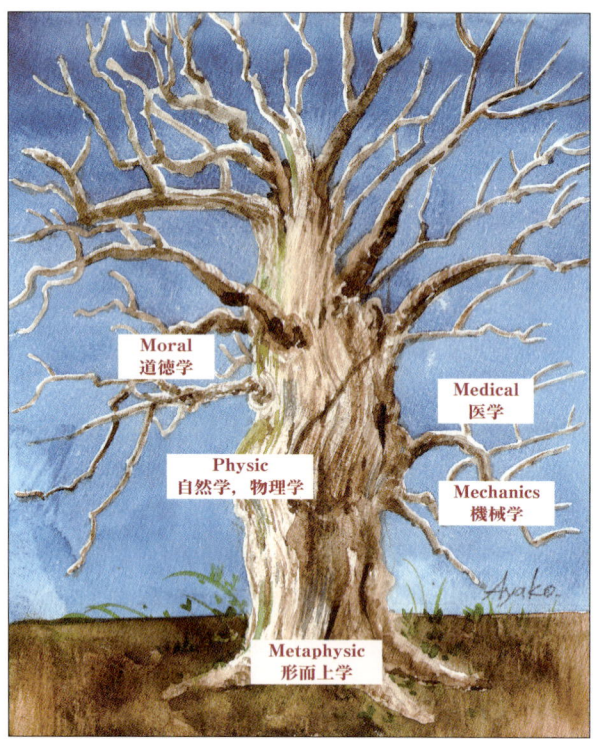

図C 西洋科学の概念（知恵の木／1647年）

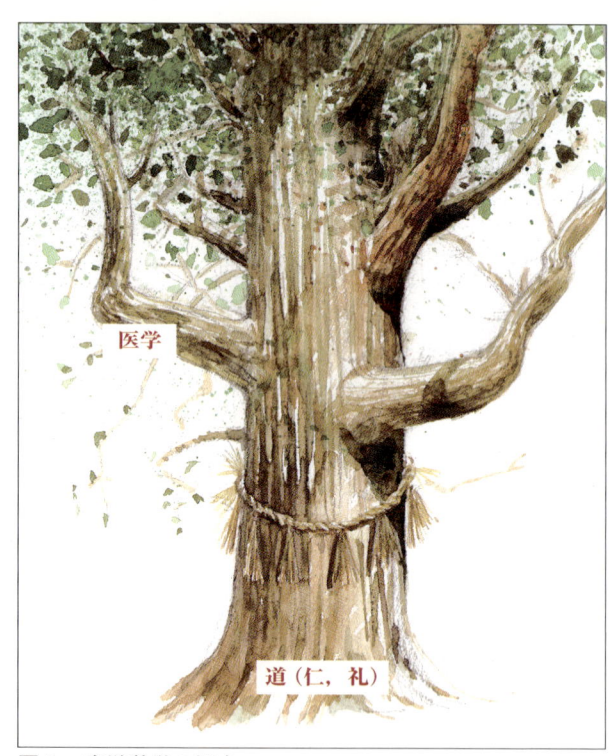

図D 東洋科学の概念

また，この概念の利点は大きい．実験的医学は人間中心的であり，人間の幸福を得るために多くの動物，植物，物質などが犠牲となっている．すなわち踏み台の上に成り立つ人間の幸福である．しかし，医療判断学のもとでは臨床実践が主体のために生物，物質の犠牲や無駄が極小に留められる（Minimal Intervention）．さらに倫理（Bona Fide）が根底となっているので患者の幸福と直結している．営利，個人の名誉を追求した人体実験とは無縁のものである．また，この概念は幸福循環的なもので永続的なものであるところに最大のメリットがある[1]．

1-1 Bona Fide Solutionの概念

Bona Fide Solutionの概念について述べることにする．この概念は図Bのように数ある原理，Treatment Modalityの取捨選択を行う根拠として重要である．デカルトは著書『哲学の原理』の中で，形而上学，物理学，道徳，機械学，医学の布置（Configuration）および構造を以下のように表現している．根が形而上学，幹が物理学，そして3本の枝が道徳，機械学，医学である．これが，デカルトの骨子であり，西洋医学の概念である（図C）．一方，われわれの意図するところのBona Fide Solutionは

これとは異なり，根底に禅の思想，儒学をおくBona Fide Solutionでは，まず根と幹はすべてがBona Fide，倫理，道徳である．そして，その先の枝にそれぞれの原理（Discipline）が伸びている．根底には「徳」がありそこから枝分かれして物理学，医学……という構造になっている．デカルトは『知恵の木』の枝である「道徳」が「最後の階段」というように，道徳が究極の善にかかわり，他の2つの枝「機械学」と「医学」のように手段的善のみを眼中におくのではないことも現わしている．同時に，機械学によって人間の支配下におきうる自然力も，医学によって得られる健康も，悪用されうる手段的善であり，「道徳」によって導かれねばならないことも述べている．森が1970年頃に提示したBona Fide Solutionの概念（図B）がここで明確に表されている．また佐久間が曰く「西洋の芸術（科学，技術），東洋の道徳」の思想をよく現わしている．これがわれわれBona Fide Dentistryを追求する医療者の精神的根底である（図D）．

ここで，日本の戦後の歯科医療の変遷を振り返ってみる．第二次大戦前後の物質難の時代が続いたせいか，多くは敗戦後よりAmerican Dentistryを一知半解のまま日本に導入してきた．その歪みによる国内の歯科医療の混乱，いわゆる原理偏重主義的な歯科，すなわち狭小的視野下で専門に偏りすぎた日本の歯科診療の趨勢に疑問を感じた森は1958年にフィラデルフィアにわたり，American Dentistryの本質を視察し，帰国後の1970年に開業した．そこで患者に実際のBona Fide Dentistryを実践し，数々の良好な結果を得た事実（Evidence）が本書の要旨である．

現実に日本の歯科医療は1980年前後まで理想的な歯科的解決が見つからず，試行錯誤と暗中模索を続けていた．この時代を『歯科の迷妄の時代』と名づけたい．

Adam Smithが1776年に著した『富国論』の中で，分業の概念の重要性が述べられ，そこから産業革命へ発展していった．American Dentistryの発展にも多分にその根底が窺われる．Adam Smithの理論にしたがえば，論理的に分業，専門科は理想的な結果が得られるはずである．しかし，現実には歯科のスペシャリストそれぞれのレベルが均一ではないため，得られるものは理想とはかけ離れた，歪な産物であって当然かもしれない．

理論からInterdisciplinary Solutionが可能であっても，実践では机上の空論と化してしまうわけである．これはチームワーク医療の困難さを物語っている．また，American Dentistryでは各科の専門医のところを患者自信が回ることになるので，患者自身の時間的経済的負担は大きい．もしひとりの術者にInterdisciplinary Solutionが可能ならそれに越したことはないだろう．アメリカでは医療制度上それが不可能であるが，幸いに日本では可能である．

日本ならではの倫理道徳（徳）を基盤とした多次元的歯科医療がBona Fide Comprehensive Dentistryの主旨であり，最終的な評価としては局所（口腔）の改善のみならず，患者－医師のよい信頼関係の形成と維持という精神心理的な次元にまで及ぶものである．1980年以前の歯科の暗黒時代に射してきた光で，一言でいえばまさにここが歯科における『コペルニクス的転回』の発端であろう．

すなわち，歯科のある一分野の新技術のみを内省もなくひたすら行うようないわゆる天動説的，原理主義的な偏見歯科ではなく，地動説のような謙虚にできるだけ多くの原理（Discipline）を導入し吟味し慎重に取捨選択しながら実践しつつ，少しずつ倫理的な直観から新たなものを取り入れ前進していくのが，われわれの意図する包括歯科の哲学である．

2．包括歯科の実践

2-1　自家歯牙移植

われわれが1970年頃より実践してきたEvidenceからその一戦法として歯根膜を利用することによって自然治癒力を引き出すことのできる自家歯牙移植（Autogenous Tooth Tooth Transplantation）は，残根のOrthodontic ExtrusionやIntentional Replantation（IR）と並んで，1つの大変有効な手段であることがわかってきた．

自家歯牙移植とは「同一患者において，ある歯槽窩にある歯牙から他の歯槽窩への移動」と定義されている[2]．アメリカでは1950年に最初の論文報告が

あり[3,4]，1970年まで間に，多数の報告が見られることから，数々の臨床家がNew Treatment Modalityの光に希望を見い出しチャレンジしていった形跡が見てとれる．しかし，1970年以後はほとんど報告が見られないことからすると，この処置法は一般歯科臨床に定着せず他の処置法に切り替えられていったと推察される．時代の趨勢から見て，Linkouのブレードタイプのインプラントに置き換えられていたかもしれない．日本では1937年にすでに報告が見られ，以降，1980年代まで決して数は多くはないが，1980年後半までは若干の報告が散見される程度であった．残念なことに長期にわたる詳細なエビデンスデータはほとんど見られない．

幸いであったのは歯牙移植が完全に消え去ったわけではなく，デンマークのAndreasen JOによって継承されていた事実である[5]．彼のもとで主にRhysus Monkeyを用いた歯牙移植の実験から，歯根膜の基礎的な性状の理解が深まり，このことが移植術の成功率を飛躍的に向上させたことは歯科の歴史にとって多大なる徳であったかと思われる．日本の臨床家が安心して移植に取り組みはじめたせいか，1993年にAndreasen JOが来日公演した前後より，にわかに多くの報告が見られるようになり，その熱は今日でも消えず，むしろ緩徐にではあるが歯牙移植に対する信頼の輪が広まりつつある．

一方，インプラントに関しては，国内ではBrånemark PIよるオッセオインテグレーションの成功からチタンインプラントの普及が飛躍的に高まり，1990年代前半より急激に一般臨床へ浸透していったように思われる．

2-2　自家歯牙移植とインプラント

さてここで，21世紀の初頭に自家歯牙移植とインプラントという，欠損部を補填するといった目的は同じであるが，使用するマテリアルが全く異なった治療がこの時点で肩を並べるに至った．両者の選択にあたり，Bona Fideのまなざしから比較してみる．まず，チタンという人工物であるインプラントの概念について考えてみる．まず最大のメリットは合理性であろう．未だ高価なため経済的に優れているとはいえないが，時間的な問題は確かにクリアーして いる．そして現在までの膨大な科学的データ（evidence）が蓄積されているわけだから，Predictabilityの点からいえば現時点ではインプラントが優っている．しかし，条件のよい自家歯牙移植，すなわち根未完成歯を用いた自家歯牙移植では，すでに科学的エビデンスで明らかに成功率とLongevityにおいてインプラントと同等であることが判明している[6]．Andreasen JOは22歳までの症例は総合的にインプラントより移植がよいとしている．

では，根完成歯の自家歯牙移植とインプラントではどうだろうか？　確かに21世紀を迎えて，1990年代前半から今日までのインプラントの進化は飛躍的であり，術式の簡便さ，成功率，Longevityなどすばらしいものがある．しかし，それだけで単純に計りにかけてよいのだろうか？　医療においては合理面だけなく，生命ということも考えなくてはならない．われわれBona Fide Solutionを追求する術者は生命倫理（Bioethics）も考慮しなくてはならない．われわれの世代のことだけではなく次世代，その次の世代と人類の永続的な継承のことも考えなければならない．根完成歯の自家歯牙移植に関しては，われわれの実際の症例を通して考察していきたい．

なお，ここまで進化したインプラント臨床の術式の中で，歯牙移植に応用すべきことは多分に採用するよう心がけてきた．当然，文明科学の進歩とともに理想的な術式（Surgical Procedure）は変遷していくが，本章では現時点2004年8月の自家歯牙移植の術式をまとめてみたい．

3．自家歯牙移植の前処置

3-1　術前診断

これが一番肝心なことはいうまでもない．そのためにはエックス線と模型が最低限必要で，それらを手にとって参考にしながら，あらゆる可能性を想定して術に臨まねばならない（図E～H）．

3-2 心理学的配慮

術者として患者の心理状態に敏感になり，神経症，心身症，境界例，そううつ，統合失調症などの傾向に配慮する．場合によっては，その改善を見ながら時期を選ぶことも必要かもしれない．近年着目すべきは人格障害（境界例など）が増加しているという点である．社会の急激な変化のためか，1970年代より急増してきたとされている．

手術にあたってはことさら慎重にならざるを得ないのが現実であろう．症例によっては長時間にわたる面接（Interview）が必要とされる例もある．

3-3 咬合に対する配慮

よくわれわれが遭遇するのは，う蝕による歯冠の崩壊が著しい場合や，歯牙の欠損の期間が長かったために対合歯が挺出しているケースである．術前に咬合平面を揃えて，適切なVertical Clearanceを設けておかねばならない．

3-4 エンドに対する配慮

もし移植歯が根未完成であれば，その成熟度を確認しなければならない．理想とされる3/4の完成度の歯根に近いかどうか，もし未熟すぎる場合は移植の時期を待たねばならないこともある．3/4の完成度の歯根を選択すれば歯髄治癒が期待でき，最も成功率が高いのでこの時期を慎重に選択すべきである．

移植歯が生活歯で歯根が完成している場合，歯髄の治癒は期待できないので術後3週目に歯髄を除去しなければならない．過去には口腔外で術中に抜髄し根管充填していた時代があるが，現在は歯根膜細胞の生命力を保つことを優先させるためにできるだけ早く移植床へ移動させるため，移植歯の根管治療は歯根膜の生着後に行うようになった．

あるいは移植の前に移植歯を抜髄し根管充填まで終わらせておく方法もある．もし，移植歯が失活歯で以前の根管治療が不十分，あるいは未処置である場合は前もってしておく必要がある．

3-5 ペリオに対する配慮

患者の動機づけ，ブラッシング指導にはじまる一連の初期治療（Initial Preparation）を行っておく必要がある[8]．

3-6 暫間固定の準備

日本人に多く見られる咬合高径が低く，移植歯と隣在歯とのスプリンティングに苦労しそうと思われる場合は，あらかじめ装置を作っておくとよい．予想外に舌圧が強く，簡易な暫間固定では頼りなさそうな場合などは装置を作っておくことにより（図L），術式が随分楽になり手術時間の短縮につながる．

3-7 解剖学的な条件に対する配慮

移植の部位が下顎であれば下歯槽神経，オトガイ神経の走行，上顎であれば上顎洞の状態をあらかじめ認知しておくことは必須である．

術前に移植歯の状態，歯根長，幅，形態（単根，複根，直根，彎曲根）などについて予測をつけておく必要がある．さらに移植床の骨の条件，下顎であれば下歯槽神経の走行，上顎であれば上顎洞底の歯槽骨の状態についてModel Surgeryを行い，リアルなイメージを術者の脳に焼きつけておくことが重要である[9]．

また移植歯の植立位置や深さについての術前診断も大切である．

近年，口腔内のCTが開発され，術前に撮影しておくと三次元的なイメージがより一層明確になる．残念ながら装置が高価なため，撮影料のコストも必然的に高くなってしまう欠点はまだ免れていない．

3-8 消毒滅菌

手術器具の滅菌および術野の消毒．

3-9 前投薬

必要に応じて抗菌剤の術前投薬を行う．

第6部　エンドドンティック・アジャンクツ／再植・移植

4．自家歯牙移植の術式

4-1　局所麻酔

部位により浸潤麻酔と伝達麻酔をうまく併用して行う．下顎臼歯部では下歯槽神経，オトガイ神経の伝達麻酔，上顎前歯部では眼窩下孔の伝達麻酔を有効に使う．

特にエピネフリン含有のキシロカインでは，止血効果が期待できるので明確な術野を確保するために有効に浸潤麻酔を行い，ペインコントロールとの併用効果をねらう．ただし，極量には十分注意し，バイタルサインは厳重にチェックしていなければならない．

4-2　歯肉切開，剝離

模型上で切開線の入れ方を決めておくとよい．

4-3　保存不可能な歯牙の抜去

抜歯後，感染源となりうる根尖病巣の摘出，あるいは搔爬およびデブライドメント．

[自家歯牙移植の術式]（症例1-9-3と同一患者）　　　　　　　　　　　　　　　　　　　　症例提供／森　克栄

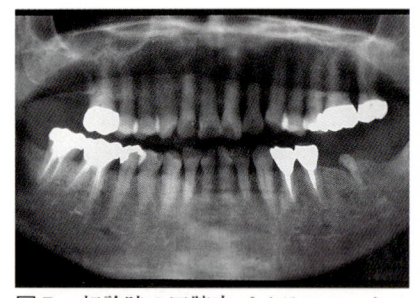

図E　初診時の口腔内パノラマエックス線写真．7は保存不可能

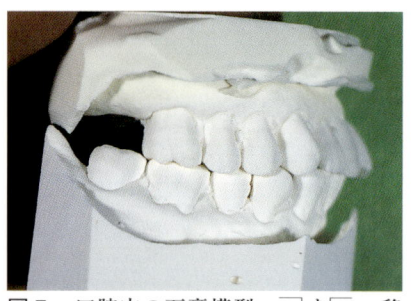

図F　口腔内の石膏模型．7を7へ移植する

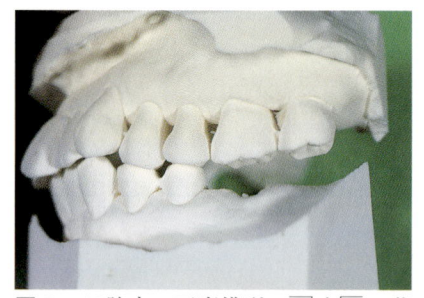

図G　口腔内の石膏模型．7を7へ移植する

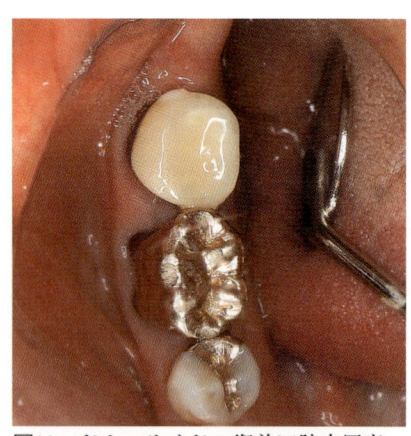

図H　ドナーサイドの術前口腔内写真

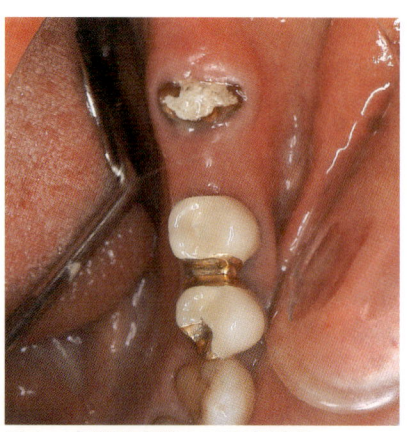

図I　左側臼歯部の口腔内写真

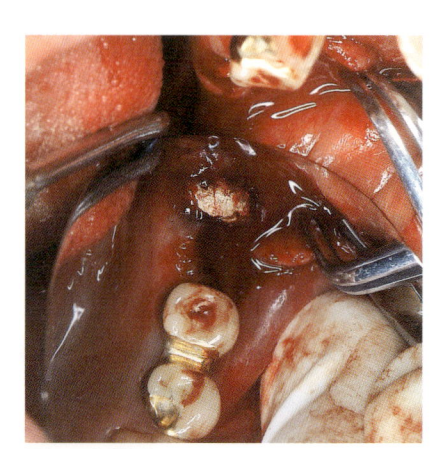

図J　切開する

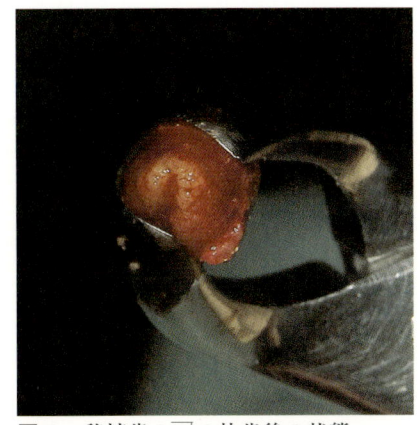

第7章 包括的な倫理体系，倫理の実践

図K 移植歯の7⏌の抜歯後の状態

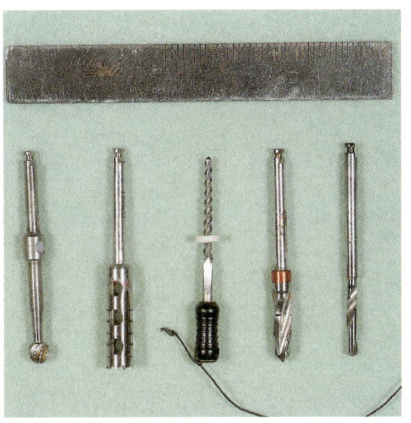

図L 移植に必要なバー類

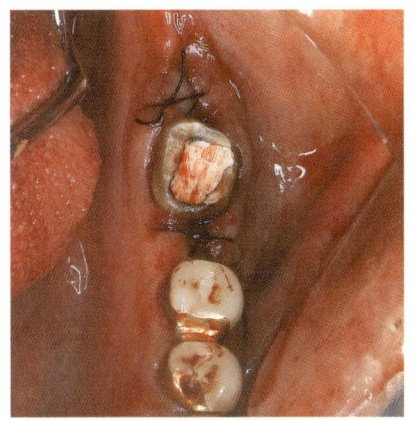

図M 移植歯の植立と歯肉弁の縫合

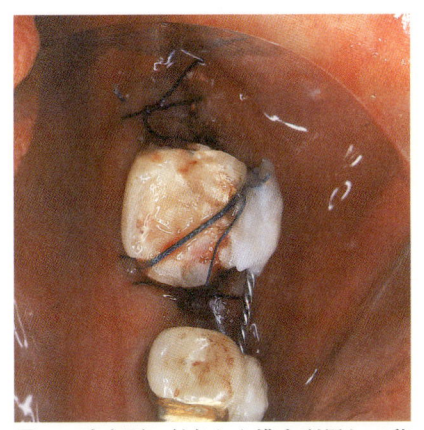

図N 咬合面に付与した溝を利用して移植歯を固定．頬側にワイヤーとレジンで固定する

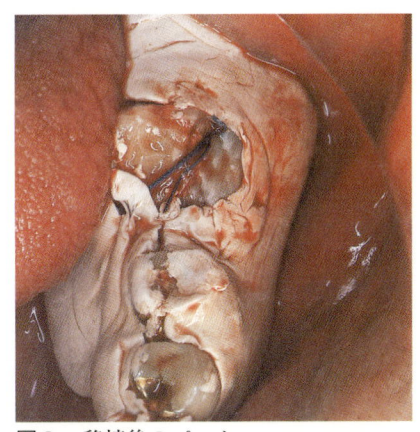

図O 移植後のパック

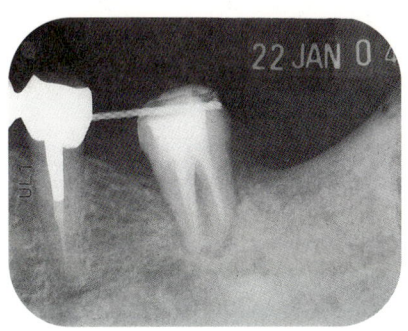

図P 固定中のエックス線像

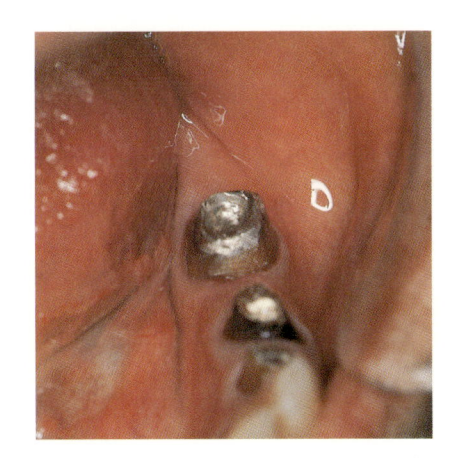

図Q 支台築造後の口腔内写真
図R プロビジョナル・レストレーション装着後のエックス線像

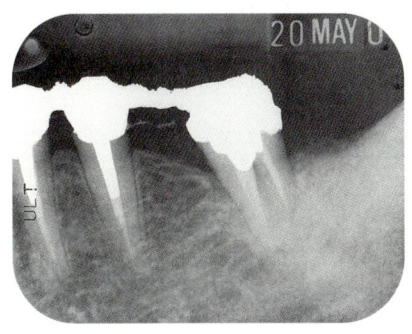

353

4-4 移植歯の抜歯

もし歯冠がしっかりしているようであれば，歯根膜細胞の保護のためにできる限り鉗子だけで抜歯するように心がける．鉗子で歯牙をしっかりと把持し，ゆっくりとジグリング（頰舌的方向）により脱臼すれば，より多くの歯根膜細胞を歯根表面に残すことができる．挺子（エレベーター）の使用は歯根膜の喪失につながるので最小限にとどめる（図L）．

4-5 移植歯の観察

根面に残った歯根膜の量と質について詳しく観察する．患者がペリオ罹患の傾向が強ければPolson AMの理論[10]を応用して歯根膜の生命力の強そうな部位を選択的に利用し，骨欠損の改善も見込むことができるので，この観察は重要である．歯根の長さと幅の測定も行う（図K）．

4-6 生理食塩水への保存

いったん抜歯した移植歯は移植床の準備ができるまでその中に保存しておく．歯根膜細胞の活性を保つためである．

4-7 移植床（ソケット）のプレパレーション

あらかじめ測定した歯根の長さに合うようにまず移植床の深さを決める．その際，目盛りが呈示されているインプラント用のバーは有効である．解剖学的に下歯槽神経や上顎洞の位置などが近接している場合，少しずつドリリングを行い，太いリーマー（＃130など）を挿入してエックス線をとり，随時確認するとよい．嚥下防止のためにリーマーの柄に縫合用の糸をくくりつけておく．

深さの調整が終わったら，幅の調整である．大きいラウンドバーやトレフィンバーなどは有効である．ドリリング時に生じる熱の骨に対する影響を配慮することは重要である．現在までに得られたインプラントのための至適なドリリング時の条件は，そのまま移植のための移植床ための至適なプレパレーションに適応できる．具体的には生理食塩水の注水下にドリリングの回転数が600回転／分以下で可及的に圧をかけずに行えば，骨の過熱による影響は許される範囲であることがわかっている．

移植床の形成が終わったら，移植歯の試適を行うが，もしフィットが悪ければ，再度ラウンドバーを用いて微調整していく．

4-8 移植歯の位置決め

必ずしも解剖学的に正方向である必要はなく，最も座りのいい位置を選択する．正方向だけでなく90°，180°など回転した位置も考慮に入れて選択する．

4-9 縫合

歯肉弁を縫合し（図M），続いてあらかじめ咬合面に付与しておいた溝を利用して歯肉に縫合固定する（図N）．

4-10 隣在歯との暫間固定

固定には弾力的な固定と緊密な固定があり，弾力的なものが文献的には推奨されている．しかし，ときとして移植の極初期のみにはどうしても緊密なものが要求される場合にしばしば遭遇する．特に嚥下時の舌圧で移植歯が動揺されるような場合などは緊密でなければならない（図M, N）．

4-11 咬合調整

中心咬合位のみならず，側方運動時の咬合干渉がなくなるように調整する．

4-12 ペリオドンタルパック

ペリオドンタルパックで保護する（図O）．

4-13 術後投薬

抗菌剤，鎮痛剤を投与する．

5．移植術後処置

5-1　抜糸

術後1〜2週．

5-2　エックス線撮影

1，3，6週，1年後に撮影．歯根吸収，根尖病巣の有無，歯根膜腔の状態，歯槽硬線（Lamina Dura），緻密性骨炎（Condensing Osteitis）の有無を確認する[11]．

5-3　移植歯が根完成歯である場合

3週後に抜髄する．その際，ファイリングの物理的なストレスで歯根膜と骨の接着が妨げられないように，根管形成は低い号数（おおむね#25番程度まで）にとどめておく．術後2ヵ月で必要な号数まで拡大，根管充填する．

水酸化カルシウムの根管内貼薬の必要性の有無について，現在のところもし感染の可能性がなければその必要はないとされている．智歯の移植歯は往々にして根管が狭窄あるいは閉鎖している場合が多く，エックス線像でアンダーである場合が多い．決して，根尖を破壊してまで拡大する必要はない．

5-4　移植歯が根未完成歯の場合

8週，6ヵ月，1年後に歯髄診断を行う．この結果に併せてエックス線像も加味して診断しなければならない．電気的歯髄診断の結果が偽陽性（False Positive）あるいは偽陰性（False Negative）に現れることがあるので要注意である．

経時的なエックス線撮影で根の成長や歯髄腔の狭窄などの所見が認められれば，たとえ歯髄診断の結果が陰性でも正常な治癒過程として判断してよい場合が多い[12, 13]．

5-5　機能的適応（Functional Adaptation）

プロビジョナル・レストレーションを3ヵ月後に行う．

5-6　最終補綴

最終補綴物を6ヵ月後装着する（図D）．

5-7　長期的予後観察

歯牙の動揺，歯周ポケット，付着歯肉の状態，咬合痛について観察を行う．

6．症例6-6-1から自家歯牙移植を考える

治療歴や治療経過は本文P.340参照．ここでは時代背景などを絡めながら考察してみたいと思う．

6-1　時代背景

この当時の一般的な歯科臨床の時代的な背景は興味深い．1977年はBrånemark PIがチタンインプラントのオッセオ・インテグレーションの10年の成功症例をはじめて発表した年である[14]．しかし未だ当時としてはこのタイプのチタンインプラントが普及していたわけではなく，一般に行われていたのはLinkouによって開発されたチタン製のブレード型およびファインセラミックス製のスクリュー型，ブレード型のインプラントであった．この頃は失敗症例も多々見受けられ，最も患者との信頼が揺らいだ時期であった．

1978年6月にはHarvard Consensus Development Conferenceがハーバード大学で開催され，「歯科インプラントの利益と危険」に関する討議がなされている．当然，インプラントの使用に関してはかなり批判的であり，完全な合意は得られなかった．1978年5月29日付の『ADA News』紙上には"Future Use Of Endosseous Implant may be Jeopardized by Government"という悲観的な記事が掲載されている[15]．行きすぎた歯科インプラント原理主義の歪みだったのだろうか．正にインプラント臨床の暗黒の時代でもあった（歯科の迷妄の時代）．

一方，同時期の自家歯牙移植に関する基礎的臨床

的な時代背景はどうだったであろうか．前述のようにアメリカで1950～1970年の間には根完成歯，根未完成歯の移植の報告が多数見られ，この時期に盛んに行われていたようである．しかし，1970年を境として発表がほとんど見られないことから，アメリカでは他の治療法に切り換えられていったのではないかと推測される．この原因は定かではない．

　Tam JCは1956年の時点で臨床的に移植後10ヵ月で85%と高い確率で歯髄反応が陽転していることをすでに示唆している[16]．これ以後はデンマークのAndreasen JOによって基礎的臨床的な研究は継承されている．しかし彼の研究は主として根未完成歯に関してであり，根完成歯に関するデータはほとんどない．その理由としてAndreasen JOが1970年に発表した臨床研究[17]で，根完成歯を抜歯後口腔外で根管充填してから移植した症例と，根未完成歯を根管治療せずに移植した症例では，明らかに根未完成歯の方に歯根吸収の頻度が低く治療成績がよかったためである．少なくとも根未完成歯の予後がよいことはこの時点で立証されていた．

　さて，根完成歯の移植を勇気づけるような臨床データとしては1978年の時点でどうだったろうか？残念ながら根完成歯の移植術後の予後に関してはどうも確固たるデータがなかったようである．1970年にこれまでの文献検索から250症例以上の臨床的な予後調査を行ったNatiella JRの報告[18]では，根未完成歯も完成歯も併せて，おおよそ50%ではないかと述べているが，その判定基準，経過観察の期間が残念ながら明らかではなかった．著者の直感的なClinical Impressionといった感じである．経験的にNoble FPが述べている[19]ように，歯根膜の損傷が移植の失敗の原因となることを示唆する報告は見られる．

　しかし歯内療法の立場から古くから行われている歯根完成歯の意図的再植（Intentional Replantation）に関してはすでに十分実績があることや，Melcher AHの歯周組織の再性能に関する基礎的な裏づけはわれわれを勇気づけるものであった[20～22]．最終的に医療判断学的に有意と認め，歯根完成歯の自家歯牙移植を行うことを決定したのが症例6-6-1であった．

6-2　考察

　45歳の多忙なビジネスマンの症例で，時勢としては初診が1971年と高度経済成長の真只中で，ニクソンショックの年であった．実際の治療が開始されたのが1974年であることから患者の多忙さ，動乱の日本の様子を窺うことができる．また前述のように，1978年はインプラントの予知性に関して暗黒の時代であった．

　そのような臨床的なバックグラウンドのもと，欠損最後臼歯部のマネージメントのTreatment Modalityについて最終的な治療計画とその決定をくだすにあたって，まずは予後不確実なインプラントを棄却し，リスクが低くしかも1950年からの多くのエビデンスが明らかな自家歯牙移植を選択したことは懸命であったのではないだろうか．結果的に約10年間はブリッジの遠心，最後臼歯の役割を果たし歯列弓の保全ができたことは，多忙なビジネスマンとしての社会的立場からも有意義であったように考えられる．

　最後に歯根吸収について考えてみたい．吸収の原因はまず根表面の組織の活性に影響されるということであろう．再植についていえば，外傷性の転倒して脱落した歯牙でも再植して感染がなければ予後は良好であるという報告はたくさんある．問題は口腔外での保存方法が悪く，乾燥状態で持ってこられたり，取り扱い中に感染させたりした場合であり，これでは再植の術式が正しく行われていても予後が悪いのは当然であろう．

　歯根吸収をAndreasen JOは，①表面性吸収，②置換性吸収，③炎症性吸収の3つのタイプに分類している．症例6-6-1では近心根の歯頸部から吸収がはじまっていることから，根面の歯根膜がすでに感染していたので徹底的なスケーリングとルートプレーニングのため，セメント質を剝離してしまったと考えられる．1983年6月23日のエックス線写真で緻密性骨炎像が見られ，1988年ではそれがより著しくなっているのがわかる．

　当時はまだEnamelmatrix Derivative（エムドゲイン／EMD）が開発されていなかった．近年，歯根膜の条件が悪い場合の再植，移植の際のEMDの応用が注目されている．未だ確固たるデータが出されて

いないが，今後の発展が期待できそうである．

移植歯は感染根管でもあり，根尖は閉塞，彎曲していた．そこで術中に口腔外でガッタパーチャとシーラーによる根管充填とアマルガムによる逆根管充填をできるだけ手早く行うように心がけ，操作中に根面を把持しないようにし，根面の乾燥を防ぐために生理食塩水などで浸したガーゼで覆うなど，常識的な点を全部踏まえて行ったつもりである．ちなみに，この症例では抜歯した8̄の滞空時間は17分であった．

今考えると，結果的により健康な歯根膜を持つ8̄をこの部位に移植した方がよかったかもしれないと内省している．

最後に，患者自信の精神的満足度について考察してみたい．患者も医師も高次元の精神を持った複合体であり，単純に患者の満足度を時間，経済，処置歯の耐久性，恒久性などの合理性の面だけから判断することは十分ではない．Bona Fideの観点から見て，非合理であっても，10年間の歯列弓の保全でもその手段が天然の歯根膜を利用した自然治癒力を最大限に引き出したものであることを，患者自信が意識的，無意識的に理解し，天然という安心感や，機能している間の咀嚼運動，会話，審美などの面で人工物（インプラント，義歯）以上に満足してもらえ，「患者－医師」の円滑な人間関係が保たれれば，より評価の高いものではないだろうか．

6-3 総括

本症例においては移植歯が感染根管であり，しかも根尖は閉塞，彎曲しており，部分的に歯根膜が感染するなど悪条件下の自家歯牙移植であったが，ひとつ1つの移植歯の悪条件を最大限に改善すれば約10年のエビデンスが得られたことは，自家歯牙移植というTreatment Modalityの1つの大きな指標となった．

症例6-7-1　8̄を7̄へ移植

患者：55歳，男性
初診：1993年1月21日
主訴：7̄で噛めなくなった
臨床所見：7̄動揺度2でプロービング値が遠心頰側で8 mm，ポケットから排膿する．歯槽骨は吸収し，特に遠心で著しい．不適合アンレーが装着されており，根管充填は不十分である．
治療計画：7̄はペリオの改善が全く期待できず，歯根膜が健全そうな8̄を移植して，意図的に歯槽骨の改善を期待する．移植後に根管治療と補綴処置を行う．

[治療経過]

1993.1.21　8̄を7̄へ移植．縫合固定．
1993.3.2　移植歯の根管治療．
1996.10.5　6̄近心根のヘミセクション．エックス線撮影．
1996.10.28　7̄のエックス線撮影．
1997.7.2　⑦⑥⑤プロビジョナル・レストレーション装着．
1999.11.9　最終補綴物装着．エックス線撮影．
2001.9.26　術後8年経過後の経過観察．エックス線撮影．経過良好である（図6-7-1a〜i参照）．

症例6-7-2　8̄を6̄へ移植

患者：20歳，女性
初診：1998年12月5日
主訴：6̄のう蝕
既往歴：1990年前後に6̄の治療を他医で受けたが，担当医とあまりうまくいかず通院せずに放置していた．母親のすすめによりようやく受診するに至った．当院初診時は母親が同伴してきた．
全身所見：問診から，若干のうつ的傾向，歯科的既往歴に歯科治療に対する抵抗が見られる．左手首にリストカットと思われる傷跡があり，境界例病像が窺われた．
口腔所見：
①全体的に口腔清掃状態不良．至るところで歯肉は発赤，腫脹し，口臭を伴っている．
②6̄は歯肉縁下う蝕，エックス線上では根尖

第6部　エンドドンティック・アジャンクツ／再植・移植

[症例6-7-1] 8̲ を 7̲ へ移植 ─────────────────────────── 症例提供／森　克栄

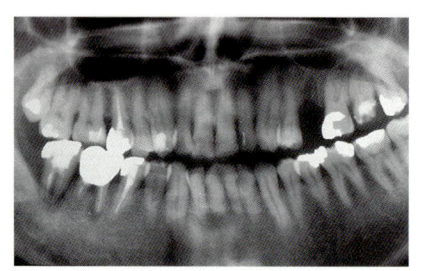

図6-7-1a　7̲ が保存不可能だが，8̲ を移植歯として利用できそうである．

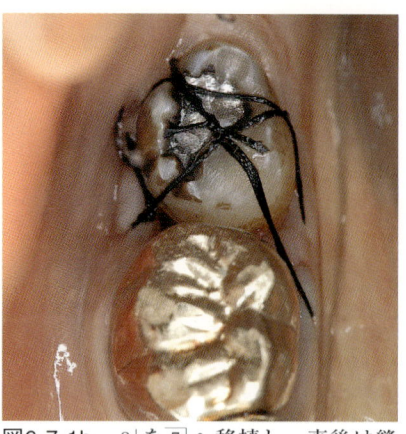

図6-7-1b　8̲ を 7̲ へ移植し，直後は縫合固定する（1993.1.21）．

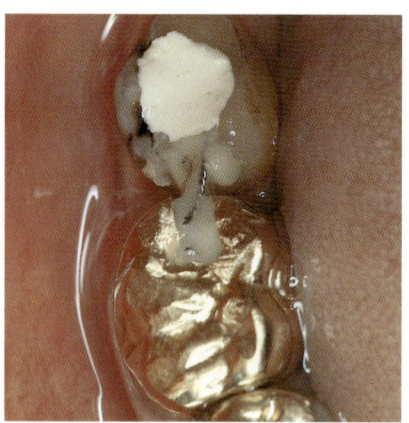

図6-7-1c　6̲ とワイヤーで暫間固定する．

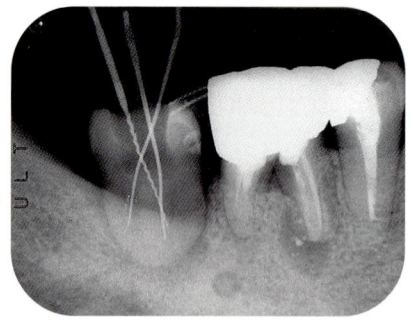

図6-7-1d　移植歯の根管治療を行う（1993.3.2）．

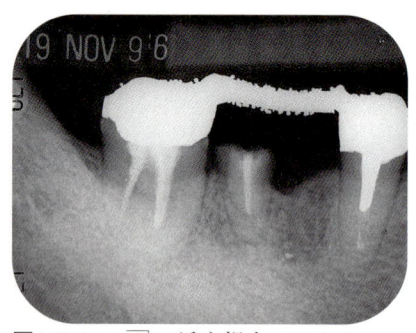

図6-7-1e　6̲ の近心根をヘミセクションを行う（1996.11.19）．

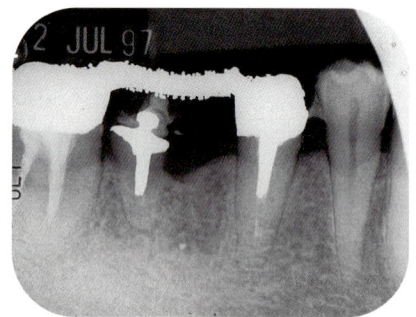

図6-7-1f　6̲ の遠心根を矯正的挺出を行う．

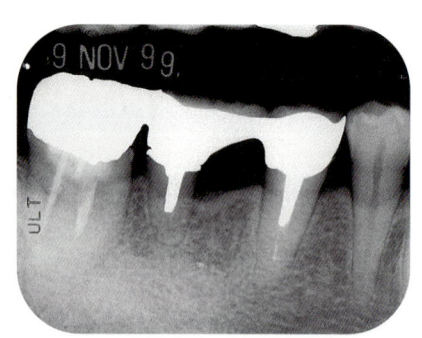

図6-7-1g　⑦⑥⑤の最終補綴物を装着する（1999.11.9）．

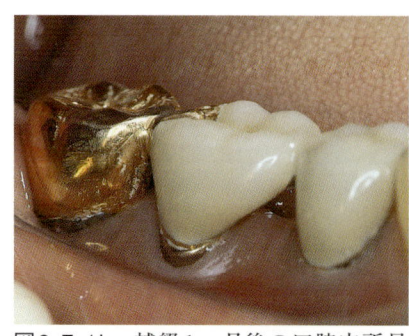

図6-7-1h　補綴1ヵ月後の口腔内所見（1999.12.14）．

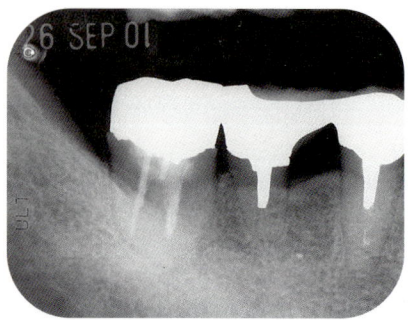

図6-7-1i　移植後8年目のエックス線写真（2001.9.26）．経過良好である．

第7章　包括的な倫理体系，倫理の実践

病巣を伴い，分岐部にも透過像を認める．

治療計画：
①うつ的傾向，歯科治療に対する抵抗を改善するために，カウンセリングの期間を長めにとる．患者の陽性転移を促進しながら，ブラッシング指導を含めた歯周初期治療（Initial Preparation）を交えてモーチベーションを強化し，十分なラポールが得られたら移植手術へと移行していく
②自家歯牙移植の施行
③後処置
④フォローアップ

[治療経過]

1998年12月より1999年9月までカウンセリングと歯周初期治療．患者の抵抗はなく，順調に初期治療はすすみ，表情も明るく快活になり歯肉も改善した．治療途中で患者自ら高校は不登校からついに退学し，自宅の自室で引き込もっていたことを語った．

時折，カウンセリング中に泣き出すなど，不安定な心理状態を見せたが，その傾向も徐々になくなり，安定化が見られた．約9ヵ月のカウンセリングと歯周初期治療で順調に患者との十分なラポールが得られ，自ら移植手術を受けたい旨を語った（1999.9）．

8̲を6̲へ移植する（1999.10.12）．左側伝達麻酔と周囲の浸潤麻酔下に，歯肉の切開剥離，6̲を抜歯し，

[症例6-7-2]　8̲を6̲へ移植

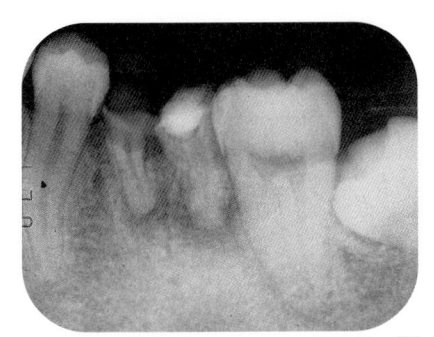

図6-7-2a　初診時のエックス線所見．6̲は根尖病巣を伴う歯肉縁下う蝕で，根分岐部病変も伴っている．8̲は水平半埋伏歯（1998.12.5）．

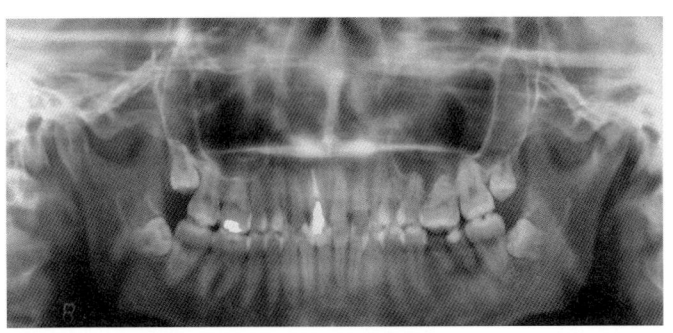

図6-7-2b　初診時のパノラマエックス線写真．

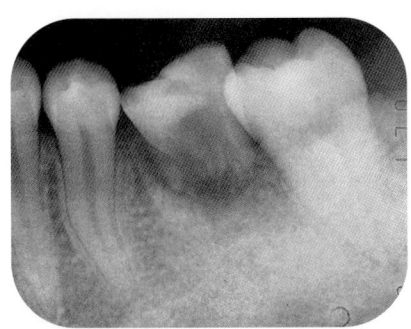

図6-7-2c　6̲を抜歯後，抜歯窩の不良肉芽を搔爬し，8̲を移植する（1999.10.12）．

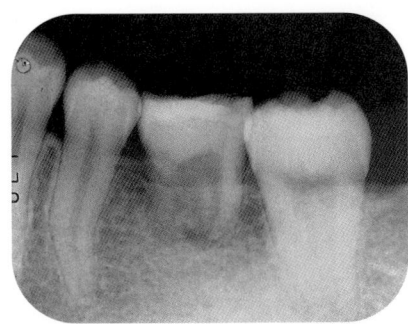

図6-7-2d　移植1年後のエックス線写真．

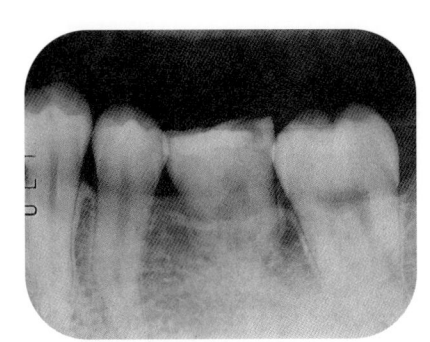

図6-7-2e　移植4年後のエックス線写真．経過良好である（2003.12.24）．
ETPに反応なし．根管治療の必要はない．

359

第6部　エンドドンティック・アジャンクツ／再植・移植

抜歯窩の不良肉芽を掻爬．⌊8は水平埋伏の状態で，できるだけ歯冠部をIntactに保ちながら抜歯するのは並大抵の苦労ではなかった．それでも辛うじて咬合面をわずかに削合する範囲内で抜歯することに成功した．移植歯の状態を観察し，幸いにエックス線の術前診断通り，円錐形の単根歯で根尖は約2mm開いており，肉眼でヘルトヴィッヒの上皮鞘を確認した．また歯根を観察し，おおむね全周にわたって歯根膜が付着していることを確認した．直ちに生理食塩水中に保存した．わずかに移植床を大きいラウンドバーを用いて形成するだけで移植歯は移植床に適合した．歯肉を縫合し，5⌋7とスーパーボンドを用いて固定した．その後，咬合調整しコーパックで包帯し，術後の抗菌剤と鎮痛剤を投薬し終了した．

翌日に術野の消毒．術後1週後にエックス線診査．パックは自然脱離，術後の腫脹・疼痛も緩解していた．抜糸施行．3週後にエックス線診査．根吸収像も根尖病巣も認められず疼痛もなかった．6週目にエックス線診査し，歯髄腔がやや狭小化しているのを確認した．この時点でも歯根吸収像と根尖病巣を認めなかった．わずかに対合歯と自然に咬合しているのを確認した．

［症例6-7-3］⌊8を⌊7へ移植

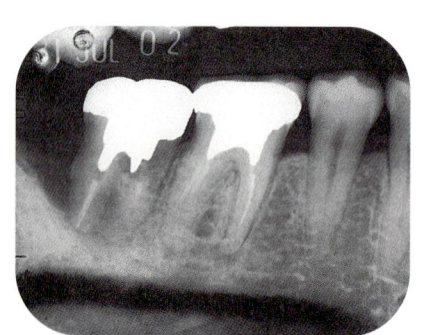

図6-7-3a　初診時のエックス線所見．⌊7は動揺度3で遠心頬側の8mmのポケットから排膿がある（2002.7.31）．

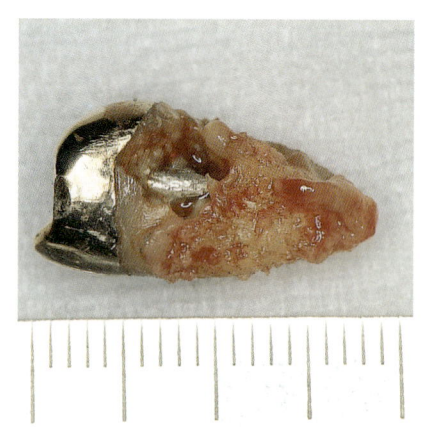

図6-7-3b　⌊7を抜歯してみるとエックス線ではわからなかった実質欠損があった．

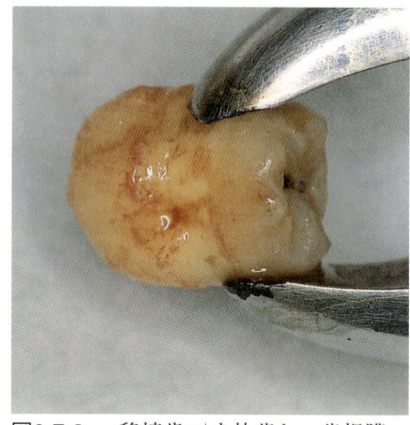

図6-7-3c　移植歯⌊8を抜歯し，歯根膜の状態を観察する（2002.11.12）．

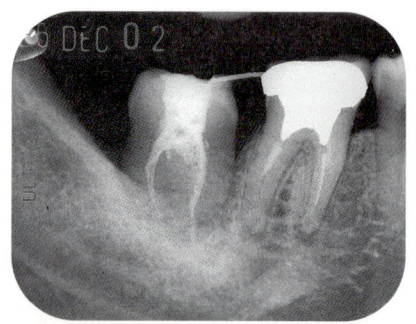

図6-7-3d　⌊6とワイヤーで暫間固定する．

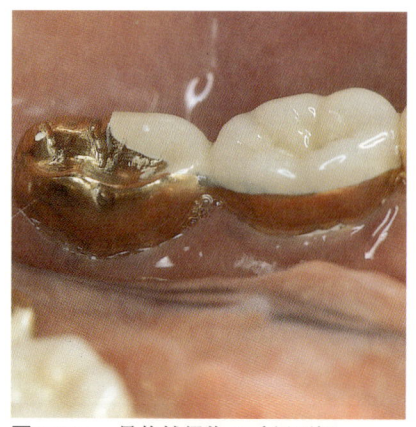

図6-7-3e　最終補綴物の舌側面観．

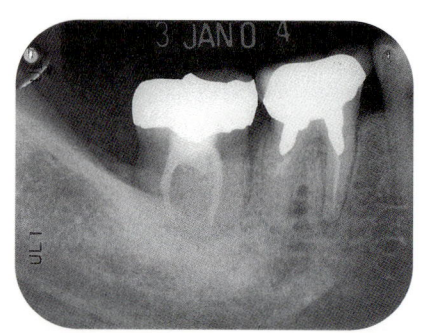

図6-7-3f　移植2年後のエックス線写真（2004.6.3）．

移植1年後，デンタル，パノラマエックス線写真撮影．歯の動揺は正常，歯周ポケットは1 mm，付着歯肉の幅は約1 mm，咬合痛みもなく，咬合も正常．以後，3年後，5年後も同様に現在まで経過は良好である．歯髄腔はますます狭小化し，Root Canal Obliteration (RCO) の治癒機転をとっていくことが推察される．初診からこの時点で5年が経ったが，6|の順調な経過ともに，患者の精神状態も当初と比較して明るく快活になった．幸いなことに看護婦の国家試験に合格し，ある病院で臨床の場で活躍している患者自らの話を聞いて，移植を媒体として患者自身が社会復帰できたことは包括的に評価して成功であったと喜んでいる（図6-7-2a～e参照）．

[コメント]

患者は近年，特に1970年代以降からよく遭遇するようになった境界例的なケースで少し信頼関係の形成に苦労した部分はあったが，いったん信頼が得られればむしろ熱心に通院し，6|の移植処置に入るのも自然の流れでいけたように思う．カウンセリングのみではなく，ペリオの改善という患者と術者を結ぶ1つの媒体があったことが幸いしたかもしれない．

術式では半埋伏の|8をできる限りIntactな形で抜歯することは手技的に少し苦労した．結局，咬合面をわずかに削合する範囲で移植歯が得られたことは幸いであった．術後の経過も順調で6年間，自覚症状はなく，エックス線写真上も歯髄腔の経時的な狭小化の像が見られ，根吸収や根尖病巣などは見られず，最終的にはRoot Canal Obliteration (RCO) の方向にむかっているようである．

若年者の歯牙欠損のマネージメントに際して，未だ精神構造がしっかり構築されていない時期に，高額なインプラントというTreatment Modalityを導入して果たして，患者との信頼関係を保ちながら複雑な患者の心理も含めてマネージメントできただろうかと考える．

若年者の境界例的なケースにおいて，臼歯部欠損のマネージメントとして半埋伏の|8をドナーとして移植し，うまく信頼関係が得られて精神状態も改善した．包括的歯科治療 (Comprehensive Dentistry) の実践では，何重にも絡み合う複雑な問題のひとつ1つを，できるだけシンプルな方法で，最大限に自然治癒力（歯根膜の機能）を利用することで良好な結果が得られた．

症例6-7-3　|8を|7へ移植

患者：36歳，男性
初診：2002年10月29日
主訴：|7で硬い物が噛めない
臨床所見：|7の動揺度3．プロービングで遠心頬側8 mm．歯周ポケットから排膿する．エックス線診査では近心に深いう蝕を認める．
治療計画：
① コンサルテーション
② |8を|7へ移植
③ |7部位へ移植し，根管治療
④ 補綴

[治療経過]

移植を含めた全般的な治療を呈示し，移植の同意を得る（2002.10.29）．

|7を抜歯．次いで|8を抜歯し，歯根の観察を行う．歯根は彎曲のない単根で歯根全周に歯根膜が付着していることを確認した．歯根の長さ，幅を測定．これを参考に移植床の準備を行った．適合を確認して縫合・固定（2002.11.12）．

根管治療．水酸化カルシウム貼薬（2002.11.28）．水酸化カルシウム貼薬（2002.12.19）．最終根管充填を行いエックス線診査する（2002.12.25）．翌年にエックス線診査を行う（2003.1.23）．

移植2年後の経過観察では自覚症状はなく，歯肉は正常，プロービング値は2 mm，歯牙動揺度も正常範囲．エックス線診査では歯根吸収像は認められず，根尖にも病変は見られない．移植歯の遠心の歯槽骨頂の高さは2年前よりも増加している（図6-7-3a～f参照）．

[コメント]

1983年にPolson AMが発表したサルを用いた動物実験で，健全な歯根膜を有する歯牙と実験的に作製した病的な歯根膜を有する歯牙とを互いに移植（交

換）し，結果的に健全な歯根膜を有する歯牙が歯周炎に罹患した病的な歯槽骨を再生し，逆に病的な歯根膜を有する歯牙が健全な歯槽骨に歯周炎を罹患させたというエビデンスがここで証明された．

本症例では，Polson AMが提唱した再生の活性の高い健全な歯根膜が歯周炎に罹患した歯槽骨を再生する原理をそのまま臨床に応用した症例である．

7．まとめ

この節は2004年11月とグローバリゼーションの真只中に執筆した．得てして人間というものは社会の変動に弱いものである．

義歯，歯牙移植，インプラントと時代によって少なからず医療の趨勢があり，それは科学の進歩だけではなく暗黙裡に国家の影の権力が影響しているように思えてならない．しかし，倫理的判断のもとに良心を持って包括的な診療を行えば，患者－治療者のよい関係は保たれ，最終的に良好な結果が得られるものと思われる．

われわれが目指す医療においてはできる限り影の権力を除外し，Bona Fideの軸を歪めず真の患者の生命のための普遍の歯科治療を貫いていきたいものである．

参考文献

1. 梅原 猛．共生と循環の哲学／永遠を生きる．東京：小学館，1996．
2. Walton RE, Torabinejad M. Principles and practice of endodontics, 2 nd ed. Philadelfhia：WB Saunders, 1996.
3. Apfel H. Autoplasty of enucleated prefunctional third molars. OS, OM&OP 1950；8：289-296.
4. Miller HM. Transplantation. JADA 1950；40：237-239.
5. Andreasen JO. A clinical and radiographic study of 76 autotransplanted third molars. Scand J Dent Res 1950；78：512-523.
6. Andreasen JO．東京講演．1995．
7. 小此木啓吾．困った人たちの精神分析．東京：大和書房，1995．
8. Goldman HM, Cohen DW. Periodontal therapy. St Louis：Mosby, 1980.
9. 下地 勲．自家歯牙移植の適応症の検討，Part1, 他の処置法との比較．the Quintessence 1994；13（1）：69-84．
10. Polson AM, Caton J. Factors influencing periodontal repair and regeneration. J Periodontol 1982；53：617-625.
11. Bender IB, Mori K. The radiopaque lesion：a diagnostic consideration. Endod Dent Traumatol 1985；1（1）：2-12.
12. Pogrel MA. Evaluation of over 400 autogenous tooth transplants. J Oral Maxillofac Surg 1987；45：205-211.
13. Waikakul A, Punwutikorn J. Response of autotransplanted teeth to electric pulp testing. OS, OM&OP 2002；94（2）：249-255.
14. Brånemark PI et al. Osseointegrated implants in the treatment of edentulous jaw. Experience from a 10-year period. Scan J Plast Reconstr Surg Suppl 1977；16：1-132.
15. 川原春幸監修．口腔インプラント学，上巻．東京：医歯薬出版，1991．
16. Andreasen JO et al. A clinical and radiografhic study of 76 autotransplanted third molars. Scand J dent Res 1970；78：512-523.
17. Tam JC. Autogenous transplantation of partially formed teeth. OS, OM&OP 1956；9：71.
18. Natiella JR, Armitage JE, Greene GW. The replantation and transplantation of teeth. A Review. OS, OM&OP 1970；29：397-419.
19. Noble FP. Autotransplantation：report of three cases. J Oral Surg Anesth Hosp Dent Serv 1954；12（1）：54-59.
20. Melcher AH. On the repair potential of periodontal tissues. J Periodontol 1976；47：256-260.
21. Grossman LI. Intentional replantation of teeth. JADA 1966；72：1111.
22. Rossman LE：森久修（訳）．臼歯における外科的歯内療法の適応症と禁忌症，根管治療と歯牙移植，術後経過から．the Quintessence 1990；9（12）：67-84．
23. 月星光博編著．自家歯牙移植，東京：クインテッセンス出版．1999．
24. 林 治章．包括的歯科治療へのアプローチ，東京：砂書房，1988．

第7部
医療判断学

第1章
医療判断学
Bona Fide Therapyを目指して

菅原　隆

1. 歯科医療の目標

　歯科医療の目標は，初診から治療完了，そしてメインテナンスまでどのようなプロセスを経たとしても，究極的には咀嚼，発音，審美性など，顎口腔系機能の健全化とその保全にある．そして家庭医の観点から見れば，それは患者の歯列弓を生涯を通してできるだけ健全に保ち，QOLの高い生活を送らせることになる．

　第1に予防，第2に早期発見・早期治療を目指し，適切な保存処置により将来的に欠損部を作らないこと．そして第3に不幸にして欠損補綴の必要が生じても，残存歯にできるだけ負担をかけずに解決することなどが大切であることは衆目の一致するところであろう．

　欠損補綴に関しては，インプラントの普及に伴い，ブリッジの支台歯として，あるいはパーシャルデンチャーの鉤歯として残存歯に負担をかけない補綴措置の設計が可能となってきたことは朗報であるが，一部の歯科医の間で患者の保存の可能性を十分に検討せずに（安易に抜歯を選択し），インプラントに頼りすぎる傾向が散見されることには疑問を感じる．

　保存の可能性についても近年，GTR，エムドゲインなどによる歯周組織の再生療法や顕微鏡下の歯内療法などによって，従来なら保存不可能と診断されるべき歯牙の保存も可能となってきた．欠損補綴を回避できるという点では朗報ではあるが，ゴアテックスメンブレンやエムドゲインは高価な材料であるし，顕微鏡に至っては極めて高価な器材であり，また，それらを利用した治療を成功させるために術者に要求される技量も高く，一般開業医が日常の臨床の中に取り入れるには敷居が高いといわざるを得ない部分もある．

　病態の改善のために，自らが提供できる治療技術を適切に組み合わせることと，必要に応じて適当な専門医を紹介することとが家庭医に求められている．

　「われわれには，アカデミックな自由，プロフェッショナルな自由が与えられており，どんな方針を選択しても許されております．しかし患者にとっても術者にとっても一番よいのは，間違いのないやり方で，単純なまとめで予後のよいことでしょう．治療が複雑になればなるほど，患者にも術者にも精神的，肉体的負担になり，時間もかかり，そのうえ予後も不安になりかねません」（森克栄）．

2. 医療判断学

　治療方針に迷いが生じたとき，医療判断学の手法を取り入れてみてはいかがであろうか．森と筆者の

共同提案である医療判断学とは，経済学で用いられる意思決定のための判断分析手法を応用し，医療の質を向上させるために，医療技術を①有効性，②安全性，③経済性，④倫理性の4つの観点から総合的に評価すべく確立された学問である．

臨床での治療方法の選択や，検査方法の手順の決定，あるいはまた，健康政策の決定などに利用され，臨床医や公衆衛生行政担当者の多くが関心を寄せている．その詳細は他書に譲るが，われわれが日常の臨床の場で患者の年齢や全身の健康状態，さらには社会的環境を考慮したうえで，個々の患者に合わせた治療方法を決定する際にも役立つ考え方である．

2-1 治療方法の評価用 レーダーグラフ

特に森は医療判断学を治療方法決定に利用するうえでレーダーグラフ化することを提唱している．そこで筆者は1つの試案として下記のような評価項目をもとにレーダーグラフを作成した．

評価項目：

「倫理性」
　i．確立された治療方法である（EBAに基づく）
　ii．術者がその術式に習熟している

「有効性」
　iii．患者の満足度が高い
　iv．メインテナンスが容易である

「安全性」
　v．可逆的であり再治療が可能である
　vi．侵襲が少ない

「経済性」
　vii．治癒までの期間が短い
　viii．コストパフォーマンスに優れている

下記グラフに基づいて，本書に紹介した2症例について評価を試みる．

[症例4-2-4]（第4部2章P.215参照）
臨床所見：下顎前歯部（3|3）の顕著な叢生と，上下右側前歯部（|2/2 3）の交叉咬合

臨床診断：重度の歯周病に罹患しており，下顎前歯3|3の顕著な叢生と，|2/2 3 の交叉咬合が修飾因子となり治療を困難にしている．前医は|2/2 3 の4本を保存不可として抜歯を患者に提案した．

森は保存の可能性を十分に検討し，結果としてはていねいな歯周処置とそれに続く2|2抜去とブリッジによる補綴で治癒に導いている．|2の抜去と3|3の叢生を逆手に取り，限局矯正によって|2/2 3 部の交叉咬合を解決し，前医の4本抜去の予定を，2歯のみの抜去で解決している．

また|2は治療過程で結果的には抜歯しているが，|3に歯肉歯槽粘膜形成術を行い，その後の予知性を

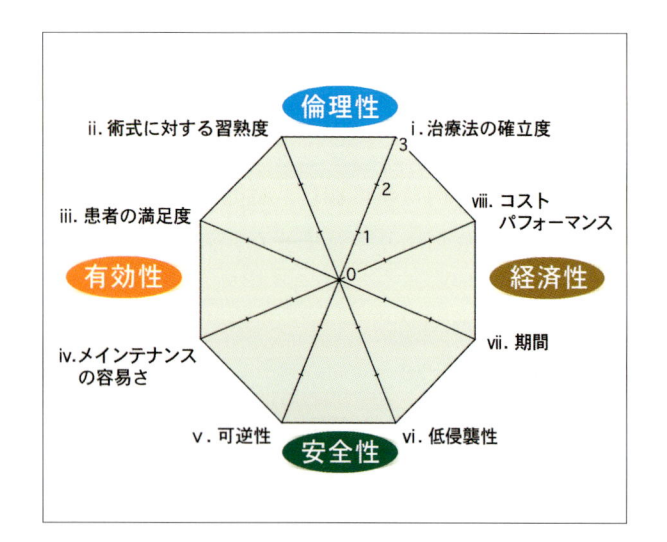

評価項目		森	前医
倫理性	i．確立された治療方法である（EBAに基づく）	2	3
	ii．術者がその術式に習熟している	3	3
有効性	iii．患者の満足度が高い	3	1
	iv．メインテナンスが容易である	3	1
安全性	v．可逆的であり再治療が可能である	3	1
	vi．侵襲が少ない	2	1
経済性	vii．治癒までの期間が短い	2	3
	viii．コストパフォーマンスに優れている	3	2

高め抜去前に叢生を解決したことで，最終的な補綴物も下顎前歯部2歯欠損でなく1歯欠損のブリッジとなっている．極めて誠実な治療といえるだろう．以下，両者の治療方針を，各項目3点満点で評価したうえでレーダーグラフ化する．

以上の評価から、以下のレーダーグラフが完成する．

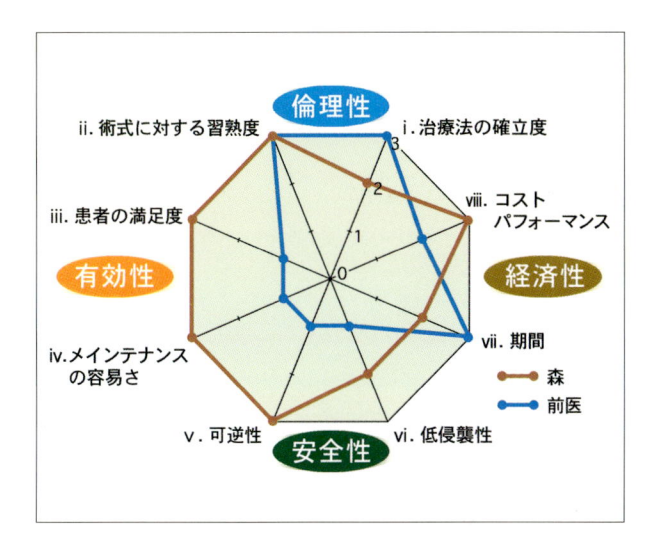

やはり森に軍配があがる．前医の診断で治療がはじまれば，その後の欠損補綴が大がかりになり，後々のいろいろな問題が生じ，またできるだけ抜歯したくないという患者の希望から，満足度も低いものとなる．

[症例1-5-1]（第1部5章P.57参照）

この症例の場合，大学病院の口腔外科での診断と治療方針は明らかにオーバートリートメントであり，評価そのものに意味はないかもしれないが，良医と非良医との差がレーダーグラフのなかで歴然となる．

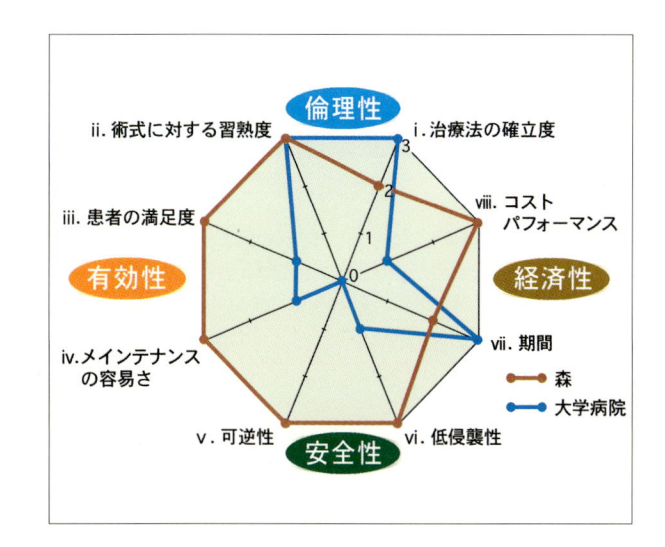

評価項目		森	大学病院
倫理性	i. 確立された治療方法である（EBAに基づく）	2	3
	ii. 術者がその術式に習熟している	3	3
有効性	iii. 患者の満足度が高い	3	1
	iv. メインテナンスが容易である	3	1
安全性	v. 可逆的であり再治療が可能である	3	0
	vi. 侵襲が少ない	3	1
経済性	vii. 治癒までの期間が短い	2	3
	viii. コストパフォーマンスに優れている	3	1

読者諸氏も治療方針を決定するにあたり，独自の基準をすでにお持ちのことと考えるが，医療判断学の手法をレーダーグラフ化したうえで，治療方針の決定に役立てていただければ幸いである．

参考文献
1．羽賀通夫．主訴から終末処置まで．歯科ジャーナル　1987；25 (6)：709-712.
2．森　克栄．保存治療の可能性と限界．東京：ペリオ・エンド・セミナー事務局，1994.
3．久道　茂．医学判断学入門，われわれの判断や解釈はまちがっていないか．東京：南江堂，1990.

第7部　医療判断学

第2章
医療判断学
症例を通して考える

森　克栄

1. 症例から

症例7-2-1　治療方針の柔軟性

患者：21歳，男性
初診：1974年2月21日
主訴：咬合違和感
　　　大学生のうちにしっかりした予防を希望
既往歴：幼児期に乳歯のう蝕で悩んだという．
臨床所見：5̄の唇側転位．8̄7̄6̄の歯軸が近心傾斜してる（図7-2-1a）．6̄5̄に不完全な根管治療，不適合な充填物と補綴物が装着されており，6̄5̄の打診にわずかな違和感を訴えた．

[治療経過]

6̄のクラウンを除去し根管再治療にかかる．4根管を見つけ治療をはじめるが，近心2根を穿孔する（図7-2-1b）．予後に不安が残るため6̄を戦略的抜歯し（1974.8.19），5̄の再根管治療と限局矯正に治療方針を変更する（図7-2-1c,d）．

6̄の抜歯スペースへ5̄を遠心および舌側へ移動し正直させるため，6̄のレジン義歯の横にトンネルを開け床の舌側にフックを付け，エラスティックゴムをトンネルに通しフックと5̄にかけるように設計をした（図7-2-1e）．5̄は無髄歯であったため根管再治療し，根管充填後アダプティックで歯冠回復し，ゴムの滑り止めをするために頰側面に水平な溝を作った．床矯正装置としては床が小さすぎるのを7̄ 4̄のキャストクラスプで補い，アンカーにした．成人患者にとって小さい床は喜ばれる．

抜歯窩の治癒後に5̄ 4̄間にエラスティックゴムを入れ，床矯正装置による限局矯正を行った（図7-2-1f／1974.9.19）．約2ヵ月後には移動が完了した（図7-2-1g）．5̄の根管充填はショートフィリング感があるが，臨床的には問題はないだろう（図7-2-1c）．

8̄は上顎最後臼歯に少しかかっていたため，抜歯とともに7̄の整直を考えたが，7̄の支台歯形成の際に露髄の可能性がないことから，整直せずに⑦6̄⑤の最終補綴物を装着した（図7-2-1h／1974.12.12）．

[コメント]

術前のエックス線像から治療方針の多様性が図のように考えられる（図A）．
① 根管治療は予後が悪いからと抜歯して⑦6̄⑤④
② 5̄を抜歯し，⑥5̄④
③ 6̄を抜歯し，5̄を再根治し，矯正後支台として⑦6̄⑤にブリッジを設計する

4̄がう蝕がないため治療方針の①と②には抵抗感があった．結局，6̄の再根管治療の失敗が4̄を支台歯にさせないことにつながった．4̄は切削せずに5̄を根管再治療し限局矯正にて歯列内に移動

368

[症例7-2-1] 治療方針の柔軟性

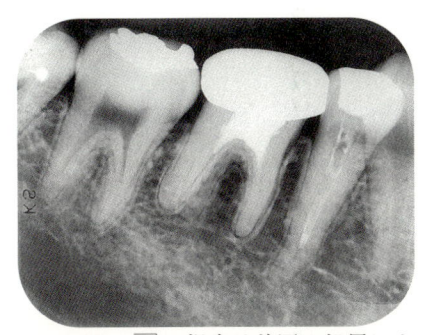

図7-2-1a 6⏋の根尖は前医の処置により吸収している．歯髄の中途半端な治療と当時の不適当な金属冠によるOTも関与したと思われる．

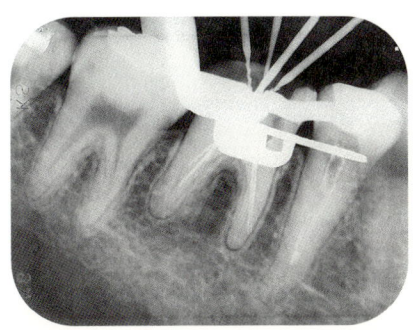

図7-2-1b 6⏋のクラウンを除去し根管治療をするが，近心2根で穿孔する．

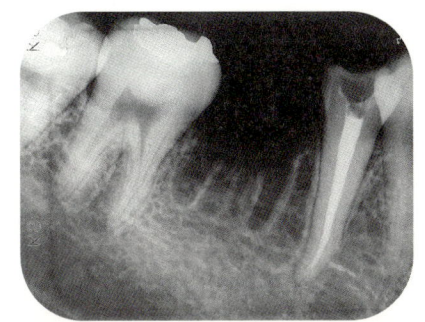

図7-2-1c 5⏋の根管治療後5⏋4⏋の歯間離開にかかる（1974.9.9）．

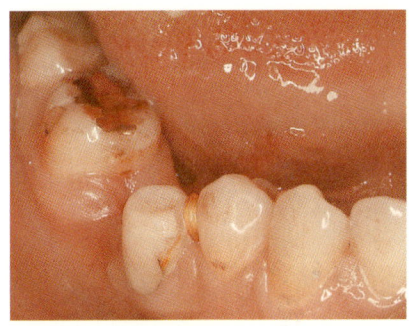

図7-2-1d 歯間離開をはじめ10日目の口腔内所見（1974.9.19）．

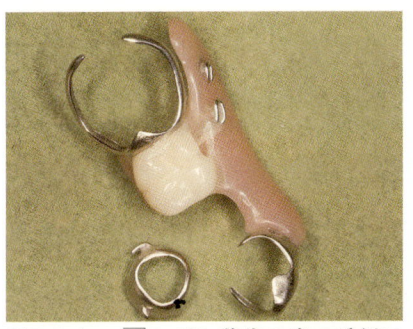

図7-2-1e 6⏋レジン義歯の床の舌側にフックをつけエラスティックゴムをトンネルに通し，5⏋にかけるような矯正装置を設計した．

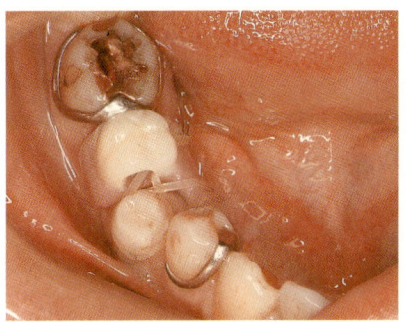

図7-2-1f 5⏋の矯正装置を装着する（1974.9.19）．

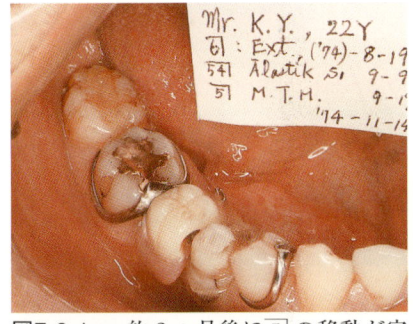

図7-2-1g 約2ヵ月後に5⏋の移動が完了した（1974.11.14）．

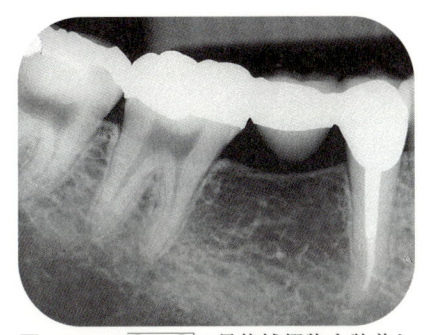

図7-2-1h 7⏋6⏋5⏋の最終補綴物を装着した（1974.12.12）．

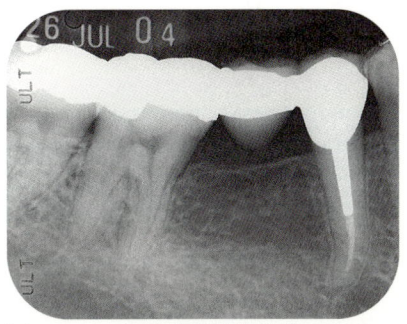

図7-2-1i 最終補綴物装着後30年目のエックス線所見（2004.7.26）．

[治療方針による結果の違い]

図A　治療方針の多様性
①根管治療は予後が悪いからと抜歯して⏋7 6 5 4
②5⏋を抜歯し，⏋6 5 4
③6⏋を抜歯し，⏋7 6 5
医療判断としては③が最も侵襲が少なく予後もよいと思える．

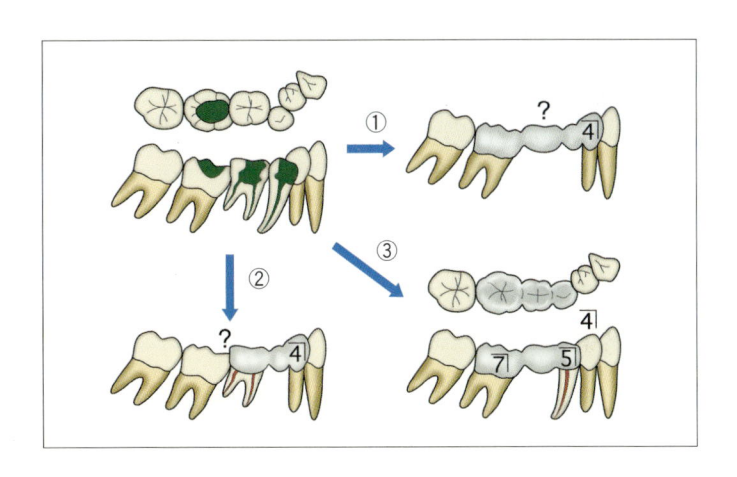

第7部 医療判断学

させ⑦6⑤とすることがもっともよかったのではないかと結果的に考えている（図7-2-1i）．ただこれも患者の協力がなければ絶対に無理である．また仮に6の根管治療が成功したとしても近心傾斜しているため7 6に歯冠鼓形空隙に問題が残ってしまっ

り，歯質の虚弱化から破折に繋がっていくとも考えられる．

このような失敗から新たなよりよい治療方針を見つけ出す能力（Serendipity）も臨床においては重要になってくる．

症例7-2-2　3歯にわたる根尖部透過像

患者：37歳，女性

初診：1998年9月21日

臨床所見：主訴は解決し，リコールの時点（2000.12.11）で下顎前歯のわずかな変色に気がついた．エックス線診査をしてみると1|12にわたって根尖部に透過像が見られた（図7-2-2a）．歯髄電気診断を行うと，1|は（−），1|は（＋），2は（＋）であった．また瘻孔の瘢痕は見当たらなかった．また1|は米国において外科的歯内療法を受けた既往歴を持っていることがわかった．

念のため専門医に紹介したところ，1|を外科処置，1|を根管治療，1|の再治療だけではあまり効果がないので根尖切除し逆根管充填をすすめられた．そして2001年10月の時点では特に症状はなかったので，症状が出たら連絡くださいということであった．

[治療経過]

当院に来院され治療を開始することになる（2001.10.11）．1|の根管内容物を除去し根管を再形成した．根管内の徹底的な清掃の後，根管貼薬，仮封で2〜3日様子を見ることにした．次回の来院時に臨床症状のないことを確認して，根管内を再洗浄した後にペーパーポイントで慎重に除湿した．ビタペックスを意図的に根管外にゆっくり押し出して反応を見ることにした（図7-2-2b／2001.10.19）．1|は歯髄電気診断（ペルトン）で辛うじて（＋）を認めたので経過観察することにした．

1|の炎症反応はなく経過良好であったため，根管充填を行った．症状はないまま，経過観察に移った．1年後のエックス線所見では透過像が小さくなっている（図7-2-2c／2002.12.2）．根管再治療4年後のエックス線所見では透過像が消失している（図7-2-2d／2005.1.7）．

[症例7-2-2]　3歯にわたる根尖部透過像

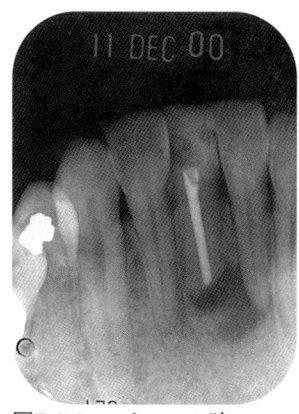

図7-2-2a　リコール時のエックス線所見．歯根端切除の既往がある．1|12にわたる根尖部透過像が観察される（2000.12.11）．

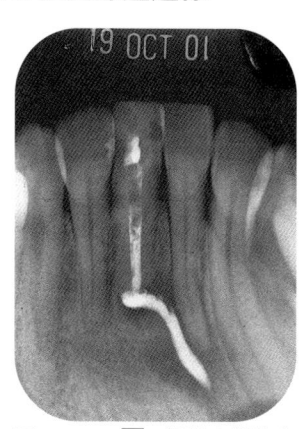

図7-2-2b　1|の根管充填物を除去し，根管を再形成して徹底的な清掃の後に，ビタペックス®を根管外に押し出し反応を観察する（2001.10.19）．炎症反応が出なかったので，この後に根管充填を行った．

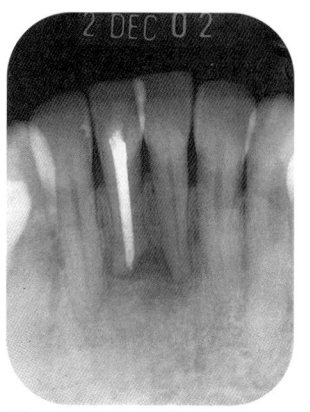

図7-2-2c　1年後のエックス線所見では根尖の透過像が小さくなっているのが観察された．原因は1|の1歯であったことが確認できた（2002.12.2）．

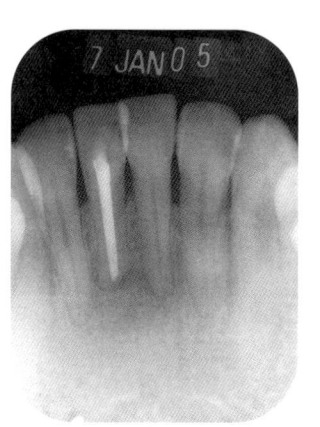

図7-2-2d　4年経過のエックス線像の1|1の根尖部の改善が認められる（2005.1.7）．

[治療方針による結果の違い]

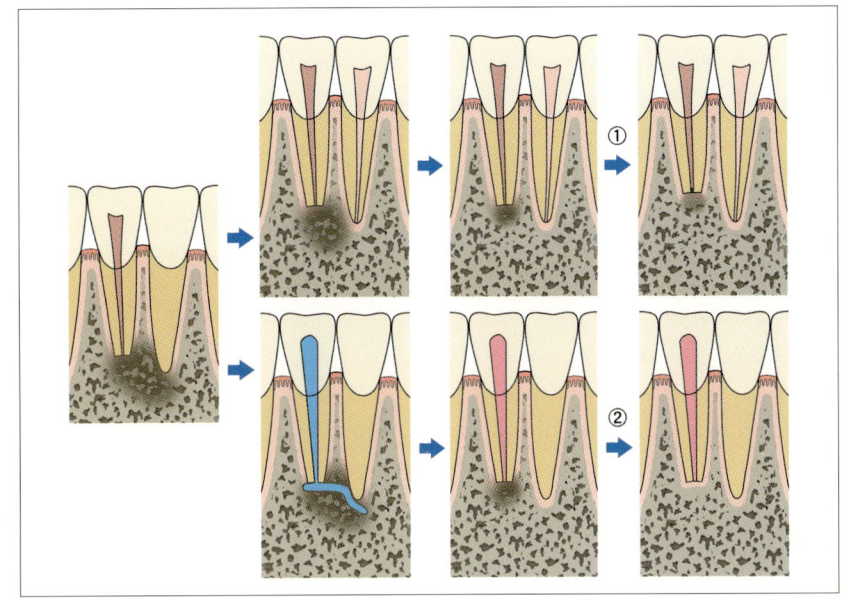

図B　治療方針の多様性
① 1̄|1̄ ともに無髄歯となる
② 1̄| の治療だけですみ |1̄ は有髄歯として残る
医療判断としては②に優位性がある．

症例7-2-3　移植から整直へ治療方針の転換

患者：32歳，女性
初診：1998年8月27日
主訴：前歯部の再処置と予防
臨床所見：主訴は解決した．しかし，|7̄ は欠損し，|8̄ が近心傾斜した位置で |6̄ の遠心とCollision（歯冠と歯根の衝突）の関係にある．
治療方針：当初，|8̄ を抜歯し |7̄ への移植を考えていた（図7-2-3a）．現実に移植の準備までして，当日に患者側からのキャンセルが1度ならず2度も続いた．結局，そのまま延期になった状態で2年がすぎた．

[治療経過]

2000.10.24　|8̄ は |6̄ にロックしているため，|8̄ を遠心に押しながら整直できるように矯正用装置を作りセットした．

2000.12.22　矯正後2ヵ月後のエックス線診査．経過を観察する（図7-2-3b）．

2001.1.30　矯正装置を頰側に付け替えて，整直を続ける（図7-2-3c,d）．

2002.5.15　矯正装置を変更し整直を続ける（図7-2-3e）．

2006.2.2　整直終了時より3年6ヵ月後のエックス線像（図7-2-3h）．問題は |6̄ 遠心に残った骨縁下欠損をどうするかである．遠心根のセメント質は欠損しているのでDecorticationで骨再生を期待するか？

[症例7-2-3] 移植から整直へ治療方針の転換

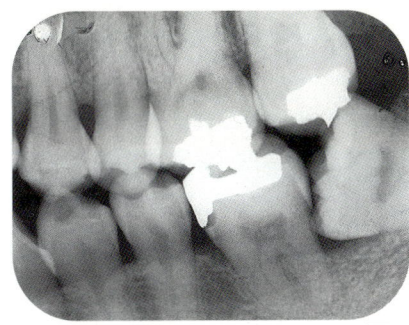

図7-2-3a　初診時のエックス線像．|8̄ は水平埋伏のため |6̄ の遠心根に |8̄ の咬合面がくい込んでいる．|6̄ 抜歯後に |8̄ の移植を計画した（1998.8.27）．

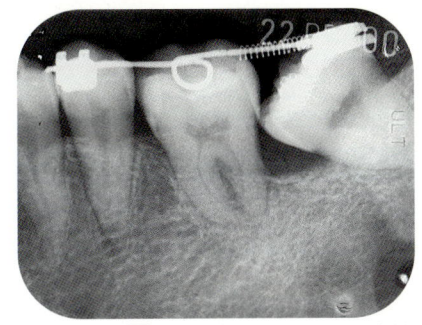

図7-2-3b　|6̄ の二次う蝕はインレーを除去しコンポジットレジン修復を行った．|6̄ とロック状態なため，|8̄ を遠心に押しながら解除を行い整直していく（2000.12.22）．|5̄6̄| 間のコンタクトを意図的に開けた．|6̄ にはあえてバンドをかけず |8̄ を支点に回転する効果を高めた．

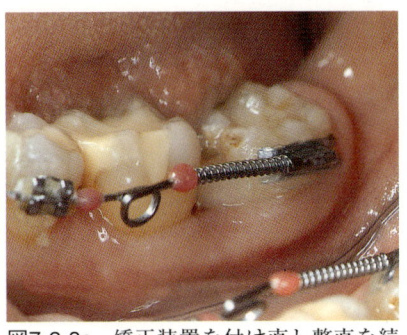

図7-2-3c　矯正装置を付け直し整直を続ける（2001.1.30）．

第7部 医療判断学

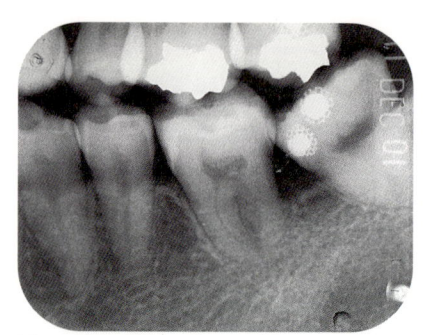

図7-2-3d 矯正1年後の 8| (2001.12.11).

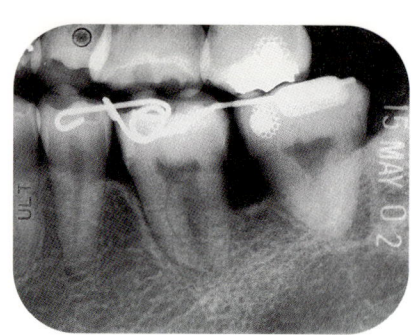

図7-2-3e 装置を変更して整直を続ける（2002.5.15）.

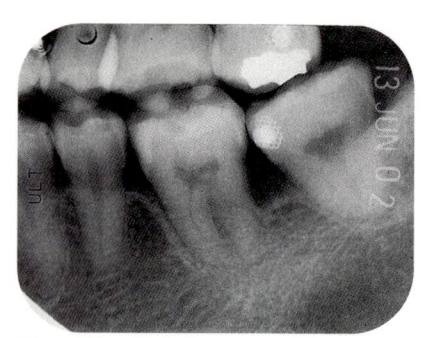

図7-2-3f 2002.6.13.

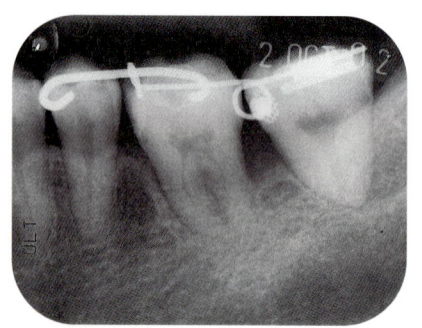

図7-2-3g 2002.10.2.

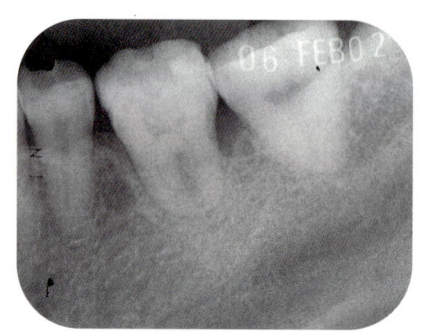

図7-2-3h 整直終了時より3年6ヵ月後のエックス線所見（2006.2.2）.

[治療方針による結果の違い]

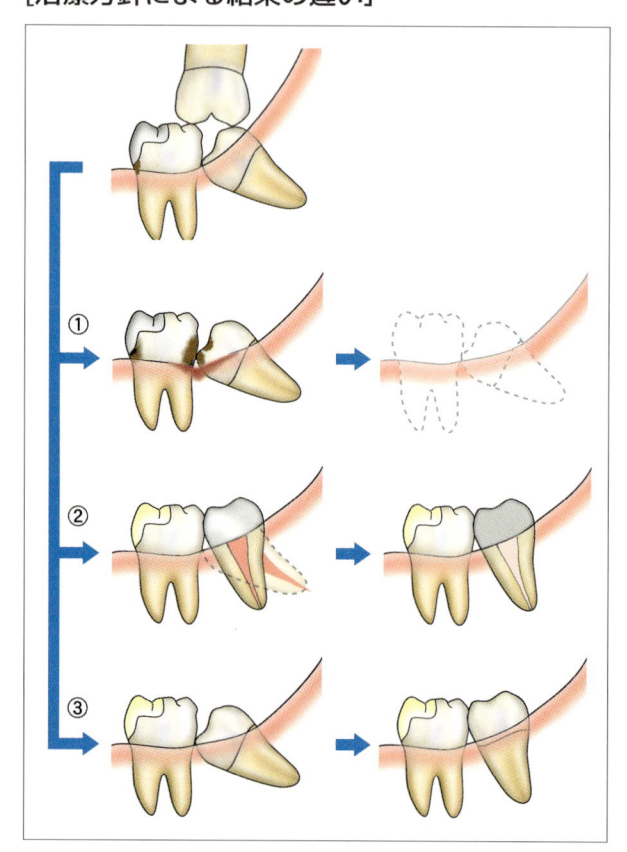

図C 治療方針の多様性
①2歯とも喪失する②意図的再植のため 8| は無髄歯となる
③ 8| の整直により生活歯髄のまま残せる
医療判断としては③に優位性がある.

[コメント]
　本症例で，最初は移植を意図した医療判断が予期せぬ2度のキャンセルで，最終的に矯正治療へと移行していった.
　3度目の来院時に 6| 近心にある充填直下の二次う蝕に気づき，最終的に侵襲の少ない結果が得られ，術者にとってはSerendipityともいえる典型的な1症例となった.
　われわれ臨床医はいつも計画通りに診療がすすんで行くことばかりではなく，予期せぬ方向にはまり込み，困惑することも経験する.

患者側のネガティブなハプニングばかりでなく，術者側のCognitive Dissonance（コラム⑨P.345参照）など，一筋縄では行かない場合もある．

そんなときに備えてSerendipityを高めるための心掛けがあるのだろうか？

脳科学者茂木は，何か偶然の出来事が起こったときにその重要性に気づくだけの観察眼と心の余裕が必要と述べている．

それにしたがえば，ファーストオピニオン，セカンドオピニオン，サードオピニオン…といくつもの方法を心中に持ち，常日頃から柔軟に頭を切り替えていくことのできる心の余裕を持ちあわせていることが必要なのかもしれない．

参考文献

1. Walton RE, Torabinejad M. Principles and practice of Endodontics, 2nd ed. Philadelphia：WB Saunders, 1996.
2. Grant, Stern, Listgarten. Periodontitis, 6thed. St. Louis：Mosby, 1988.
3. 森　克栄, 高橋和人（編）. Intentional extrusion, 意図的挺出の現在. 東京：グノーシス出版, 1997.
4. 月星光博. Auto-transplantation. 東京：クインテッセンス出版, 2001.
5. 森　克栄ほか. 歯牙移植. 東京：クインテッセンス出版, 1990.
6. David D, Burns MD. Feeling good, The new mood Therapy. New York：An Imprint of Haper Collins Publishers, 1980.
7. 梅原　猛, 共生と循環の哲学／永遠を生きる. 東京：小学館, 1996.

索 引

[あ]

亜脱臼	61, 62
アペキシフィケーション	19, 116, 117, 124
アンキローシス	338

[い]

移植	340
意図的再植	316, 319, 356
意図的挺出	289
医療判断学	347, 365
インテグラポスト	115, 285
インフォームド・コンセント	29, 44, 127, 232

[う]

う蝕多発患者	33

[え]

エムドゲイン	356
炎症性吸収	63, 338, 344
エンド・ペリオの	
——合併症	190
——鑑別診断	197
——擬似合併症	190
エンドドンティック・アジャンクツ	269
エンド由来	25, 180
エンド由来の擬似合併症	207, 212

[お]

オーバー・インスツルメンテーション	165, 167, 168
オーバートリートメント	257, 272
オープンフラップ・キュレタージ	202
オーラル・リハビリテーション	308
汚染層	14

[か]

外傷性脱臼歯	313
外歯瘻	135, 138, 140, 142
外部吸収	63
可逆性	12
可逆的歯髄炎	45
顎関節症	33, 35
学際的診断	338
合併症（初期～中期）	207
合併症（末期）	207
管間側枝	112
含気化	101, 161
間接覆髄	17, 19, 43
感染層	14
間葉組織	45

[き]

逆根管充填	152, 173, 318, 319, 340
臼歯咬合虚脱症候群	194
臼歯の挺出	298
臼歯分岐部病変	194
急性歯槽骨膿瘍	74

境界例	351, 361
矯正的挺出	269, 275, 278, 281, 302
近心傾斜	67

[け]

傾斜歯	21
外科的歯内療法	173, 180
外科的挺出	173, 281, 302
結合組織移植術	246
ケミカルサージェリー	13, 15, 47, 49, 302
減圧療法	57
限局矯正	174

[こ]

ゴアテックス	179
コイルスプリング	21
咬合性外傷	23, 24, 74
骨硬化	71
骨硬化症	78
骨置換性	149
根管過形成	303
根管治療の成功率	167
根尖吸収	96
根尖切除	19
根尖搔爬	185
根尖部切開と搔爬	173
根端搔爬	176
根分岐部	96
根分岐部の病変	96

[さ]

再植と自家移植	173
サイトカイン	72
3級病変	96
残根の保存方法	281

[し]

自家歯牙移植	322, 332, 349
歯冠－歯根比	278
歯冠長延長術	269, 278, 281
ジグリング	354

刺激層	14
歯根吸収	116
歯根切除術	173
歯根端切除	173, 183, 185
歯根内部の吸収	124
歯根破折	144, 221, 224, 227
歯周初期治療	359
歯周補綴	230, 257
歯髄壊死	203, 207
歯髄炎	207
歯髄の経年変化	27
歯髄の高位切断	124
歯髄由来	23, 24
自然的挺出	22, 281, 302
自然萌出	28, 29, 36
歯槽硬線	19, 213, 355
歯槽骨外科手術	206
歯槽骨の経年変化	276
歯体移動	68
歯肉歯槽粘膜形成術	174, 240, 242, 272
歯肉弁側方移動術	246
小帯切除術	246
小帯整形術	246
上皮下結合組織移植術	246
初期治療	229, 351
歯列弓の保全	81, 115, 325, 344, 347, 356
人格障害	351
神経症	350
深在性う蝕	17, 40
心身症	350
迅速な矯正的挺出	303

[す]

水酸化カルシウム	47, 124, 355, 361

[せ]

生活歯髄の保存療法	180
生体親和性	149
整直	242, 307, 371
生物学的幅径	192, 242, 275, 278
生理的反応層	14
切歯管嚢胞	55
セメント腫	23, 24, 78
先天欠如	67
戦略的抜歯	22, 29, 33, 40, 234

[そ]

そううつ	351
側方性脱臼	61, 62
組織再生法	173
組織に親和性	95

[た]

打撲	61, 62
打撲歯	17
断髄	19

[ち]

置換性吸収	63, 338, 344
緻密性骨炎	12, 14, 19, 23, 46, 70, 72, 74, 75, 77, 158, 355, 356
中央結節	136, 160
中心感染説	129
直接覆髄	19, 43, 45, 47, 149

[て]

挺出性脱臼	61, 62
デシジョンツリー	40, 41
デンチン・ブリッジ	19

[と]

統合失調症	351
ドレーン	173

[な]

内歯瘻	135, 136
内部吸収	51, 65, 124, 214
生木骨折片移動術	207

[に]

肉芽腫	182

[は]

破折	221
抜髄	19
パーフォレーション	153

[ひ]

非可逆性	12
非可逆性歯髄炎	45
非外科的歯内療法	180
表在性吸収	63, 344
ビタペックス®	124, 370

[ふ]

ファイバーポスト付レジンコア	145
不可逆性歯髄炎	36
不完全破折	225
付着歯肉の幅	275
プライマリ・ケア	43
フラップサージェリー	76
プレカーブ	132, 160
フレミタス	123, 215
プロビジョナル・レストレーション	33, 76, 77, 235, 340, 355

[へ]

ヘミセクション	234, 235
ペリオ由来	25, 193
ペリオ由来の擬似合併症	207
ヘルトヴィッヒの上皮鞘	360

[ほ]

包括歯科医療	347
防御層	14
骨の改造	72

[ま]

マイクロスコーピックサージェリー	155
マイクロリーケージ	25, 149

埋入性脱臼	61, 62
埋伏智歯の移植	329
マットレステクニック	316
マラッセの残存上皮	182
慢性膿腫	73

[み]

未分化間葉細胞	14

[め]

メタルコア	144

[ゆ]

有茎弁側方移動術	217, 220
有髄歯	289
遊離結合組織移植術	246
遊離歯肉移植術	246, 272
有茎歯肉移植術	246

[よ]

幼若永久歯の外傷	61, 65
羊皮紙音	175

[ら]

ラバーダムドレーン	57, 175
ラバーダム	57, 175

[り]

リーマーの破折	187
両側歯間乳頭弁移植術	246
倫理	347, 348, 362

[れ]

レーダグラフ	366, 367

[ろ]

瘻孔	184

[わ]

彎曲根	29
彎曲根管	232, 233

[A]

Advanced True Combined Lesion	197
Apical Drainage & Curettage	173
Apicoectomy	173
Autogenous Tooth Tooth Transplantation	349

[B]

Bio Mechanical Preparation	85
Bona Fide	348, 357
Bona Fide Solution	347, 349
Bona Fide Therapy	265, 338, 365
Bone Remodeling	72

[C]

Canal Operation	85
Combined Lesion	215
Comprehensive Dentistry	347
Concussion	61
Condensing Osteitis	14, 70, 355
Concurrent	215
Crack Tooth Syndrome	221

[D]

Dental Arch Integrity	81
Decortication	371
Direct Pulp Capping	43
Distal Wedge	247, 251, 255, 256, 319
Documentation	230, 231
DPC	43

[E]

EBM	269, 347, 366
EMD	356
Enamelmatrix Derivative	356
Endodontic Adjuncts	269
Endodontic Origin	211
Evidence Based Medicine	347
Extrusion	269
Extrusive Luxation	61

[F]

Forced Eruption	302
Funneling	85

[G]

Gaucher's Disease	120
Genera Actinomyces and Arachnia	168
Granuloma	182
Granulomatous Tissue	168
Guided Tissue Regeneration	173

[H]

Hemi Section	173

[I]

I Wick	57, 173, 175
Indirect Pulp Capping	43
Inflammatory Resorption	63
Initial Preparation	229, 351, 359
Intentional Replantation	349, 356
Interdisciplinary Solution	347, 348, 349
Intraradiculer Preparation	85
Intrasulcular Incisions	281
Intrusive Luxation	61
IPC	43
IR	349

[K]

Key and Keyway	21, 133

[L]

Lamina Dura	355
Lateral Luxation	61

[M]

Mineral Trioxide Aggregate	149

Minimal Intervention	12, 115, 348
Modified Widman Flap	190
MTA	149
Multiple Point Technique	86, 88

[N]

Neuropeptide	123
Non-surgical Endodontics	180

[O]

Occlusal Periodontics	215
Orthodontic Extrusion	349
Osseous Surgery	77, 190
Osteosclerosis	78
Over Treatment	348

[P]

Paget's Disease	120
PARR	120
Passive Eruption	302
Periapical Replacement Resorption	120, 123
Predentin	85
Predictable Dentistry	347
Preventive Endodontics	132, 180
Preventive Periodontal Prosthesis	265
Primary Endodontic Lesion	197, 198, 207
Primary Endodontic Lesion with Secondary Periodontal Involvement	197, 199, 207
Primary Periodontal Lesion	197, 202, 207, 211, 212
Primary Periodontal Lesion with Secondary Endodontic Involvement	197, 204, 207, 215

[R]

Radicular Granuloma	182
Rapid Extrusion with Fiber Resection	281
RCO	361
Replacement Resorption	63
Replantation & Transplantation	173
Rest Treatment	12, 15
Retro Grade Filling	173
Rolled Point Technique	74

Root Canal Obliteration	361
Root Resection	173

[S]

Serendipity	372
Shaping	85
Single Point Technique	86, 88
Subluxation	61
Sugical Elevation	173
Surface Resorption	63
Surgical Endodontics	180
Swaging	207

[T]

Through and Through	192
True Combined Lesion	197, 204, 207

[U]

Under Treatment	348

[V]

Vertical Cracks and Fracture	198

[Z]

Zone of Contamination	14
Zone of Infection	14
Zone of Irritation	14
Zone of Stimulation	14

あとがき

　本書は市井の一臨床医の前世紀の遺跡を巡った記録である．基本を忠実に護って臨床と取り組んだ結果，四半世紀前の社会事情のもとではHopelessであった歯が救われ，使用されてきた証といい換えてもよい．

　近年，科学の進歩につれ知識の波及，器具の発達には目覚しいものがある．その反面，情報過多に陥って選択をあやまり，結果的には無駄な労力を費やしているだけという弊害も少なからず見受けられる．チャップリンの映画『モダンタイムス』のように情報や機械に振り回されていないだろうか．反省する点が多々あるように感ずる．

　本書は読者諸氏の知識の整理に生かしていただければ幸いである．もとより基礎医学の解説不足は薄学な筆者の身から出た錆びと重々承知している．その点に関しては，よき専門書を参考にしていただきたい．その代わり，教科書や学会誌からは学ぶことのできない症例の読み方や創意工夫に満ちた多数の治療法について，35年の経過を観察しながら綴ってある．

　本書が熱心な学徒を発奮させる因となり，勇気づけることになり，問題解決のヒントになれば望外の喜びである．できれば今後，予防歯科医学と免疫学の更なる発展を願う次第である．

　「It may be that an entire body of knowledge could be lost if teeth are sacrificed and replaced by implants」
　　　　　　　　　　　　　　　　　　　　　　　　　　　　　　　　　　　Walter Cohen

謝辞

　本書を上梓するにあたり，ご指導くださった恩師故IB Bender，故原田良種，故高橋新次郎，故神山光男の諸先生に深く御礼申し上げたい．奥津城の彼方から「森君なりによくまとめた」といっていただける内容でありたいと思っている．受けたご恩を思うと，不覚にも目頭が熱くなってくる．さらに筆者の長い臨床生活を理解しご協力いただいた患者さんたちと仕事のサポートをしてくださった技工士の羽生節，中澤権，吉田博昭の諸氏，歯科衛生士の方々にも心より御礼申し上げたい．

　また，ともすると筆の滞りがちな筆者を励まし編集に助力くださったクインテッセンス出版の佐々木一高社長，故吉田隆氏，畑めぐみ氏，金華燮氏に深謝する．さらに，これまで何かとご助言をいただいたグノーシス出版の小長谷一夫氏，秋編集事務所の秋元秀俊氏に御礼申し上げたい．資料の整理を手伝ってくれた妻の啓子にも心より感謝の意を表したい．

　最後に読者諸氏から本書に紹介した症例報告を叩き台にして討論の口火を切っていただけたら幸いである．筆者自身が生涯学習と現役を通すことができたのも討論を通じてであったし，そこからよいアイデアが生まれ，その結果を共有できることを願ってやまない．

　　　　　　　　　　　　　　　　　　　　　　　　　　　　　　　　　　　　　　合掌
　　　　　　　　　　　　　　　　　　　　　　　　　　　　　　　　　　　　2006年　春
　　　　　　　　　　　　　　　　　　　　　　　　　森　克栄　谷川生涯学習センターにて

[監著者略歴]

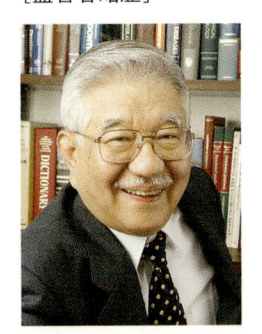

森　克栄（もり　かつえい）

1958年	東京医科歯科大学歯学部卒業
1958～60年	渡米研鑽（1年目はNew York, NYのググゲンハイム・デンタルクリニックで小児歯科臨床を，2年目はPhiladelphia, PAのアルバート・アインシュタイン・メディカルセンターにてDental InternとしてWalter Cohen教授にPeriodonticsを，IB Bender教授にEndodonticsを開眼させられる）
1961～69年	母校口腔病理学教室在籍「歯周病の初期病理発生に関する研究」に従事
1962年	原田良種先生に師事
1965年	米国歯内療法学会（AAE）・会員　　'90～　終身会員
1969～2005年	現在地（東京都世田谷区）に開業

主な著書：Dental Mook 現代の臨床3．「根管治療とその周辺」（編著）（医歯薬出版），Intentional Extrusion—意図的挺出の現在—（編著）（グノーシス出版），Dental Mook 現代の臨床8．「歯周治療」（共編著）（医歯薬出版），他

包括歯科医療における歯内療法

2006年6月10日　第1版第1刷発行

監　　　著	森　克栄 もり かつえい
発 行 人	佐々木　一高
発 行 所	クインテッセンス出版株式会社
	東京都文京区本郷3丁目2番6号　〒113-0033
	クイントハウスビル　電話 (03)5842-2270(代表)
	(03)5842-2272(営業部)
	(03)5842-2279(書籍編集部)
	web page address　http://www.quint-j.co.jp/
印刷・製本	サン美術印刷株式会社

Ⓒ2006　クインテッセンス出版株式会社　　禁無断転載・複写
Printed in Japan　　　　　　　　　　　落丁本・乱丁本はお取り替えします
　　　　　　　　　　　　　　　　　　　ISBN4-87417-908-8 C3047

定価はケースに表示してあります